狂気の歴史

古代から今日まで

クロード・ケテル

髙内 茂・大原一幸 訳

Histoire de la folie

De l' Antiquité à nos jours

Claude Quétel

時空出版

Claude QUÉTEL

HISTOIRE DE LA FOLIE

de l'Antiquité à nos jours

ブリジットに感謝、彼女なしには本書は決して書かれることはなかっただろう

日本の読者の皆さんへ

今回、私の著書が日本語に翻訳されることは私にとって大変光栄なことですが、即座にこの狂気の歴史は非常に「西洋的」であることを告白せねばなりません。私は日本社会における初期の狂人たちについて、そして彼らが感知された仕方について何も知りません。ただひとつ明白なことは、病気としての狂気は哲学－狂気や倫理の狂気とは異なって常に存在したということです。この本は、一九六〇年－一九七〇年における反精神医学の大きな波によるものと、フランスにおけるその預言者であったミシェル・フーコーによるものの二つの特別扱いの同一視に対する反抗といえます。

狂気は決して、古典主義時代に病気と理性喪失の間の抑圧的な寄せ集めの中で「権力」によって考案されたのではありません。病気としての狂気は古代最初期以来そのものとして感じとられ、（治療され）ていました。常にまた至る所でこの狂気に対して社会的、医学的、司法的な対応がなされ、中世においてさえモラリストや哲学者たちには理性の欠如とも、さらには魔術とも混同されていませんでした。収容の問題について言えば、名高い「権力」（政治的、行政的、医学的）は何世紀もの時代の流れの中でそれを助長するというよりは、その進行を抑制するために用いられていました。収容の請求者は権力ではなく、家族でした。

調査を先験的認識なしに、余りにも長きに亘って人間科学を歪めてきた思想的な「分析の升目」なしに、最初からやり直すことが必要でした。あらかじめ答を決定することなしに問題が設定される場合にしかきちんと調査がなされないのです。そして、そういう次第で非常に長期に亘る狂気の歴史を辿ることに縛り付けられました。果敢な企てではありますが、かつて試みられたことはありません。

こうして数々の欠落や近似的なものがありますが、私たちはフランスでは一九世紀初めに精神医学が不意に現れるのではなく、古くからあるひとつの問題に答えただけであることを確認しました。その時には、もうひとつ別の狂気の歴史はもはや王令にではなく制度および理論に鎖でつながれていて、すぐあとには分類の悪魔に捉えられます。ＤＳＭによる最終的な変更は決定的にカードをかき混ぜてしまったのです。

クロード・ケテル　Claude Quétel

狂気の歴史　目次

第五部　アリエニスム（精神病学）の黄金時代……339

第六部　迷いの時代……545

凡例

・本書は Claude Quétel, *Histoire de la folie: De l'Antiquité à nos jours* の全訳である。
・本文中の（ ）は原著者の付記、〔 〕は訳者の付記である。
・原著のイタリック体は書名と雑誌名の場合『 』に入れ、それ以外は傍点を付した。
・原著の《 》は「 」に入れ、［ ］はそのまま［ ］とした。
・本文中の肩に付した数字は、原著の注または文献であり、奇数ページ末に注記として入れた。
・人名は、慣用的なカナ表記を用いた。巻末の人名索引にフルネームの原綴と生没年（不明な人物を除く）を表記した。

序　言

いったいどうして狂気の歴史に興味を惹かれるのだろう？　賢者なら一七世紀の警句 ― 「もし君が狂人に会いたいなら、鏡の前で自分をよく見たまえ」に応えて、我々が皆、狂人であるからと答えるだろう。実を言うと、我々がここでその歴史を記そうと思うのは、余りにも一般に共有されているそのような狂気ではなく、病気としての狂気であり、我が西洋社会において長い年月に亘ってもたらされた反応である。しかし、なぜ別の、つまり倫理学と哲学の視点からみた狂気に言及することから始めるのか？　それは、何世紀もの間 ― 一九世紀初頭の精神医学の出現までの実に二、〇〇〇年以上の間 ― 「狂気」という単語は曖昧なままであり続け、殆どの場合、果てしなく繰り返される意味の横滑りによって二つの様相の間で二股をかけながら、倫理学（その哲学的な意味での）と医学の間で勝手にその両義性を育んだということである。その語そのものの語源は遊びに帰せられる。というのは《fou》はラテン語の *follis*（そこから中世の《fol》となった）に由来し、それは袋、つまり風まかせにあちらこちらに跳ね返る空気で膨れ上がった風船を意味するからである。

現行の哲学辞典はこの両義性を立証しており、「理性の喪失」を指し示す「曖昧で一般的な用語」への格下げと、極めて多様な次元に立つ精神病理学的概念との間でためらう（あたかも、そこにはその語が重要な役割を演じることになるに違いないかどうかを決めることへのためらいがあるかのようである）。そこから精神医学の創始者たちの名前（ピネル、エスキロール……）が浮かび出るが、ミシェル・フーコーという再構成者によって殆ど覆い隠される。実際、「狂気」という語の本質的な曖昧さは、一九六一年に出版され直ちに時代を画した彼の著作『狂気と非理性 ― 古典主義時代の狂気の歴史』でメディア的なポワン・ドルグ〔フェルマータ・かなり長い延長〕を蒙った。実際、どうすればこの名高く今日もなおしっかりと根付いた、古典主義時代が「恐ろしい一撃によって狂気を沈黙させた」という学説から出発しないでおれようか? 狂人の閉じ込めは一六五六年のパリ一般施療院の創設とともに、フーコーによれば新たな怠惰を抑圧するひとつの言説の創始とともに、その在り方を変えてしまったことになるのだろう。我々はミシェル・フーコーの理論に由来する契機を議論することになるだろう。今は、この哲学者が自ら狂気の歴史学者と成りながら、その歴史について問題を引き起こしていると指摘するだけで十分だろう。とはいえ、彼がその主題を人間科学の領域に齎した功績に感謝しよう。その領域は、それまで殆ど気に留められることもなく、ピネルを筆頭とする一連の聖人伝に凝り固まった精神医学史しか読者に提供してこなかったのだから。

狂気に伴う難しさは、その二重の意味とその共犯的共通点という事実から、狂気の歴史の記述は歴史家と同様に、医師、哲学者、心理学者、精神分析家や社会学者にも属する領域であるが、各々は自分の視点でしか物を見ないことにある。そこには狂気の幾つもの読み取り方がある。皮肉なことに、歴史に関することであるのに、その問題を最も検討しなかったのは歴史家である。逆に、一九六〇―一九七〇年代に西欧諸国を揺り動かした反精神医学の並外れて巨大な波の中で ― とりわけミシェル・フーコーの著作以後 ― 最も発言するのは哲学者たちであり、その背後の社会学者や心理学者たちと、忘れてならないのは精神分析家である（精神科医たちはといえば、彼らは常に自分たちの学問の歴史に興味を抱いてきた）。

その思考体系の縛りにも拘らず（また、いわばその縛りに対する反応として）、歴史家は歴史家の問題を提起しなければならない。一六五六年の創設を始めとして、狂気の歴史に創設日は存在しなかったのか？　そして権力側は、狂人たちの禁錮重労働を企てるよりもむしろ、彼らの閉じ込めの問題を回避することを常に探求していたのか？　そしてもし、狂人たちが永遠の神の前で非‐賢者でもなく罪人でもなく、病理学的でそのような者として認識されているとしたら、人類そのものと同じだけ古くからずっと、彼らはそのような者であったのではないか？　そしてそもそも何よりもずっと以前から、狂人を治療することが探し求められていたのか？　そのことは、いつから、そしてどのような形で、狂人‐病気が理性と知恵のアンチテーゼとしての狂気から区別されるようになったかを問い直すことへと立ち戻らせる。

調査し直さなければならないが、しかしどのようにか？　いずれにせよ歴史家としては……「分析用の格子」なしに、イデオロギーに与することなく、人類の歴史の中で狂気と狂人の登場以来の痕跡を追い求め、ヨーロッパに関する、そしてフランスに関する研究を、年代的な歩みの中で、そして今日我々の時代に至るまで、捉え直すのである。束の間、人文科学に広がった概念論的信条につけ込まれたが、今日、歴史家たちは「新実証主義」だと非難されないように確かに否認していたこと、つまり ── 年代記、一連の出来事、計量的歴史学…… ── へと遠慮がちに立ち戻る。つまり、事実は頑固者である！

したがって、狂気追跡の二、〇〇〇年以上にもわたる長い探究である……。現場の調査である……。日常的な現実の中での狂人、それはどんなものだったか？　何時のことだったか？　どこでのことだったか？　最初の文明以来、どんな点で狂気は問題だったのか？　いかなる理論的、治療的、社会的、司法的反応を社会が齎したのか？

本書は病理としての狂気に関心があることを意図するために、精神医学史を名乗るべきではなかったか？　いや、いくつかの理由から否である。まず、「精神医学」という用語およびその概念は一九世紀初頭になって初めて現れたのだから（一八〇八年ドイツのライルによって、そして辛抱強く待つことになるが、その用語が『アカデミー辞典』に登場するのは一八四二年である）。しかしとりわけ、精神医学および精神医学史（さらに精神疾患史）に先行した時代に対して、それらで語ることは、呼称の利便性や意味の誤り以上に「精神医学の発明」がずっと前から始まっていた狂気の歴史を分断しただけに、一層有害だろう。

それに加えて、精神医学史では、それは確かに中心的ではあるが、医学領域だけに多くを帰することになる可能性があるからである。医学領域については我々はその歴史的、文化的状況に緊密に従うことを望む。疾患それ自体および疾病分類学〔疾患の記述と分類〕の発展と同様に、我々がその歴史を語りたいのは、それらに齎された治療的、社会的反応である。狂気は他のものとは違う病気である。狂気の人間学的次元がその歴史的理解に不可欠である――「人は望むようには狂わない、文化が全てを準備したからだ。我々がそれ〔狂気〕から抜け出そうと試みて、神経症や精神病を入念に練り上げるただ中に、文化が再び我々に加わって、我々がどのような交換用人格を採用すべきかを告げるのだ」（フランソワ・ラプランティン）。

そうは言っても、精神医学史はここにその立場全体を維持する。大部分の病気の歴史と異なり、狂気の医学史には、医学理論の領域や治療的反応、さらには社会の反応におけるほどには進歩の歴史の物語は多くはなく、むしろ過ちの歴史、あきらめと逆行の物語を見ることになるだろう。この長い歴史の中に何らかの権力ないし抑圧の政治を探究することについて言えば、それはまた変化に富み、その主題と同じく結局は無謀なことだが、中‐長期間観察することで、むしろ際立って見出されるのは政治の不在である。経験主義、実践主義、方法の欠如、無関心が常に呪文となっていたようである。

厳密に医学的な意味での病理であると同時に、狂気‐病気は哲学および社会学の分野における問題でもある（それこそがこれらの学問がそれに正当に関心を示す理由である）。何故なら狂気は『理性』の否定であり、ある時ある場所における理性を決定づける暗号だからであり、どの社会も狂気の耐性の程度に応じて逸脱の固有モデルを持つからである。異なる文明間の同時代の比較は最も興味深いものだろうし（それぞれのシステムが他のものを相対化する）、それこそが比較文化精神医学が今日の世界で専心することであるが、それはひとつの概念的アプローチであり我々のものではない。明らかに比較文化精神医学は西洋世界における狂気についてのものではない。我々はこの西洋世界に住んでおり、我々が研究するのはその狂気であり、二、〇〇〇年近くに亘るひとつの旅の後には満足のゆく賭けとなると思われる。

第一部　古代と狂気の基本理論

第1章　神々そして神に由来する

狂気、すなわち魂の病気について、最初に詳細な考察をしたのは古代ギリシアである。それでは、それ以前にはその問題について何も存在しなかったのか？　確かに理論的で思索的な意味での狂気は存在していなかった。たとえ資料の欠如がその断定を少々弱めることになるとしてもである。しかし狂人たちは、間違いなく存在していた。いかに原始的なものであっても、狂人のいない文明や社会が存在するだろうか。我々は否と断言できる。

狂気と神々

実際のところ、ギリシアに先立ちギリシアに影響を与えた文明しか遺っていないため、治療的行為の中ですでに知られていた狂人たち、彼らを探し求め見つけ出さなければならない。しかし彼らはそこにおり、普通にそこにいる。彼らは、バビロニア文明や古代エジプト文明の医療的使命を担った寺院の中に、例えばメンフィスのように医学校であると同時に病院でもある神殿にいる。他の病気の治癒志願者たちの間で、狂人たちはある種の魔術儀式のために自分たちの順番を待っていた。宗教的な展開のただ中で、先行するのが絶食、沐浴、清拭、塗油で、時には何日間も続いた。寺院への立ち入りはそこで一夜を過ごすためである。患者は「籠もりの眠り」の後、おそらく一種の薬物の吸収に促されて、「僧侶－医師」に自分の夢を語り、僧侶－医師はそれらを解釈し食餌療法や薬を処方する。時には直接、神自身によって指示される時もある。希望がないように見える場合には、それらの人々は寺院に入ることができなかったと考えてよいだろう。寺院と神の評判のためである。いずれにせよ祭司医療はとりわけ狂気に対応するように作り変えられた。

エジプトでは、全ての中枢は「心臓」で、心臓がたまたま「逃げ去り」「忘れ去られる」と、神性の力（悪魔の意味）がそこに居座り、もはや誰にもその責任はない。人々がたまたま「心臓」を再び見出すと、同時に自らの精神をそこに再発見する。自分自身の不在という狂人についてのこの思想は、長く続くことが運命づけられる。とりわけそれは、精神医学の誕生、まさに一九世紀の初頭、アリエナシオン・疎外（alienare－他者、見知らぬものにする）――他者に対して見知らぬものであるだけでなく自分自身に対しても見知らぬものとなる、という概念とともに、再び現れることになる。

バビロニアの医学では、各々の病気には各々の悪魔がおり、狂気の原因となっている悪魔はイドタという名である。医学に関する楔形文字文書[1]の中では、諸狂気がすでに区別される――「もし人がしばしば、てんかんの大発作ないし小発作で苦しんでいるなら、もし彼が被害念慮を抱き始めるなら、もし神が彼に怒っているなら、あるいはもし彼に幻覚があり、あるいは絶え間ない恐怖の状態にあると感じるなら……」。他の病気に対するのと同様に、しかし狂気に対してはより確実に、バビロニアの医療では医師（アシュ）と、同じくシャーマン（アシプ）にも助けが求められる――そして時に、病人が治療に値する場合には、両者一緒に助けが求められる。医師は同時に薬剤師でもあり、すでにあらゆる薬局方（薬、塗油）を意のままにする。そのうえシャーマンも、呪術に加えて、彼の側で薬局方を用いることを拒まない。

古代ペルシアでは、全ての病気は等しく悪魔によって引き起こされる。休みなく互いに戦う善と悪の二元論的概念が、善なる神（アフラ－マズダ）と邪悪なる神（アーリマン）が競う世界の中に、そして健康と病気が対立する人間身体の中に、同時に見出される。そこでは三種類の医学が区別され、「メス〔外科〕による、薬草による、そして言葉による」医学である ― その最後のものはまさに聖なる言葉、「魂に恩恵をもたらす」言葉である。しかし、つまるところ魂というものを定義することになるのはまたギリシア人たちの役目である。

こうした太古の時代では、魔術－宗教的治療以外、病因〔病気の原因の探求〕があり、筋の通った治療法を有する狂気は、非常にまれである。それでも紀元前二〇〇〇年に、エジプト人は女性の身体的あるいは精神的な多くの病気を、胴体の高さまで移動する子宮が原因と考え、それが呼吸を窮屈にし「子宮の窒息」を引き起こすとする。移動する器官は悪しき臭いを避け、好い匂いに魅了されるという見解から出発して、子宮を正常な位置に戻すことを強制するために、不快なものの吸入と香りの噴霧を膣の中で混ぜ合わせることが考え出される。ヒステリーは医学的および社会的に素晴らしい道のりが約束され、開花しつつある。

古代ギリシアもまた（その後も同様）、エジプト医学の影響を受け、魔術－宗教的医学モデルに基づいて機能する。そこでもまた、とりわけアスクレピオスに捧げられた多くの神殿の中で人々の健康の世話をしていたのが聖職者たちである。きわめて豊かなギリシア神話は、アスクレピオスはアポロンとニンフ・

（1）Wilson Kinnier, «An Introduction to Babylonian Psychiatry» et Edith Ritter, «Magical-expert and Physician…», dans *Studies in Honor of Benno Landsberger*… (Assyriological studies nº 16), Chicago U.P., 1965.

コロニスの息子で、その教育はケンタウロス・ケイロンに託されていた、と我々に教える。ケイロンはその知恵と慈愛によって、彼の同類や野蛮人、未開人から区別される。彼がアスクレピオスに、アポロンやアルテミスから授った医学を教える。まもなく弟子は師匠を超える。こうしてアスクレピオスは病人を治療するだけでなく、死者を甦らせる。それはゼウスにとってはやり過ぎで、ゼウスは彼を雷で撃つ。アスクレピオスは医学の神となり（ローマのアイスクラピウス）、娘のヒュギエイアは健康の女神となる（そして現代語の「hygiène 衛生」の語源である）。

アスクレピオスの主要な神殿は、アルゴリダのエピダウロスに存在する。紀元前六世紀以来、病人たちはそこに押し寄せる。ギリシア全土に及ぶ神に捧げられた数百もの他の寺院の前でも同じく、病人たちは名高い籠もりの眠りを望みながらじっと待つ。アリストファネスは彼の喜劇の中でそれを揶揄し、野蛮な欺瞞であると強く仄めかす。それは病める巡礼者たちの意見ではない。病める巡礼者たちは自らの信仰によって慰められ、もちろん寺院の壁にはり巡らされたおびただしい奉納物が治療に寄与する。僧侶－医師たちはアスクレピオスの子孫（各地のアスクレピアデスたち）だと主張し、ともかく強固な共同体を構成し、自ら栄養士、薬剤師、外科医、音楽療法士、そして言葉になる以前の精神療法家となる。エジプトにおけるのと同様に、彼らは寺院に留まることに満足せず、広く巡回を行い病人を迎えに行く。狂人たちは、宗教に魔術を混ぜ合わせたこの種の医学にとって一つの選択カテゴリーとなる。

エジプトにおけるのと同様に競合する諸学派が形成される ― それがキュレネ学派、ロードス学派、とりわけ小アジアのクニドス学派、ドデカネス諸島のコス学派である。健康状態の不測の事態に関する原則やそれらを治療する方法が次第により詳しく覚書に書きとめられ、「クニドス学派文書」のように、時には紛れもない医学集成となる。しかしながらアスクレピアデスたちはどちらかといえば外傷と急性病の治療にとどまる。そのため多くの慢性患者たちはアスクレペイオン（アスクレピオス寺院）を離れ、紀元前五世紀からはギムナシオン（体育場）にしばしば通うこととなる。体育は、当時のギリシアではとりわけ尊重されており、身体的運動、長距離走、そして食餌療法を基本として、単に健康の源であるだけでなく慢性病の治療として登場する。

狂気そのものに関しては、太古ギリシアの神話とホメロスの詩がそれに興味深い位置を与えており、そこでは狂気はたいてい、思いあがった態度（傲慢）の虜になった人間に与えられる罰である。例えば母殺しであるオレステスは、エリニュス（ローマのフリア）に襲われ狂人となる。ギリシア人は復讐の女神を非常に恐れ、怒らせないように女神たちを「親切な女神たち」と呼ぶ。その女神たちは、人殺しならびに傲慢をも罰するために、存在する。

神々はユリシーズに畑の代わりに砂を耕すという狂気を、そしてアイアスにはアキレウスの次にギリシアで最も勇敢であるとの狂気を、与える。アキレウスの死後、アイアスは彼の鎧を要求したが、他の指導者たちはユリシーズを選んだ。狂気がアイアスをとらえ、彼はアカイア人の軍隊と取り違えた羊の群れを殺戮するのに奔走した。ソフォクレスは、悲劇『アイアス』（紀元前四四〇年頃）でアテネをアカイア人の擁護者として演出し、こうしてアイアスに「幻想」を与えつつ彼の怒りをユリシーズにそらせたのは自分である、とアテネはユリシーズに解き明かす——「私（アテナ）が忌まわしい勝利の重い幻想を彼の目の上に転ばせる……。そしてそのデリール（熱狂）の虜へと人を責め立て、死の策略の根底へと押しやるのが私である」。アイアスは自らの過ちに気づき、不幸な彼には自殺する道しか残されていない。

しかしながらギリシア神話の神々は、復讐者あるいは保護者であるだけではない。神々は人間のあらゆる欠点を備えている。かくしてゼウスは名うての漁色家であり、妻であるヘラ（結婚と既婚女性の保護者である）は極度に嫉妬深い。神々の王でありながら浮気な夫に復讐できないので、ヘラは彼の寵愛を受けた数多くの人間の女性たちに矛先を向ける。ミケーネの王女であるアルクメネの場合がそうで、留守中であった夫アンフィトリュオンに扮したゼウスに誘惑され、そして妊娠した。怒り狂ったヘラは、娘であり出産の女神であるエイレイテュイア（Ilithye）〔ラテン語〕に、アルクメネの妊娠を遅らせるように要求する。一旦生まれると、彼女の息子は恐怖の女神が彼に発する試練の的になり続け、それに彼は絶えず勝利することになり、彼の名はそこから由来する ―― 「ヘラの栄誉」を意味するヘラクレスである。誰もその英雄を負かせないと女神〔ヘラ〕が理解した時、彼女は、彼の実の息子たちを殺すことへとヘラクレスを仕向けるという狂気で彼を襲う（このような罪を償うためには、有名な一二の試練を乗り越えることが必要となるだろう）。エウリピデスはヘラクレスの狂気に関して興味深い解釈を提示する。ヘラは、邪悪な歓喜に満ちた啓示の中で突然、誰もヘラクレスを打ち負かすことが出来ないことを理解した。彼自身を除けば誰も。何と彼は今も戦っている！　狂気の中でもはや彼は自分の行動を認識せず、自分自身を呪うのだ！

　ここでは神話と悲劇詩の中であるにせよ、そこに見られる狂気は隠喩とは程遠いもので、最も明確な形の狂気であり、何故なら最も暴力的で最も危険だからである ―― 狂躁 *mania* はギリシア語のヘラクレスの狂気 *l'Hêraklês mainomenos* に由来し、激怒 *furor* はラテン語のヘラクレスの怒り *l'Héraclès furieux* だからである。

狂気と神

ギリシア神話の神々では、神々は人間に残虐であるように見えるが、時には折り合う方法が存在する。これらの神々は、時にはあまりに人間的過ぎて、熱情あるいは戯れによってのみ残忍となるという事実は、〔神々との〕理解と交流という共通空間をもたらす。しかし最初の宗教書にある唯一神ではそのようなものは全くない。一神教では冗談はない。ヘブライ人の、そして旧約聖書の神であるヤハウェは執念深く、しばしば残忍である。彼はアブラハムに、最初の息子であるイサクを生贄に求めたではないか？　ヤハウェは彼の僕《しもべ》であることを試そうとしただけで、最後の瞬間には一匹の雄羊で話がついていると反論するだろう。それでもすでに神の名の下に、父は息子を殺すことを受け入れていた。すでにアブラハムは生贄の祭壇に息子を縛り付けていた。すでに彼は手を伸ばし刀を握る。新たな神が到来した。

妥協のないこの神の外には、救いはない（さらに魂の救済はない）。「私は殺し生かしもする。傷つけ癒しもする。そして私のほかには救い主はいない」（申命記 Deutéronome 32章39節）。神は彼の被創造物を罰するために病気を与える。そして狂気ほど最適な罰があろうか？　この文脈の中で狂気は両義的で徹底的な悲観的特徴を身にまとう。狂人はまずもって罪ある身に転落した者である ― そして罪と罰は彼らの前で栄える。「分別なき者の考えは罪である」（箴言 Proverbes 24章９節）。「我が民は狂っている。彼らは私を見失った。それが狂人たちであり、光なき人々である」（エレミヤ書 Jérémie ４章22節）。とりわけしばしば見られる主題として、箴言の中で描かれていることは、賢者と対立する狂人の最も悲劇的なイメージである ― 「賢者は知識を蓄え、狂人の口は間近に迫った破滅である」。狂人の心が苛立つのは、ヤハウェに逆らってであり、その狂気には治療法はない ―― 「狂人を麦とともに臼の中で杵でついても、その狂気は取り除けないだろう」。だから狂人から遠ざかることが適切である ―― 「狂気にある愚か者に出会うよりは、子熊を奪われた母熊に出会う方がましである」（箴言17章12節）。

ユダヤ教の伝統が、人に与えられているものを失っている者として狂人を定義する時、それは、精神の病人でもあり、神の恵みである信仰と徳を保つことが出来なくなった罪人でもあることを意味する。もっとも結局のところ、精神病者自身には、神を忘却し、その結果、神を軽視することによって狂気へ滑り込むがままに身を任せることについての責任はないのではないか?

狂人－不信心者という同一視は、いずれにせよユダヤ－キリスト教の伝統に影響を及ぼしつづけた。この意味では狂気は集合的な特徴を獲得しうる。かくしてモーセは民を管理下に置く―もし忠実でなければ、神は狂気と「精神の混迷」によって打ちのめすだろう（申命記28章28節）。かくしてサマリア人は、離教者ゆえに（彼らは聖書の中でモーセ五書しか受け入れていない）「狂った民」と侮辱的に呼ばれる。狂人、不信心者、悪人、それらは全て一体である。

悲観論の絶頂において、死よりも狂人であることの方が悲惨である ―― 「死者に涙しよう、その者は光を失ったのだ。分別なき者〔気狂い〕に涙しよう、その者は精神を失ったのだ。死者により優しく涙しよう、というのはその者は安息を見出したからである。気狂いにとって生は死よりも悲惨である」。（シラの書22章11節）。

したがって、いかなる運命が「真の」狂人に定められていたかを知ることは難しい。多神教文明でのそれよりも限りなく非寛容であり、排除的で、魔術的実践を抑制するその宗教的な環境では、確かに殆ど望みのない運命である。彼らの共同体から追放され、森の中へと隠れ、そこで人付き合いのない生活を余儀なくされ、多数のこうした狂人たちが狼つきの伝説を産み出す（語源的には、「狼－人間 loup-homme」は、後年の狼－男 loup-garou である）。バビロニアの王であるネブカドネザルが、その原型である。傲慢なユダ王国の征服者でありエルサレム寺院の破壊者（紀元前六世紀初め）を罰するために、ヤハウェが彼を狂気で苦しめる。ネブカドネザルは狼ではなく、彼の宮殿の壁を飾る多くの雄牛の姿のように雄牛になったと信じ込む。広大な庭で孤独に生活し、雨風にさらされ、もはや草しか食べず、爪や髪は伸ばし放題である。しかしそのバビロニアの王は一時的にしか罰せられなかった（聖書は「七つの時」と、他の正確な説明もなく示す）。彼はとうとう「彼自身に戻る」ことが出来、彼を回復へと向かわせた神と穏やかに言葉を交わすことが出来る。

しかし、罪人であることなく狂人になりうる人がいるのだろうか？「それは、夜にだけ出かけ、墓場に寝て、墓石を押し倒し、着衣を引き裂き、そして彼に与えられるものを失う者である」（タルムード補遺 Tosephta Troumot）。微妙な「臨床的」なこの定義に並んで、タルムード学者リシュ・ラキシュは紀元三世紀に、人はその者の中に狂気の精神が入っている時にしか宗教上の命令に背かない、と再び繰り返す。

それでも聖書は精神疾患という意味での狂気の幾つかの例を包蔵する。最も有名なのは、紀元前千年の初代イスラエル王、サウル（サムエル記上９章〜31章）の例である。王は年老いて神経衰弱となり、彼の気を晴らすことが出来るのはまだ羊飼いであったダビデの竪琴しかない。「サウルはその時よりくつろいでほっとし、満足し、悪意は彼から引き下がるのだ」（サムエル記上16章23節）――たとえ列王記が我々に〔精神の〕統合の動きを提示するとしても、それでも邪悪な精神はまたここにやって来る。――「神の精神が王から去り、王は神によって放たれた邪悪な精神によって興奮する」。

創作物の中でルーカス・ド（ファン）・ライデンと同様に、レンブラントは確かに打ちのめされているが邪悪な目をしているサウルを我々に提示する。年老いた王はまたパラノイア的であり、彼が娘を嫁に与えたダビデの成功にやがて嫉妬する。原型的な被害妄想的－迫害者となったサウルの制裁から逃れるために、ダビデはガトの王の宮廷に避難しなければならない。そこで彼は自分の命を案じ、無害に見えるように彼自身、狂気のふりをする――「彼は門の扉を傷つけ、顎髭を涎《よだれ》まみれにしていた」。これを見て王は叫んだ――「この男が狂っているのはよくお分かりだろう――どうして私のところに彼を連れて来るのか？　私には狂人が不足しているというのか？　この男が狂気の沙汰をするのを私が見る必要がある程に」。孤立し、ギルボアでペリシア人に敗れサウルは自害するが、それはもはや神の精神が彼にはなかったことの証である。ダビデは権勢が頂点となったイスラエルを継ぎ担うこととなる。

新約聖書は、狂気に関しては旧約よりも能弁でもなく悲観的でもなく、狂気はもはや復讐深い処罰的な神の手による手段ではない。人々はむしろ、多神教文明に馴染みのある精霊や悪霊という古代の伝統と和解するのだろう。キリストはてんかん患者を以下のように治療する――「イエスが悪霊を叱責すると、悪霊は少年から出ていき、直ちに治癒した」（マタイ17章18節）。その他には、ゲラサ人の土地で、イエスの前に、長い間服を着ず、家に住む代わりに墓（洞穴の中、その地域には洞窟は多数あった）で生活していた一人の人間がやって来た。しばしば彼には足枷が必要であったが、彼は鎖を破壊した。イエスは彼の名前を問い、その人間はイエスに「レギオン」（古代ローマの軍団）と答えた。何故なら多くの悪霊が彼に入り込んでいたからである。悪霊は奈落の底に行くようにイエスが命令するのを恐れ、イエスからそこを通りかかった豚の群れに乗り移る許しを得た。悪霊たちがこの移動を行うや否や、群れは湖に飛び込み、溺れ死んだ。悪霊が出ていったその人間はといえば、「彼は服を着て良識に満ちており、イエスの足元に座り込む」（ルカ8章26節から39節）。

狂気による隠喩は、新約聖書では限定的な場しか持たないが、えり抜かれたものである。それは先ずもってイエスの狂気ではないだろうか？　イエスが説教する傍らのユダヤ人は、その預言を狂気と同一視しており、それは伝統的宗教が罰する狂気ではないだろうか？　それは、十字架の狂気の中で人類の贖罪者キリストにより反転された枠組みであろうし、十字架の狂気、それこそが真の知恵である。逆に世間の知、誤った賢明さが狂気である ― 「貴男方の間で賢者に見える者は、賢者にとっては狂人である、というのは神の狂気は人間〔の知恵〕よりも賢明だからである」。「実際、十字架のランガージュ〔意味すること〕は〔処罰の意味で〕命を失った者にとっては〔狂気という意味で〕馬鹿げたことである。しかし残された者にとっては、それは神の威力となる」（聖パウロ、コリント人への第一の手紙）。

しかし我々は西暦一世紀におり、それはすでにキリスト教神秘主義の進行した最先端である。狂気が紀元前の数世紀に我々に姿を見せたような、ヘブライ人の狂気に戻ろう。そうすることで、狂気の悲観的概念が、どの点でそれについての全ての理論的省察を予め凍結させるかを強調することになろう。それは、魂の病気についての根本的概念から出発して古代ギリシアやその後の古代ローマの思想家たちが身をささげた哲学的医学的研究態度とは、地理的にはより近いが、知的には正反対である。

第2章　魂の病気

我々はアスクレペイオン asclépions〔アスクレピオス寺院〕とギムナシオン〔体育場〕が、ヒポクラテス以前にすでに医学のゆりかごを作り上げるのを見た。しかし、一人の妖精がこのゆりかごの上に身を傾けた。それは哲学という妖精である。魔術－宗教がゆっくりと進展し続けるのに並行して（そして紀元前四世紀のエピダウロス神殿が頂点に達した時に）、哲学そのものが考え出される。哲学者たちは旅をし、学ぶ。彼らは宇宙論（宇宙とは何か？）（紀元前六〇〇年から四五〇年）から人間学（人間とは何か？）（紀元前四五〇年から四〇〇年）まで、くまなく言葉の意味を思索する。彼らは自然を研究するが、そこには身体の組成と病気の起源が含まれる。

それらの中で、魂の病気の概念は二重の認識に立脚する ― 魂が問題であるという意味では哲学的であり、病気の研究という意味では医学的である。こうして定着し、長期にわたって医学－哲学的伝統が二つの経験、すなわち医学的精神病理学と哲学的精神病理学を結びつける。後者〔哲学的精神病理学〕の側でも二重の類比の上に立脚する ― 魂と身体の病気の類比（「医学は身体の病を治療し ― 知は熱情の魂を解放する」と、デモクリトスは述べる）と、魂の健全性と身体の健全性の類比である。エピキュロスによれば、「身体から苦痛を除き、魂から混乱を排除することに努める必要がある」。

しかし、まずもって魂とは何なのか（ラテン語で、アニマ〔霊魂〕*anima* は息を意味する）？　それは少しばかり冒険が必要な広大な領域である……。プラトン〔紀元前四二八－紀元前三四八〕は魂を「身体を通して現れる身体とは別の現実として考えられる限りにおいて、生命、思考、あるいは同時にその両者の根源である」と定義する。アリストテレス〔紀元前三八四－紀元前三二二〕はといえば、魂を「力強い生命を有する自然な身体の形相あるいはエンテレケイア〔現実態〕entéléchie［完全な状態、つまり未完成な存在との対立による、存在の完全な遂行の状態〕」と定義する。

魂と身体は分割不能な一体なのか〔一元論〕、あるいは分けることができるのか〔二元論〕？　ガレノス〔紀元一二九－約二一〇年〕は初めに哲学を学んだ医師だが、プラトンが「魂が身体から分かれる時、死が訪れる」と述べるのを理解できないと言う。彼〔ガレノス〕の側では、魂の物質性を四つの基本的要素〔熱、冷、乾、湿〕由来の体質として主張する。ただしところどころで、この知識が医学や生理学にもたらすものは殆どないと付け加えるとしてもである。それでもなおガレノスは、人間の三種類の魂に関するプラトンの教義〔ヒポクラテスにも共通する教義である〕を反映しており、それは、肝臓に座を置く享楽的魂あるいは植物的魂〔欲望の原則〕、心臓に座を置く活力的ないし男性的魂、そして脳に座を置く思考的、命令的魂、である。〔前〕二者は非理性的な魂で、〔残る〕一つは理性的魂である〔神は後者のみを持つ〕。最初のもの〔魂〕には節制の徳が伴い、二番目のものには勇気の徳が、三番目の理性の魂には知恵と学問の徳が伴う。それらに正義が加わるとすれば、これら三つの魂が適切な平衡において調和する。

アリストテレスにとってはそのようなものはなく、ただ一つの魂が心臓に座しており、しかもそれはプラトンが定義したような三種の魂の全能力を伴っている。ストア派にとっても魂は一つであり、機能の区別はない。彼らにとって問題となるのは身体である〔そこに魂も含まれる〕。クリュシッポス〔紀元前三世紀）によれば、魂は連続する気体（プネウマ *pneuma*）であり、我々と共に生まれ、生命の調和が身体の中に存在する限り、魂は身体全体に広がっているという。

一元論であれ二元論であれ（二元論では実際、身体の病気と魂の病気は区別されているのだが）、魂の病気とは何なのか？　それ〔この問い〕は、古代の魂の病気について見事な論文をものした先駆者であり、――おそらく長らく唯一の学者であったジャッキー・ピジョー[2]に立ち戻らせる。この章を通じて熱い思いを持ってそれ〔ピジョーの説〕に従うとしよう。彼の目的は、「医学が、精神について提示した特権的な類似性、とりわけ魂の病気の類似性」について熟考しつつ、古代の哲学と医学の関係から問題性を引き出すことであった。類似性、と我々はそう述べたが〔魂と身体の〕同一性とも言う、何故なら「魂の病気は我々が身体を有していることに由来しており」、身体は「魂がそれ自身を感じる場である」からである。そしてそのこと〔魂がそれ自身を感じることと〕は苦しみ無しには到来しないものである。

プラトンの『ティマイオス』中で、魂固有の病気であるデレゾン〔非理性〕あるいはデマンス〔痴呆〕は身体の状態を原因とするが、次のような違いがあり、もし魂が身体よりも強ければ、魂は「身体の内部全体を揺り動かして」マニー〔躁狂〕を生み出す、身体がより強い場合には、魂は「最重度の病である無知」に陥る［知の反定立、現実の忘却？］。「何人《なんぴと》も自分の意志で堕落するのではない」。あらゆる邪悪な行為は我々に悪を善と見なさせる誤った判断の結果である。しかしながら、人間の行為の性向の説明において、身体と精神の関係を考慮に入れたプラトンとアリストテレスよりも徹底的に、ガレノスは魂の気質は身体の体質に従属しており、最後には魂の病気は身体の病気であると見なす。

古代人にとって、魂の病気は、より正確にいえば身体と魂の連関による病気は、身体的なものである。最も身体的なものはフレニティス〔発熱狂〕、急性の発熱であり、その諸症候の一つは精神の喪失である。

最も身体的なものから最も哲学的な〔超俗的な〕ものへと進行し続けることで、その後にマニー〔躁狂〕manie（ラテン語のフロール〔狂気〕*furor*）が到来する。マニー〔躁狂〕は病気であるのと同時に他の病気（フレニティス、メランコリー）の症状である。マニー〔躁狂〕こそが典型的な狂気となるが、そのことを読者はヒポクラテスとその後継者と共に熟考することになる。語源的には、マニーという用語は医学に特有なものではなく日常的に使用されており、暴力的な行動を意味する。

プラトンとエンペドクレス（紀元前五世紀頃）は二種類の狂気を区別する ― すなわち悪い狂気で身体の合併症を伴うマニー〔躁狂〕と、霊的で神聖な良い狂気である。したがって〔病気であり〕罪でもありうるという狂気の二重の意味に対して、ギリシアの哲学者のもとで創造的でもありうる狂気が付け加わる。プラトンは『パイドロス』の中で四種類の神聖なデマンス〔痴呆〕を区別する ― 預言的デマンスの守護神はアポロンである ― 神秘的あるいは宗教儀式的デマンスの守護神はディオニソスで、ブドウの木と葡萄酒と恍惚高揚の神でもある ― 詩的デマンスはムーサ〔ミューズたち〕によって神の息吹を与えられる ― 最後の官能的デマンスはアフロディテとエロスによって神の息吹を与えられる。

「パイドロスに対してソクラテスは、デリール〔狂気〕が神の恩寵によって我々に授けられる時、それは我々にとって最大の幸福の源となると述べる……。神に由来する恵みは人間に由来する学術〔知〕に

（２）Jackie Pigeaud, *La Maladie de l'âme - Étude sur la relation de l'âme et du corps dans la tradition médico-philosophique antique*, Les Belles Lettres, 1981, rééd, 2006.

勝る」（『パイドロス ― あるいは魂の美しさについて』）。そしてソクラテスはデルフォイのピュティアに言及する ― その狂気〔デリール〕はアポロンの啓示を含むものと見なされる。同様に人は、「ムーサが与える狂気〔デリール〕無しには」良い詩人にはなり得ない……「というのは冷たい血の人の詩は、神の息吹を吹き込まれた人の詩に常に凌駕されるからである」（憑依者の意味で）。大衆はといえば、それが神の息吹を吹き込まれた人であることが分からず、調子が狂った人〔狂人〕fou だと言うのである。

したがって、気が狂うとは、滅裂なことを言うという場合であれ（一六世紀に、そこから「妄想」délire という言葉が生まれる）、預言的ということにおいてであれ（プラトンは、「預言的マニー〔躁狂〕について語る」）、デリラーレ *delirare*〔ラテン語、de- et lira〕の語源的な意味は、轍《わだち》から逸れることである。

より哲学的な方へ向かうと、次に恐水病が挙げられる。哲学と医学が出会う場で、「ひとつの身体の症状が魂の美点を冒す」（カエリウス・アウレリアヌス、紀元五世紀）。魂の病気で最も哲学的なものは、結局メランコリーであり、魂と身体の関係そのものの病気である。直ちにメランコリーの歴史的重要性を強調しよう。我々はそこに絶えず立ち戻ることになるが、古代人が医学において黒胆汁 bile noire（メランコリーア *melancholia*〔ラテン語〕）に与えた重要性から始める。黒胆汁はそれ自身やその反対物に成りうるのであり（甘い-苦い）、激情と平穏を生み出す。

古代人の魂の病気に対する省察はそこに留まらないが、ここでその分類目録を作ることはできないだろう。ルクレティウスにとって魂は身体的なものであり、分割可能で死すべきものである。そこから魂の病気の特殊性が生じる。それ〔魂の病気〕には固有な特徴がある ― それは不安、悲しみ、記憶の喪失、そしてとりわけ死の恐怖、つまり魂の本源的な病であり（「死すべき存在と感じる存在であるという本質と結びついた、本質的、根本的な病気である」ジャッキー・ピジョー）、こうして身体の病気に魂が同調

する ― それが熱性デリール délire fébrile〔興奮〕、レタルジー léthargie〔意識減弱〕、陶酔 ivresse、エピレプシー épilepsie〔てんかん〕である。

魂の病気について最も熟考したのは、それを熱情になぞらえたストア派の学者たちである。ストア派は、身体と魂についてのプラトンの二元論を正当なものと認めず、彼らの目にはそのそれぞれが分離不能な「表裏」を構成しているものに見えた。興奮、熱情、悪徳、狂気（そもそも自分自身の観察の欠如としての）の間には、本質的な差異はなく、あるのは程度の差である。ピネルも、彼の側で二元論の伝統を断ち切って、そこでその医師は哲学者になることを捨て、力強くこの考え〔一元論〕を再び取り入れることとなる。ピネルと精神医学の誕生はまだ先のことであるものの、哲学者であるキケロは（『トゥスクルム論叢』*Tusculanes* で）、狂気を身体の領域から引き離すことを求めた。医師にとっては狂気は身体に属し続けていたのだが。哲学が癒《いや》すものとなる魂については、事情は異なる。だれもが自分自身の医師〔癒す者〕にならなければならない。究極においては狂人〔バカ者〕とは非‐賢人である。

もう一人、別のストア派学者であるセネカ（一世紀）もまた明らかに二元論者であり、「精神は別に離れた本拠の座を持ってはおらず、外部から熱情〔情念〕を監視しておらず」、それ自身〔精神〕が熱情に変化すると説明する。セネカにおいても（『ルシリウスへの書簡五〇』*Lettre 50 à Lucilius*）、魂の健康は自然のものではなく、魂が治癒したものであるという思想である ― つまり「知恵が狂気よりも先に到来している人間はいない。我々は全て〔徳も悪も〕を前もって備えている ― 徳を知るとは悪徳を改めることである」。

悲劇が描き出すように、熱情は精神異常 aliénation に相当する。メディアはイアソンへの愛のためにすでに多くの罪を犯し、彼に捨てられるが、自分の子どもを殺すことで復讐を遂げる。彼女の狂気はエウリピデスに、次いでコルネイユや、ドラクロワの陰鬱な絵画に着想を与える。「私がなんというひどい悪徳／罪を犯そうとしているのか分かっています」とエウリピデスは彼女〔メディア〕に言わせる。しかし彼女のはらわた〔内なるもの〕は悟性に勝《まさ》って力強く語りかけ、彼女は別人になる。「他者が、抑えられない動きの中で、〔彼女と〕入れ替わった。このように精神異常 aliénation を理解する必要がある」（ジャッキー・ピジョー）。

古代人はまた魂の病気の哲学的回復についても熟考した。それが「心の平穏 *euthymie*」である。セネカ（『心の平穏について』）は心の平穏を、不機嫌 *dysthimie*［自己にとって不愉快 ― つまり自分自身を気に入らない」と対立する、「それ〔魂〕自身に対して優しい魂」と定義した。ジャッキー・ピジョーは心の平穏に、医学へと向かう哲学の最も進んだ点を見る。デモクリトスは、『ヒポクラテスへの手紙』と題する哲学的長編物語の中で、「哲学は医学と姉妹であり、同じ屋根の下に住まっている」とヒポクラテスに答える。前者〔哲学〕は熱情から魂を解放し、一方、後者〔医学〕は病気を身体から取り除く。しかし医者は哲学者よりも重要であり、それは身体の健康は魂の健康の可能性の条件だからである。

第3章　ヒポクラテスの伝統

ついにヒポクラテスが登場するが、我々はそれが歴史的に不正確でないかどうかを記述してみよう。「医学の父」の異名をとるその人は、紀元前四六〇年頃から三七七年頃に確かに存在した。恐らくアスクレピオスの聖職者の息子であり、彼はデモクリトスとゴルギアスと共に学び、次いで全ギリシアと小アジアを巡って旅をし、その後、生まれ故郷のコス島に定着しそこで医学の実践を始めた。しかし全ては創出されたものではなく、それとは程遠い。ヒポクラテス以前に、医師祭司および哲学者たちが医療について考察していた。病気に関する語彙はそれ以前に存在していた。ある種の病気における胆汁の役割はすでに古い医学の一部をなしていた。黒胆汁と狂気の結びつきは、アリストファネスの劇の中で描かれ、いわば公共の場で語られる。デモクリトスのようなクロトン医学学派は宇宙と自然の解釈に神の介入を排除する。エンペドクレスは四要素による理論に言及しており（しばしば〔その理論は〕ヒポクラテスに帰せられるが）、当時ヒポクラテスはまだ子どもでしかなく、そのうえ、彼〔エンペドクレス〕はそれをピタゴラスから借用したと述べる。もちろんヒポクラテスにはすっかり科学的精神がしみ込んでいる。コスに居を定めたのはまずは学ぶためである。ストラボンが述べるところでは「ヒポクラテスはコスの寺院に登録されていた治療法の歴史を学びつつ、とりわけ諸疾患の食餌療法に関して腕を磨いたと伝えられる」。

ところで、我々は何をヒポクラテスに帰するべきなのか？　アウグストゥスの世紀に生きたローマの医師であり、ヒポクラテスの後継者の一人であったケルススは、彼は哲学から医学を分離した最初の人である、と述べる。もしクニドス学派の格言 *Sentences cnidiennes* あるいはヒポクラテスの同時代人であり、同じようにそれらを分けていたソクラテスの省察といった先行する著作を考慮に入れないとすれば、それは正しいが、言いすぎである。それでもヒポクラテスが「人生は短く、術は得難い。時は移ろい易く、経験は欺き、判断は困難である」（『箴言集』）と記す時、彼の哲学者としての名声を、ある別の形でも、完全に取り去ることはできないだろう。

ヒポクラテス集成

しかしヒポクラテスと医学との関係は？　ヒポクラテスは存命中に有名であったが、さらに後日にはしばしば伝説から真実を見分けることが困難なほどに著名となった。彼の主要な功績は、個人によるものではないとしても、コス学派の医学的知を集め、今日まで伝わる七六の概論の名祖であることである。医学の創始者である以上に、ヒポクラテスはその〔医学〕倫理学者である。「ヒポクラテス集成」は我々に何をもたらすのか？　強調点は〔患者の〕治療〔養生法、手当て〕と予後に置かれる。仮説を立てたい誘惑を抑えつつ、最優先事項として、観察しなければならない。食事をはじめとして、あらゆる物事との関係性の中で事実を検討しなければならない（あらゆる種類の不調は不規則な食事に原因がある）。病因論の研究が極めて重要なものとなる。

ヒポクラテスの生理学は、病気におけるのと同様に健康状態においても、人間の身体の中で結びつき変化する体液説に全面的に立脚する。この体液とはどのようなものか？　それらは全部で四つある ― 粘液、血液、黒胆汁、黄胆汁があり、それらに四つの器官が対応する ― 大脳、心臓、脾臓、そして肝臓であり、同様に四つの気質が対応する ― リンパ質〔粘液質〕、多血質、黒胆汁質、そして胆汁質である。これら四つの気質はそのうえ、エンペドクレスの四つの要素（水、空気、土、火）と四つの性質（冷、湿、熱、乾）に対応する。体液のちょうどよい混合がクラシスで、好ましい健康の条件であり、コクション〔消化 cuisson〕によって生じる ― 「コクションを受けるとは、体液に対して、混じり合わせること、緩和すること、全体的にうまく行くことである」。体液のクラシスの不調が病気を惹起する。

医学の知は患者の最善の保証であるが、「自然こそが患者を癒す」。それと共に次のような慎み深さが医療倫理を基礎づける ― 「もし君が良いことを為せないとしても、少なくとも悪いことを行ってはならない」。

そしてそれらにおける狂気とは？　精神障害は、「ヒポクラテス集成」の四〇もの他の内科的疾患に並んで記載される ― それらにはフレニティス〔発熱狂〕（あるいはフレネジー）、てんかん、マニー〔躁狂〕、メランコリー、恐水病、「子宮の窒息」がある。フレニティスは古典的な急性の錯乱〔デリール〕あるいは熱を伴う急性の狂気である。例えば産褥性の狂気（その言葉自身は一八世紀の終わりのものである）はフレニティスに数えられる。

よりはるかに現代的と言えるのは、『神聖病について』の概論の中に登場するてんかんについての考察である。「それら〔てんかん〕は私にとっては、他と比較して神的なものでもなく、聖なるものでもないと思われる……人々がその性質と原因を神的な何かと見なしたのは疑いなく経験不足と不思議さの故である ― 実際にてんかんは他の障害とは全く似ていないのだが」。そのうえで「他の病気については神聖と考えていないように、〔てんかんは〕不可思議でも恐ろしいものでもない……。私は激情と錯乱〔デリール〕にとらわれた人を見ているのであり、明確な原因なしに、分別のない行動をとる人間となっているのである」。

ヒポクラテス（あるいはヒポクラテス学説の著者たち）は手厳しく力説する ——「私は、てんかんを神性によるものとしていた人々を、いわゆる呪術師や魔術師、いかさま師、信心に凝り固まった人と、その者たちは神と交流しその点で他の人間より知恵があると信じさせようとするのだが、彼らと同類の人間と見なす。彼らは、神性という外套によることで、彼らの弱点を覆い隠したのである」。てんかんを快癒させうるのは、「清めの儀式や魔術、全てのいかさまなしに」、有効な方法による好機を見分けるという条件においてである。

てんかん発作は次のように記述される ——「患者は声を失い、息を詰まらせ、口から泡を吐き、歯ぎしりし、手を捻り、目を見開き、全ての認識が失われる」。その患者たちは発作を予知する。脳との関連については明瞭に確立される ——「他の全ての非常に重大な病気と同様に、脳がこの障害の起源である」。ゆえに『神聖病について』はてんかんについての単なる専門研究書をはるかに超えている。全ては脳に由来する ——「それ〔脳〕を通して我々は考え、理解し、見聞きし、また我々は醜さと美しさを、悪と善を知る……。さらにそれ〔脳〕を通して我々は気がふれ、逆上する」。

大脳が健全でない時に、我々は錯乱する。それはあまりに湿りすぎた時には脳が動きはじめるという考えによる（子宮が思い浮かべられる）。「脳が安らいでいる［しかるべき場所に留まるという意味］間はずっと、人は識別力を持つ」。また、粘液によって冷やされた脳の変化、その場合「叫ばず興奮もない」穏やかな狂人を生むがそれと、黄胆汁によって熱せられた時の大脳の変化とが区別されなければならず、こちらは人々に「騒々しく、悪意があり、絶えず動き、常に何か悪事を働くことに心を奪われた」狂人を生む。

メランコリーは後に、後継者たちによって非常な発展を遂げるが、ヒポクラテスでは簡潔に定義される――「もし不安や悲しみが長く続くならば、それがメランコリーの状態である」『箴言集』と。マニー〔躁狂〕については、『食養生』の中で、二種類が区別されており、理想的な気質が互いに、わずかなりとも水と火の釣り合いをとっている。最初の要素〔水〕がもたらされ「水のマニー」となると、緩慢さや不安、涙が生じる。第二のもの〔火〕があり「火のマニー」となると、速さと過剰が生じる。

ジャッキー・ピジョーが別の研究で示したように[3]、ヒポクラテスは『神聖病について』の中では精神病理学と倫理学との断絶を拒んでいるのだが、奇妙にもマニーに関してはそれ〔断絶〕を認めている――「狂気〔マニア〕、世界についてのこの無理解は、その本性が修正されるならば、避けられうるに違いない」、しかしある点までである。とりわけ食養生（我々は同じ名前の概論を読んでいるのだが）は「短気や呑気、悪知恵と誠実、善意と悪意に対して何もなすすべはないだろう」。要するに、医師は精神的な現象に対しては何もできない。

体液理論とは全く無関係に、また『神聖病について』の現代性とは正反対に、「女性の病気」*Maladies des femmes* という概論の中に見られる「子宮の窒息」（ヒステリーという言葉はまだ出現していない）は、子宮が動くという病因を再び取り入れており、ヒポクラテス集成の中で幾分、付加的なように見え

（３）Jackie Pigeaud, *Folie et cures de la folie chez les médecins de l'Antiquité gréco-romaine - La manie*, Les Belles Lettres, 1987.

る。より一般的に婦人科学が問題であり、女性の体内で子宮が移動することは、単に「子宮の窒息」だけを説明するのではなく、他の女性の病気をも説明する。子宮は様々な器官に向かう。心臓に向かうと、その窒息が不安、眩暈、胆汁性の嘔吐を引き起こす。「子宮が肝臓や季肋部《きろくぶ》にあり、その窒息を生じると、白目は反転し、その女性は冷たくなるとともに時には同時に蒼ざめる。歯ぎしりし、唾液は口から溢れ、てんかんに似る」。

後継者たち

当時通用し、遥か隔てた一九世紀に至るまでの驚くべき連続性が知られるようになるだけに、幾らかの時間をかけるに値するそれらの概念的な位置づけの重要性を強調することは適切である。そういう訳でデリール〔熱狂〕、マニー〔躁狂〕、てんかん、ヒステリー、メランコリーというような用語は、その効果も、さらには医学的内容も、今日においてもなお失っていない。

古代の伝統は、それだけでおよそ千年（紀元前五世紀から紀元五世紀）持続し、多様な学派の誕生を見る ― 教条学派はヒポクラテスの教えに最も忠実であり、解剖学の研究を推奨し、論理によって病気の本質と隠れた原因を探求する。経験学派は反対に、原因の探求を拒否し、治療の術の中で医師の個人的経験と医学的文書の集合的な経験のみを考慮する。これら二つの初期学説の対立から、第三のものが生まれ、エフェソスのソラノスにより紀元一世紀の終わりにローマで広がる ― それが方法論学派である。それによると身体は絶えず運動する粒子の集合であり、多少ともエピキュロス派の原子論に影響されて、体液学説に反論する。導管が身体を通っており、その管をプネウマ〔生気〕*pneuma* あるいは魂〔精霊〕

spiritus と身体の液体が流れるという。健康か病気かの状態は、生体の管の状態と同様に、これらの粒子〔プネウマ〕、つまりそれらの循環が自在か困難か、それらの形、等々に拠る。キケロの友人であるビシニアのアスクレピアデス（紀元前二世紀の終わり頃）がこの学派の創始者である。彼の著作は我々には伝わっていないが、カエリウスによって保存され引き継がれた。

生気論学派にも言及する必要があるが、それ自体は方法論学派に対する反動として生まれた。プネウマ〔生気〕あるいは魂〔精霊〕は身体の中を流れ、緊張が適度である時しか健康をもたらさない。この学派は最も著名な医師たちを含まず、いかなる他学派にも属さず、あらゆる教条主義を拒否し、彼らにとって有用であるものを取り入れつつ、折衷主義という美名で飾られた。この学派にはとりわけ一世紀のケルススとカッパドキアのアレテウスと、次の世紀にはヒポクラテス以降では古代で最も偉大な医師であるガレノスがいた。彼はヒポクラテスの思想の反対者とされた。（「ヒポクラテス〔学派〕は肯定するが、ガレノスは否定する」）。もっとも彼〔ガレノス〕は体液学説を復活させており、むしろその点では〔ヒポクラテスの〕後継者であった。

しかしガレノスは、ヒステリー（便宜上ここからは、そう呼ぼう）における子宮移動説を放棄し、全体を月経鬱滞の理論として、精液鬱滞説で置き換えた。それは、女性も男性と同様に〔精液を〕分泌するからである（卵巣は精巣と同一視された）。男性における精液の鬱滞と同様に、病理学的効果を引き起こす。定期的な性的交渉を持っていた女性が、未亡人のように突然それを奪われると、とりわけそれに〔鬱滞に〕曝されることになる。

ガレノスの大きな影響は一八世紀まで存続することになる。彼は解剖学者であり生理学者であり、また哲学者でもあり、プラトンとアリストテレスに精通する。しかし彼が理性的な魂は不死であるという観念に反駁するのは、医者としてであって哲学者としてではない。プラトンが確言するように魂はまさしく脳の中にあるが、それは不死ではない。生理学者にとって、魂はひとつの機能であり、それによってある器官が機能するのである。

それ以来、「ヒポクラテス集成」において定義された概念が、続く世紀の流れの中で洗練され複雑になりつつも進展したことが理解されるだろう。最も研究をかき立てたのは、もちろん代表的な狂気、マニー〔躁狂〕である。カッパドキアのアレテウスにとって、「マニーの種類は非常に多いが、その様式は一つかしかなく……熱を伴わずデリール〔興奮〕が続く」。カエリウスはマニーについて極めて完璧に記述する ― 「マニーは、特に若人と中年男性に生じ易く……時には急激な侵襲であり、時にはゆっくりと始まる……。マニーで魂が奪われると、怒り、陽気さ、悲しみ、無意味さ、あるいはある場合に想起されるように、根拠のない不安が露わになる……。狂気は、あるいはそれをマニーと呼ぶことを選ぶとしても、時には持続性である ― 時には不定の間隔で緩和する。マニーでは病人は自分が為したことを忘れている時もあり、また忘れたことの認識もない時もある……。大部分の病人では、発作の際には目が充血し、眼差しは強烈である。患者には終わりのない不眠が生じており……、患者の暴力は、通常のものではない……。

マニーに関連して、ケルススはまさに初期の全ての狂気の疾病学の一つを素描しており、彼はそれ〔狂気〕を三種類に分類する ― フレニティス〔発熱狂〕、メランコリー、そしてマニーである ― マニーは三つの中で最も〔経過が〕長い。というのはマニーは通例、頑健な男性を襲うからである。ケルススは加えてマニー患者を二種類に区別する ― 一つは理性によって誤らされるもので、もう一つは心象によって目を眩まされるものである（幻想あるいは幻覚）。

マニーは、ヒポクラテスではむしろ一つの症候でしかなかったのだが、紀元二世紀の後半からは一つの診断に属する特有の疾患を構成する。当然ながら、これらの二つの意味〔病気か症候か〕が別々に存在しつづけることになり、その用語を両義的なものとする。いずれにせよ、一つの原則が得られた。それは、マニーが哲学の領域に属する魂の病気と、医学の領域に属する身体的な病気との間を分割するものであるという原則である ― たとえマニーは魂に及ぶ出来事であるとしてもである。その時「医師は哲学者であることを抑制する」（ジャッキー・ピジョー）。こうしてカエリウスはマニーに関して書く ― 「結局、その病気〔マニー〕が本質的に魂の病気であり、二次的に身体の病気であると考える者たちは誤っている。何故ならこれまで哲学者は誰ひとりこの病気を治せなかったからである」。要するに狂気は医師のものである。

敢えて言えば、マニーの最大のライヴァルはメランコリーであり、その形の多様さは際立つ。カエリウスは述べる ― 「実際に根を下ろしたメランコリーに冒された人たちは不安と身体不調で満たされており、それと共に緘黙症と周囲に対する憎悪を伴う悲哀感が付き添う。次に、患者はある時には生きたいと望み、ある時は死にたいと望む、そして患者は自分に対して陰謀が企まれていると疑う」。それ〔メランコリーの障害〕は、恐怖であり、悲哀であり、生きることの嫌悪であり、自己と他者への憎悪である。女性はしばしば男性よりも高頻度にメランコリーに冒される。高齢者も同様であり、何故ならば黒胆汁はとりわけ年齢とともに形成されるからである。

古代人はメランコリーに他の多くの意味を与え、「この点が、哲学に向けて、医学的考察により進展した最先端である」（ジャッキー・ピジョー）。メランコリーはまた悲劇の強力な原動力ではないのか？　天才は彼自身、メランコリー者ではないのか？　いずれにせよアリストテレスは、それについて次のように言う――「哲学、政治、詩、あるいは芸術において並外れた人々はなぜすべて、明らかにメランコリー的なのか？　彼らのうち相当数は、実際に黒胆汁に由来する病的症候に冒されてすらいる」（『問題集』第三〇巻）と。時には躁狂的デリール〔熱狂〕、時には創造的デリールとなるような、新たな二重性が出現する。一世紀終わり頃のギリシアの解剖学者であるエフェソスのルーファスは（彼の側から）、繊細で非常に知的な人たちは容易くメランコリーに陥る、と記す。

そのうえ、メランコリーは、狂気の一つの型から別の型へ変遷する可能性を示す最もすぐれた例である。エフェソスのルーファスはマニーの病相がメランコリー状態に先行することを観察する。カッパドキアのアレテウスはメランコリーを「一つの固定した観念への集中を伴う魂の悲しみ」と定義していたが、そのメランコリー患者たちがマニーとなる。

他の形の狂気と同様にメランコリーについても、ヒポクラテスやガレノスを始めとする古代の医者たちの症例についての語りは敬意に値するものであり、例えばガレノスは我々にカッパドキアのある男について語る――「彼の頭には常軌を逸した考えがあり、そのことで彼はメランコリーに陥っていた」。彼は涙にくれて、自分の懸念は、巨人アトラスがあまりにも長い間、天蓋を肩の上に支えることに疲れ果てて、突然ぐったりと倒れ皆を非業の死に追いやることです、と打ち明けていた。ガレノスはさらに、墓の前を通り過ぎた時に死を運命づけられたと考えて以来、メランコリーに襲われた一人の男に触れる。もう一人別のメランコリー患者では、〔自分が〕暴君だったことで首をはねられたと信じていたが、頭に鉛のキャロット（小帽子）を不意に被せられて自分の頭を取り戻したと感じられた時、治癒した。

これらの症例についての語りは、狂気を描写することに満足せず、大部分の例についてどんな治療が適用されたかを示す。つまり最初期の古代からすでに、人々は狂人の治療に専心している。

第4章　狂人は常に治療されていた

狂気についてのギリシア人とラテン人の理論的考察の豊かさは、それに劣らぬ豊かな治療的な錬成に到達した。常にヒポクラテスから始める必要があるのだが、彼は直ちに治療法を示すことなしに一つの病気について記述する術を知らないようだ。いずれにせよ重要なのは病人である。例えばここに「フレニティス〔発熱狂〕患者」（フレニティスに侵された）例がある――「彼は常軌を逸したことを言う――彼の目には爬虫類、あらゆる種類の他の生き物、戦っている兵士が出現しているように思われる――彼自身もそれらの間で戦う――彼は興奮する――彼は放してもらえないのではないかと恐れる……。事態がこのようになっているので、彼に、甘口ワインの中に入れた五オボロスの黒ヘレボルスが投与されることになる――あるいは次の処方で浣腸が調合されることになる――羊の小骨の大きさの粗いエジプトの硝石〔硝石塩〕を用意せよ、それを砕き、半コテュレーの良質の熱した蜂蜜、半コテュレーの油、四コテュレーの熱したフダンソウ水を、小鉢の中で混ぜ合わせよ――もし望むならば〔好みで〕、フダンソウ水の代わりに熱したロバの乳を用いてもよい――熱があろうとなかろうと、これら全てを混ぜ合わせたものが浣腸として用いられる。スープとしては、よく煮た大麦の煎薬に蜂蜜を加えたものを摂ることとなる。蜂蜜と水と酢を混ぜたものを飲むこともあるだろう」。

古代人は、神殿に連れていくしかなかった太古の時代にも、常に狂人を治療していた。三世紀以来、医者の手元には真の治療的装備一式がある。

まずもって、治療法はどんなものなのか、というのは身体の治療が問題なのであるから。それらは、体液の質的混乱に対応する必要がある時には逆症療法であり、量的な変調に直面した時には補充ないし、逆に排泄〔法〕である。また蝋膏（塗油のための蝋と油を主成分とする）あるいはまた目の上に載せる熱い海綿の適用と同様に、気持ちを和らげる入浴が処方される。それに浣腸（その言葉は一三世紀にようやく現れ、一七世紀には輝かしい道がそれを待つ）が付け加わる。しかし狂気の治療で最ももてはやされるのは排出〔法〕である ― 瀉血、吸角、ヒル〔の使用〕であり、とりわけヘレボルスの根が利用されるが、上から〔吐いて〕排出する必要がある時には白ヘレボルスであり、下から〔下痢〕が望まれる時には黒ヘレボルスが用いられる。それに化膿や発疹を誘発する刺激薬（腐食剤、発赤薬、発疱薬）が追加される。下剤の補助薬ないし打膿剤として、刺激薬は腐敗しあるいは過剰となった体液を「深奥から」引き寄せると見なされる。

全ての型の狂気において実際に処方されたもののなかで、ヘレボルスが最も強力なものであるが、同時にまた最も危険な排出法でもある。アスクレピオス一派のヘロフィロスはヘレボルスについて、「それは強力な長《おさ》である」と述べるが、ラテン語の学識豊かなアウルス・ゲッリウスは付け加える ― 「それ〔ヘレボルス〕は確かに病気の原理から脱れさせるためのものだが、また生命の原理からも脱れさせる危険がある」。人々は伝説に由来するそのような治療法を拒絶することは出来ないだろう ― ヘラの怒りは、テューリュンスの王であるプロイトスの娘たちを狂気に襲わせたが、彼女たちは占い師メランプスによって治癒した。メランプスは娘たちに、ヘレボルスを食べたヤギの乳を飲ませたのだった。ヘレボルスならどこで摂取してもよいというものではない。アンティキュラに行く必要があり、アンティキュラはとたんに治療的巡礼の重要な場所となる。「アンティキュラへの船旅」(Naviget Anticyram)は知れ渡り、狂った者を指し示す諺になる。ヒポクラテスはこうした迷信やたわいなさを軽蔑する。彼にとってヘレボルスは胆汁性物質の一つの下剤なので、それだけに一層、普段は身体的治療に限定して使用する。

ヒポクラテスの後継者たちは、狂気の治療のために、彼らが守り続けるこれらの薬物療法に加えて、まさに関係療法〔広い意味での精神療法〕そのものを練り上げた。実際、身体を治療する必要がある場合には、結果として冒された魂も治療する必要がある。病人を興奮させるのを避けなければならない。彼を固定観念から引き離すために、本来の意味において、彼の気を逸らせる必要がある。能動的運動と、また受動的運動（外部に由来する運動）も必要である。カエリウスがゲスタチオ gestatio と名付けたものは以下のことである ― 吊り下げられたベッドの中で患者を揺らすこと（さらに、その揺れは睡眠の回復を助ける）と、でこぼこの道を移動させることである。それはまた病人を揺らす必要があるという考えとともに、前途有望となる。

揺らすこととは別に、観念を変えると見なされた旅行が勧められる。音楽と演劇にもまた助けを求める必要があり、どちらも古代においては極めて重要である。カエリウスは次のように勧め、「狂人が悲しみに苦しんでいる時にはミモス〔無言道化芝居〕を、あるいは逆に子どもじみた陽気さに侵されている場合には悲しみと悲劇的な恐怖を含む劇作を。というのは反対のものによって、精神異常の性質を修正することが適当であるからである」。一方、アリストテレスは悲劇を称賛しており、それは「哀惜と悲しみをかきたてることで、よく似た情動に向かう浄化〔カタルシス catharsis〕を及ぼす」（『詩学』）。他の著作で（『政治学』）アリストテレスは〔詩的〕興奮〔高揚、熱狂〕を付け加えるが、それは聖なる叙情詩の中の浄化と緩和によって、「害のない喜び」をもたらす。

また、病人を苛立たせることも、甘やかし過ぎることもなく、諭すことが必要である。そこに問題がある。「甘やかし過ぎないこと」によって何を理解すべきなのか？　我々はここまで、医学的反応（とりわけ理論的な）の立場にいたが、しかしこれには必然的に社会の反応が入り込む。社会集団は狂人を前にして医師のようには反応しない、とりわけ狂人が迷惑で、さらには暴力的で危険な姿を見せる場合には。このレベルではいわばより実際的に、拘束、鎖の使用、隔離が現れるのを見るが、それは家族や奴隷に囲まれているか、あるいは貧しいかによって、明らかに同じことではないだろう ― まして後者〔貧しい〕の場合には、狂人は共同社会から追放され、流浪を余儀なくされるのはきっと間違いない。

狂気の「治療」における権力の伝統は、常に自分たちに似ていない者を拒絶しようとする民衆の声 *vox populi* だけでなく、人は熱情と同様に狂気の責任を負うべきであるとするストア派からも発する（もっとも、その場合にはこの二つの用語〔狂気と熱情〕は同義語であった）。ケルススは医師ではあったが、彼の著書 ― 『医学について』の中で、必要性があり、とりわけ「病人のずうずうしさを抑える」ことが問題である場合には、叱責や絶食、鎖や鞭の使用、そして打撃に頼ることに躊躇なく言及する。しかしこれらはまた、一つの治療手段でもあり得る ― 「恐怖、突然の不安、一言でいうと精神を非常に困惑させ得る全てのものは、この病気には有用である」。カエリウスは、ケルススと同様に方法論学派であったが、彼はそれ〔暴力〕に同意しない（もっともケルススは治療の根拠とはせず、ただその可能性を述べただけである）。カエリウスは（ケルススもまた）苦痛を与える拘束や、野生動物の訓練をまねて用いられる厳しい絶水や絶食、暗闇と鎖、鞭の使用、過剰な瀉血（もうすでに！）、また深い睡眠（ケシの使用による）を厳しく非難する。カエリウスはまた、音楽、葡萄酒、恋愛は、それらの過剰がしばしばマニーの原因になったとしても治療法とはなり得ないだろうとして、それらを禁じる。「恋愛はしばしばひとつの熱狂であるが、狂暴性興奮を抑えることが出来ると考えることは、馬鹿げている」。

ところでカエリウスは何を処方するのか？　彼が言うには、マニー患者を、壁には絵が飾られていない静かな場所に置く必要があると。安全のために、彼は一階に身を置かれることになる。頻回の往来、特に外部の人の出入りは禁止されることになる。「もしマニー患者が興奮し、抑制が困難になるか、あるいは孤独に苛立っている場合には、何人かの監視人に助けを求め、〔患者に〕気付かれることなしに、彼ら〔監視人〕がいわば患者の主人となることを命じる必要がある……。非常に稀な場合のみ、捕縛を用いることになるが、最大限の慎重さをもってである」。もし体力的に可能なら、瀉血がなされる。一つの簡単な治療法がある。「もし病気が停滞したままなら、頭部は剃る必要があり」、それとともに観血的吸角かヒルの使用が適用される。発作が消退した時には、疲労しない程度の運動や散歩、簡単な読書か会話〔が推奨される〕。治療が進んだ時期にはより真剣な議論に及ぶこともある。「文盲の者については、農民には畑を耕すことについて、船員には航海について、話すことになる」。同時に食事もより栄養に富んだものに戻る。徐々に（猟肉〔ジビエ〕は別にして）肉や「弱くて軽い」葡萄酒が〔薦められる〕。症状が消失し、病人があまり動揺しなければ、環境の転換、「山や海」への小旅行、あるいは哲学の講義を考慮に入れる必要があり、それらは「しばしば悲しみや不安、激怒を一掃し、かくして健康の再確立に力強く貢献しうるのである」。

しかし今一度言うが、狂気への医学的な反応は、われわれに社会の反応について殆ど何も教えていない。古代の異なった時期での、狂人に対する寛大さの程度はどのようなものだったのか？　いつ彼らは閉じ込められ、誰が行うのか？　カエリウスのテクストを通して、あるマニー患者の隔離は私的な資格で、家族の中でなされたことがよく分かる。それらに対する施療院もアジルもなかった。事情は医学的な関与と同様であり、家族が医師に支払うことができるのが前提とされた。とにかく、最も偉大な医者たちが、そのことに〔医学的〕概論全体を割り当てるのに、十分に頻繁であったに違いない。

これらの多様な方法で治療された人たちは、時には治癒したのだろうか？ 答はなお一層困難である。というのはヒポクラテスもその後継者たちもこの微妙な主題に取り組んでいない。ストア派のセネカによる、今日、金言と見なされている見事な回答に任せることになる —— 「医師が全てを治せないからと言って、何も治していないということにはならない」（*Sed non ideo nihil sanat quia non omnia*）（『ルシリウスへの書簡』94）。

第二部　中世とルネサンス期における狂気の実際

第1章　理論的考察の状況

狂気に関する理論的考察は中世にはほとんど進歩しない。とりわけギリシアとラテンの思想の並外れた豊かさという物差しで測ると。マルローが書いたように、「もはや〔中世の〕人々は問いかけの文明の中にはいない」。ヘブライ人の神に対してそうしたように、一神教の重苦しさをここにも見る必要があるのだろうか？　この微妙な問題には、中世の終わりにキリスト教西洋文明に押し寄せた悪魔学を取りあげる時に立ち戻ることにしよう。

いずれにせよ、多くの歴史家たちが行ったように、古代の並外れた豊かさとは対照的に〔中世を〕狂気に関しては概念的に沈黙の千年であったと結論づけるのは不当だろう。哲学と医学が、野蛮人の侵入によって混乱した西洋を離れ〔放棄し〕ビザンチンに、ついでイスラムの地に逃れたのは、ようやく一一世紀になってのことである。しかもラテンの幾人かの著者たち、例えばケルススやカエリウス・アウレリアヌスは、僧院から完全に居なくなっていたのではない。しかしアラビア語の翻訳が、医学の理論的な考察に、ついで狂気に再び命を与えることになるには、一一世紀を待たねばならない。

神学者たち

中世文明と同様にキリスト教文明においても、神学者たちは魂について熟考しており、狂気の岸に近づくことは欠かせなかった。狂気（ストゥルティツィア〔無分別〕*stultitia*）あるいは愚鈍（ファトゥイタス〔暗愚〕*fatuitas*）についての短い見解を概論に散りばめた先行者たち以上に、聖トマス・アクィナス（一二二七－一二七四）がここで我々の興味を引きつける。何故なら彼は世界の構成の中に狂気を介入させたからである。このドミニコ会修道士は、当時アラビアの学者たちの知識が発展していたモンテ・カッシーノとナポリでその学問を修めた。彼の師であった聖アルベルトゥス・マグヌスと同じく、彼はそこでアリストテレスを見出す。中世において、信仰の中に理性を、あるいは理性の中に信仰を理解しうることを説明しつつ、キリスト教宗教を考えるための最も完全なる試みを我々は、聖トマス・アクィナスに負っている。[4] その大全（『神学大全』）は秩序と理性に基づいているが、哲学に対する神学の優位性が維持されつつも、古代の高貴な情念との関係を再開する。人間は「物質と精気の間の地平」にあるものとして定義され ― アニムス *l'animus*（身体機能と快楽の満足を作る精気の一部）とアニマ *l'anima*（霊的魂に相当する精気の部分）は固く、相互に緊張しつつ結びつけられている ―、人間は理性によって情念を支配しなければならない（聖トマス・アクィナスが多くを取り入れるのは、アリストレスの『霊魂論』からである）。しかしそれ〔アニマ〕は時に狂気によって奪い去られ、それがアメンティア *l'amentia* である。その人間はもはやアニムスでしかない。彼にはもはや自由も責任もない。アニマは消え失せたのではなく、囚われている。アニマの志向 *intentio animae*（魂の緊張）は、解き放たれた情念に完全に吸収される。

これらの情念とは如何なるものか？　先ず悲哀がある。それは身体に最も害をなす情念であり、メランコリーをもたらすものであるが、またマニーへと導きうるものである。聖トマス・アクィナスが悲哀に対する伝統的な治療法について途中で言及することは興味深くはない ― それがあらゆる種類の喜びあるいは現在の関心事であり、友人、睡眠、落涙、入浴である ― そのことから彼の語ることがまさしく病理学であることを証明する。愛（恍惚）と歓喜（善の憑依によって、それが精神と身体の調子となる）とは異なる情念である。

もちろんトマス学派の教義の中に、狂気についての真の疾病分類学的な巧緻化を追い求めることはできない。ただ狂気とよみがえった情念〔という概念〕が、神学的な素材において語られるべき言葉を持っていたというだけで十分だろう。この道徳神学は、アニムスとアニマの間の均衡の破壊が形而上学的な大混乱の原因を定義づけることが問題である時に、すでに存在していた精神病理学の用語〔厳密に医学的側面による狂気〕を借用することを免れない。アメンテ〔アメンティアの人、アニマを奪いさられた人々〕*amentes* とフリオシ〔フロール、狂乱の人々〕*furiosi* に、アメンティアよりも動的でより進行性のインサニア〔正気喪失、下等な欲望〕*insania* が加わる。それは永続的にであれ一時的にであれ、理性の絶対的喪失であり、〔神による〕所与でもある。インサニアは、理性に関して、放棄の意味での喪失の結果であ

（4）ここで我々はジャック・シモネに従っている。（辞書的な伝記を除いて、Dunod 版が繰り返し再版されている）。Jacques Simonnet: «Folie et notations psychopathologiques dans l'œuvre de saint Thomas d'Aquin», dans *Nouvelle Histoire de la psychiatrie*, Privat, 1983.

る――その人はアニムスによって我を忘れている――このことは狂気についてのストア派の概念を想起させる。このように単なる比喩を超えて、キリスト教社会を背景として定着し発展することが要請される身体の狂気と魂の狂気との類比が始まる。

最後に、ストゥルティティア〔無分別〕という用語は中世においては狂気を示す最も一般的なものであるが、トマス・アクィナスがその用語の使用を避けていることに注目するのは興味深い。というのは、聖パウロが十字架の狂気〔イエスが自ら十字架に登ったこと〕を示すために、それ〔ストゥルティティア〕を用いるからである（コリント人への第一の手紙）。聖トマス・アクィナスもまた表明する。「二つの狂気が存在するのと同様に、二つの知恵が存在する……。神を拠り所とする者は、人間の判断に照らせば最高の狂人であると断言する、というのはその者は人間の知恵が探し求める人の善なるものを軽視するからである」。我々はこの問題に後で触れるだろう。

医師たち

医学の目覚めが起こるのは一一世紀からであり、それはスペイン、シチリア、とりわけサレルノ学派に由来する。これらの地はアラビア人の二重の寄与を享受する。その一つはギリシアの原典を伝えることで、もう一つはそこに中世の西洋医学の概念的枠組を形成することになる一省察を付け加えることである。

医学の学派（一三世紀初めのモンペリエ、一四世紀のイタリアの多くの都市で）が増加する一方で、この時代と次の世紀において、精神障害に関する医学的言説は、我々に何を語るのか？　もっぱら、あるいは主として狂気に捧げられた論説は非常に少ない。しかし一一世紀末からすでに、コンスタンティヌス・アフリカヌスはモンテ・カッシーノのベネディクト派修道院に居を定め、多くがエフェソスのルーファスに由来するメランコリーに関する小論をアラビア語からラテン語に翻訳する。その時、ギリシア人が残していた医学が取り戻される。

精神障害を見出すためには一般的な書物を探し求めねばならない。コンスタンティヌス・アフリカヌスは、彼の側でもイブン・アル゠ジャザールの『旅の備え』をアラビア語から（もちろんまだラテン語にであるが）翻訳する──書名はそのことを示していないのだが、病理学についての重要な著作であり、そこには「物忘れ」に関する一章が姿を見せる。その最終巻は、とりわけ我々には興味深い、というのはコンスタンティヌス・アフリカヌスが序文で、その書物が三つのカテゴリーの読者に向けていると明らかにするからである──まず、実践を望む者、次に医学に関心を示しつつその知識を豊かにすることを目指す者、最後にその両方を同時に願う者である。それ自体に閉じ籠った学問からはほど遠く、医学は、一二世紀、とりわけ一三世紀以来、自然哲学者に対して省察の手段を提供することになる。

異論なく身体的な表象として、「頭の病気」はたいていの場合列挙されるだけで、臨床的記述に特権を与えつつ、古代に定義された精神疾患の分類目録を再び取り入れる。(5)特にラーズィー（八六五－九二五）

（５）我々は特にダニエル・ジャカールに従っている。〔注４〕参照。Danielle Jacquart : «La réflexion médicale médiévale et l'apport arabe», dans *Nouvelle Histoire de la psychiatrie*, 同様により程度は低いが Stanley W. Jackson, «Unusual Mental States in Medieval Europe-I-Medical Syndromes of Mental Disorder», dans *Journal of the History of Medicine* (juillet 1972).

はヒポクラテスに忠実なアラビアの有名な医師であり、そのように行動する。しかし、アラビアの医師であり、また哲学者で神秘主義者でもあったアウィケンナ〔アヴィセンナ、イヴン・スウィナー〕（九八〇－一〇三七）のような何人かの著者たちは、ひとつの分類を試みる。彼の『医学典範』は西洋のみならず東洋においても同じく不動のもので、西洋ではその典範のラテン語への翻訳は、中世の終わりまで、聖書に次いで最も頻繁に印刷された著作となる。

アウィケンナは精神障害を引き起こす病気を三つの群に分類する。それらは一方では大脳の一部分の炎症によるもので、それがレタルジー〔無発熱性意識減弱〕とフレネジー〔狂熱〕（古代のフレニティス）の原因である。アウィケンナは後者〔フレネジー〕に対して、「フレネジーと結びついたマニー」とたとえる怒り狂う〔もう〕一つの型を区別する。加えて、それらが以下の精神機能の混乱を引き起こす障害である ― 精神の錯乱、あるいは理性の混乱、記憶の崩壊、想像力の悪化であり、次いでマニー、メランコリー、獣化狂、そして恋愛である〔最後のもの〔恋愛〕は、病気という形で、古代からすでに出現した後、アラビアの疾病分類学の一覧に見られる〕。最後に、めまい、エピレプシー〔てんかん〕のような、運動の混乱を引き起こす障害がある。分類に関して、実際上、全ての精神疾患の分類が（いずれにせよ古代に類別されたものだが）、第二の範疇〔フレネジー〕の中に置かれることは注目されるだろう。三つの精神機能がそれぞれの分担を受け持つ ― それが記憶、想像、判断であるが、最後のもの〔判断の障害〕はその中だけでも、マニーとメランコリーという二つの鍵概念を含む。

偉大な創造的精神にひとつのメランコリー気質を付与したアリストレスの有名な『問題集』第30巻が一三世紀に翻訳された後、メランコリーはアラブ世界の医師や哲学者を魅了し、中世西欧世界で大成功を収める。メランコリー－病は、中世精神が症候よりもその原因をより深く考える傾向があっただけに、精神障害の状況の中で次第次第に膨大な領域を占めるようになる。

つまりキリスト教中世は、アラブ世界とガレノスの医学に続いて、その影響は相変わらず大きかったものの、ようやく医学と哲学の対話を再開する。ひとつの性格学が体液気質の概念に基礎づけられる。アラゴン王と教皇の医師であり、彼自身アラビア語の翻訳者であったアルノー・ドゥ・ス・ヴィルヌーヴ（一二五〇－一三一三）は、気質が最も「魂の災いの生成を準備する」傾向がある身体的要素であることを支持する。プラトンとガレノスは他のことは言わないが、魂の災いはそれらの成行きで気質を変え得ると補足される。中世という時代は「精気」に大きな重要性を認めていたのだが、それは繊細で感知し難い流出〔エマナチオ〕であり、ストア派のプネウマの後継物であって、生命と感覚の原理を構成する（魂と身体の間で媒体として作用する）。そして身体に精気を分配する媒体に重要性を認める。

しかし神学者たちはこの型の考えを止めさせる。「自然の、生命の、あるいは動物的な多様な力は、魂ではない」と、一二世紀前半のキリスト教者であり神秘主義的著述家であるギヨーム・サン・チエリは断言する。（古代を参照することによる）魂の病は存在しない、何故ならば魂は非身体的なものであり、不変のものであるからである。もし魂がその機能において障害されるように見えても、それは魂が身体を自由に使うことを妨げられているからである。身体は道具でありそれを通して魂があれこれの能力を発揮する。したがって、医師たちは、キリスト教教会の懲罰を招かないように、医学用語で魂の問題が生ずるのを避ける。

第2章　中世社会における狂人

医学概論における狂気は、予想されるように、実際上、社会が受け入れるようなものではない。書物における狂気はひとつのものであり、「実地の」狂気とは別物である。いったん狂気がそのレトリックの飾りを奪われるなら、狂気に配慮した（あるいは逆の）中世西欧の実践はどんなものなのか？

慈善と弱者

慈善と扶助（慈善 *caritas* と弱者 *infirmitas*）は中世キリスト教の中心的な二つの価値基準である。この弱き者は広い意味に拡張される ― 病者、貧者、巡礼者、そしてその語源を遡ると、弱者一般に。聖トマス・アクィナスによれば、慈善は愛によって我々を神に結びつけるのだが、一方の慈悲（扶助に続くのだが）は我々を神に似させる。かくして聖ベネディクトゥスの戒律（五四〇年頃に記述された）の中に以下のことを読むことができる ― 「自らキリストに奉仕するように、まさに弱き者に尽くす態度で、何よりも彼らの扶助に専念しなければならない」。

この福音書の精神において、「施療院＝慈善施設 hôpital」（歓待する hospitalis の語源的意味で ― 客を迎え入れる家）が生まれる。キリスト教の施療院の最初の記述は、教会博士であるナジアンズのグレゴリウスによって仰々しく残される。それがカッパドキアのカエサリアの施療院で、司教であった聖バシレイオスによって三七四年に修道院近くに設立される ―― 「貧しき者に対する博愛、献身、援助、そして弱き人間に対する救済は何と素晴らしいことか！　町から出たまえ。城壁のすぐ外側に、君はひとつの新しい町に感嘆することができよう……そこでは病気は知恵に由来する平穏さと共に耐え忍ばれる。そこでは、不幸は至福と見なされ、慈悲が探求され、試みられる」(6)。中世の終わり頃に生じることとなる（事実上、貧窮の無分別な人の）扶助の問題が、やがてそれぞれが財政的な制約の物差しで測られることから、慈善の理想郷と施療院での実践の間で、全面的な矛盾が生まれることになる。

一二－一三世紀以来、慈善施設の設立は町の発展と同時に増加する（特にイタリアでは）。入院組織体は、一三世紀の初めのサン＝テスプリ〔あるいは聖霊修道会〕のような大都市で創設されるが、その主要な施設はローマとマルセイユにある。これらの救貧院は、あらゆる種類の貧窮者を、しばしば放浪者や乞食であるが、受け入れる。そしてその中には少数ではあるが必然的に狂人たちがいる……。法令には「毎日、通りや広場で貧しい病人を捜索すること」とはっきり記される。実際、中世には貧窮者たちが多いとはいえ、新たに創られたこれらの施療院にどっと押し寄せると想像する必要はないようだ。両極端に対照的であるけれども、次の二つの範疇に属する者は同様に施療院に「閉じ込められる」のを嫌がる ―― 「恥じる貧民たち」（当時、自尊心によって、貧窮を隠そうとする人々はそう呼ばれる）と放浪者たちである。

（6）Jole Agrimi et Chiara Crisciani «Charité et assistance dans la civilization chrétienne médiévale», dans *Histoire de la pansée médicale en Occident* (dir. M. D. Grmek), t. I, Antiquité et Moyen Âge, Seuil, 1995. より引用。

放浪者たちは不具者や偽の不具者よりは健康であり、彼らは、寓話の飢えた狼のように、「彼らが望む所を駆け回る」ことを強く望む。より同情に値する前者〔恥じる貧民〕に対して、施療院は在宅での世話と恵みを惜しみなく与える。

それでも「神の宿《オテル・デュ》 hôtel-Dieu」あるいは「神の家 maisons-Dieu」と呼ばれるこれら施療院は、大抵は非常にささやかな規模のものであり（一〇床ないし二〇床）、すぐに人員過剰となる。したがって回転の必要性から、施療院が不治の病人の入院を制限すること、さらには拒否することへと導かれる。それは癩病患者にはじまり（そして伝染病全般に）麻痺者、盲人、狂人もまた含まれる――単にベッドを「凍結させる」者だけでなく、住居の隔離を必要とするすべての者に対してである（とりわけ興奮した狂人のための監禁室も）。それでも施療院が隔離するのに十分な大きさになると、施療院の中に狂人が見出される。一二世紀の終わり、モンペリエの聖霊修道会の施療院の規定には次のように明示される――「もし街に狂人がいたら、あなた方は彼らを受け入れ、狂気の原因を追究し、彼に救済を与えなさい。彼らが次々と害を及ぼさないように、彼らを独りにしなさい」。[7]

神の宿の記録簿には、時折、収容された狂人が見出される。ムランの神の宿では、一四世紀の会計簿に、狂人のための相当の出費について次のように記載される――三〇ソールは「分別がなくなり、精神を失った貧しい一人の人間に栄養をとらせ、支援し、食事を与えるために」、またさらに二〇ソールが「フレネジー〔狂乱者〕となり、縛ることになった」一人の修道士が寝るための寝床を用意するために必要であった。パリの神の宿では、監視のための小窓と、世話と食事を与えるための大窓のある完全に箱型をした特殊な寝場所が、錯乱者のために用意される。他のベッドには強く縛る帯が備えられる。直ちに生じるのが、まさに拘束の問題である。「医師であり一三世紀の知識普及者であるバルトロメウス・アングリグスは、彼ら〔狂乱者〕が自分自身および他者を傷つける恐れを除くために縛られることは医療である、と記述する」。根拠のない残虐行為ではなく、持続的な監視が不可能なためである。

建物の「専用化」の始まりは、一四世紀の大施設において輪郭が現れはじめる。ドイツでは、新たな施療院の設立では、時に狂人たちのための場所が用意される ― それらがチュートン騎士団の領土のエルビングの狂人の家 *Tollhaus*、エアフルトの施療院の狂人の豚小屋 *Tollkoben*（文字通り「狂人のための豚小屋」）、ハンブルクの施療院の狂人牢 *Tollkiste*（監禁室）である。一〇〇年ほど後の一四七一年に、フランコニアのバンベルクの町は、「理性を奪われた人間のための家」を建築する。イギリスでは、ソールズベリーの聖三位一体修道会 Holy Trinity 施療院の設立憲章では、「狂人は、理性を回復するまで、安全な場所で保護されることになろう」と予め定める。しかしこの誇り高い言葉と、一四〇三年に、未来の「ベドラム」であるロンドンのベツレヘム聖マリー施療院に収容された非常に少数の（六人の）分別なき者（狂気の mente capti）たちでは、微妙な差異が生じる。[8] スペインでは、特別なアジルが「慈悲」によって創られる〔恵まれない人のための信心会 confréries〕。それらは、特にバレンシアやセビリアの罪なき人々 *Les Innocents* である。中世では、たとえ小さくとも施療院が専ら分別なき者たちに割り当てられていたことは、絶対的に確かだとはいえない。それでもバレンシア、セビリア、あるいはハンブルク（一三七五）の施療院、そしてさらに他のものは、後験的にその各々の側で、ヨーロッパで「最初の精神科病院」と

（7）Muriel Laharie, *La Folie au Moyen Âge, XIe-XIIIe siècles*, Le Léopard d'or, 1991. より引用。

（8）George Rosen, «The Mentally Ill and the Community in Western and Central Europe during the Late Middle Ages and the Renaissance», dans *Journal of the History of Medicine*, octobre, 1964.

いう立派な肩書きで飾られて、存続することになる。

たとえ中世の終わりに、ある種の「専門化」、つまり世俗化およびより正真の医学化へと向かった施療院に新たなレトリック〔表現法〕が姿を顕すとしても、反面、中世の施療院の中に医師は殆ど存在しない。いずれにせよ医師はその施設の中心人物ではない。仕事をしている医師を見出すためには、別に「町」に探し求める必要があり、医師はもっぱら支払い能力のある少数者に、さらには何人かの有力者の業務に割り当てられる。慈善の義務は医師に貧者を無料で治療することを命じるが、医師の報酬に加えて薬代を払う能力のない、どんな家族が医師に助けを求めようとするだろうか？　その薬について中世は事欠くことから程遠いのだから。実際に薬物学的著作は多数あり、『薬草の効能について』や『サレルノのニコラの解毒剤』のようなものは一三世紀まで絶えず再版が繰り返され、その時代の薬局方のほぼ公式目録であった。

マニー〔躁狂〕、メランコリー、てんかん、レタルジー〔無熱性意識減弱〕には薬物療法があり、非常に数が多い ― 煎薬、浸剤、シロップ、丸薬、そして予め剃った頭部への油、軟膏、罨法、膏薬と同様、くしゃみ誘発薬〔くしゃみを起させるための〕もある。古代からの継承物である狂気の薬物療法は伝統的に、鎮静薬つまり阿片、マンドラゴラやベラドンナのような茄子科植物と、強壮薬つまりニガヨモギ、アニス、イラクサ、野生種ハッカ、コリアンダー、セージ、ショウズクなどに分けられる。こうした植物は単独で用いられることは稀で、複雑な調合がなされる。メランコリー者に対する強壮薬のようなものでは、「ビザンチンの鉤 blatte de Byzance〔巻貝の蓋〕」を少量などと、やはり百種類以上の物質が含まれる。胡椒によるくしゃみは、強壮薬の中に入れられる（そう信じられるかも知れないような、排出薬ではない）。そこに抗痙攣薬が練り薬の形で加わる〔柔らかい粘稠の調合〕。処方は同じく複雑だが、その基礎は常にカストレウム（海狸香《かいりこう》）（ビーバーの精巣の脇にある腺からの分泌物）かムスク（麝香《じゃこう》）（同じく麝香鹿のもの）である。最後に下剤が加わる。というのは人は常に体液理論の中にいるからである。黒と白のヘレボルス（白がより強い）が、時には同時に（メランコリーに）処方されるが、古代ほどには流行らない。それらは、馬銭子《まちんし》、はらたけ、すみれの根などのような他の催吐薬と競い合う。それでもルネサンス以来、ヘレボルスは次第に隠喩の中に定着する。テオドール先生〔『ガルガンチュア』の登場人物。医師〕が若きガルガンチュア〔ラブレーの巨人物語〕に「アンティキラ産のヘレボルス」で「まじめくさって下剤をかけ」、そしてその方法によって「脳からの全ての変質物や倒錯した習慣を」きれいにする。しかしヘレボルスは、長い間、医師たちの間で信奉者を保ち続けることになる。

煎薬か浣腸による瀉下、蛭および瀉血もまた排泄による治療手段の中に加えられる。後者〔蛭と瀉血〕は中世後半にその利用が非常に普及し、患者の年齢、季節、その頻度に応じて厳密な規則によって規定される。選ばれる静脈は、例えば瀉血がメランコリー者かフレニティス患者かによって、同じではない。

狂気の治療法はそれだけに留まらない。水浴療法は、古代ほどもてはやされないものの、熱い、生ぬるい、冷たいとまさに精神障害に応じて指示される。ギルベルトゥス・アングリクス（一三世紀）は次のように記す。「何時でも入浴はメランコリー者には有用である。というのは入浴は、余計な体液を追い出しつつ、患者を苦しめている毒気を解消するからである」。この医師は、耳元で患者の名前を叫んだり、トランペットを鳴らしたり、……彼らのベッドの前でメス豚の脚を括りつけたりして、レタルジー患者を目覚めさせることを推奨する時には、いっそう常道からはみ出る。

こうして人々は、来るべき精神医学の時代の到来、その「栄光」の時を告げることになる強力な手段に近づく。アルナルドゥス・ヴィラノヴァヌスは、マニー患者に恐怖を与え、あるいは鞭や棒で叩いて、患者に涙を流させることを提唱する。剃った頭皮に適用される焼灼用具〔十字に〈頭皮が〉切り開かれる〕は、危険を伴うと判断される場合や繰り返すてんかん発作の場合には拡大延長されることもあり、それは穿頭術と呼ぶのがあてはまる。「最終的に」、とバルテロメウス・アングリクスが記述しているが、「もし下剤や練り薬が十分でない場合には、彼らは外科的処置によって治療される」。

こうした極端な例を除いては、健康法や食餌療法、適度な身体的運動、強迫観念や妄想観念に反対する医師による説得、音楽療法に関する古代の指針が再び見出される。古代の「精神療法」は特別な計らいによるものではない。メランコリー者は、食餌療法や薬物、瀉血、好ましい環境の他に、楽しい音楽によって、先験的に心理的な治療法が処方されていたのである ― というのはひとりの商人が問題となるから、彼に「きれいにお金を使わ」せるのである。しかし中世は「精神療法的」というよりは決定的に身体的である、何故なら、これらの方針は結局、「心臓、脳、肝臓」を元気づけるために、なされるからである。

いずれにせよ、中世における狂気の問題について〈無力感が〉しばしば主張されるとしても、治療的無力感からはほど遠い。それでも医学的治療手段はすべて、治療的な巡礼の流行とは比較にならない。古代ギリシアにおいて非常に評価されていたこの実践が、キリスト教への深い信仰を背景として著しく増大する。しかも、古典的薬物治療は高価であり、一方の巡礼、特に地域の巡礼は、誰の財布にも届く範囲である。各々の病気に対して、傷ついた身体の部位に応じて、その聖なる治療者が存在する。例えばてんかんに対する「聖ヨハネ病」のように、何人かの聖人が同じ一つの病気に指定される。狂気を癒すと評判の高い聖人は非常に多く、全てを数え挙げることはできないだろう。地域、地方、そして「国際的」な集団が、ヨーロッパの隅々から祈りにやってくる。「総合医的」な聖人を除いても、優に五〇以上〔の巡礼地が〕あるが、総合医的聖人は狂気のような独特な一つの病気に対しては人気は低い。

巡礼地ヘール〔ゲール〕（現在のベルギー）はたしかに最も有名である。それは聖女ディンフネに捧げられる。彼女は自分の父親のつきまといから逃れるために、この地に避難していた七世紀のアイルランド王女である。ああ！　その怪物は彼女を見つけ出し、彼女の首を刎ねさせたのである。墓に埋葬される前に天使たちが彼女の頭部を元に戻したため、すぐにそこは「頭部を失った」人たち、つまり狂人の崇拝の対象、巡礼の対象となり、その聖女は一〇世紀以来、守護聖女となる。増加する巡礼者たちの流入を前にして、巨大な教会が一三世紀に建設される。隣接した建物が、巡礼する狂人たちを泊まらせるために用意される。時には彼ら〔狂人たち〕は非常に多数であり、民家にもまた宿泊する。ヘール〔ゲール〕は、西欧の精神錯乱者たちの最初のコロニーとなる。

ガティネにある巡礼地ラルシャンは、もう一つの狂人の守護聖人である聖マチュランのために捧げられ、彼は生前からローマで狂人たちに係わっていた。〔狂人たちの巡礼地と〕専門化されるのはより遅れてであるが、パリのオテル・デュ〔神の宿〕が分別なき者たちをその聖地に送る習慣があったことが確認される。多数の「分教会」が――教会の中には聖別された礼拝堂やさらに簡単な聖人の像があり――、移動がささいなことではない時代において、ラルシャンまで旅出来ない人々の地方巡礼を可能にする。要点は、狂人たちが「聖マチュランに導かれる」ことである。そしてその言葉は侮辱的な形ですぐに大衆の言葉に変化する――「聖マチュランに送らないといけない！」。その言葉は、たとえその助言が直接的にその当事者に向けられるとしても、明らかに侮辱的なものである。巡礼は、第二回ヴァチカン公会議報告では、常にペンテコステの時に行われる。

狂人たちはまた、聖アケールに祈りを捧げるためにフランス北部地方のアスプルに連れていかれる（そこでは「聖アケール病 le mal saint Acaire」と呼ばれる)。一二世紀以来のその巡礼の成功は、一二一八年に狂人の世話をするための「施療院」の設立を導く。ブルボネ〔地方〕のサン゠ムヌーに、あるいはサン゠メアン(現在のイル・エ・ヴィレーヌ県)に、同じくブルターニュ〔地方〕のロクミネ(現在のモルビアン)の聖コロンバンに、狂人たちはその名祖の聖人の加護を祈るためにやって来る。アルザス〔地方〕の聖ディズィエの墓は、同じく重んじられ、そこでもまた、狂人たちは村人の家で食事と宿泊が出来る。さらに主要な聖人で、かつフランスのものに限ると、ボネ(ムーズ)〔地方〕の聖フロランタン、聖グラ(アヴェイロン)〔地方〕、ペリグー〔地方〕の聖フロン(上に挙げられたすべての名の聖……に教育上、聖メモワールの名が付け加えられた)、グルネ・アン・ブレの聖イルドヴェールの巡礼を挙げておこう。その教会では、狂気と同時に雷撃に対して、聖人の聖遺物に加護が祈られるが、それは何と「分かりやすい」取り合わせだろうか。

中世における狂気の治療的巡礼の光景は、風変りで、まさにぞっとするようなものであった。狂人たちは、明らかに一人で来ていたのではなく、しっかりと付き添われていた。時に呆然とし、時に興奮し、さらに怒り狂っているので、彼らは追い立てられ、輿や担架の上、あるいは不快なことに柩を思い起させる揺り籠のようなものの中で、足枷をはめられて担がれていた。最も扱い難い者は鞭によって脅かされていた。憑かれた者(それについては後で立ち戻る)は、苦悶し激しい叫び声をあげ、罵詈雑言を吐きながら熱を持って自らの譜面を演じる。住民たちは家を出て、その派手な到着を楽しむのである。住民たちの嘲笑、子どもたちの騒ぎ声、犬の吠え声、時には鐘の音が、全体の喧噪に加わっていた。

巡礼は過度に手短に行われることはできなかっただろう。ギリシア時代に実践されていた籠りの習わしが繰り返されており、狂人たちは、キリスト教教会で非常に名誉あるノヴェナ〔九日間の祈り〕のために数日間、正確には九日間、聖域に留まることになる。この全期間中、彼らを宿泊させるというよりむしろ、小部屋に、藁が敷き詰められた小屋に、時には優雅にも「病人部屋 chambre des maladies」と名付けられた教会の横手の建物に、閉じ込める必要がある。時には入念に柵をされた並びの礼拝堂や地下礼拝堂が、この役目を担う。ノヴェナは、キリスト教初期に多くの教会が異教徒の場所に建てられただけに、しばしばより近くの奇跡の泉での洗浄、浸礼で始まり、聖域およびその周辺での祈り、賛歌、ミサ、行列が続く。ノヴェナの絶頂時には、毎回、聖遺物やさらに頻回に聖人の墓への祈りが行われる。聖フロランタンの墓のように、ある墓は十分に高い四つの支柱の上に置かれており、巡礼者たちは列を組んでその下を通過することが出来る。時に石棺に孔が設けられており、分別のない者〔狂人〕の頭部をそこに通させる。例えばサン＝ムヌーの「デブルディノワール débredinoire」（地方訛りで、「ブルダン bredin」は狂人のことであり、あるいは少なくとも変わり者のことである）〔前述の石棺〕は、その特効性によって巡礼者で埋め尽くされる。実際、予め髪を剃られた狂人たちの頭部が、特別な配慮の対象となる。ボネの聖フロランタンの教会では、聖人の骨片を含んだメダイヨン〔円形浮彫装飾〕の銅製冠を彼らにかぶせる。サン＝グラでは、聖人が身に着けていたとされる、おそらくローマ時代の兜が伝わっており、その大いなる恩恵にあずかって狂人たちはそれを何秒間か身に着ける。

もちろんこの長い儀式は静かに行われることはない。狂人たちはしばしば、キリストの受難の際の長衣を想起させる赤か白のガウンを着せられており、これらの儀式に喜んで従うことは全くない。彼らの中で最も興奮した者たちは揺り籠に拘束されるか、「狂人たちの腰掛 banc des fous」の上で鉄の輪つきの壁に繋ぎ留められる。狂人たちの身体には悪魔がおり、鞭打たれるのは病人ではなく、病人の肉体の外皮の中に住まう悪魔である、という考えが常にあるだけに、鞭打ちが増々進んで加えられる。

こうした展開が時に成果をもたらすのかどうかという問題については、その時代の奇跡を集めてみると、治癒の頻繁さを強調することに事欠かない。教会によって入念に管理されている奇跡的治癒の「名簿」では、精神病は第三位に達するが、麻痺や盲の遥かに後である。病気が長年にわたって定着していない場合、治癒がより頻回である。もちろん、分別のない者〔狂人たち〕はなお巡礼の道をたどるしかないのに、これらの治癒を語る教訓的な事例の話が豊富である。狂暴な狂人が突然静かになる。また聖域に侵入し、冒瀆した「怒り狂った」若者が、神の恩寵に触れ、奇跡を起こした聖人の墓の足元で祈りながら突然倒れる。それほど美化されていない聖人伝の原典を辿ると、物事は必ずしもうまくは行かない。一三八四年にノヴェナに参加するためにサン゠スヴェールの大修道院に連れていかれるカーンの子爵ピエール・ナゴーは、「そこで拘束され九日間、非常に叫び喚くので、その修道院では平穏も安息もあり得ず、それにも拘らずその期間中決して治癒にも回復にも至らず、以前よりもかつてなかったほどに一層狂った」(9)。

排除

狂人たちに対する援助や慈善の義務を超えて、あるいはむしろその手前で、彼らが日々どのように中世社会に引き受けられるかを問い直す必要がある。大いにありうるのは、農村が大多数である環境では、福音書に依拠しつつ（「心の貧しき者は幸いなり」）、白痴、クレチン crétins（「クリスチャン chrétien より」）、そして他の愚直な者 benêts（「祝福された béni」より）に対して相対的に耐性があるだけでなく、また、そのうえとりわけ季節ごとの作業をやり遂げる彼らの能力に基づいているのだが、歴史家たちに中世は狂気の黄金時代であったと信じるがままにした。それほど不確かなことはないのだが。

狂人たちが恐怖を引き起こすのはそれほどでもないが（それでもなお……）、症状が「心の貧しさ（頭の弱さ）」という単なる心的欠落を超えて進む時には、彼の世話をし、監視する必要がある。狂人の家族、家族がない場合には彼の住む土地の共同体は、もし彼らが狂人を動物と同じように彷徨するがままにするなら、民法上責任がある、というのは慣習法ではもちろん狂人と動物を同一視することはないにせよ、それぞれを意味深く近づけるからである。必ずしも危険ではないとしても、狂人たちは略奪し、公的秩序を乱し、少なくとも迷惑であった。いくつかの中世のことわざはそのことを示す──「狂人には警戒する必要がある」「良き日々は、狂人たちを除くと訪れる」。狂人はまた、共同社会のはけ口に一役買う。福音書とは程遠く、人々は彼らを馬鹿にし、子どもたちは、石を投げつけないとしても、彼らを追いかける。それは逆に狂人が石を投げかけた古代のイコンの裏返しである。（それはおそらく同じことだろう？（村人がイエスに石を投げたことと））。

興奮し、あるいは意気消沈し、粗暴で、あるいは自殺しやすく、放火者であり、あるいはみだらであるため（人々は日常では、診断には関心がなく、行動だけを観察する）、狂人たちは家族によって、一時的にあるいは持続的に、馬小屋の片隅に、納屋の階段下に簡単に作られた小屋に、あるいは庭の奥の掘っ立て小屋に閉じ込められる。親類縁者（今日よりもはるかに範囲が広い）に多少のお金がある場合には、その狂人を修道院に入れる。シトー会修道院はそのことを専門としていた。他の者たちは、もはや公衆の慈善で生きることなく畑荒らしをして、村から離れたあばら屋や掘っ立て小屋で一人で生活する。もちろん古文書はこれらの狂人たちを記載しない。その数は多いのか？　おそらく違う、しかし彼らはいる。

（9）Jean-Claude Schmitt, «Le Suicide au Moyen Âge», dans *Annales ESC*, 1976. より引用。

逆に、いずれにせよ一三世紀以来、放浪の狂人や「流れ者」［その者が誰であるのか「認められる」ことともなく、したがって保証人もない］が問題となると早速、古文書はより雄弁になる。そこで、重大な疑問が生じる ― 誰が彼らのために支払うことになるのか？　しばしば生き残りの限界にある経済制度では、個人であれ集団であれ、誰も見知らぬ者を抱え込んで気にかける者などいない。特に大都市の場合がそうで、放浪の狂人たちは食事をせがむために、乞食に加わる。当時の風潮は「不寛容」であり、市町村〔共同体〕は、彼らに課せられる狂人たちに対してすべきことはもう十分であると見なしている。そこで「流れ者」狂人たちは、追放される。ドイツでは特にそれが当てはまるようである ― 一三八四年から一四八〇年の間、ヒルデスハイムでは四三人の狂人たちが排除され、引き取られた狂人たちと同じか少し多い程度である。ニュルンベルクでも同様な比率であり、そこはこれらの好ましくない者たちを、時には鞭で打った後に、ドイツ全土に、時にはドイツの外にさえも、移動させるのに熱心である。フランスでは一四世紀にはより頻繁に思われるが、国の北半分の全土で、見知らぬ「間抜け」や「阿呆たち」を追い出すために、時には殴ったり鞭で打った後に、市参事会員たちが幾らかのお金を街の風紀取締官に与えるのが目撃される。例えばリールでは、このシナリオが一〇年間に二－三度繰り返される。一四四七年に「新たに遠くからこの町にやって来て、多くの悪事をなした女性の狂人をコミーヌまで連れて行った」ことで、風紀取締官が一二スーを受け取るというように。アミアンでは一四五九年三月、市参事会員たちは次のように命令する、「ジャコ・マネットという名の狂人は、この町で、人や子どもを殴ったり、服飾屋や商売の建物に入り、そこで服飾品や商品を地面に落とし、彼らの目の前にも拘らず食料品を食べるといった多くの悪事を働くのだが、彼は上級裁判所の公吏によってこの町の路上で、実のついた枝で打たれ、この町に戻らないことを課されるように。彼を市外へと連行する前述の公吏や他の公吏たちは、もし町に戻るなら溺死させられると彼に信じ込ませ、彼がもう町に戻らないように告げるように」[10]。時には他の場所ではしゃぎ出す前に、分別のない者たちに少額のお金と幾ばくかの衣料が与えられた。例えば一四二七年のフランクフルトでは、「気がふれた」女性の例がある。彼女は子どもを連れていたが、人々は彼女が子どもを殺すことになるのではないかと恐れる。また時には、非常に稀ではあるが、おそらくは治療を施すためというより狂気を証明するために、医療に助けが求められる。

とはいえ危険な狂人、つまり「暴行や災厄を起こす厄介な馬鹿者」は閉じ込める必要があるのだが、絶えず維持費用の問題がつきまとう。次のノルマンディーの慣習法が証拠立てるように、その〔費用の〕限界は、厳密に規定され成文化される ――「もし誰かが分別を失い、狂憤によって人を傷つけるか殺した場合、その人間は監獄に入れられなければならず、それは彼の財産によって維持されねばならない ―― あるいはもし彼が援助されうるものを何も持たぬ場合は、それは共同社会の彼への施しにより調達されなければならない。もし誰かが狂憤の状態となり、その狂憤により国を困らせ、放火や何らかのことにより公共の安泰に反する、と疑われる場合には、誰にも悪行をなさぬように、その人間は拘束されなければならないし、彼の所有物を管理している者によって監視されねばならない ―― そしてもし彼が何も持たぬ場合は、狂憤を抑えるために、隣人全員が彼に助言と援助を与えなければならない」（七九．「狂憤に関して」）。この同じ慣習法の名において（そしていずれにせよこのノルマンディーの慣習法は、この領域ではまさに他の慣習法の代表的な例である）、その者が繰り返さないことが唯一確実な方法という

（10） G. Durand, *Inventaire sommaire des archives communales antérieures à 1790, ville d'Amiens*, t. II, série BB, Amiens, 1894.

理由だけで、人殺しの狂人は終生閉じ込められたままでなければならない。例えば一四二五年、ある若い女性が狂気の発作によって夫を殺したことにより、バイユーの監獄に閉じ込められた。彼女は「その立場を考慮し、我らノルマンディー公国の慣習法に従って、災難と他の不都合を未来の何時においても行わないことを達成するために、監獄に永久に留まるか、さもなければ厳重な監視のもとに置かれることとなる」[11]。

実際の殺人は別にして、狂暴な狂気は、特に家族か周囲の人間が彼を引き受けることが出来ない場合には、共同体〔行政機関〕が手足の一か所に枷をはめ、同時に監獄に閉じ込めることを決定することへと導く。そういうわけでカランタンで、一四〇六年、一人の鍛治屋が担当したのは「ギヨーム・モジエに繰り返し鉄枷をはめたり外したりすることである。彼は気がふれ白痴で分別がなく、彼が行った愚行と奇行によって、そして彼を引き取ろうとする者が誰もいないために、検察官と陛下の命令によって、前述の監獄に留め置かれていた」。アミアンでは一五〇一年七月一三日、市参事会員たちが、公吏を殺害した「分別なき人間」を、ラ・コーシーのラ・オトア・ジャンの門塔の一つに閉じ込めさせる。

それは場所の不足という理由だけによるものなのか、そうは言っても狂人の収監（たとえ問題がそうだとしても、あえて監禁とは言わない）は例外的なもので、中世の終わりの何世紀かに集中したにとどまる。ドイツではヒルデスハイムの市の報告書は、一三八四年から一四八〇年の一世紀に、三九名しか分別なき者を引き受けていないと報告する。ニュルンベルクでは、一三七七年から一三九七年の間に二〇名、一四〇〇年から一四五〇年の間に三一名が数えられており、平均で年に一名以下である[12]。しかし中世の終わりには、防衛のための新たな堡塁のしばしば遅ぎる建設に引き続く関心喪失という矛盾した動向の結果（フランスでは、百年戦争の教訓をあまりにも長く引きずった）、市の多くの場所に「狂人の塔」

が出現するのを見る――カーンのシャティモワンヌの塔、リールのサン＝ピエール門、サン＝トメールのロゼンダル塔とリセル塔などである。しかしそれでもそれら〔による収監の人数〕は非常に僅かである――数名の狂人が同時に、時には一人だけが、閉じ込められる――一層少ないのは、例えば一四五三年のリールの場合のように、市の会計書が「ペロットという名の馬鹿者」のために「檻」（独房）を造る大工の賃金が示すように、大工仕事に幾らかの出費を負担する必要があるからである。サン＝トメールでは、市の塔の一つに分別なき者を鎖につなぐために市会議によって実行された支出は、およそ二〇〇年の間に（一五世紀から一六世紀前半２／３）、十二回ほど繰り返されるだけである。

怒り狂う狂人たちに対する拘束に関して、肉体を傷つける重い輪に関して、鎖の不気味なガチャガチャ鳴る音に関して、一八世紀末の博愛主義者たちや彼らに続く現代の歴史家の多くが極めてはっきりと盛んに取り上げる、その光景の明白な恐怖（それに寒さ、飢え、シラミについても語らねばならないだろう）に、監視人のサディズムと、「狂人の動物性」――悪名高き狂人の動物性しか見ないその時代の残忍さを付け加える。それはひとつの誤解である。当時の監獄は廃墟と化しており、塔は殆ど役立っていない。監視人たちの数は少なく、しばしば身体が不自由である。〔狂人が〕逃亡するのは容易である。同時代の、政治犯に対する鉄の檻（例えばバスティーユ監獄や、そしてまたモン＝サン＝ミッシェルも）のように、厳しい拘束は「監獄の中の監獄」で見られるが、とりわけ逃亡歴のある者たちに対してである。逃亡し「街

（11）J.-C. Capelle, *Les Prisons civiles en Normandie aux XIVe et XVe siècles*, Mémoire maîtrise, Université de Caen,1970-1971.
（12）George Rosen, 注８参照。

をうろつき」再び捕らえられた怒れる狂人であるコラス・ファヴェロールの場合がそうである。彼は「人に迷惑をかけないように」鉄の檻に入れられることになる。

怒れる狂人が閉じ込められるのは、懲罰ではなく予防策という名目である。ボーヴェジスの慣習法が証明するように、彼らの責任無能力は認識されている ― 「彼らは他の者と同じ様には裁かれない。何故なら彼らはしていることが分からない〔十分自覚していない〕からである」。まず最初に裁判にかけられた殺人者の数は相対的に多く、大抵は死刑の宣告を受けるが、次いで家族がそれに対して、狂気とその結果の無責任性（明文化される前の一種の刑法六四条）を援用しつつ、「赦免」の訴訟を請求する。しかし犯罪の重大性と世論の中でかき立てられた感情は、裁判官に無責任性の問題を自ら問うことを忘れさせ、不幸な狂人を薪の山や車裂きの刑へと送る実例もある。つまりいわば、犯罪は刑事裁判を通して人目を引く形で罰せられることを意味する ― 彼に責任能力がないとしても。

自殺の場合にもまた狂気の問題が提起される。中世では自殺は自分自身に対する瀆聖的犯罪であり、神と人間に対する侮辱である。自殺者は墓に埋葬され得ない ― 彼の財産は没収され（犯罪者と同様に）― 彼の住居は時に取り壊される。つまり家族は没落と不名誉に脅かされて、〔狂気の自殺であるとして〕責任無能力に助けを求めて精一杯努力する。例えば一二七八年三月二五日のパリ高等法院は、二度自殺を試みたフィリップ・テスタールの例を審議する。彼は最初の日に窓から身投げし、次の日にはナイフによる一撃でとどめを刺そうとした。一二名の証人が次々に七年前からの彼の怒れる〔憤怒性〕狂気について、特に太陰月に彼は顔を掻き毟《むし》り、髪の毛を引き抜き、「その結果、血まみれになるような様を」語る。彼の伯母もまた「分別を失っており」、死ぬまでの三年間拘束されていた。聴取の後、高等法院は狂気による自殺を認定することとなり、仮処分の元にあった彼の財産は家族のもとに戻される。[13]

これらの極端な例は別にして、狂人の法的地位は私的権利に関して定められる。ローマ法に直接的に由来して、私的無能力が、財産を所有している狂人に対してしばしば宣告される。彼らは財産を自由に処理することも契約を結ぶことも出来ない。そのうえ法廷で証言することも出来ない。一二世紀のモイーセ・マイモニデス（しかし彼はその術を、東洋とサルタンであるサラディンの宮廷で行うのだが）のような医師たちは、明晰な〔正気の〕間歇期間という考えの元に、その間は彼に完全な私的権利を与えなければならないと強調する。聖トマス・アクィナスも、明晰な間歇期の概念の重要性を認める。イギリスの慣習法は分別のない者の財産の保護に尽力しており、〔財産〕差し止めの場合、財産管理人は細心の調査の終了後でしか任命されない。

同様に教会法は分別のない者の秘蹟への接近を制限する。彼らは結婚の契約を結ぶことも出来ず、結婚が妥当とする同意を与えることも出来ない。〔結婚〕無効との要求が、往々にしてこの事項に基づいて突然現れる。彼らには洗礼も禁止されうるのだろうか？　それはある流派の場合である、というのは子どもの圧倒的多数は出生してすぐに洗礼を受けるのであるから。しかし回答は興味深い。否〔洗礼は禁止されない〕、と聖トマス・アクィナスは答える。何故なら動物とは異なり、狂人は理性的魂を備えているからである。ただ偶発的にだけ狂人たちは理性を奪われる。聖体への接近についても聖トマス・アクィナスの答えは同じである。しかしオスチア〔聖体のパン〕に対する不敬の恐れが非常に大きいため、実際的には狂人たちは聖体拝領せず、もしくは死の間際に拝領する。

（13）注7のミュリエル・ラーリー Muriel Laharie により引用された症例である。

第3章　表象と懐柔

たとえ狂気が先ずひとつの病理として捉えられ、検討され、実践されるとしても、古代におけるのと同じように、中世において狂気は医学に限定されえないだろう。狂気は医学にとって意味が多過ぎる。狂気は教義と存在論的確信のこの文明を問い質し、不安にする。狂気は、福音書に寄り添いたい社会を彼ら自身の矛盾の前に置く。狂人は笑わせるが、恐れさせもする。狂人は魅惑するが、また軽蔑の対象でもある。一方では人は狂人を養い、他方では彼を追い払う。

小説と狂おしい愛

通俗言語（「ロマンス語」）の文学と狂気は、一二世紀の後半と一三世紀には主として騎士道恋愛物語において、許されぬ恋を讃えつつ、明らかに結びつく運命にあった。恋による狂気は、すでにラテン人（オウィディウス）の貴族の書簡の中に存在し、ケルト人の伝説の中にもあった。同じくそれは、一〇世紀と一一世紀のアラビア文学において大きく発展した主題でもあった。

その主題に興味を示している著作は数多い。一二世紀には ―『二つの狂気』『トリスタン』『イポメドン』『悪魔ロベール』『アマダスとイドワーヌ』『イヴァンまたは獅子の騎士』『ペルスヴァル』、一三世紀には

――『ランスローの狂気』『散文ランスロー』『散文トリスタン』『ノートルダムの奇跡』『クレオマデス』『メリアサン』『葉蔭の劇』がある。(14) こうした文学は専ら貴族階級の読者に向けられており、たとえこれらの狂人たちが社会的に上流階級に属するとしても、実際には隠喩というよりは現実的描写に近いものに見える。そこには十分正当に狂憤し（ここではむしろ「憤怒」の意味であり、そして「怒れるヘラクレスの」のように自分自身に対する怒りである）、彷徨い、孤独な狂人の確かな描写が注目される。狂気に襲われた主人公たちは、無意味な言葉を吐き、服を引き裂き、「裸になり、喚き叫びながら」駆け回る。彼らはしばしば暴力的である。デマンス〔精神喪失〕の急性発作が非常に「臨床的に」描かれる――かくして『メリアサン』という小説では、セランドは石を投げ、泥をかぶり、噛みつき、引っ掻き、他人の髪をわし掴み、医師の手を、次いで自分自身の手をむさぼり食おうとする。『葉蔭の劇』では、憤怒した狂人、「物狂い」は、吠え、自分は蟇蛙であるが時が変われば王である、と宣言する――彼は飲み屋に入り込み喚く――「外へ出ろ！　火事だ！　火事だ！」と。主人公たちは「のらくらで狂人らしく見えるように」頭を剃られている（『イポメドン』）――剃られた頭は、当時は治療の準備としてではなく、烙印か、少なくとも神学生の剃髪に似せた明瞭な徴と思われた。

一一七七年から一一八一年の間にクレティアン・ド・トロワによって書かれた『イヴァンまたは獅子の騎士』は、トリスタン、ランスロー、ペルスヴァルらもまた狂気を経験するが、おそらくそれらより

(14) ここではフィリップ・メナールの「中世社会の狂人たち。一二―一三世紀の文学による証言」Philippe Ménard, «Les Fous dans la société médiévale. Le témoignage de la littérature au XIIe et XIIIe siècle», dans *Romania* nº 4, 1977. に従っている。

も一層この種の文学を代表するものであり、直ちに大変な成功をおさめた。当時の美しい婦人たちや可愛い姫君たちは（また確かに相当数の貴公子も）、剣のぶつかり合いや武勲詩の闘いの叫びに飽きていた。宿命的な熱情と狂気が出会うように作られた。イヴァンは栄光を追って駆け回ったためにロディーヌを忘れた。彼は一年以内に戻るとの約束を守れず、妻は再び会うことを許さなかった。イヴァンはその時に狂気に囚われる。彼には「自分自身以上に憎むものはない」。彼は「狂憤した野蛮人のように」森の中へと逃げ込む。彼は生《なま》の獲物をむさぼり食う。クレティアン・ド・トロワは「激高、激情、目まぐるしさ」を語る。（これらすべては我々に狼化症を考えさせないではいない）。そこ〔この文学〕には驚嘆すべきことが散りばめられている。イヴァンは蛇と闘っていたライオンを助け（そこからこの小説の表題が由来する）、そのライオンはその時以来、彼の偉業に付き従う。それでもやはり治癒をうることが必要であり、一人の隠者のお陰で、最後には彼〔隠者〕の同情が恐怖に優ったのである。真の回復の準備となる睡眠の後に、イヴァンは再び自らを取り戻すことになる。夫人の愛を回復し、彼は冒険をきっぱりとあきらめることになる。

手短に言えば狂わせる愛は癒す愛でもある。それはひとつまたひとつと同じ女性から惜しみなく捧げられる愛であるが、その「貴婦人」は「愛の奉仕」の中でしばしば残酷な要求をする。それはイヴァンにとってのロディーヌであり、アマダスにとってのイドワーヌ、ランスローにとっての王妃グエニヴルである。偉大なる文学歴史家であるギュスターヴ・ランソンが、たとえそれが遠い理想に過ぎないとしても女性の天下が始まっていると記す、よい手札を持つことになる。

森の中を裸で激怒して走り回る我らの騎士たちに話を戻すと、多くの歴史家たちは声を揃えて狂人の動物性という決まり文句を唱えることになる。また、「愛の奉仕」を完遂するのに必要となる長い道程における入門儀式的で一過性の、無垢状態への回帰についても語ることができるだろう。放浪する狂人は、服を与えられないだけになおさら裸になり、拠り所がないだけになおさら野蛮となり、狂人たちを認めるや否や彼らを追い回す正常な精神の連中に対して、自分を守ろうとするために一層暴力的となる。こうして「棍棒を持つ狂人」という中世の図像は反転する。中世の文学は残酷な追跡で満ちている。トリスタンでは「狂人のように行動するように — 皆が彼に罵声を浴びせ、頭めがけて石を投げる」。彼は殴られ、頭を剃られ、羊飼いによって顔に灰を塗りたくられる。狂人が町や村に入ると、何時も罵声と殴打が振るわれる。人々は彼に汚物を投げかけ、犬を放つ。自分たちよりもさらに惨めであることを見出して喜ぶ下層民たちの残虐さだけでなく、異なる者に対する嫌悪、そして、よりありきたりなことに、分別のない者にその場に居ることを断念させるのに適したシナリオである。

雇われ狂人

中世の社会は、王宮に、より正確には王や領主の宮廷に、あるいはたとえローマ教皇が原則的には禁止するとしても教会にもまた、雇われた道化役者として（この言葉は一五世紀にしか現れないが）、道化師〔フー〕を雇う流行の中で狂気をまた「復帰させる」。ずいぶん早くから王族たちは、愛玩動物のほかに、長い冬のテーブルを囲む招待者や家の主を楽しませる役目を持った醜悪な存在 — 侏儒《しゅじゅ》や傴僂《せむし》、道化師たちに、時にはそれらの全てに、取り巻かれるという習慣を持った。

これらの宮廷の道化師たちは本当の狂人なのか、あるいは狂気を演じているだけだったのか？　確かにそのどちらでもある。ともかく同じような言葉が彼らを表す — 愚鈍な人 *fatuus*、痴愚 *stultus*、愚者

follus（そして古フランス語の「狂気 fol」）。錯乱した真の狂人たちは長い間は笑わせることはないが、軽度の精神薄弱者や少々頭のおかしな者は職業としてそれを行う。核心は笑わせることである。中世初期の数世紀の道化役者は確かに多芸であり、曲芸師やパントマイム芸人、動物使いでもある。一三世紀初頭には、宮廷の道化師は宮廷に留まる結果、城から城へと渡り歩く旅芸人とは異なる、真にひとつの専門職となる。道化師、大道芸人は、即妙、きわどい冗談、さらに猥談の才気や、どんなことについてであれまくしたてる能力で評判をとり、手厳しく招待者を冷やかす時ほどに王や領主を笑わせることはない。そこに物真似の才能が加わると楽しみは絶頂に至る。領主が臣下に向かって決して思い切っては言わないことを、彼〔道化役者〕が冷やかし口調で臣下に言うことも、いずれにせよお決まりである。彼〔道化役者〕は狂人ではないのか？　後になって、ルネサンス以降、ある種の道化役者たちは君主の座の後ろに配され、宮廷人の恐怖となる。たしかに彼が重い狂人ではない証拠に、道化役者は、たとえ容易く乱暴に口を開くとしても、王にはずけずけとは言わない。リア王のそれのように〔真実を言う者が周りに居ない〕、道化役者はそれができる〔真実を述べる〕唯一の者である、ということで十分ではないだろうか？

一二世紀末から、宮廷の道化師の役目は垂涎の職となる。イングランドのヘンリー二世は自分の道化役者、狂人ロジャーに地所を与える。失地王ジョンの道化師、ギヨーム・ピコフの場合は授爵され、王が生きている限り王に仕えるという条件で継承権のある領地を与えられる。一三一六年以降フランスでは、道化の職は世襲となる。彼らの採用は相当な謎である。[15] ある時には王は彼らを出会いに任せて採用するし、ある時には狂人の本当の親族の中に彼らを探しに行かせる — このことは、同時に、それ〔道化の職〕を実際、本物の精神病者によるというより、職業的なものにする。

中世終末の図像は、特に彩色挿絵において、宮廷道化師の政治化をその表現の中で証言する。王と道化師は面と向かって同じ背丈で描かれる。王は王座に座し、冠を頂き、手には王杖を握る。道化師は立ったままで身なりはだらしなく、時には完全に裸で、頭を剃られ、彼もまた自分の杖を持っている ― それは棍棒であり、一五世末からは道化杖となる、その棒は驢馬の耳の頭巾で飾られた珍妙な頭部で終わっており、同じもの〔驢馬の耳の頭巾〕を道化師は自分自身の頭にかぶる。秩序と権力の象徴が非秩序と放蕩の象徴と対立する、というよりむしろ対話する。時に王は説教じみて指を立てる。この表現は意図的に曖昧である。最も偉大な力は何なのか？　理性の力なのか、あるいは非理性の力なのか？

愚者祭

もうひとつの狂気の取込みが愚者祭である。それは中世初めの数世紀以来その名にふさわしい制度であり、祭の間は奴隷が主人の席につくというローマ時代のサトゥルヌスの祭の遺産である。それらの転換のしきたりは地方ごとに非常に異なっているものの、一二月一七日から二三日の間に最大となる放蕩を許す集団のうっぷん晴らしを可能にする。祭は神学生と下層聖職者から「道化神父」を選ぶことで始まり、戯画化されたテ・デウム〔讃美歌の一つ〕の中でそのことが宣言される。その後、歓喜する群衆

（15）André Stegman, «Sur quelques aspects des fous en titre d'office dans la France du XVIe siècle», dans *Folie et déraison à la Renaissance*, Université libre de Bruxelles, 1976.

に導かれて「館」の中へ〔道化神父は〕導かれる。そこで人々は滑稽な詩篇を歌いながら痛飲する。最後には群衆の中から「道化司教」、時には「道化教皇」と呼ばれる者が選ばれる。滑稽に変装した聖職者に守られて、選ばれたその幸運者は、時には馬に引かれた樽の上に、時には僧帽をかぶった驢馬の上に載せられて、自分の家へ運ばれる。祝福と酒の力で行列にリズムが与えられる。愚者祭はどちらかと言えば大都市に限定されており、大聖堂や参事会教会で大騒動となり、その崇高な祭式が茶化される。人々は祭壇の上で豚肉を喰らい、そこでサイコロ遊びをする。香炉ではボロ古靴を焼き、聖体器でワインを飲む。そして行列は、多数の淫らな道化とともに、そして全員の陶酔の中で、町の通りで再び続けられる。

教会がそうした放蕩と闘うのに骨を折るのは容易に理解されるだろう。一四五一年、エヴルーの参事会教会は脅す ― 「我々は、破門の罰を受けたくなければ、我々に属する全ての教会人が教会の中でいかなる些細な道化や無礼な行動、淫蕩、破廉恥な遊びも行ってはならない」。しかしそれは全く無駄で、禁止令が繰り返されることになる。ある観点から見ると、数日間の、時には一日の無秩序が残りの一年の秩序を保証しており、違反はその過剰においても儀式に留る。

寓話

狂気は全的な哲学的および倫理的意味においてとまでは言わないまでも ― つまり俗界の狂気は、隠喩的理解において中世キリスト教によって懐柔されるべき運命にあった。それは、とりわけセバスチャン・ブラントの『阿呆〔気狂い〕船』（愚者の船 *Das Narrenschiff, Bâle*, 一四九四年）において見出されるが、意味深いことに先ず通俗言語で書かれ、すぐ後でラテン語に翻訳される（かつてそれは慣例ではない）。

キリスト教的ユマニストのまさに典型であるブラントは、聖書を読むことは彼ら〔狂人たち〕の不品行な人間性を改めないことを証明しつつ、およそ七、〇〇〇詩行に及ぶその風刺的目録の作成を企てる。世界は狂っており（愚者の数は無限である）、身の破滅へと進む。その船〔阿呆船〕を描き、少なからず著作の成功に貢献した非常に多くの木版画の一つは、〔デューラーの手に拠らないものであることは今日では確かであるとしても〕我々に最大の鍵を与える ── 〔その木版画の〕最重要な位置には、聖ペテロが敬虔な選ばれた者たちで一杯の小舟を川岸へと引く一方で、反キリストは、黙示録の獣に導かれて、壊れて転覆しマストが水に沈んだ船の上で偉そうにし、船の回りでは狂人たちが溺れ死ぬが、それでも他〔の狂人たち〕は執拗にその船に近づこうとする。ブラントの著作は大成功をおさめる。翻訳され、継承され、模倣され、説教者たちの授かり物となり、近代初頭におけるヨーロッパ文学の最初の本と考えられうる。

その主題はトマス・ムルナー（『阿呆〔気狂い〕の悪魔祓い』、一五一二年）において再び見出され、彼はブラントよりもはっきりと、狂気と宗教上の罪の同一性を主張する。一六世紀初頭の『高貴な狂気の凱旋』にもまたその主題が見られる。挿絵は船〔ブラントの〕『阿呆〔気狂い〕船』よりも粗雑で数が少ないが、それでも同じく表現力に富んでいる。そこでは狂人たちは今やお決まりとなった衣装で世界を導く ── その初めはこうである ── 「始めに狂気がとりつく／イヴ、つまり全人類の母に」。イヴに続いてヴィーナスが現れるが、上等な役割ではない。彼女は悪魔の動物である雄山羊の山車に牽かれており、雄山羊は語る ── 「荷車は邪淫を運ぶ／阿呆〔気狂い〕と狂人に気に入るように」。一方でヴィーナスは指図する ── 「阿呆〔気狂い〕たちが女神に指名される／私の愛は淫奔を求める」と。

一五三九年に現われる小作品 ── 『高貴で力強い梅毒婦人の凱旋』について非常に意義深い対照がなされる価値があり、それは『高貴な狂気の凱旋』と真の副次的主題となる。恐ろしい新規の病気が一四九五年にヨーロッパに出現したばかりである。それは「大瘡 grande vérole」（梅毒）であり[16]、敢えて言えば、折よく到来する。一五一九年に自身もその病気に冒された騎士ウルリヒ・フォン・フッテンは著作を捧げ、以下のように呪う ―― 「我々の先祖には全く認識されておらず、我々はよく知っているこの病気が我々の時代に伝わるのは神のおぼしめしである。その当時の聖書の見返しには、梅毒は神の怒りに由来すると書いてある」。

『梅毒婦人の凱旋』の挿絵では、常に衣装をまとった道化たちが描かれており、彼らは騎士道宮廷物語の新たな貴婦人を山車の上に乗せて牽いている ―― それが「梅毒婦人 dame vérolle」で、狂気の貴婦人の主題を再び現実化する。梅毒が愛を率いるように、狂気が世界を率いる。時は過ぎ行き、そしてそれぞれの瞬間は死と腐敗に属するという寓意は、まさに、またとりわけ、それ〔時〕が逸楽の陽気な色彩で飾られる時、それらの側で狂気の像を利用する。このようにして、デューラーと同等の非凡な芸術家であるベーハムは、一五四〇年に、鈴で飾られた驢馬の耳の伝統的な頭巾を被り、女性に花を授けようとして彼女に身をかがめる「愚者 fol」を我々に提示する。一年後、その芸術家は驚くほど類似した再利用作品の中で、同じ場面を我々に見せるが、愚者の顔つきは死で歪んだ顔つきとなっている ―― そして花の代わりに、美しい女性が受け取るものは砂時計である ―― 二重の意味を持つメッセージの図である ―― 狂気と死は最終的には同じ顔を持つだけでなく、しかしまた時は狂気を除く全てを破壊するということである。

それほど陰鬱でない調子で、エラスムスは一五一一年に出版される『愚者神礼讃』で、そのジャンルに挑戦する。彼は、トマス・モアへの献辞の中でその進め方について説明する ―― 「我々はそれ〔悪徳〕を、忌まわしき光の下ではなく、笑うべきものとして描写しようと望んだ」。「船」〔阿呆船〕の場合と同様に、その著作の成功の多くは、ホルバイン（子）の経歴の初めの頃の挿絵に依る。しかしながらエラスムスはエラスムスのままである。愚者女神は、（実際に神聖な）女性の特徴を持ちつつ、人間性を説くために説教壇に立つ。愚者女神は次々に神の狂気、人間の狂気を思い起こさせる ― そして最大の女性の狂気は男性を喜ばせたいと望むことである、ということを忘れない。聖職者たちはとりわけ教会を、そしてその彼方を目指したが ― 「教会は血の上に設立され／血によって強固となり／血によって高められる」。その盲目的な実践は嘲笑される ― そしてとりわけ治療的巡礼が。道化者たちと同列に、神学生、イエズス会士、哲学者たちが置かれており、彼らは英知を主張する結果、最も狂っている。要するに、狂気は人間固有なものであり、「人間に狂気の刻印があればあるほど、ますます喜ばしい」。

しかし当然ながら、ルネッサンスの芸術家たちに着想を与えるのは一般的な狂気よりもメランコリーという主題である。その特例が、デューラーの有名なメランコリー（銅版画、一五一四年）とクラナッハ（父）の絵で、強い類似性がある。両者の作品では、両性具有の天使は暗く、無言であり、そして霊感を授かり建設的である。アリストテレスのメランコリーは、天賦の才と調和する。

（16）Claude Quétel, *Le Mal de Naples - histoire de la syphilis*, Seghers, 1986.

第4章　狂気と宗教

もし中世キリスト教世界において狂気と道徳が出会わないことはあり得ないとしたら、それでは狂気と宗教についてはどうなのか。ここでの宗教は終末論的な意味（「人間の四終の研究」）に理解されなければならないのだが。中世の終わり、むろん〔紀元〕一、〇〇〇年を優に過ぎてのことだが、不作や飢饉、戦争、疫病、教皇の権威の低下の結果、時代の終わりの不安が精神を支配する。死についての真の強迫観念が不安で絶望した社会の中に居座る。それは世界の混乱を痛罵する信仰心にも浸透する。絵画の中では、死の舞踏がもてはやされ、その中では死の山車が、大人物も貧しき者も無情にも押しつぶす。当時流行していた信仰と精神性についての著作である『キリストに倣《なら》いて』が促すように、神の前に完全に屈従し続けることしかない ―― 「多くの人は、彼らの知性を超える神秘を探究したいと望んで、信仰心を失った。君に要求されるのは信仰と、生活の純粋さであり、精神の深層や、神の神秘の浸透ではない」。

狂気と罪

聖書では先験的に狂人は神に愛され、弱者中の弱者であるとされるにも拘らず、旧約聖書の詩篇五二の冒頭で狂人は破門に値するという点つまり *Dixit insipiens in corde suo non est Deus*（「分別なき者は心の中で語る、神は存在しないと」）では、狂人は神から最も遠ざけられているように見える。詩篇は中世で最も読まれ、解説され、図解化された書物である。「神が存在しない？」と誰がどうして言えようか？ただ分別なき者だけがこのような反真理を確言しうる。だが狂人、非－賢人はその時からより全体的で普遍的な多くの意味を手に入れる。キリストを否定する分別なき者 insipiens は、（一三世紀には）まさに同じ程度に無神論者かユダヤ教徒である。しかしそれ以上に、やはりキリスト教的なプレグナンツ〔知覚された像などが最も単純で安定した形にまとまろうとする傾向〕の中で、ヘブライ人のそれと合流し、狂人は神への冒瀆と罪の中で生きる人となる。狂人はたちまち神によって特別扱いされる主人公となる。そのようにキリスト教社会もまた、ヘブライ人の宗教と旧約聖書の重要な二重の等式と和解せざるを得なかった ― 罪は狂気であり、狂気は罪である。

このような狂気と罪の同一視は、中世において、愚かな乙女と賢い乙女の寓話（聖マタイの福音書）に、最も意義深い表現のひとつを見出すが、その彫像は大聖堂の多くの絵画、柱頭、ティンパヌム、アーチ型を飾っている。「それは、それぞれが明かりを持って花婿を迎えにいく一〇人の乙女という、天の王国についての話である」。五人の賢い（prudentes, つまり思慮深い）乙女は、明かりだけでなく油を持って行くことを思いついていた。五人の愚かな（fatuae, つまり「阿呆女たち sottes」）乙女は油を忘れていた。深夜になり花婿（キリスト）がやってきて、乙女たちが彼を出迎えに出た時、五人の愚かな乙女は突然明かりを灯すための油を持っていなかったことに気づき、ただ五人の賢い乙女だけが婚礼のための部屋に正しく入ることが出来、そしてその扉は閉ざされる。愚かな乙女たちが火のついた明かりをやっと掲げ、主に扉を開けるように懇願したが、主は答えた ― 「言っておくが、本当のところ、私はお前たちを知らない！」。使徒マタイは我々に注意する ― 「目を覚ましていなさい。なぜならお前たちはその日もその時も知らないのだから」。

マタイの福音書が聖書として定着するのは、まさにこの結婚という主題においてであるように思われる。〔旧約聖書の〕預言者たちもまた、神をイスラエルの民に忠実な夫として描いた。こうした伝統に忠実に、イエスは天の王国に結婚のイメージを与え、そこには全ての人が招かれるが、ただ準備の出来た者だけが入ることになる。賢い乙女と愚かな乙女の寓話の中には、マタイのそれ〔記述〕を超えて、旧約聖書の厳しさが見られる。ここでは神は愛でも、許しでもない。愚かな乙女にとっては残念だが仕方ない。しかも昨日は仲間であった賢い乙女たちには、もはや思いやりはなかった ― 「あなた方は眠りすぎたのよ！」。それについての中世の見方もまた非常に悲観的である。賢い乙女と愚かな乙女は、神によって選ばれるか地獄に落とされるかが決定される最後の晩餐を予示する。サン＝ドゥニのバジリカのティンパヌムの下方の二つの三角小間には、一人の賢い乙女と一人の愚かな乙女がある。前者は天国の入り口におり、一方、後者が入ろうとするのは地獄である。

神の狂人たち

福音書でも、愛とは程遠いこの罪としての狂気に対立するのは、逆に全ては愛であるという神秘的狂気である。「裸のキリストに裸で付き従え」と中世初めの聖ヒエロニムスは勧めていた。こうして全てを捨て森の中で隠者として生きる神の狂人の伝承が生まれた。この信仰の極端な形は、聖職位階制の観点からは必ずしも良いこととは見られない。一一世紀の終わりに、レンヌの司教は、フォントヴロー大修道院の創始者、つまりアルブリッセルのロベールに、ほとんど柔和とは言い難い調子で言葉をかける

──「苦行衣によって皮がむけた肉体におぞましい衣、穴のあいた頭巾、半分裸足の足、もじゃもじゃの顎鬚……君は群衆の中に裸足で進んで行き、そして群衆に信じられない光景を見せている。人々の言う、狂人［*lunaticus*］の雰囲気を持つ君に欠けているのはただ棍棒だけである」[17]。荒れ狂い裸の騎士が森に住まう物語と同様に、こうした聖なる狂気は一二世紀と一三世紀の文学において成功をおさめる。

聖職者の精神的復活と改革は十字架の狂気から着想を得る。初代のクレルヴォー大修道院長である聖ベルナール（一二世紀）は ──「愛することの唯一の尺度は、限りなく愛することである」（神の愛について *De l'amour de Dieu*）と断言する。同様にシトー修道会では、サン゠ティエリのギヨームが一二世紀初頭、十字架の狂気の「感嘆すべき」性質を強調する ──「新参の修道師のすべての分別は、全てにおいて、キリストに対してあらゆる点で無分別にならなければならない」[18]。一三世紀初頭のアッシジの聖フランチェスコも別のことは言わない ──「主は私に語られた。私がこの世で新たな狂人になることを主は望まれ、神はそれ以外の学知によって私を導くことを望まない」[19]。

こうした有名な聖人とは別に、そして凝縮され心を捉える表現で、神の狂人たちは病理（その言葉はまだ用いられていないが）への途上にもまた見出される。実際、中世は偽のメシア、誤った預言者、神の狂人たち、そしてとりわけ真の狂人で満ち溢れており、彼らは説教しつつ、聖職者の悪行を暴露し、

（17）Jacques Dalarun, *Robert d'Arbrissel, fondateur de Fontevraud*, Albin Michel, 1986. より引用。
（18）Muriel Laharie, op. cit. note7. より引用。
（19）同書。

時代の終わりを告げながら、町から町、修道院から修道院へと向かう。一四世紀の初め、モンペリエ学派の主要な指導者であったゴードンのベルナールは、メランコリー者の「多数の」類型の中の、「預言者であり、あるいは聖霊によって神の息吹を吹き込まれていると信じ、未来の世界の状態や反キリストの到来について説教しようとする者たち」に言及する。

どのようにそれらの終末論的説教者たちは受け入れられるのか？　それは状況次第である。彼らは先験的には好意的な予断の恩恵に浴するのだが、有名になる者は（というのはそのような者がいるからである）異端に与しないことに注意を払わなければならない。例えば神の息子であると述べた一二世紀のウード・ドゥ・レトワールは、ランスの公会議で投獄され、その後まもなくそこで亡くなり、一方、彼の主要な弟子たちは薪の山へと送られる。[20]彼は、世界中で最も真剣に、一つの先端が天を支え、もう一方の先端が大地を支えていると説明しながら、高位聖職者たちに二股に分かれた棍棒を掲げたにも拘らず、誰も狂気であるとの結論に至らなかった。人はそこに瀆聖しか見ようとしなかったのである。

狂気と悪魔

狂気と悪魔については古くからの議論がある。バビロニアやエジプトの医学の中にすでにそれ〔悪魔〕は見出されており（もっとも議論はなされていないが）、ある意味では、今日でも完全には終わっておらず――とにかく至る所で終わってはいない。受け入れられた概念であるにも拘らず、悪魔は中世の終わり頃に限って狂気の中に強力に登場し、一六世紀と一七世紀前半に頂点に達する。しかし全ては、悪魔を通して、そして狂気と悪魔の同一視を通して、人が何を理解するかに依る。

「中世のヒポクラテス」であるガレノスは、プラトンについて行った解説の中で、「自然」が原因で引き起こされた［精神］疾患と、そうではないものを区別する ―― 「もし人が見ていないものを見、誰も発していない音を聞き、あるいは恥ずべきことや不信心、全く愚かなことを言っているならば、単にそれは魂が自然に持っている力を失っているのではなく、そこに〔魂に〕何か彼の本性に反する何かが導入されている証拠である」。エティエンヌ・トリラはヒステリーについての傑出した歴史書の中で[21]、魂の本性に反する何ものかとはどんなものなのか、と自問する。「ガレノス、この一神教者は、魂の病気の中に、神への対抗勢力を導入しようとするのだろうか？」。ガレノスが悪魔学の先駆者であるとは言わないまでも、そこには刺激的な仮説がある。

聖トマス・アクィナスは、自分の立場で、それを〔悪魔について〕はっきり述べる ―― 「悪魔は、憑依に侵された者に見られるように、想像と感覚的欲求 appétit sensible を混乱させながら、理性の使用を完全に停止させることができる」。この言葉〔憑依に侵された者〕から何を理解すべきなのか？　悪魔と、より正確にはおびただしい数の悪魔の弟子たちによる犠牲者には非常に多くの様式がある。何故ならサタン〔悪魔の長〕が自らやりとりをする名誉を授ける者は非常に稀だからである。残忍にそして淫乱に、夢魔（*incubus* は悪夢を意味する）は夜に若く美しい娘を襲い、とりわけ彼女らが純潔を誓った時に、睡眠中に彼女らをもてあそぶ。より数少ない女性の悪魔、つまり女淫夢魔〔語源的に ―― 「下に寝

（20）同書。
（21）Étienne Trillat, *Histoire de l'hystérie*, Seghers, 1986.

る coucher dessous」）が男性を襲う。ただし「真に」憑依された者では、ただ彼一人のための悪魔がいる。悪魔は彼の身体の中に入り込み、その犠牲者におびただしい狂気を実現させながら、そこから出ようとしない。

しかしながら「憑依者」という用語は、中世ではまさに分別なき者の同義語である悪霊に憑かれた者 *démoniqaue* という語と同様に不明確なものである。医学用語自体も、マニーを悪霊憑き *demonium* で時々置き換える。大修道院のようなところでは、人々は悪魔に憑かれた者 *démonacles* を巡礼の旅へと導く。奇跡の物語における治癒の記載は、巡礼の旅へと導かれた分別なき者たちが、以前に苦しんでいた憑依を明白に申し立てることに事欠かない。例えばオドゥリーヌは、彼女の両親によって担架に乗せられ聖ジブリアンの墓に連れて来られた。両親は神と聖人に懇願したので、「悪魔は服従し、硬直した足から［若き女性より］抜け去った」。もう一人の憑依された若い女性は聖エギュルフの教会へと連れて来られた——「三日目に、栄光に輝く殉教者は悪魔から彼女を解き放ち、失っていた良識を彼女に回復させた」のであった。また狂憤したフォリーニョのピエトロは、同時に数多くの悪魔によって苦しめられていた。アッシジの聖フランチェスコの聖堂に連れて来られ、墓に触れただけで悪魔たちは彼から立ち去る[22]。

中世の図像はこれらの示唆的な光景で満ちている。そこでは、鎖に繋がれ、毛むくじゃらで、服ははだけ、明らかに興奮した憑依者が、口から悪魔を吐き出す。聖ラドゴンドは六世紀の真のフランク族であり、ポワティエ近くのサント・クロワ修道院の創始者であるが、柱に繋がれて丸裸の憑かれた若い女性の身体から悪魔を追い出す（一六世紀初頭の版画の主題である）。アグド近くのサン＝ティベリー修道院の一四世紀の印璽《いんじ》では、ひざまずいた聖人と、彼の前で、一人の悪魔が口から出ていく一人の憑依者を表す。時にはキリストが直接介入している場合もある。

しかしながらこの主題は医師たちの狂気－病気に並列し、さらには置き換わるというよりも、それと共存しながら形式的にも隠喩としても長く（実際、殆ど全中世の間）残るように見える。そこには医学的な治療はなく、あるのは奇跡である。そのため神や奇跡を行う聖人が闘うのは、もはや身体的な（中世の医学的精神での身体的）病気ではなく、まさに大いなる永遠の悪、サタンである。つまるところ、神から切り離された狂人、つまり信心や賢知とは逆のパラダイムから（十字架の狂気は明確に例外である）、身体の被いの中は言わば空っぽであり、悪魔の住み家となった狂人、へと至る系譜が認められる。

その時、結局人々は十分に寛容な民間信仰の領域におり、中世後半における共同社会的および宗教的環境が変わるまで続く。この文明を襲う末世の不安を知らせる機会はすでにあったのだが、その一つの構成要素であり、決して小さなことではない異端の増加をいっそう強調する必要がある。確かにそれは中世全体の長期間に亘って存在した。しかしながらカタリ派 cathares の異端は、一二三一年に例外的な裁判権、異端糾問所の創設の原因となった。それでも至福千年説信奉者や苦行者の列、セクトや狂人たちが末世を告げ、そして彼らの多くが教会を激しく非難するのは止まらない。異端糾問所は比例して反応する。例えば一三七二年、その名前が我々に「トゥルリュパン turlupins」として残されている異端者たちは、教会の仲裁を拒否したことで、薪の山に登る。ローマカトリック教会の大分裂（一三七八－一四一七）と、その経過中に二人の教皇がお互いに破門し合うのだが、それに続くたび重なる公会議、そして全国規模で革新的な特徴を持つ新たな異端派は、決定的に精神を曇らせ、良識を大混乱させる。

（22）ミュリエル・ラーリーにより引用された症例。注7を参照。

驚くことではないが、こうした風潮の中でサタンは再び昇進し、ヨーロッパのあちらこちらで薪の山に火が点けられる。異端と魔術は同じ道を進む。魔女の発見を命じた教皇教書に続いて、一四八六年に出版された『魔女に与える鉄槌』によって、悪魔学はその貴族授爵状を獲得する ― というのはこうして狙われるのは実際女性であるから。それ以降増大し一七世紀半ばまで続く魔術の告発では、男性一人に対し女性は四人の割合になる。この「魔術の流行病」は一五〇年続くことになるが、それはロバン(23)によれば、ひとつの民俗学的現象(「民衆の科学 science du peuple」という語源的意味での)から生じたものではなく、キリスト教の真の異端に由来し、古代異教文明を蘇らせる。

狂気に関する悪魔学的理論はそれまでに存在してはいたものの表面には現れていなかったが、このような集団ヒステリーの中では、ただ高まるだけである。パリで医学を教え一四五八年に死去したジャック・デパールは、狂気を悪魔と同一視することに反対して立ち上がる ―「メランコリー者やマニー患者について、彼らは悪魔を身体に宿しており、そのことをしばしば病人自身が確信し主張するというのが、民衆や何人かの神学者に共通した意見である。これらの俗悪な考えを信用する者たちは、病気の治療に対して医師の助けを求めず、悪魔を追い出す力を神により認められたと評判の聖人に助けを求める」。さらにデパールは、社会を席巻し、その後の医学の診断や予後にまでに至る占星術の流行をも非難する。

ドイツのドミニコ会修道士ヨハンネス・ニーダーは、その著書『蟻塚』(一四七五年)の中で、一方は自然の原因によって、他方は悪魔を介入させて全てを説明しようとし、迷信やまじないに自分たちの議論を委ねる神学者とその対立者たちを俎上に挙げながら、その主題を彼なりに問題化するだけである。信仰であれ現実であれ、憑依は「メランコリー的素質」の結果なのだろう。中世における「メランコリー」という用語の特別扱いは、医者と同様に神学者にとっても、そこでフェルマータ〔延長記号〕を見出す。

メランコリーと悪魔の間には選択的な親和性があるのだろうか。この親和性はただメランコリー性の狂人だけではなく、また同じ体液で染められた気質の人にも関連する。例えばアンブロワーズ・パレはメランコリーの人間について長々と記述する ―「顔は褐色か黒く、落ち着かない眼差し、敵対的で取り乱し、悲しみを湛え、陰気で眉をしかめる……その身体は冷たく触ると堅い ― 彼らは夢想しており、非常に奇妙な凝り固まった考えを持つ ― というのは時々彼らには、悪魔や蛇、暗い屋敷、墓、死せる身体、その他の似たような物が見えるということが起こる」(24)。どうして悪魔は、すでに彼に似た人間にしか棲みつこうとしないのだろう?「悪魔が内部に憑りついた身体はメランコリー的である、とジャン・タクシルは記述する ― 何故ならこの体液は、悪魔が喜び、そして非常に奇妙な効果を生む真の源だからである(25)」。

確かに、そして十分に確立された学説に反して、宗教裁判官の論法の中には、魔術と狂気との同一視はない。分別なき者が悪魔と手を組んだことが必要なのだろう ― このことは宗教裁判官の精神においてすらありえない。何故ならば定義上、狂人は自由意志を持たないからである。魔術について告発され

(23) R. H. Robbins, *The Encyclopedia of Witchcraft and Demonology*, New York, 1959.
(24) Jean Céard: «Folie et démonologie au XVIe siècle», dans *Folie et déraison à la Renaissance*, 前掲書注15より引用。
(25) 同書より。この問題に関して我々はより広範囲にジャン・セアールに拠っている。同じ著者の注4に引用した「自然と悪魔の間 ― ルネサンスの狂気」«Entre le naturel et le démoniaque : la folie à la Renaissance»を参照。同じくシドニー・アングロ「メランコリーと魔術 ― ワイヤー、ボダン、スコットによる論争」『ルネサンスの狂気と非理性』Sydney Anglo, «Melancholia and Witchcraft : the debate between Wier, Bodin, and Scot», dans *Folie et déraison à la Renaissance*, 注15より引用、を参照。

たその人の狂気に関する問題を、宗教裁判官は自らに再び問う必要があるだろう。数多くの魔女を追及した一六世紀のモンテーニュは証言する ― 「何年か前に私はある国王の領地で過ごしていた時がある。王は私のためを思って、そして私の不信仰をくじくために、王の目の前で、個別に、一〇人から一二人のこの種の囚われ人［魔女］に、とりわけその中でも一人の老女、この生業において長い手を持っているると非常に話題となっていた奇形のある醜い真の魔女に、会う機会を私に与えた ― 私は面会し、証言と自由な告白を聞いた……最後に、そして良心に従って、私は彼らにドクニンジンよりもむしろヘレボルスを与えることを命じた。というのは彼女らは私には罪人というよりもむしろ狂人に見えたからである……」。

ジョアシャン・デュ・ベレーもまた、こうした集団的無分別に憤る。一五五三年から一五五七年まで、彼は叔父の枢機卿に従いローマに滞在する。そこで彼は憑依者たちに導かれた〔幾人かの憑依者たちが連れて来られている〕多くの巡礼団が通るのを見る機会を持つ。彼はそのことで非常に衝撃を受け、友人であり医師であるレミー・ドゥルサンに宛ててソネ（『哀惜詩集』の中の）を捧げる。

ドゥルサンよ、悪魔を身体に宿し、あるいはそう見える
可哀想な娘たちを私が見た時、
彼女らは恐ろしい様子で体を動かそうとし、
年老いた女占い師が述べたことを為す。
……
彼女らがけたたましく叫ぶのを聞き、

そして白目に反転するのを見ると
私の体毛は逆立ち、もはや何も言うことが出来ない。
しかし一人の修道士がラテン語とともに、
彼女らの腹部や乳首を上へ下へと触るのを目にする時、
こうした恐怖は通りすぎ、嘲笑せざるをえない。

メランコリー性であるにせよないにせよ、当時、かなりの数の狂人たちが宗教裁判の薪の山で焼かれたのは確かである。狂人では事はより単純である ― 「貴方が悪魔と手を結んだのは本当か？ ― はい」である。同時代の医師であるヨーハン・ヴァイヤー（一五一五－一五八八）は、彼が神を信じ、明らかにまた悪魔を確信していただけに増々賞賛に値するのだが、こうした「唯一の思想」と闘おうとする。彼は、コルネリウス・アグリッパの弟子である。アグリッパは、宗教裁判官を「哀れな田舎娘」を襲う「血に飢えたハゲタカ」であると見なし、魔術であるという告白を拷問の下で彼女らから騙しとる宗教裁判官を厳しく批判することを恐れない（『学問の空虚について』－一五三〇年）。したがってヴァイヤーは良い指導を受けていたのであり、一五六六年にラテン語で、『悪魔とおぞましき魔術師、魔女と風俗紊乱《びんらん》者についての幻想と欺瞞に関する歴史、議論、論説について ― 魔法にかかった者と悪魔に取り憑かれた者、そしてその治療について ― 魔術師、風俗紊乱者、そして魔女に値する罰に関する項目』を出版する。確かにこの題名は長いが、そこには彼の望みが込められる。ヴァイヤーは「魔女に与える鉄槌」に逐一反駁しつつ、悪魔と意志をもって手を結ぶ「真の」魔女を、意図せずに悪魔の餌食となっているメランコリー者から区別する ― 「悪魔は、その欺瞞を実行するために的確にかつ容易にメランコリー的な体液を見出すので、喜んでメランコリー者の体液と混ざり合う。それは聖ヒエロニムスがメランコリーは悪魔の浴槽であると強く述べるところである」。（さらに示唆的に、別の著者であるジャック・フォンテーヌは、豚が泥の中にいるように、悪魔は堕落した体液の中で転げ回ることを好む、と述べる）。しかしながらヴァイヤーは続ける。「メランコリー者は全く悪魔に悩まされてはいない ― 反対に、通常、悪魔に憑かれた者がすべてメランコリー者になる」。端的に言うと、悪魔と狂気は別のものである。悪魔憑き、憑かれた者は本来の医学的な意味では狂ってはいない。続く論争において、有名な法学者であるジャン・ボダン（『魔法使いの悪魔憑きについて』－一五八〇年）は、激しくこれらの理論を拒否し、そして全力を尽くしてヨーハン・ヴァイヤーを否定し、「ライン川の小医師」呼ばわりする。たとえヴァイヤーの勇敢な著作は火刑の数を減少させるには至らないとしても、その医師は、「魔法の迷宮となっていた暗黒」を告発しながら、― 宗教裁判官自身がその迷宮で道に迷っていたことを ― 少しでもあるいはそうでなくても語った事実は残る。

他の医者たちも、常に法学者や高位聖職者の怒りを買いながらも、発言する。例えば侍医でありパリ大学医学部長のミシェル・マレスコは、四人の同僚とともに、そこには「多くのペテンとわずかの病気」しか見出さないとして、一六世紀終末のマルト・ブロシエの憑依の虚偽を明らかにする。「何事も自然の法則を越えた何か異常なものを持つ悪魔に帰せられてはならない」とマレスコは提言する。この言葉は重要性を持つ。そう、悪魔は存在するのだが、自然の領域、したがって医学の領域のために、悪魔の領域を大いに縮小するのが適当である。この言葉を述べつつ、当時としては大胆に、ミシェル・マレスコはおそらくヒポクラテスの次の警句について考察していた ― 「病気の中に神聖なものが存在することに関しては、そのことにも、医師はあらかじめ備えることを身につけなければならない」。

第三部　狂人たちの閉じ込め

第1章　フーコーによる福音書

我々は本論考の序文からすでに、創始者的な ― つまり新しい価値の創造者である ― ミシェル・フーコー（一九二六 ‐ 一九八四）の著作について力説してきたが、それほどまでに『狂気と非理性』*Folie et déraison*[26]は、その「狂気」という言葉が発せられて以来、今日もなお人間科学の認識論的全空間を占める。この主題〔狂気と非理性〕を予め参照することなく、旧体制下の分別なき者たちの閉じ込めの研究に、いかに取りかかるのか？　そしてフーコーが故意に混ぜ合わせるいくつもの言語を意のままに操る時に、どうやって彼をとらえ得ることが出来るのか？　彼はいつ、哲学者なのか？　彼はいつ、社会学者なの

（26）Michel Foucault, *Folie et déraison - histoire de la folie à l'âge classique* (these Lettres), Plon, 1961. ミシェル・フーコー『狂気と非理性―古典主義時代の狂気の歴史』〔訳者注「狂気と非理性」の主タイトルは、ガリマール版で削除されている。同時にプロン版の有名な序文も削除され、短い序文とふたつの補遺が追加される。その補遺も後日ガリマール版から削除される。両版で本文の差異はない。フーコーの主タイトルであった狂気は医学的狂気以外の宗教的、道徳的、哲学的な狂気。非理性はデカルト的な理性を失っているという意味以外の共同社会により差異化される不条理存在、との意味がある。フーコーの主張は、古典主義時代にこの二つの意味が一元的、権力的に用いられ、狂人は不条理に社会から排除されたという指摘である。著者ケテルはその主張に疑問を呈する。〕

か？　彼はいつ、歴史学者なのか？　そういう訳で、方法論的精神を褒めそやしたディドロのカッコウのように〔様々な意見を聞き独断を排し〕、— そこにあるのは歴史的言説であり — そしてこの言説はその時以来、考慮せざるをえない問題性を導入するのだから — 本書で我々はただ歴史的言説にだけ取り組むことにしよう。

　我々はミシェル・フーコーの命題についてどんな解釈をするのか？　我々は『狂気と非理性』の序文からすでに、この著者を捉えることの難しさに衝撃を受ける。彼の光輝く文体、それに劣らぬ輝かしい思想、説得力のある論法は、我々がそれ〔狂気と非理性〕を歴史的批判の見地から読みたいと思うのとは反対の立場に我々を絶え間なく置く。フーコーは、いくつかの命題を提示するが、それらは一旦受け入れられれば、まるでコース競技のルールを受け入れたかのように、彼の長大な書物の最後まで我々を導く。しかしながら、最初の数行から、賽の目に細工がしてある。パスカルの引用は実際何を意味するのか？
—「人間は避けがたくあまりにも狂っているので、狂っていないことも、狂気のもうひとつ別の側からすれば狂っていることになる」。またその直後に続くドストエフスキーの引用は何を意味するのか？
—「人が自分自身の良識を確信するのは、隣人を閉じ込めることによってではない」。このようにいきなり置かれた引用が、まずもって狂気の概念そのものを覆し、あるいはむしろ病的狂気に属するものと哲学や道徳的狂気に属するものを区別しないことがふさわしいというのでなければ、これらの引用は何を意味するのだろうか？　この視点から、その〔フーコーの〕狂気はその二つの意味を再統一するだろう。フーコーによれば、狂気は「一元論」となるのだろうが、一方、我々は中世と同じく古典主義時代においても、それ〔一元論〕でないことをすでに見たのである。

　しかし問題はもはやそこには無い。というのはここで我々は次の主張を前にするからである — 非－

狂人が、――「容赦のない言葉では」この別種の狂人が――、ある日、狂気を共有する行為を成し遂げた。問題は、「この結託の瞬間を再発見する」ことである。つまりここが「狂気の歴史の零度」で、それは人類そのものの歴史と同じだけ古くからあるのとは正反対に、はるかに後日の、ある「瞬間」に勃発したのであり、どんな瞬間でもよい訳ではない――「結託」の瞬間である。一般的には精神障害に関しては古代の重要性は評価されているが、その古代を語ることはフーコーにとって問題とはならない。この時代について彼の数少ないさりげない言及は、それが存在しないとは言わないまでも、それを次第に薄れゆく時代とする。フーコーが導く論法は途中でニーチェ（彼もまた真実より感覚を好むのであろう）を引用する。それは、抑圧されたもの、気づき得ない触感の作業台に、暗に快楽主義的な東洋とは正反対な証明の欲求に対する西洋とそのラチオ〔理性〕を俎上に載せるためにである。というのはここでは西洋的人間が告発されるからである――「西洋的人間が時間や空間に有している感覚は、拒否の構造を出現させており、その構造から出発して、ランガージュ〔言葉活動〕でないものとしてのパロール〔個々人の発話〕、成果でないものとしての行為、歴史に名を遺す権利のなかった人物を、露《あらわ》にする」。フーコーが興味を持つこと、彼が見たいのは、理性と狂気を結びつけそして分離するその決定（そしてその決定の瞬間）である。

フーコーは、精神医学史ではなく、「知によってそっくり取りこまれる前の、生き生きとした姿の」狂気それ自体の歴史を語ることにこだわる。ところでその日付ないし、彼特有の表現によれば、彼が立脚しようとする二つの事件とは何だろうか？　それは「一六五七年」（実際には一六五六年）――「一般施療院の創設と、貧者の大いなる閉じ込め」と――「一七九四年」（実際には一七九三年）の「ビセートルで鎖に繋がれた者の解放」である――この二つの事件は、明らかに収容の歴史、つまり精神医学史における、（とりわけ）転換点となる瞬間である。これらの二つの日付の間に「狂気についての中世的でユマニスト的な経験から、我々の時代の経験、狂気を精神障害に閉じ込める経験への移行があったのだろう。中世とルネサンス期までは、デマンス〔痴呆〕の人間についての議論は、この世の暗黙の力に立ち向かう重大な議論であった — そして狂気の経験はそこでは、転落、成就、獣性、変身、知のすべての不可思議な神秘、が問題であるようなイメージの中で曇らされていた。我々の時代では狂気についての経験は、知りすぎることによってそれを忘却する知の静けさの中で沈黙する」。したがって（中世の）常軌逸脱〔失理性〕Déraison である「以前の」狂気は、「以後の」（古典主義時代の）理性 Raison の狂気とは、根本的に異なる性質と構造を持っていたのだろう。このように終わる序章は、第一部において「大いなる閉じ込め」で有名になる命題に通じる長い歴史的論証の、前奏曲に過ぎない — 「大いなる閉じ込め」とは、「監禁」の歴史的記述から、フーコーによって作りだされた言葉である — つまり王権は、理性の名の下に政治的に、常軌逸脱〔失理性〕者を閉じ込めることを決定したのだろう。

「阿呆船」の章で第一に挙げるべき構想は以下のとおりである — 癩病は中世の終わりには収まり、癩施療院は無用となっていたので、「悪の新たな具現の、恐怖の別種の渋面の、浄化と排除で蘇る魔術の新たな具現の……」場がつくられる。性病がまず最初に〔癩病の〕中継ぎとなるが、「真の癩病の継承者は……はるかに複雑な現象であり、医学が対応するのに非常に長い時間を当てることになるもの、つまり狂気である」。そしてフーコーは、狂気が「一七世紀半ば頃に支配される」以前の、狂気の「本来の姿」を想起させる。それがまず「狂人の船」で、そこに彼はひとつの象徴とひとつの現実を見ようとする — 中世では、町から追われた狂人たちは時には船頭やある種の船に託され、なんらかの治療的巡礼の場合には全席貸し切りで、彼によれば、ヨーロッパの川を上り下りすることさえできたのだ。これらの排除の中に、彼は「儀式的な流刑」を見る。つまり、驚くほど凝縮された表現の中で、もう一度繰り返して、まるで中世に狂気の「二元論」概念が存在したかのように、罪ある狂人と病気の狂人との混合をもたらすのである。

ところでこの狂気の「二元論」は、フーコーにおいてしか存在しない。彼は二元論とは絶対的に対立しているが、その二元論とは、一方では哲学的、道徳的、宗教的であることと、もう一方では医学的であること（そして「胆汁の黒い蒸気によって脳が障害される」ということはデカルトの『省察』によって一掃されるが、これは医学的なことである）を常に区別するものである。ここでフーコーは、他へ展開することなく、「理性の到来のひとつの印」として一七世紀の収容施設の創設を語ることに専念し、決定的な結論を引き出すことになる。こうして非常に重要な章（第二章――「大いなる閉じ込め」）へとたどり着く――「ルネサンス期にその声を放つに至る狂気、しかしその時にすでにその荒々しさを抑制していた狂気、古典主義時代は権力の途方もない一撃によってそれ〔狂気〕を沈黙させることになる」。

つまりここで我々は、すりかえ手品の新たな企みのうちに、単刀直入に監禁とりわけ分別なき者たちの監禁の企みのうちにいる――「狂人たちがこれらの監禁制度の下に置かれたことは知られている……。しかし彼らの社会的地位がどのようなものであったか、貧窮者、失業者、軽犯罪者、そして分別なき者たちにひとつの同じ母国を割り当てたように見えるこの近接性が、どんな意味を持っていたのかを殆ど明確に説明するには至らなかった……。一七世紀の半ば以来、狂気はこうした監禁の場に、そしてそこを当然の場所として指定するその行為に、繋がれた」。そしてフーコーは証拠に基づくものとして次の確信を主張の拠り所とする――「狂人〔アリエネ〕の監禁は、狂気に関する古典主義時代の経験における最も明白な構造である」。

そこから始めて、フーコーは、一六五六年に創立されたパリの一般施療院について長々と熟考する──「その機能においてもその目的においても、一般施療院はいかなる医学的思想とも無縁であった。それはひとつの秩序の審級、その時代においてフランスにおいて組織化されていた君主制と中産階級の秩序の審級のひとつである」、つまり「古典主義が監禁を考え出した」。これらの監禁の発明、この「決定的瞬間」は、「貧困に対する新たな反発の」成果である。「それ以来、貧困は屈辱と栄光の弁証法の中ではなく、貧困を有罪性に閉じ込める秩序における一定の無秩序として捉えられる」。こうして、とフーコーは続け、中世は全体的に貧困を神聖化していたが、それ以後は、反宗教改革教会は邪悪な貧者から善良な貧しき者を区別する。そしてフーコーはそこに狂人たちを滑り込ませる──「ここに、古典主義時代が狂気を封じ込めていく最初の大きな環がある」。貧困の脱神聖化を通して、狂気の脱神聖化が到来した（つまりそれ以前は神聖なものと考えられていた）。この後者〔狂気〕に対する感受性は、宗教的なものから社会的なものとなった。それ以来、その〔狂気の〕領域は道徳の領域となる。

一般施療院やヨーロッパのその類似物の創立という「決定的出来事」に立ち戻りながら、フーコーは、無為怠惰の弾圧というその排除的性格を、つまり「狂気が、貧困、労働不能性、集団への統合不能性という社会的地平で捉えられたその瞬間を強調する……」。こうして狂気はこの想像上のルネサンスの空を超えてなお拡大させていた自由を取り上げられた」。

こうして生まれた「矯正の世界」（第三章）の中「監禁の壁の向こう側に」に、見出されるのは何か？「躊躇がなくもなく、危険がなくもないが、〔現在の〕我々が監獄や矯正院、精神科病院、あるいは精神分析医の診察室に割り当てるのと同じ者たちである」。途中でフーコーは、問題となるのは社会的に適応できない多くの人たちの追放ではなく、多くの「疎外を生み出す行為」である、と力説する──そこから彼の主題は「ひとつの疎外、つまり監禁の場に実際に封じ込まれた精神疎外の領域についての考古学を生み出すことである。そこで〔監禁の中で〕狂人たちは自らが、〔現代の〕我々から見れば彼ら〔狂人〕と似ても似つかないような別の多くの者たちの中に追い払われているのを見出した」。何故なら、実際、以下に挙げる者の閉じ込めの精神において全く区別はなく、「同じ抽象的な不名誉」があったのだろう――つまり、「放蕩者」「馬鹿」「浪費者」「不具者」「頭の調子が狂った者」「無宗教者」「浪費家の父親」「売春婦」「分別なき者」たちの間には。そしてフーコーは次の点を強調する「病人たちを閉じ込めたこと、狂人と犯罪者を混合したことの衝撃は、後日に生まれることになる。我々は今のところ、一様な事実を前にしている」。

我々は以下の章で、「社会的不適応者《アソシオ》」（この用語はともかく、その意味はあまりにも近代的かつ時代錯誤的である）と、分別なき者とのこのような混合は決して存在しなかったことを示して行く――そのことはここでは些細な問題ではない。フーコーが「閉じ込め初期から、性病者は正当な権利として一般施療院がふさわしい」と主張する時にも、やはり彼に追従する必要があるのだろうか？　この論争は無意味ではなく、何故なら、それが施療院の機能について、根本的に異なる二つの仮説を提起するからである。我々は逆に『ナポリ病』[27]の中で、性病者は一般施療院から明白に排斥されたが、後になって、彼らをどこに入れるのか分からないという理由だけで彼らがそこに加わることを明らかにした（オテル・デュも〔受け入れを〕全く望まなかった）。まさに一般施療院の観念的機能と実際の機能の間の大きな差異である。そしてそこでもまた、その差異は些細なものではない。

（27）注16、４章「悪しき病気について（一七世紀から一八世紀）」より引用。

しかし何故、フーコーは数ページを割いて性病に関するこの点〔狂人と一緒に収容されたこと〕に固執するのか？　その理由は一般施療院と小さな家（そこでは実際には、狂人と性病者がとりわけ入念に区別されることが分かる）では、「一五〇年の間、性病者は同じ囲いの中の空間で分別なき者たちと隣あわせとなる ― そして彼ら〔性病者〕は長きに亘って、彼ら〔分別なき者たち〕にある種のスティグマを残すことになるが、そこに近代の意識にとって、同じ懲罰のシステムにおいて彼らに同じ境遇と場所を割り当てるという漠然とした類縁関係が露呈することになる……。その道徳についての空想的幾何学の中に監禁の空間をでっち上げながら、古典主義時代は肉体に対する罪と理性に対する過ちに、共通する贖いのひとつの祖国と場を同時に見出すにいたった」からである。その論法はたぶん魅惑的だろうが、間違いそのものである。実際、旧体制は性病患者に罪を認めるが、狂人には認めない。フーコーが興味を持つのは、真実ではなく意味である。何故いけないのか？　彼には哲学者の自由がないのか？　このことを為すために、彼は意味に（そして彼の意味に）真実を従属させる。歴史においては、このことが常に問題を提起することを、我々は大いに願っている。

性病患者に続いて、フーコーは、旧体制下では実際に激しい弾圧に運命づけられた類である、男色家に関心を向ける（もちろん大貴族は除かれていた）。そこでもまたフーコーが示そうとするのは、狂気との（もうひとつの）類似性である ― 古典主義時代は「理性の愛と非理性の愛」の対立が浮かび上がっていたのかもしれない。「同性愛は後者に属す。こうして少しずつ、同性愛は狂気の階層の間に位置を占める。それは近代の非理性の中にはまり込む」。その指摘は、旧体制が同性愛と狂気とを殆ど同一視しておらず、司法は前者を犯罪として処罰するが（いずれにせよ文書の中においてであり、現実には稀であるが）、狂人をその狂気のゆえに罰するという考えを決して持たなかっただろうということを忘れている。

フーコーがその論文に散りばめる特殊な事例について言えば、それらはたいてい意図的に逆の意味で〔真の狂人ではないのではないかという意味で〕捉えられている。トランもそうであり、「この気の毒な者の運命は歴史の沈黙に飲み込まれ」「未来が拒絶するのは一節の哀れな思い上がりである」。これらの表現は、このトランは狂っていなかったと仮想させる。ところが大きな館のこの下僕は、王を殺害することを彼に求める声を聴いていた ― それはまさにダミアン(28)の襲撃直後である〔ダミアンは、一七五七年、フランス王ルイ一五世暗殺未遂の罪によって八つ裂きの刑になった人物。フーコーの『監獄の歴史』に登場する〕。トランはバスティーユ監獄に幽閉され、最初は狂気を装っていると疑われたが、まさしく狂人であることが明らかとなり、後にシャラントンに移送される運命となった。デショフールもそうである。男色の罪による一七二六年の死刑執行を、フーコーは寛容をもって詳しく記すが、断罪された当人が、若者に阿片を混ぜたワインを先ず飲ませて、お金と引換えに集団的暴行を計画していたのが〔彼が死刑台の足元で裏づけたのだが〕立証されたことを、〔フーコーは〕付け加えるのを怠る。加えて言うならば、彼の共犯者たちは、バスティーユ監獄から数か月で抜け出す(29)。歴史は、古い記録を、それも全記録を尊重することにおいてでしか記述され得ない。

古典主義時代に非理性〔理性喪失〕と定められた性愛のカテゴリーを探索し続けながら、フーコーはそこに売春と〔性的〕放蕩を付け加える。次に不敬者、冒瀆の言葉を吐く者、あるいは意図的瀆神者が

（28）Claude Quétel, *L'Histoire veritable de la Bastille*, Larousse, 2006.
（29）同書。

登場し、彼らもまた「監禁の慣習」の中に置かれる。次いでフーコーが彼が理性の時代と共に「偽りの魔女」となった魔女について言及する時、ようやく我々はフーコーについて行けるようになったと思うだろう。ここで実際、思考様式は別として少なくとも法律の中に、ひとつの分割とひとつの革新を遂行した行為が存在していた。フーコーはすぐに、魔術は「それ自体としては、犯罪行為ではなく、瀆神的活動でもなく」、それはただ「非理性〔不条理〕によるものと明らかになることによってのみ」そう判断される、と強調する。ところが悪魔からかけ離れ、また非理性により暗示される意味からもほど遠く、今や偽りの魔女が罰せられることになるのは公共の法律と不敬による不道徳の名の下にである。旧体制、旧体制の治安当局は、その中には狂気を決して見ることはないだろう — その手酷《ひど》さも決して見ることはないだろう。しかし、そうした寄せ集めはミシェル・フーコーの命題に役立つことになる。それによると、閉じ込めの導きの糸は、あらゆる形態のもとにある非理性〔不条理〕の矯正であり、非理性〔不条理〕はそれ以降、理性には耐え難い陰画として定着する。

ただし、一七世紀に熱情に関するものとして新しいひとつの言説を援用することは我々には時代錯誤のように思える。我々はこの言説が一八世紀末になって初めて「精神医学化」され、当初は閉じ込めの問題とはなんの関連性もないことを知ることになる。実際、我々の見るところ、そこには機能しないひとつの図式がある。フーコーは、閉じ込めの対象とされたこれらすべての常軌を逸した者〔社会から外れた者〕の中に狂人たちを置きたいのだろうか？　我々が知ることになるのは、この著者がこの動き〔閉じ込め〕にかつてないほどの重要性を割り当てることとは無関係に、閉じ込めは非理性の問題ではなく、乞食と流浪者という古代以来の問題に取り組んでいる、ということである。フーコーは不意に狂人を、— そして非神聖化された狂人を、登場させたいのか？　病的な狂人は最も太古の時代以来存在するのであり、その狂人は我々西洋世界では決して神聖化されることはなかったのを、我々は見てきた。ひとつひとつ誤解をあげつらうのは自ら禁じるとしても、続く論証においては弁証法的に難解な脈絡で満ちているので（例えば「狂暴な《フリュー》」という用語は無差別に狂人と犯罪人を指し示すことになるのに、彼は狂人をラテン語の激怒した furor で示す）、フーコーの言説の中で歩みを進めるのは非常に困難である。こうして絶えず一七世紀と一八世紀は入り混じるが、それでもこれら二つの世紀は閉じ込めについてははっきり異なる時代である。したがって狂人の閉じ込めを客観的に記述している原資料として、（大部分がそれより後の）トゥノン、ハワート、デポルト、特にエスキロールの博愛主義的義憤が採用される。一九世紀初頭の実証主義的業績であると見なされる狂気の医学的地位の確立の前触れとして旧体制下においてようやく生れた漠然とした「医学的感性」の確立と、フーコーが誤って法律家の世界に帰する狂気に関する真正な医学的省察による発見は、全く相容れない ― 繰り返すが、〔狂気の医学的〕省察は紀元前数世紀前に、既知の豊穣さと共に始まっていた。

　狂気と行動の放蕩は密接に混じり合い、双方とも同様に断罪されるのだから、無分別な人のその世界は古典主義時代に固有の創造物であるだろう。その説は古典主義時代の理性と狂気が道徳的判断力を引き上げたという考えによってさらに強化され、その結果、狂気が「当然、問題なく非人間的なもの」で、そのために狂気を人間的に処遇することなど出来はしない ― そしてフーコーは、狂人の動物性とそれに付随する檻と鎖について長々と〔議論を〕展開する。「古典主義時代に、それ〔狂人の動物性〕は、ひとつの雷鳴とともに、まさに狂人は病人ではないという事実を明らかにする」。そこにあるのは完全に真実に反する主張である。我々は中世においてそのこと〔狂人は病人であること〕を確認しており、同様に旧体制時代〔アンシャン・レジーム期〕においてもそれ〔その確認〕を行っていく。

フーコーのより全般的ではあるが中心的なもう一つの思想は、「放蕩者あるいは異端者と一緒に分別なき者を閉じ込めることは狂気の事実をぼかすが、非理性〔不条理〕の永遠の可能性を開いていることである ― そして収容の実践が支配しようと企てるその抽象的で普遍的な形が脅威である」。

著書の第二部で、ミシェル・フーコーは閉じ込めの問題（彼の言う「大いなる閉じ込め」）を話題にせず、古典主義時代の狂気に関する知の認識論的考察を展開する。その第一章（「種の園における狂気〔植物種になぞらえた〕」）で、一八世紀の狂気（そして今度は我々はまさしく狂気－病気の中にいる）は、今や「拡散した存在の中に再吸収され」、「厳しく分け」られたという点でルネサンスのそれ〔狂気〕とは何の関わりもない、と彼は断言する。そしてそこでは「狂気の分析が問題となることなく〔植物種的な〕分類の場が開かれ、次々と狂気はすぐにその場を見出す」。この立場を維持するために、再び彼は古代における魂の病気を隠蔽しなければならない ― 「身体と魂の分割に関する問いは、古代医学の奥底からは生まれていない ― それはより最近になって導き出された、哲学的な意向からはみ出た問題である」。そしてフーコーはこの「身体と魂が一緒に問題とされる何らか」を「狂気の経験に非常に遅れて付け加えられた問題」（！）であり、「ゆえに無視される」のが当然な「問題」である、と強調する。医学的疾病分類学への狂気の統合は、一八世紀になるまで実現しなかったのであろうか。しかしフーコーは古代人の貢献に筆を進めるのに苦労し、辺縁で、「単純な概念的な標識」（！）に狙いを定める。こうしてプラトン、アリストテレス、ルクレティウス、セネカ、ガレノス等々の魂の病気についての見事な省察が単純化される。

第二部を締めくくるために、フーコーは「治療という空想世界における医師と病人の対決」（第四章「医師と病者」）に着手するが、そこには収容と監禁が医学とは無関係であるのと同様に、この専門分野の内部では「理論と治療は、ただ不完全な相互性の中でしか通じていない」という思想がある。逆に、我々はすでに、どれだけ狂気の治療的実践が古くからあり、医学的理論、特に体液理論と密接に結びついているかを見てきた──下剤と補充的な投薬は量的な混乱に反応し、逆症療法は質的な混乱を緩和する。また、治療的反応性の理論的な一貫性についてくどくど説明する必要はない──一貫性とは明らかに有効性と同義ではないのだから。そうしたことはフーコーには全く見られず、彼は明らかに彼の理論をこのような永続性とは対立的なものと見ていたのかも知れない。彼にとって重要なことは、決してこれまで狂気の歴史の中で存在しなかった「万能薬」（ヘレボルスは、ラ・フォンテーヌにとって大切であるが、決して万能薬ではない、特に強力な下剤から比喩に変化するのである）に即座に頼っていたことを連想させながら、治療法の幻想を確認することでしかない。そしてフーコーはそこに、その鎮静性の性質について古代以来それでもよく知られていた阿片や、その時代の薬学的著作の中で奇抜な〔本の〕題が表現している多様な民間伝承の原料（頭蓋骨や貴重な石の粉末）を並べる。いずれにせよ、この哲学者が関心を持つのは、医学のありふれた歴史ではなく（しかし、それなら何故それに手をつけたのか？）、「古典主義時代の治療的方法の中に存在しつづける象徴的な図式である」。「狂気の治療」の章では、我々は長くこの問題に、とりわけ道徳療法 traitement moral にとどまることになるが、フーコーは、うまくそれ〔道徳療法〕を「道徳」と「実証主義」（彼の真の目的）の一九世紀に、つまり、「心理学が、それ以降に懲罰をめぐる治療的手段として組織されることになる」一九世紀に位置づけるために、一八世紀にはその存在を否定する。

ミシェル・フーコーの著作の第三部と最終部分は、精神医学の到来と「実証主義の一九世紀」に捧げられる。我々は、この非常に長期間に亘る研究の中に、ひとつのはっきりとした時系列的な構想を保ち続けることを望みつつ、先でそれを読み取ることにしよう。後でもう一度、この哲学者の著作を一九六〇－一九七〇年代の反精神医学の波の中に位置づけることが必要になるだろう。

第2章　一般施療院

ところでこの「大いなる閉じ込め」とは、そして一六五六年のパリに一般施療院が設立されるという青天の霹靂とは、どんなものなのか？　そして分別なき者たちはどの点で直接的に係わらされることになったのか？　一六五六年は、今日、狂気と精神医学の歴史においてそれほどにも時代を画すので、必然的に、その上流も下流も同様に探求しながら検討せざるを得ない。およそ同じ年代に時を同じくしてフランス語、オランダ語、ドイツ語の説明文のついた版画が流布する。その題は――「のらくら巡礼者たちの先生、乞食偽信心者たちの大僧院長」。そこには大きな帽子とホタテ貝の貝殻で一杯に飾られたラバ〔折り返し襟〕の巡礼者服を身に着け、髭を生やしたずる賢い小柄な物乞いが見られる。「怠惰を祈願する変な巡礼者」が四行詩を切り出す。当時ヨーロッパの全キリスト教国に流布するこの戯画やその他のものは、全く福音的でないように見え、貧しき者たちの中にキリストの苦痛に耐える手足を見ていた、中世の最初の施療院の創設時に支配的であった。慈善の高まりとは対蹠にある。何が起こったのか？

乞食たちの閉じ込め

健康であるのに物乞いし放浪することの禁止は非常に古い。テオドシウス法典（不具でない者の物乞いについて）や、あるいはシャルルマーニュの法令にもすでにそれが見出される。イギリスのヘンリー二世によって開かれた一一六六年のクラレンドン会議では、貧困に関する論議に対して、また、数を増す厄介な貧者、それは物乞いをするために町へ流入し始める放浪者たちの増加の結果なのだが、それらに対する司法強化の議論の枠組みの中でもまたその問題が触れられる。[30] 一四世紀のリジュー司教であるニコル・オレームは、アリストレテレスの翻訳者であり、また哲学者、経済学者でもあったが、貧者を国にとって有害と判断し、乞食階級そのものにも労働を強制すべきであると考える。これらの説は、「無為」な人々をパリから立ち去るように命じた一三五〇年のジャン善良王の王令のように、政治世界に反響を見出す（そしてその逆もある）。イタリアはヨーロッパの他の地域よりも都市化が進んでおり、同じく法令が定められる。一四世紀以来、ヴェニスでは、乞食が道を彷徨うのを禁止し、彼らが施療院に定着することを厳命する。一四〇六年、ミラノでは、「貧者憐憫事務所《オフィシウム・ピエタティス・ポウペルム》」が創設され、それは援助に協力するとともに、貧者（とりわけ行きずりの者たちも含め）を救済院に定着させることを担った――その方策は一四四八年のミラノにおける一般施療院の創立に先立つ（別のものが一四四七年にブレシアに、他にも一四四九年にベルガモに創られた）。当時出現した一般施療院という用語は、今日我々が理解している意味での病院でも監獄でもなく、放浪者や物乞いを強制的に集め抑え込む、ひとつの救済院組織として定義される。こうして慈善-抑圧の二重性が創始され、そこでは後の語が前の語に対して次第に優勢となっていく。

中世の終わり、そして一六世紀前半には、時代の不幸が全ヨーロッパで貧者を増加させた。地中海領域では、フェルナン・ブローデルはそれらの数を一、二〇〇万から一、四〇〇万人と見積もっており、つまり人口の二〇％である。確かに彼らが全て放浪者や物乞いとは限らないが、しかし十分の一に過ぎないとしても、こうして提起された治安の問題が緊急でないとは言えなかっただろう。彼ら、これらの放浪者とは何者なのか？　彼らは、季節ごとの失業者と「本職の」失業者、真のそして偽の巡礼者あるいは説教修道者会士、「ろくでなし」〔潰走《かいそう》中の兵士〕、娼婦、「老いぼれ」、不具者、盲人、疥癬にかかった者、そして「厄介者と表現される」他の者（その中に、分別なき者とてんかん者が入る）、トルコの征服によって連続的に西ヨーロッパに移動してきたボヘミアン、「エジプシャン」、ジプシー〔ボヘミアン、エジプシャ

（30）我々は以下を特別に参照している。
——Léon Lallemand, *Histoire de la charité* (t.III Le Moyen Âge; t.IV Les Temps modernes), Picard, 1910-1912.
——Christian Paultre, *De la répression de la mendicité et du vagabondage en France sous l'Ancien Régime*, thèse doctorat droit, Université de Paris, 1906.
——Michel Mollat, *Les Pauvres au Moyaen Âge - étude sociale*, coll. Le Temps et les hommes, Hachette, 1979.
——Jean-Pierre Gutton, *La Société et les pauvres en Europe – XVIe-XVIIIe siècles*, PUF, 1974.
——Bronislaw Geremek, «Renfermement des pauvres en Italie (XIVe–XVIIe siècles). Remarques préliminaires», dans Mélanges Braudel : *Histoire économique du monde méditerranéen* 1450-1650 (t I), Privat, 1973. Et du même auteur : *Inutiles au monde : truands et misérables dans l'Europe moderne (1350-1600)*, Gallimard/Julliard, 1980.

ンもジプシーと総称される〕、住居指定令〔追放令〕を破った追放者、ろくでなしのフランク人、そして「道の見張り番」、捨て子、その他多数……。

次第に増加するこれらの放浪者に対して、公権力とエリートたちはあれこれと非難する ― 悪疫、ないし新たに当時到来し災禍を生み出す梅毒をもたらすと、あらゆる種類の不法行為を働くと。その中で最も低級なものが「横柄な」（つまり脅しながら）物乞いをすること、食料蜂起や広汎な民衆のあらゆる「暴動」に参加すること、さらにはよそ者のためにスパイすることである。彼らには極めて根本的な二重の非難が差し向けられる ― （異端を吹聴していない限りだが）宗教とは関係なく彼らが生きていることと、とりわけ、無用者であり怠け者であることにである。貧困に対するこうした「否定」は、改革の思想（カルヴァン派は物乞いと施しを禁止する）がカトリック教国にまで広がろうとしているだけに増々、個人の施しという伝統的体制の進行的な瓦解を引き起こす。「閉じ込めの新たなイデオロギーは、施しという古典神学に、逆らっている」（J・P・ギュトン）。人は教皇ピウス五世が、懲役刑、追放刑、あるいは漕役《そうえき》刑の形をとって、ローマでの物乞い禁止令を布告したことを、そして同じく永遠の都市〔ローマ〕の中に貧者のためのゲットー創設さえ考えることに気づかないというのか？

こうして全ヨーロッパ中で徐々に公権力が、教会の権限に取って代わっていく ― それが施療院の世俗化、大きな町での救済の地方執行官への委譲と施しの事務局〔慈善局〕の制定である。要するに、「恒久的貧困が公的秩序の問題となっているのであり」（J・P・ギュトン）、それ以来、慈善を統制し組織化する必要がある ― つまり救済の集権化であり、施療院の再編成であり、物乞いを禁止する王の勅令あるいは市の法令の増加であり、貧者は自分の住居地でしか救済されてはならないという考えである（ムーランの王令、一五六六年二月）。政治-行政は、すでに宗教に対して優位に立ったということか？　もちろん、そうではない（そしてそれは、一七世紀についても十分ではないだろう）。逆にルネサンスに起こる聖書への回帰は、とりわけ、貧乏人へ経済的援助がなされることを結果としてもたらす。しかしヴィベスやメディナのような援助の理論家たちは、慈善は見識なく実行することも出来ないし実行してはならず、そして真の貧者と職業的な物乞いとの区別、働けない者と健康な者との区別を、今や実行する必要がある、という考えを見事に展開する。前者には施しを、後者には閉じ込めを、である。

しかしこの理論は全員一致とはならない。いくつかの記述は、有害な貧者から善良な貧者を区別することは実際には困難であり、そして貧者への施し物の直接的な分配を無くすこと（援助についての中央集権化の全ての意志表示には、この伝統的な実践の禁止が想定されている）は恵みの源を涸らす危険性がある、と反論を試みる。聖トマス・ド・ヴィルヌーヴは彼の立場で述べる。我々が施しを為す時に人が我々を騙すことはどうでもよい。そのことは我々に係わりはなく、同様に我々は永遠の罰に値しない。

それでも放浪者の抑圧と、とりわけ彼らの閉じ込めは現実となり始めることに変わりはなく、イタリアは再び時代の先端にいるように見える。ローマの場合がそれであり、そこにはイタリア中の隅々から物乞いが流れ込み、モンテーニュに「誰もが聖職者の無為に加担している」と面白おかしく言わしめるほどである（『イタリア旅行記』）。最初の一般施療院は一五八一年にグレゴリウス一三世の教皇在位期間に創設され、そこには八五〇人程の数の物乞い、不具者、盲人が閉じ込められる。創設時の高まりの後、これらの一般施療院は、財政的な理由から、余り長くは続かない。ちょうど一七世紀の終わりには、ローマに三つ目の「貧者のための一般施療院」があるが、「下層民」はそれを特に死場所であると告発する。教皇インノケンティウス一二世は、戦闘的なイエズス会士の一人であるゲヴァール神父を急派し、公共の意見に立ち向かわせる。ゲヴァールはそれ〔死場所〕は真実ではない、しかしそうであるとすれば、それは結局、ただ物乞いの罪よる罰に過ぎない、と答える。

フランスは、ヨーロッパで最も人口の多い国であり（一六世紀初めに一、六〇〇万人の住民）、そこには他よりも相対的に多く貧者がいるだけに一層、その問題は意味深長である。しかしながら王令が増加し始めるには、フランソワ一世の十分に長い治世を待たねばならない。一五二六年五月七日の王の声明はまず最初に、ローマにおけるのと同様に、首都の問題に取り組む。監獄に連れていかれるのは「無為な浮浪者、行いの悪い人、ならず者、トランプやサイコロをする者、神の名の冒瀆者、売春宿の主人、別のやり方で生計をたてることができる身体のある健康な乞食……」である。パリ高等法院は、健常な物乞いはパリの水路の泥さらいや清掃をし、道や下水をきれいにし、城壁で働くために、送り出さねばならない、と一五三二年に発令し、先人に倣って進む。彼らは食事や住居を与えられるだろうが、「なされうるうちで最も厳しい服従」において、である。同様の一五三七年五月二六日の王令が、王国全体に適用される。

一五四七年に父の後を継いだアンリ二世は、まさに即位の年に一層厳しい宣言を公布し、そこでは健康を損ねた真に貧しい乞食たちが、健康な乞食たちによって施し物を奪われることが引合いに出される。後者は公的労働を強制され、住居のない不健康な者は施療院へ運ばれる。しかしながら禁止令の反復と罰の強化は、この闘いに終わりがないことを十分に示す。

同じ時期に公的扶助は中央集権化され、一五三一年、リヨンに総合救貧施設が、一五三四年にはルーアンに救貧事務所が、一五三四年にはパリ救貧院が創設される。パリは物乞いが王国全土からやって来るだけに増々彼らであふれる。人々は悪疫を恐れる。「我が主はいつもそれからこの街を守ってくださってきた」。大きな変革、それは真に不具で放浪している大勢の無宿人たちに、特別な施設を割り当てることであるが、〔その無宿人には〕彼ら自身の小教区に固定し住居の救済が望まれる「真の貧者」と、パリから追い出すことが望まれるような健康な乞食の間のはっきりしない者たちが含まれる。一五四四年以来廃止されていたサン＝ジェルマン癩施療院は（そこは癩病者だけでは充足しなかった）、一五五七年にサン＝ジェルマン施療院の名の下で「復権」する。それは「男および女の変わり者、度し難いあるいは他の不健康で不能な貧者を住まわせ、閉じ込め、控えめに養うため」である。救済と閉じ込め……。一般施療院が、その言葉もなかったが、フランス、パリで一六世紀中葉に生まれたばかりである。

ムーランの王令の第七三項（一五六六年三月）は、物乞いに関する最初の一般法となる。そこでは、各地方の貧者は、「彼らの出身地以外では彷徨や施しの要求を禁止するとともに、彼らが生まれ育った市、町、村の人々により」、食事を与えられ養われなければならない、と規定されている。さらにそこでは、施療院の改革についての勅令が実行されるように規定されている——続く何十年かの間にこれらの条項がさらに繰り返されたことが示すように、それは「言うは易し、行うは難し」である。

パリでは、一五二六年の最初の乞食たちの閉じ込めの試みは、一六一一年に「閉じ込められる貧者たちの施療院」の創設、より正確にはそれについての法令の公布によって繰り返される。この事態のために徴集された二〇人の公吏は、「市中を彷徨う全ての貧者を把握すること」が要求される。もちろんねらいは健康な物乞いたちである。それでも不具の者、不治の病の者は別に収容されることになると想定されていたからである。パリにおける乞食の最初の大規模な閉じ込めの試みは、もしその五年後に出された風刺的で非常に冷めた回顧録（『閉じ込めを必要とした貧者たちに関する回顧録』一六一七年）を信じるとすれば、かなり滑稽なやり方で始められたようである。事は、通りの片隅の掲示キャンペーンによって準備された。それは、パリ生まれではないような「放浪者、なまけ者、ろくでなし、ろくでもない物乞いに、健康であれ病弱であれ、外国人であれよそ者であれ」その都市を去ることを厳命する。続く新たな掲示と小教区の説教で行われた公告は、そこに留まっている者たちに、ある火曜日の朝八時にサン＝ジェルマン広場の定期市に出てくることを命じる。問題の回顧録は、市当局は八、〇〇〇から一〇、〇〇〇人の物乞いを見積っていたが、その日には九一人しか現れなかった、と明らかにする。高等法院院長でもある検事総長が仰々しく赴いて、一日中待ち続けたが無駄に終った。乞食について言えば、彼らは〔一時的に〕姿を消すことが好ましいと判断していた ――「浮浪者や真のろくでなし、厄介な貧者が立ち去り、かつてのように貧者のいない都市を見るのを人々は奇跡と考えた」。結局、最も貧窮し、最も健康でない者たちが、翌週には姿を見せ、健康な男性はピティエ〔憐憫〕施療院が建設され始めているフォブール・サン＝ビクトールに、女性と幼少の子どもたちはフォブール・サン＝マルセル（シピオン）に、そして病弱な者はプティット・メゾン（後に再び登場することになろう）に閉じ込められることになる。その総数は八〇〇人から徐々に増加し一六一六年には二、二〇〇人にのぼっただろう。したがって成功ではあるが、当初の数を考慮すると相対的な成功であり、とりわけ束の間の成功である。「好事は常に初めは突き抜け、終わりには衰弱する」と、我らが匿名の著者は面白がって観察する。獲物で対立する下僕と馬丁のように、パリ救貧総局の特任官は閉じ込め施療院の院長と、管理をめぐる争いを始めるが、財政的欠乏が一六一二年の閉じ込めの最終的な失敗の原因となる。結局のところ、閉じ込められた者は自由を再び見出し〔解放され〕、姿を消した者が再び姿を見せる。

首都の邪魔になる乞食に対して激しい敵意を見せるこの回顧録の過度の引用は、危険がないとは言えないだろうが、しかしそれはそのとげとげしさそのものによって、中でも不具者をまねるために物乞いがとった悪知恵に関して、興味深い詳細を我々に提供しつつ、次のように教える ――「ある者たちは不具を偽るが、それは跛行《はこう》か、身体の各所の潰瘍であり、偽造された皮膚には動物の血を入れて、硫黄の効力で浸みこみ黄染する。恥部の様々な方法のおぞましい露出行動があり、そして貧困や善人の慈善の言葉につけ込み、皆を騙すための他の数限りない発明」がある。そこで奇跡の袋小路の説明は次のとおりである――「その場所は、当該のろくでなしがそこ以外では跛行にも潰瘍にもならないことから、このように名付けられた」。それはまた我々に、物乞いによる恥知らずな冒瀆についても教える――「教会や通りは、兵士、従卒、下僕、農夫、男性および女性の物乞いで大いに満ち溢れているので、大変な迷惑、神の名の冒瀆、侮辱と凌辱の言葉による三度や四度の中断なしに、人々は用件を話したり、主の祈りを唱えるためのいかなる術もない。それを原因として、人々はそこに見られるこれほど多くの乱暴な話し言葉、冒瀆、侮辱と凌辱について途方もなく不平を言うのであるが、それらの貧者たちにはその門が開かれていて、彼らの誰も逃された者はいないという噂とともに、そこにまだ閉じ込められた者がいるなどと信じることは出来ない」。

ムーランの王令以来、その問題はもはや単にパリだけのものではなく、「全国的なもの」となる。一六二五年のリシュリューの指示は「我らの王国の全ての都市で、貧者のための秩序と規則が確立されること」と厳命し、一六二九年一月のミショー法典は「貧者の囲い込みと維持と養育のために我らの都市パリとリヨンに対して命じられた秩序と規則が、我らの王国の全ての都市で追従されること」を規定しており、さらには一六三九年のルイ一三世の王令もある。後者の厳しさ（漕役刑）は、たとえ正当化はなされないとしても、少なくとも当時の王国を揺り動かした大きな民衆暴動（一六三五年、一六三六－一六三七年、一六三九年……）にその理由が見出される。ルイ一三世の治世の終わりには、放浪者と貧者はかつてないほどに「危険な集団」に見える。

こうした多くの命令に応えるため、最も重要な諸都市は一七世紀の前半には一か所の一般施療院を備える。まずリヨンで例があり、一般施療院は一六一四年に創立される。慈善と救済のモデルとして建築されるが直ぐに、そこは閉じ込めがまさに現実であり、強制的な労働（絹糸の糸繰）と厳しい規則（身体的懲罰と独房）はなおも存続する。一六四一年にマルセイユ周辺に、「男性の、女性の、孤児の物乞いする貧者たちを、神への畏敬の念と彼らがなしうる仕事において、生計を立て彼らを向上させる手段を全く持たないその他の貧窮者たちを、そこに閉じ込めるために慈善の家を建てる必要がある」と人々は考える。その他の一般施療院も、より重要でない幾つかの都市において同じく創立される。

パリの一般施療院創立

一六五六年の王令は、それに先行する、またそれに続くいくつかの王令から切り離して考えないように気をつけながら、相次ぐほぼ完全な失敗から成る長い期間の中で検討される必要がある。実際、高等法院の裁決を考慮しなければ、アンシャン・レジームの長い全期間に亘って、物乞いを禁止して健康な乞食を閉じ込める命令を試みようとしたが失敗した王令は二〇を下回らない。

パリはすでに三〇〇、〇〇〇人の住民を数える。それはヨーロッパで最も人口が多く、同時に、最も悪名高き都市である。通りや奇跡の袋小路に、どれほどの乞食がいるだろうか？　三〇、〇〇〇人か？　その時以後、治安上の極めて大きな問題が生じる。というのは、その数の勢いにより、乞食は徐々に厚かましくなり、彼らがしつこく求める以上に食糧を要求する。ところがフロンドの乱の直後、王国中に見られる全体的な無力感が、指導権の奪回のまたとない機会を権力側に与えるが、その奪回は、一六五六年時に一八歳でしかなかったルイ一四世によるものではなく、摂政のマザラン、コルベールによるというのが今日の真相である。一六一二年の失敗以来、一般施療院という名に定められることになる「貧者を閉じ込める救貧院」の復活に没頭する何人かの人間の熱心な行動に法の力を与えること以外に、治安権力にはその意志が無かっただけに増々、局面は〔その復活に〕有利であったことがわかる。そのうえ失敗は、正確な言葉ではない。サン゠ジェルマン施療院は一六世紀中葉以来存在しており、一六一二年のいくらかの試験的施設は残っている ― それが年老いた体の不自由な者と子どものための救貧院であるピティエであり、体のきかない老人のためのシピオン、売春婦が留め置かれたボンスクール、年端のいかない少年をタピストリで働かせたサヴォンリーである。ついでながら、厳密な分類がこれらのカテゴリーの間で確立されていたことは注意する必要がある。

とにかく、乞食の閉じ込め政策の支持者たちは、とりわけ一六四〇年から一六四九年までフランスで展開された慈善運動の高まりにより、新たな活力を取り戻した。かくして一六五一年に「慈善収容所」の創設に一致協力するパリの主要な行政官たちが登場した。しかしその主要な役割は、一六二九年に創立された聖体秘蹟協会に帰属する。多少とも神秘主義的なカトリック活動のこの会は、すぐに物乞いと無為の根絶に働きかける計画として、要するに、今度は上手く行くのだが、一般施療院の創立に達しようと没頭した。聖体秘蹟協会と深い関係があり、リシュリューの姪であるエギヨン公妃はまた、主要な役割を演じることになる。一六三四年、マルセイユのギャレール施療院創立の主導者である彼女は、パリ高等法院長であるポンポンヌ・ド・ベリエーヴルと、検事総長であり大蔵卿であったニコラ・フーケを、パリの大いなる一般施療院計画に巻き込む。しかし多くの人たちは、その計画を実現不可能なもので「信心家の空想」と考える。ミシェル・フーコーの古典主義時代が監禁を発明したというよりはるか昔の、一六五六年の企てがどの点で古典主義的というよりバロック的なのかを明らかにすることは、おそらく興味なくはないだろう。

一六五六年四月の王の宣言は勅令の形をとる（パリ市およびその近郊の物乞い貧者を閉じ込めるための一般施療院設立を定める勅令）。長い前文は、「全ての堕落の源となる物乞いと無為を禁止するため」に前世紀以来明示されてきた方策が、そしてとりわけ一六一二年の閉じ込めの試みが、まずもって明らかに失敗であったことを認める。資金の不足と十分に有効な管理の欠落がその原因であった。「しかし乞食の放蕩が過剰となり、彼らが罰せられなければ不幸な放擲《てき》によって、国家への神の呪いを招くあらゆる種類の犯罪に至る」。そのうえこれらの乞食の幾人かは宗教を無視して生活している。しかしながら、この問題が考慮されるのは「ただ唯一、慈善の動機によってであり」「治安のための取り締まり」ではない（「貧しき乞食を、国家に無用なメンバーとしてではなく、イエス＝キリストの生きた教徒として考えるのである」）。しかしながらこの美しい条項を超えて、乞食の非宗教、聖体の軽視、結婚式のない婚姻、洗礼を受けない子どもたち、に対して割り当てられたこの前文における長々とした説明は、慈善の問題が唯一の原因ではないことを示す。神の力が賛美される世紀に、プロテスタントが迫害されジャンセニストが訴追される王国において、乞食の無信仰という言語道断なことに、国家にとってさえ無用である彼らに、どうして篤信の王は耐えられるだろうか？　教会の中での乞食の、「キリスト教信仰の中で無信仰に生き、常に姦通し、同棲し、性的乱雑と共同生活に生きる輩の」恥知らずの行為に、どうして我慢できるだろうか？　一般施療院創設の記念メダルの裏側には、*Alendis et educandis pauperibus*［貧しき者の養育と教育］と読み取られることになる。

しかし一六五六年の勅令は何を命じているのだろうか？　ただ物乞いの禁止に関する、乞食の捕捉に関する、彼らを閉じ込める命令に関する、普通のことに過ぎない。逆に新たなことは、その時以来、一般施療院という名の下に、多くの重要な施設がまとめられたことである。また新たなことは、単発的な贈与を超えて、その機能を財政的に支えることのできる無視できない固定歳費が、明確に割り与えられたことである。有効性に対する意欲は、とりわけ我々が一般施療院の閉じ込めの対象とされたのはどの部類の人々かをよりよく識別するのを助けてくれる、一つの規則が同時に起案されたことによってもまた表現される――〔閉じ込めの目標は〕健康であれ不健康であれ全ての貧しき乞食である。結婚した者（もう少し後の時代にならないと既婚者はサルペトリエールに受け入れられない）、癩病者、性病者、あるいは他の全ての伝染性の病者は除かれる。盲目の乞食は、一般施療院には仮にしか受け入れられず、彼らのために特別に割り与えられた施設（盲人収容施設《カンズヴァン》と不治病人収容施設）にたどり着くのを待つ。分別なき者〔狂人〕たちについては言及されていないが、何故、彼らはそう〔言及されていない〕なのか？「施療院」は、当時治療の場としては理解されていないからである。実際に事実、一般施療院での病人は、その治療の際にはオテル・デュに転送されるか、一般施療院の医務室（そこには、二人の薬剤師親方見習いと二人の外科医が無報酬で奉仕することになる）に入れられることが想定される。しかるに狂人は病人なのである。

　パリの一般施療院は、ピティエ、フォブール・サン＝ヴィクトールの貧民収容所、シピオン、サヴォンリー、そして後には棄児〔捨て子〕院、サン＝テスプリ施療院、しかしとりわけ二つの主要な施設――ラ・サルペトリエールとビセートルから構成される。ラ・サルペトリエールは、セーヌ川をはさんでの大アルスナルに面しており、ルイ一三世の時代に作られた小アルスナルの広大な土地を占める。先ず硝石の製造に充てられるが、この広大な集合地は、王が施療院にそこを与えた時には、殆ど完全に荒れるがままであった。幾つかの倉庫、一つの「城塞」、そして同じく荒廃した一つの礼拝堂が、その建造物の全てをなす。しかし工事は順調であり、一六五七年四月の日付の『オランダの若き旅行者のための雑誌』には次のような証言がある ―― 「我々は小アルスナルの近くにいるのだが、ビセートルとラ・ピティエが、貧者とあちこちをトルシャン［怠惰により、物乞いする］している者たちを閉じ込めるために割り当てられるのもよく分かる。そこに乞食を住まわせるため、相当な用意がなされる ―― かなりの数の寝台、藁布団、マットがすでに集められた ―― それらは様々な大きな建物に配置され、一部はそこにあったもの、一部は作らせたものである。そこに四〇〇から五〇〇名の貧者を住まわせるためである。厨房では大きな鍋で調理され、栄養不良が望まれていないことを示していた。それは我々がこれまでに見ることができたものの中で最も美しい施設である」。我がオランダの旅行者はラ・サルペトリエールに次いで、ビセートルにまで足をのばした ―― 「それは、フォブール・サン＝マルソーの美しい場所にある建物で、非常に大きく、四方を高すぎる城壁に囲まれており、そこにやって来ることになる全ての放蕩者を見張るためにそこに雇われた兵士たちによって警護される」(31)。

ひとたびそれらの場所が整備されると、パリ高等法院の決定は、あらゆる年齢の壮健な、また不具の全ての乞食に対し、一六五七年五月七日から一三日の間にラ・ピティエの中庭に出頭するように厳命する。「それは執政官によって、当該の一般施療院に属する建物に送られ分けられるためである ―― 彼らはそこに収容され、食事を与えられ、養われ、教育され、作業や手仕事、当該の一般施療院の業務に雇われることになる」。この決定は同時に、結果として、この日からパリの路上での物乞いの禁止を繰り返す。五月六日の日曜日に厳かな説教がパリ中の全ての小教区教会で行われる ―― 説教のテキストは全神父と説教師に回状で送られていた。要するに、一六一二年の筋書が繰り返されるが、しかし今回の結果は評価に値する――こうして四、〇〇〇から五、〇〇〇人の乞食が続く数か月の間に、一般施療院に閉じ込められた模様だが、全てが「いかなる騒動もなしに」である。そして誰もが有頂天になる――「驚くべきことに、パリでかつてそこに群がっていた乞食を、今では見ることはない」「まさにパリは、この日に様相が一変した。大部分の乞食は田舎へと雲隠れし、最も賢い者たちは物乞いすることなく暮らしを立てようと考え、そして最も不具な者たちは自発的に閉じ込められた。これは疑いなく、この偉大な企てに対する神の庇護の発現であった。何故なら、殆ど労することなく、それを幸運にもやり遂げるとは、これまで決して誰も信じることができなかったからである」。[32] 現実には、まさにそれを望んだ者しか、すなわち廃疾〔不具〕者しか、捕らえなかったのである。今一度言うと、もし壮健な乞食が居なくなったとしても、それは一般施療院の建物の中でというより、むしろ自然の中になのである。

活動の財政的問題こそがもう一つ別の問題である。当初は王や王妃、あるいはマザラン（彼は一〇〇、〇〇〇リーブルの巨額の寄付をし、既婚の乞食をラ・サルペトリエールの別の建物に受け入れることになる）の施しを真似た競争心は疑いようがなかった。しかし必要な出費は非常に大きく、閉じ込められる者の数が増加するのと同時に〔出費を〕増やす必要がある。運用の初期経費は四〇〇、〇〇〇リーブル、予想を上回る多大な閉じ込め者を考慮にいれると、より正確には四五〇、〇〇〇リーブルにのぼったかも知れない。ところでこの金額の大半は、一六五七年においてもそのままであり、公的な慈善の呼

（31）*Journal d' un voyage à Paris en 1657-1658*, publié par Armand-Prosper Faugère, Paris, 1862.

（32）*Histoire de l' Hospital Général de Paris*. opuscule anonyme édité en 1676 à Paris, imp. du Roy et de Monseigneur l' Archevêque.

びかけは続く年月のなかでくり返される。このことはすべて絶対君主制の果実としての一般施療院という命題と矛盾する。というのはこの制度を仕切っていた聖体秘蹟会の大カトリック計画がその気高い勢いの速度を失おうとしているのは、一六六一年にその権限が明確になった絶対王政に一部原因がある。実際に死を目前にしたマザランと彼の後継のコルベールはこの協会の影響に悩まされたが、一般施療院の管理役職の全てを手中にし、それらは終身任命される。コルベールは空位となったその地位に計画的に、その協会の近くにも遠くにも属さない人間を配置することに専念する。この世俗化と官僚化は、一般施療院の誕生に力強く貢献した慈善運動を、鈍らせ弱める原因となる。

要するに、その誕生以来、パリの一般施療院は、芽生えの段階として一定数の変性疾患患者を抱えており、とりわけその大計画は、たとえそれが公式的には誇張して大成功であると歓迎されているとしても、「その時代の慎重な人々にとっては、確実的な行動というより空想の計画に」[33]分類される。そのこと〔一般施療院設立〕については、古典主義時代の到来というよりむしろ、バロック時代の残り火であると言えるだろう。フーコーにとってかくも重要な古典主義時代は、一般施療院を生み出したというよりも、結局はむしろ一般施療院を妨げていた。

地方での創立

パリでの一般施療院の創設が、地方での一般施療院のそれを促したと記述するのが慣例である。このことは部分的にしか真実ではない。というのは先行例は豊富にあり、それはまだ確立されていない中央権力ではなく、ムーランにおけるように、放浪者の問題に直面した地方当局が主導するものである。実際に全般的な動きは一六世紀以降にしばしば芽生えている。例えばアンジェでは一五八五年に、市役所は上級裁判所の執行官に「壮健な全ての貧者を根こそぎ逮捕し、〔城の〕堀の方に彼らを連行せよ」と命令を与える――したがってこの命令は、一六二二年の「閉じ込めの施療院」の開設よりも大きく先行する。さらにルーアンを引用すると、そこでは一般施療院の創設は公式には一六八一年に始まるが、一五三四年の救貧事務所の設立、一六〇一年の貧者のための最初の建物の建造、ついで一六四五年の貧しき若き娘たちの、一六五〇年の田舎の浮浪者の、一六五三年の子どもたちの、最初の閉じ込めがそれを証明するように[34]、すでに長い間、乞食の問題に直面する。こうした部類のものを通観してみると、一七世紀の閉じ込めが現代の意味での監獄と、何の関係もないことがよく分かる。この制度は、今日ではそれに相当するものはない。それは「治安による」（一七世紀の「ポリス」の意味で、つまり公的行政のこと）援助であり、アンシャン・レジーム期には存在しておらず、体罰刑務所とはほど遠い別ものである。

一六一七年、パリでの最初の一般施療院の大きな試みが失敗した直後に、宮廷医であり国務卿であり、王国貧民〔対策〕官であったテオフラスト・ルノード（ガゼット・ドゥ・フランス紙の創刊で後世に名を残すこととなる前に）は、王国の全浮浪者がこのように首都に流れ込むのを見続けたくないならば、閉じ込めの手法を王国全土に広げることを提案していた[35]。聖体秘蹟の神秘主義団体の影響もまた強調す

（33）*L'Hospital Général charitable* (anonyme), mars 1657 (BN ms FF21804).
（34）Jean-Pierre Bardet, *Rouen aux XVIIe et XVIIIe siècles*, thèse doctorat d'État, SEDES Paris, 1983.
（35）*Du règlement des pauvres mendiants de ce royaume proposé par Théophraste Renaudot, docteur en médecine et médecin ordinaire du Roy*. [Factum 1617] BN ms FF 18605.

る必要があるが、それはパリの神秘主義団体と同一の精神を持ち、最も古いのはリヨンのそれであったと思われる。こうして一六一三－一六一四年のリヨン、一六四一年のマルセイユに続いて（そこでは閉じ込めは一六世紀の中葉以来決定されていた）、アミアン（一六四〇年？）の、一六五〇年にナントの、一六五五年のカーンとサンリスの一般施療院が創立される。一六五六年以降、今度はパリの例に影響を受けて、その動きは加速する――それが一六五七年のポントワーズ、ソワソン、サン＝フルール、ノアイヨン、イスーダン、クレルモン＝フェラン、ブールジュ、一六五八年のボーヴェ、ル・マン、リオン、トゥール、ブロワ、一六五九年のモンブリゾン、一六六〇年のカレー、ムーラン……である。これらの創設の大部分は、何らかの中央集権的な目論見とはかけ離れて、市の主導による。ある都市が閉じ込めのための建物を備えるや否や、そこの乞食は近隣の都市へと逆流し、そのことが彼ら〔乞食〕に適した施設設立の緊急性をさらにそれだけ増すのがわかる。「極端な貧窮と悲惨さの中に、普遍的慈善を行おうという全体的な空気が王国全土に広がる」。

一六六二年の夏の初めに、フランスの北半分を周期的に襲った耐えがたい危機の結果、パリは再び飢饉によって自分の郷里を追われた乞食を過剰に抱える。このことは、一六五六年四月の勅令を、今回は公式に一六六二年、六月の宣言によって、王権力を王国の全ての都市と大きな町に広げることへと導く。先行する勅令との規模の相違は直ちに明らかとなる――唯一、言及されているのは不具の乞食である。このことは、王権力はパリの一般施療院への閉じ込めの五年間の教訓をすでに引き出しており、壮健な乞食を外し援助を全面に再設定するほどの、大量の不具者の存在という事実を、公式に認めていることを意味する。

一六六二年の宣言は、最初は手段のない多くの都市には適用されないままであるが、もちろんまた司祭、議会、通常裁判官、市長、市参事会員などの間の権限闘争のせいでもある。それ故一六六二年の命令は、一六七三年六月三日の国務院の裁決により、そして司祭と地方長官に対する王の回状によって繰り返され、それら自体には一六六二年の宣言の写しが添えられる。王の命令書に相応しく、これらの一般施療院の創立には困難が存在するが、この障害を乗り越えるための第一の方法は、それが克服不能であると全く信じないことである。そして再び一年後、王国の全ての都市に宛てられた「一般施療院の確立が容易であることを、彼らに示すための」覚書がある。その中で人々は、不具者と同様に壮健な者にも係わっている問題であると気づく——「この方法によって、あらゆる種類の貧者が救済される。健康な者も病人も、乞食、恥ずべき者、囚人、異端者、異教徒も」。

そういう訳で、王国全体に一般施療院が数を増すのはようやく一六七〇－一六八〇年になってからで、それは大抵の場合、実際上閉じ込めの布教者であるイエズス会の主導の下になされる。これらの施設が短期間のうちに破綻することを予想する懐疑主義者や夢想家たちに対して、イエズス会士たちは「キャプシーヌ〔パリ市内の地名〕における」（言わばただの慈善の衝動にもとづく）施療院が二四時間しか続かないとしても、貧者は二四時間パンを与えられるであろう、と見事に答える。こうしてこれらのイエズス会士たちは一七世紀の最後の一〇年の間に、一〇〇以上の一般施療院創設の起源に係わることになるが、もっともかなりの部分は建て替えである。しかしながらこうした数字に目を眩まされてはならない。実際、非常に早くから、これらの施設の持続性について、疑問が提出されることになる。とりわけ地方の一般施療院は大抵の場合、非常にささやかな規模で、数十名しか受け入れることが出来ない。

ヨーロッパでの動き

放浪者を、援助と抑圧が混在する場所にこのように閉じ込めることは、広くひとつのヨーロッパ的現象である。イタリアでもそれは見られたが、そこでの活動は、ヴェニス、トリノ、ローマで続けられており、ローマでは使徒施療院は一七二六年に一、一〇〇人（主に貧窮した老人と子どもである）を閉じ込める。

スペインでもまた、乞食の追放は一四世紀には最初の措置が見られ、非常に古い。一六世紀になると勅令はもはや顧みられない。その証拠に、フランスにおけるのと同様、そこでは発令された方策は効果を伴うことはない。一六世紀の終わりに、「貧者のためのアルベルゲ」（巡礼宿）が創設され、貧者は、そこから夜の内に集まって昼間には施しを乞うことが出来る。「憐みの家」もまた設けられ、一八世紀には徐々に数を増し、壮健な乞食に定められた矯正の場所と重なるが、キリスト教精神においては、偽りの極貧者から真の者を区別する必要があり、唯一後者（真の貧者）のみに公的憐憫を受ける権利がある、という考えを常に伴う。実際には、これらの施設は規模が小さく、数も少ない。ヨーロッパの国々の中では、確かスペインは閉じ込めの数が最も少なかった国のひとつである。キリスト教的慈善のより伝統的な考えをそこに見るべきなのか？

イギリスでは、一三三一年から一四九二年のごくわずかな間に、乞食と浮浪者に対する四四の「法令」を数える。閉じ込めの場所は数も多く多様である ― 監獄、「ブライドウェルズ院」（矯正院）（州の小さな監獄）、フランスの一般施療院に非常に似た矯正院、そして最後に「労役所」がある。最初の労役の場は一六九七年にブリストルに設けられる。その成功は模倣を生み出し、特にジョージ一世が一七二二年にそれらの施設を公認し、そのうえ、「労役所」に入ることを拒否するものは何者も、小教区教会の救済記録簿から抹消されることを定めた後には、イギリスの大多数の都市は一八世紀の最初の一〇年以来、それぞれ「労役所」を保有するほどである。矯正院の中では「労役所」と同様に（実際それら二種類の施設は非常に似ている）規則は非常に厳しい ― 食事は不充分で、強制的で苦痛な仕事と身体的懲罰がある。「労役所」が、働けない者、老人、不具者、子どもを閉じ込める「救貧院」へと変化していく傾向がみられるのはようやく一八世紀末においてである。そこもまた、健康な者よりも働けない者で一杯である。

ドイツでは、一般施療院あるいは「労役所」に近いものとして、「シャレンヴェルク」（逐語的に「鈴の仕事」で、壮健な乞食に道のごみを拾い集めさせ、悪臭を放つこの仕事は鈴によって知らされたために、このように名づけられた）と、「矯正院《ツフトハウス》」があるが、その建物の内部では分けられていたとはいえ、そこには浮浪者と同様に軽犯罪を宣告された人々もいる。実際にドイツの政治的多様性は、乞食を解消するために試みられた解決法にも見出される。ミュンヘンでは、一つの施設が一、五〇〇人以上の貧者に食事を与え仕事をさせていて、彼らは夜になると自分の家に戻る。ライプチヒでは、一六六八年から一六七一年の間に復興された、古代の救貧院である聖ゲオルゲ施療院は、孤児院と矯正の家としての役目を同時に果たす。ドレスデンでは、労役所が建設されるのを見るには一八世紀の中頃まで待たねばならない。

オランダ連合州では、「労役所」に似た施設が出現し、そこでは過酷な規則、強制労働、懲罰がお決まりである。懲罰の一つは、常習の壮健な乞食を徐々に水で満たされる井戸の中に留め置くことから成っていたらしい。溺死から逃れるために、その者は休みなく水を汲み上げなければならず、同時に意欲とは行かないまでも、少なくとも努力の価値を発見するのである。桁外れな者に対して、そのような方法が大いに試みられたかも知れない。これらの矯正施設は、アムステルダム、ゲント、ブリュッセル、イープルでは、「訓練の家」と名付けられる。それらは、赤の着色料として用いられるメキシコの木を削ることからなる強制労働にもとづいて、時に「削りの家」とも呼ばれる。同じ原則から、他の建物は「紡ぎの家」（その館では、糸を紡がされる）と名付けられる。同じ動きが、スウェーデン、ポルトガル、ロシア……でもある。

当然ながら、当初のねらいは、ほかと同様ここでも分別なき者ではない。つまり、ともかくどの点においても、一六五六年の勅令は青天の霹靂ではなかったのであり、権力〔時代精神とは完全にかけ離れた現代の用語を用いるとすると〕の標的は、「理性喪失」ではなく、不信心と〔社会的〕危険性という必然的帰結を伴う怠惰である。

一般施療院の分別なき者〔気ふれ〕たち

そして狂人はそれら〔施設〕のすべてに入っているのか？　様々な勅令、宣言、内規、報告、文書において、そのことについては触れられない。明らかに、彼らは対象とされない。もっとも赤貧の分別なき者たちの状況は中世と同じである。相変わらず、人々は彼らを何処に入れるかが分からない。一六世紀に、オテル・デュから遠く離れた、ペスト患者のために用意された付属施設に狂人を初めて留め置くという、ひとつの解決法をもたらすことが出来たサン゠トメールのような都市は稀である。たしかにそれら二つの場所〔乞食と狂人たちの場所〕は異なっていたが、この近接性が都市当局にかなりの衝撃を与えたようであり、一六一一年に別々の土地において、「知性に劣る者を住まわせ適応させるための」幾つかの建物が建設された。

一五五七年のサン゠ジェルマン施療院の創設は ― それは例外的なものだが ― 死刑を宣告され、最終的に狂人と認定された何人かの者を、そこに収容する機会を都市当局に提供するのだが、狂人がそこに受け入れられるのは「その精神が教育され修正されるためで、酷い貧困のために彼が知る由もなかった神の知へと導くためである」。一七世紀の初めに、サン゠ジェルマン施療院の狂人の存在について、ジャン・エロアールは一六一〇年四月一五日（王の暗殺のちょうど一か月前）の日記の中で次のように言及する ― 「王太子は、四時半に、サン゠ジェルマン゠デ゠プレの施療院の気ふれたちを見舞う王妃に同行する」。したがってこの時代、その〔狂人の〕数は特別なカテゴリーを形成するのに十分なほど大きくなっていたと信じられる。ともかくサン゠ジェルマン゠デ゠プレの祭司職であった神父デュ・ブルルの研究は、一六三九年の日付で、狂人たちがそこに受け入れられたことを確証する ― 「施療院の会計監査では、聖ジャン病と名付けられた多数の女性てんかん患者《マル・カデュク》と、財産と精神を失い、街をさまよう哀れな他の貧者たちが、分別なき狂人として受け入れられる。そのうちの何人かはそこで時間とともに、そして彼らに施されるよい手当てによって、そこで良識と健康を取り戻す」[36]。一般施療院とは異なり、ある種の医学的使命がこの施設を特徴づけることは確かであり、そのうえ、そこには医師と外科医が配属される。サン゠ジェルマン施療院は正確には一般施療院と言えるものではないが、直接パリ施療院に属する。その施設は一七世紀の後半に小さな家《プティット・メゾン》という名を得る、「このように名付けられたのは、中庭が非常に小さく低い建物に囲

（36）R.P.F. Jacquees Du Breul, *Le Théâtre des Antiquitez de Paris*, Paris, 1639.

まれていたからである」〔現在のブシコー広場が跡地である〕。一六六四年にはプティット・メゾンでは、五〇〇人の「老衰した貧者」、一二〇人の白癬持ち、一〇〇人の「大瘡の貧しい病人たち」、八〇人の「分別のない貧しい狂人たち」[37]を数えており、むしろ当時、感染症ないし騒がしい患者を受け入れることに備えていないオテル・デュの、別館として機能する。もちろん、これらの患者は別々に収容される。「狂人は一階の小さな部屋に閉じ込められる。穏やかな者は中庭では自由である」。確かに気狂いはそこでは多数派にはほど遠いとは言え（一〇％以下である）、プティット・メゾンはアンシャン・レジームの下では狂人の収容施設と同義語となる。「正当な理由で、プティット・メゾンに隣人を受け入れるのは狂人である」とボワローは記す。そして次の思慮深い言葉がある ── 「全ての狂人がプティット・メゾンにいるわけではない」。

パリの一般施療院、とりわけ最大の施設であるラ・サルペトリエールでは事情はどうなのか？　男性のためのビセートルと同じく、女性のためのラ・サルペトリエールはまさに「洗濯娘の累積」である ── 孤児や低年齢で捨てられた少女、妊娠した娘（「この確実で秘密の避難所に受け入れられるためには、窮乏や不名誉のおそれは彼女らの子宝を失うという絶望とぞっとするような解決の中ではもはや生じない」）、年老いた家政婦、とにかく「どんな年齢であれ、そして気狂い、麻痺者、てんかん者、盲人、不具者、老衰者、老化した瘰癧者〔結核性の腺病〕、他のあらゆる不治の病に苦しむ者たちと、なんらかの障害を持つ」[38]あらゆる女性がいる。一六七六年の日付のあるこの報告は、中でも、気狂い《アンサンセ》が障害の一つのカテゴリーとして姿を現すことを示す。ところで、気狂い女がラ・サルペトリエールに現れたのは何時なのか？　そしてまたいかなる状況においてだったのか？　一六五六年の勅令によっても、一般施療院の内規によっても、気狂いはこれまで明確には対象にされなかったが、ラ・サルペトリエールが活動し始めた当初の数か月以来、かなりの人数（約七〇〇名の収容者のうち、およそ二〇人程度）に上っており、彼女らの騒々しさも加わって、直ちに離れた場所に彼女らを隔離することが必要となった。いずれにせよ、ラ・サルペトリエールに閉じ込められた者の列挙が証拠づけるのは、一六五六年の勅令の一年後には、「白痴」と「狂人《フォル》」は二〇ほどのカテゴリーの真ん中に記載されることである。これらの中で、「街娼や、放蕩で幸薄き娘たち」の存在はひとつの抑圧を想起させるが、他の全ての者たちは、つまり小さな女の子たちや、さらには何人かの「乳飲み子」、「老いさらばえた」老人、夫に捨てられた女性、障害を持つ者、不具者、瘰癧病者、そして白癬持ち、多くの盲人にとって、援助以外のどんな言葉を発することができるだろうか？

一六六〇年以降、「男女の狂人を閉じ込めるための場所を備えるのは、現在の、あるいは今後の、当該の一般施療院ということになる」ことが決められる。「一般施療院についての計画」は、一六五八年以来作成されており、同じ建築学的な集合体の中に「閉じ込められた者」を集めることが提案される。この空間的な組織化の企画は、結局のところラ・サルペトリエールでは女性と低年齢の子ども、ビセートルでは男性を受け入れることになるため、決して日の目を見ることはない。それでもその目論見には興味深いものがある。巨大な十字形の礼拝堂はそれ自体が二つに分けられ、前方に形造られる中央の壁が両性を対称的に配分する。建物の大部分は閉じ込められた労働者（庭師、手仕事労働者、大工、鍵屋、そして手仕事の重要な部門までも）に割り当てられており、依然として壮健な乞食を閉じ込めるという幻

（37）*État abrégé de la dépense annuelle des Petites-Maisons* [1664], BN ms FF 18606.

（38）既出、注32。

想を抱いていた証拠である。しかしながら、いくつかの範疇の者は、たとえ少数派だとしても、他の者と一緒にされえない。こうして男性では、「不具者」「瘰癧病者」（その時代の数え切れない重篤な皮膚病という一般的な意味である ― つまり疥癬、白癬、腺病等々）、盲人、最後に「聖なる病」（「聖ジャン病」、つまりてんかん）を患っている者、同じく「精神の低能者」は、別に収容されることになる。注目されるのは、すでにてんかんは注意深く狂気から区別され、他の病気の中でそれら〔てんかん者〕の地位が医学的な基準に拠って察知されることをよく示していることである。

女性の場合、「低能者と聖なる病人」は同じ中庭を共有するが、やはり居室は分けられる。

実際に建設され、一七世紀終わりに観察可能な施設としての、ラ・サルペトリエールにとどまることにしよう。それは一般施療院のうちで群を抜く最重要施設である ― 五、二七六名の女性と子どもたちがおり……。厳密な意味での閉じ込めの側面では、そこには三八〇名の軽犯罪者、無信心者、売春婦ならびに、四六五名の「通常の乞食」と浮浪者が見つかる。しかし援助の面では、一五歳以下の子どもは一、八九四名、年老いた「盲人、あるいは麻痺者」は五九四名、一六歳以下の不具か白癬などの娘三三九名である。やはり援助される者の列に、「多様な年齢のてんかん者」九二名、「暴れるか、あるいは無害な狂人」三〇〇名が数えられる。その頃には真の「狂人の区域」が存在する。その〔狂人〕数は、全体の数の増加に比例して増える ― 一六五七年には七〇〇名のうち二二名、一六七九年には三、九六三名のうち一四六名、一六九〇年には四、〇〇〇名のうち二二六名が狂人である。その割合は三から六％に推移する(39)。

一八世紀中葉には、ラ・サルペトリエールは最高水準の入所者数の途上にある。一七六九年には七、八〇〇名の女性と子どもがおり、そのおよそ七〇〇名が狂人である（したがって一〇％近くに至った）。

それはその時代としては並外れた数である ― たとえラ・サルペトリエールを巨大な狂人のアジル〔癲狂院〕と混同しないとしても（何と言っても九〇％近くはそれ〔狂人〕ではない）、ヨーロッパで最大の収容所である。我々は、そのような数字に導いた仕組み、そして本来の意味での一般施療院とは関係のない仕組みへと立ち帰ることにしよう。ともかく新たな建造が必要となる。一七六〇年以降、一階部分に、初めての個室が建造され、そこに興奮した者が閉じ込められ、一方「低能者」とてんかん者は古い大部屋に残る。

いずれにせよ、ラ・サルペトリエールには医師は想定されておらず、一七六九年にもその名にふさわしい医務室が再度要求される。疥癬が大部屋を荒らす。女性狂人とてんかん者については、彼女らが病人であることに誰も異を唱えることなど思わないだろうが、もし彼女が初めに（特にオテル・デュ〔パリ市立病院〕で）治療されていなかったとしても、不治と考えられる病気をもはや誰も治療しようとは考えないだろう。少なくとも言えることは、閉じ込めの悪循環の中に捉えられる狂人は、初めにはそこに存在しないことである。とにかく、およそ一〇〇名のシスターとメイド、三五〇名の給仕（後者は閉じ込められた者の中から選ばれ、食事は二倍の割り当てを受ける）は、大部屋の仕事配分にすでに十分事足りており（年老いた者には麻を編ませ、若い人は「縫いものと刺繍」に従事させる）、布と食事の隊列の歩みはラ・サルペトリエールの広大な敷地を横切り、監視は至る所で祈りと敬虔な読唱、日々のミサの維持を忘れることはない。

（39）BN ms FF 16750, 21804 na 22743, Joly de Fleury 1227, 1235 ; AN F15-245l.

ビセートルでの男性狂人たちの存在は、ラ・サルペトリエールの女性狂人たちのそれと相似形をなす。稼働しはじめた最初の年から、たまたまビセートルに集められた、六〇〇名ほどの貧窮者たちは、ラ・サルペトリエールのそれと同一の範疇に振り分けられる。彼らの中には二〇名の狂人と一六名のてんかん者がいる。ラ・サルペトリエールと同様に、狂人とてんかん者の数は施設と同時に増してゆく。一七〇一年には一、五〇〇名の閉じ込められた者に対して、六五名の狂人と四二名のてんかん者が、一七二六年には二、四五四名に対して二〇八名の狂人とてんかん者がおり、すなわちラ・サルペトリエールのそれらを数では常に大きく下回り、ビセートル全体の収容者の七－八％の割合である。(40)

「気狂い、あるいは狂人」の区域、正確に言うと（サン＝プリと名づけられた第七「病舎」）は、「様々な部屋で構成され」る。「新病棟」（第六「病舎」）と呼ばれる区域では、一階に呆け老人の、二階（サン＝フランソワ）には他の低能者の、三階（サン＝フィアクル）にはてんかん者の大部屋がある。てんかん者は、しばしば繰り返されていることだが、「全く狂人ではなく」、そもそも彼らだけがミサに参列する権利を持つ。しかしながらビセートルではさらに、「知恵遅れ」のために他の二つの、そして「盲人と知恵遅れ」のための大部屋が見られる。ラ・サルペトリエールとまったく同様に、老年痴呆（明らかに現代的過ぎる用語であるが）の範疇は、この場合は気狂いとしてビセートルに入った者ではなく、歳のせいでそうなって閉じ込められた者たちが関係する。

ビセートルでの生活状況、すなわち生き延びることについては、多くの、非常に恐るべきことが語られた。我々は博愛論の主題でその点に立ち戻ることになる。この状態はラ・サルペトリエールより明らかに劣悪であったことは確かである。男性の大きな危険性は、監視業務の乱暴なやり方をもたらすのに事欠かない。このことは矯正の場においては事実であるが、閉じ込められた狂人についてもまた本当であり、彼らはしばしば地下の、暖房も換気もないせいぜい二平方メートルの小部屋に閉じ込められ、少しでも怒りの徴候があると綱か鎖でつながれ、稀にしか取り替えられず稀にしか完全に覆うことのないライ麦の藁が中に敷かれた、壁に固定された石の平桶の中で横になる。気狂いたちはしばしば衣服を破るので、彼らには囚人たちの古着しか配給されない。まれに区域の中庭を自由に散歩できる者がいるが、それは凶暴性のためではなく、職員の不足のためであった（第七病舎には一五〇名以上の気狂いに対して、六名のパートタイムの給仕である）。多くの者たちが、混雑時には一つの部屋を二人で共用せねばならず、大部屋のダブルベッドは四、五名、また六名で使用せねばならない。規則書ではしかるべき食生活という印象を与えるが、この独特の場所においては、一九世紀のアジルに関しても見られるように、確かに言うは易く行うは難しである。

ラ・サルペトリエールにおけるのと同様に、医学的な業務範囲は間に合わせのものであり、遅れて設置される二室の医務室にも拘らず、それは衛生上の理由というよりも安全上の必要によるものである。実際、治療を受けるためのビセートルとオテル・デュ〔パリ市立病院〕間の病人の移送は、しばしば「反抗」と脱走の好機であった。ラ・サルペトリエールと同様に、狂人が専門的な医学的な手当てを〔ビセートルで〕受けるということはない。しかしながら、オテル・デュで短期間だけ狂人は治療され、一般施療院に入れられる者はその時点で不治と見なされる、という古典的な図式は大いに相対化される必要がある。というのは、治療のためにオテル・デュに気狂いが転送されることはまれではないからである。ビセー

（40）同書。

トルに閉じ込められた気狂いが、その治癒が、あるいは少なくとも小康状態が証明された後に、解放されることもある。一七八四年の高等法院の判決は精神喪失《デマンス》のせいでビセートルに閉じ込められ、「もはや自分の監督に不平を言うことすらない」個人、に関してそのこと〔解放されること〕に注意を促す。このことは、そこでの正式な治療の結果を意味するのではなく、少なくとも一般施療院に収容され閉じ込められるに至るような狂気に関する医学的な規定がどの程度認識されていたかを証拠立てる。同判決は、そのような解放を命じる前に、治ったと見なされる狂人はおよそ二週間ごとに三度（法院の）裁判所の医師たちと外科医による往診を受けなければならない、と定める。

地方の一般施療院への気狂いの収容は、パリでのそのテンポに追いつくには程遠く、さらに、地方での規約は市ごとに、あるいは市の大小によって異なる。小都市の一般施療院では、管理者は様々な勅令がそのこと〔狂人の収容〕に触れていないことを強調しながら、しばしば気狂いの受け入れを拒否する。十分に隔離され、適合した場所の欠如が根本的な障害となる。一七二二年にリジューでは、「少し前にこの町に隠遁するためにやって来た狂人を、無理やり送り返すために、一般施療院の小さな牢に留め置くことが」通告される。狂人をリジュー以外の所へと行く気にさせるためだけに、彼らを閉じ込める。バイユーのそれのように多くの小さな一般施療院が出現し、そこでは気狂いは、一般施療院のパンを日ごとに貰いつつ全く自由のままでいる。

クレルモン゠フェランのような大都市の一般施療院は、その意に反して少しずつ、オーヴェルニュ全体の狂人たちを寄せ集める。何故ならそこには結果として場所が（言わば）備わっているからである。そこでは男性狂人たちは「牢番」に託される。彼は原則として夜だけ彼らを閉じ込め、特に寝床の藁を取り換えて独房と中庭を清潔にし、食事を与え、「可能な限りの優しさと思いやりをもって」彼らを世話する。女性の狂人たちについて言えば、一名の修道女に預けられる。前者〔男性の狂人〕は子どもの区域に近過ぎ、後者〔女性の狂人〕は不品行な娘たちの区域に近過ぎる。何らかの医学的な治療に関しては、考慮するに及ばない。ルーアンの一般施療院は、二、〇〇〇名が閉じ込められる（女性は男性の二倍）巨大な施設であるが、狂人とてんかん者は殆どいない――「呆けて狂った」一〇名ほどの男性と約六〇名の女性がいる。レンヌでは、収容されていた気狂いの数は、一七世紀の約一〇名から、アンシャン・レジーム末期には約一〇〇名に増える。一八世紀のいくつかの見積書は、格子窓と扉下部の金具、寝床の釘、予測された拘束のための大量の鎖の量によって判断すれば、狂人と、そして興奮した狂人のための区域があることを、証明する。

リヨンの場合は、そもそもあいまいで、王国の大都市にしかない一般施療院とオテル・デュの関連付けを見ることができる。先ず、慣例に従って、気狂いはオテル・デュに収容される。実際、他種の病気と同様に、そこでは比較的短期間、彼らを治療することが問題となる。リヨンのオテル・デュでは[41]、彼らはローヌ川沿いの「低い部屋」に置かれる――先ず中世から一七世紀には数室の個室が、一八世紀には約四〇室となる。しかしこの限られた収容能力は素早い回転によって埋め合わされる――入院は短期間で、大抵の場合は必ずしも治癒を伴うことが確かではない退院で終わる。いずれにせよ、それは治療のための入院である。というのは、貧窮した気狂いをどこに入れるか分からない地方長官たちの増大す

（41）Gutton, *La Société et les pauvres - L'example de la Généralité de Lyon (1534-1789)* - Paris, 1971. 同じく Bonnet, *Histoire de la psychiatrie à Lyon de l' Antiquité à nos jours*, Lyon, 1988. そして Cathelin, *Les《Insensés》à Lyon au XVIIIe siècle-1750-1800*, Mémoire Maîtrise, Besançon, 1983. に我々は従っている。

る懇願にも拘らず、オテル・デュは不治の者を受け入れることを拒否するからである。ところで、ラ・シャリテ一般施療院の創設によって、オテル・デュに受け入れられ続ける「浮かれ者、気狂い、狂憤者」と、不治とされ、ラ・シャリテに置かれる「知恵遅れと間抜け」との最初の分配が行われうる。実際にはアンシャン・レジームの下では事態は決して明確ではなく、オテル・デュへの慢性患者の割り当ては間違いなく続く。とりわけ、彼らに加算された滞在費を払える家族がいる場合にはそうである。興奮した狂人たちは、一七五九年に一般施療院の別棟として建造される「ビセートル」に閉じ込められる ― というのはその言葉〔ビセートル〕は名詞化されるからである ―。

南フランス、特にプロヴァンス地方では、イタリアやスペインにならって、より活気のある都市生活のおかげで、またおそらくより深い慈善的生活のおかげで、気狂いの一般施療院への、また他のタイプの施設への受入れは、一層のたゆまぬ努力の目標となっていたようである。例証として、それも些事ではなく、マルセイユとエクスの場合には、フランス南部では随分昔からしばしばあったのだが、気狂いの受入れと一般施療院制度とを結びつける関係性の複雑さを垣間見ることが出来るだろう。

マルセイユ(42)では一六七一年に、一人の聖職者による私的な発議で、数名の気狂いを一軒の寮に集めることが許されていた。一六九九年には街はずれにあるかつての癩施療院の中に小さな共同体が設置される。ここにサン＝ラザール施療院、あるいは気狂いのための施療院が創設され、それは「当該の都市とマルセイユ地方で、不幸にも精神が錯乱し、頭がおかしく、しばしば狂憤に陥った人間を和らげるためであり、そしてその悲惨さに幾らかの援助を与えるためであり、彼らが引き起こしうる混乱を予防するためである」。この時以来、サン＝ラザールの社会的地位は複雑である。しばしばそれは「気狂いのための一般施療院」と呼ばれ、実際上マルセイユ一般施療院は、狂人を拒否することが出来るという都合の良すぎる権限を持っていたため、一七〇二年に、つまりその施設が同市によって買い戻され市助役によって管理されるに至るまで、オテル・デュに属していたサン゠ラザールを付属させることを望まなかった。突如、非常に大きな財政的問題が現れる。それは部屋の老朽化と、増大する気狂いの流入に直面したその狭さに起因するものであり、その数は一七〇〇年のおよそ三〇名から一七八八年の一四四名に増加する――これが（都市にとっての）「よそ者を」を拒否することへと導く。一七七〇年には二四の個室のある新区画が建設された。この木造の小屋は、各々に窓がある程に広さは十分だが、暖房はなく、夜間だけしか気狂いは収容されず、彼らは残りの時間を施設の中で半ば自由を享受する。もちろん興奮者は例外である。各々の小屋は、固定されたベッドと藁の床が備えられており、別々の狭い二つの中庭に開いている。その中庭は礼拝堂によって仕切られており、一方は男性用で、もう一方は女性用である。しかしながら一八世紀末には、全体で一一四名の気狂いに対してサン゠ラザール・アジルの約六〇を数える小屋は個人用であるにも拘らず、多くの個室は二名、さらに三名の狂人が収容されていたという証拠がある。それをより詳しく見ると、先駆的施設という印象を与えつつも（そこには〔頭を〕剃って病人を瀉血し、傷口に包帯をし、下剤と水薬を与えるための外科医が一名、特に用意される）、内部規則の中では恐ろし

（42）マルセイユのサン゠ラザールについては、我々は以下に拠っている。J.Alliez, J.B. Huber, *L' Assistance aux malades mentaux au XVIIIe siècle à Marseille* - Communication séance du 25 octobre 1975 de la Société française d' histoire de la médecine. および J.-P. Billet, *Les Insensés en Provence au XVIIIe siécre*. thèse de doctorat en médecine, Marseille, 1980. (L' auteur a dépouillé les archives départementales des Boches-du-Rhône et les archives communales de Marseille, et aussi les archives nationales pour les vingt dernières années de l' Ancien Régime - rare performance pour une thèse de médecine).

い歪みが生じており、日常の現実は、ひどく汚れた藁布団の、鎖に繋がれた狂憤者の、見捨てられた老いぼれの、夜間の死「夜間の死とは病人の状況が分からなくなることでしかない」の小屋のそれである。いくらかのお金を回収するために、狂人たちは作業員として働かされる ― 「それは大きな節約となる」。日曜日にマルセイユに来る野次馬に、一スーの「少しの寄付」金で彼らを見物させる。それにも拘らず、サン＝ラザールの経理係は「この施療院は、教会のネズミよりみすぼらしい」と記述する。

エクス＝アン＝プロヴァンスに別の形の例がある ― オテル・デュが望まない凶暴な狂人を、一般施療院がまず最初は地下室に閉じ込めた。次いでこれら二つの施設は、その都市の三番目の慈善施設であるミセリコルド〔憐みの家〕に加わり、狂人の収容によってもたらされた問題を解決するために施設費と維持費を分担しあって、一六九一年九月二日に気狂い用の救貧院を創設する。(43) これはその時に、同じ都市の施療院間での協調が見られたまれな例の一つで、このような先進性が賞賛に値する例として引用されるのは当然である。したがって十分に隔離された場所が見つかり、一〇月二七日、そこに、一一名の「町中に散らばっていた狂える婦人や娘たち」が閉じ込められる。厳密には必要性がない患者、とりわけ「正気と考えられる相当な期間がある」者をも……、しかしながら大いに慎重さをもって、留めないように努められる。実際、一六九一年から一七六八年で、回転はとにかく速く、一七名の気狂いの平均定員に対して、一年で平均七名の入所がある。おまけにプロヴァンス地方全体からの気狂いたちの施設による受入れは一七八五年には実員数を一六〇名に急増し、過密を引き起し、そこでまたしばしば同じ小屋に二名の気狂いを入れることに至る。

ニームの一般施療院には、最初は極めてわずかな狂人しかいなかった。「一七四九年以前のこの〔施設〕の異質な活動は、その始まりから非常にわずかな対象に対してであった。というのはこの種類の貧者はごくわずかしかいなかったからである ― 一七五五年のその数は、五ないし六名を超えていなかった」[44]。そして年々その割合は次第に増加し、一七八一年には三五名の気狂いに増えた。ところが男性には一〇の小屋しかなく、そして女性狂人たちはしばしば二名ずつ（それは最も厄介な問題を引き起こすが）「売春婦」の、そしておそらくは実現しないのに「悔悛者」のとも呼ばれる小屋に、閉じ込められねばならない。（「このことはより大きな問題を引き起こすのだが」）。このような現場の混乱は、そこの責任者も含めて、極めて異常で遺憾なこととみなされる。

しかしながら気狂いに関するより大きな懸念は、王国の南半分に現れるようである。モンペリエの一般施療院は、彼らに特に注意を払うが、実際のところそこに彼らは殆どいない。アルビの施療院の場合[45]、狂人たちが（特に叫び声で）近隣住民を困らせる問題は、一方は男性用の、もう一方は女性用の、中庭に開かれた小屋（その個別の小屋の的確な使用は、大人しい気ふれの中庭への出入りを想定する）を遠く離れた別棟に建設することによって解決された。それら〔個室〕は縦三・二五m、横二・六〇mで、天井は高く穹窿状で三m以上。床はレンガで敷き詰められる。各々の部屋は頑丈な差し鍵と上部と底部を固定する鉤で固定される扉によって閉じられる ― 側面には格子を備えた窓があるが、外側の分厚い鎧

（43） LおよびM・J・ヴァラードに従っている。L. et M. J. Vallade, «Historique de l' hospice des insensés de La Trinité à Aix-en-Provencce», dans *L' information psychiatrique*, nº4, avril, 1978.

（44） *Hôpital général de Nîmes – extrait du Registre des Délibérations de l' Hôpital-Général, le 6 octobre 1781*, imprimé à Nîmes, 1781.

（45） Dr B. Pailhas, «Enfermerie diocésaine, ou primitif asile d' aliénés d' Albi⋯» dans *Bulletin de la Société française d' histoire de la médecine*, 1903.

戸によって塞がれうる。床に固定され、藁布団と冬には掛布団を備えたベッド（ただ気狂いが落ち着いている場合のみ）が唯一の家具であり、一方、便座は窓の開口部に設置される。毎日の医師の回診が予定されている。施療院に配属された外科医は、気狂いの番人が住居を清潔に保ち、藁と布類の更新に気をつけているか、を自らで監視しなければならない。狂人を治療するかしないかは別として、問題となるのはまさに病人である。しかしながらアルビ救貧院の気狂いは宿泊費を払わねばならない ― それは、リヨンと同様に、一般施療院の精神と完全に矛盾する。実際には至る所で、人々は施設の何らかの精神を気に掛けるというより、一つのあるいは別の方法で気狂いを無理に押し込む実用的な関心に没頭する。

見て来たように、フランス国外では、気狂いの存在は比較的少ないものの、増加しつつあって、一般施療院に相当する施設（イギリスの「労役所」、ドイツの「矯正院」、オランダの「訓練の家」やその他の「削りの家」と「紡ぎの家」など）に見出される。そのことについて知られていることは少ないものの、非常に早くから、気狂いの施療院、不治の者や孤児の救済院、老人の保護所が、特化される傾向があるようである……。こうしてハーグでは一七世紀初頭以来、狂人とペスト患者のための一つの保護院〔アジル〕が配置され、一六七七年デルフトにもう一つ別の狂人の施設が開かれる。同様に一八世紀末、エカテリーナ二世〔時代〕のロシア帝国において、「狂人〔アリエネ〕の施療院と、矯正院のそれを区別する固有な特徴が徐々に認識されていく」[46]。しかしながら、どの施設も、パリの二つの巨大施設ほどには、気狂いを受け入れていない。

制度の破綻

先行した勅令と同じく、一六五六年の勅令もまた、一般施療院が動き始めた最初の数年間、束の間の相対的な成功を経たが、パリの乞食の問題を解決しなかった。一六六二年の飢饉の結果、再び乞食がパリの通りに溢れる。「閉じ込められる者一名に対して、四‐六名が物乞いするためにその都市に入ってきた」、と行政官が公表する多くの小冊子の一つに読みとれる。

財政担当官としては、パリの一般施療院はまもなく支払い停止状態に陥る半ばにある。院長たちは悲壮な危機の警告を発する ― 「もし適切に援助されないと、一般施療院は滅び、壊滅する。あるいはより正確に言えば、今すぐに再建されないと壊滅してしまう。それ〔一般施療院〕にはお金もなく、蓄えもなく、債権もなく、負債から生じた状況から、今月一六六六年一二月一三日の臨時議会では、一二万五、八三三リーブル一二スー九ドゥニエの負債がある」[47]。別に招集されたある議会で、貧者の集団を〔施療院の〕外部に追い出すことが考慮された。ただ多額の寄付だけが一般施療院の存続を可能にしたが、この「素晴らしい施し」は、寄贈者が毎日、路上の有様、計画の失敗を確認するだけに増々、枯渇するように見える。一八世紀中葉、一三、〇〇〇人以上の閉じ込められた者によって、財政状態ははっきりと壊滅的となる。

（46）レオン・ラルマン、前出、注30。
（47）Factum de 1666 (BN ms FF21804).

この時、赤字は二七〇万リーブルの巨額に達する。収入の欠如によるものをはじめとして、多くの解釈がある。ラント〔債権の一種〕収入、そして特に施しは不充分になっていて、宿泊費の支払いが稀なことが根底にあり、閉じ込められた者の労働による利益はゼロである。しかし何よりもパリの一般施療院の肥大化が、財政管理をもはや続かなくする。

言葉としての「大いなる閉じ込め」として現れうるかも知れないものは、実際には閉じ込められる者の人工的な増大である。何故なら、一八世紀半ばの行政官が強調するように、「パリの一般施療院は、それ以来、全王国の施療院となった。そこには健常な貧者と不具の貧者、狂人、てんかん者、瘰癧者、性病患者、そしてまた強制的に監禁された人間が受け入れられる。何故なら、地方には彼らを受け入れる保安所がないからである」(48)。地方長官へのベルサイユからの絶え間ない命令が確証するのは以下の不満である ― 「パリの施療院を、地方のための負担軽減として見なすことはできない」。それはベレーム（アランソン徴税区）の住民がラ・サルペトリエールに閉じ込めることを望む、一人の女性気狂いに関する一七四九年の書簡に読み取れる。

我々の主題の展開にとって重要なのは、一八世紀中葉のパリでの一般施療院の収容者数の増加は、パリの乞食狩りのよりよい「効率」によるどころか、むしろ地方における閉じ込めの失敗の結果であることを指摘することである（そしてそれ故に、一般施療院の収容者数とパリ住民数との比率を定めることは誤りである ― これがミシェル・フーコーを一〇％という人目を引くパーセンテージへと導いた）。それらの狂人たちはこの首都への移動という点において意味のある数字を表す。それは一六九五年から間もないパリ高等法院のある法令が証拠立てているのだが、それによると、一般施療院の院長たちはすでに「そこには幾人かの子ども、同様に幾人かの男女の全年齢の人間、盲人、気狂い、他の病気による不具者が様々な地方からパリのこの街に連れてこられているのが確認された」[49]ことを指摘する。王権力による強い反対にも拘らず、この現象は止むことはないだろう。そこで我々は氷山の沈んだ部分に手をつけることでこのメカニズムと理由を分析することにしよう ― つまり家族と「地方共同社会」の要求による監獄における矯正である。

繰り返される王令が閉じ込めの失敗を証明する。一六六一年には早くも一つの勅令が一六五七年の失敗を認識しており、一般施療院の二重の目的を想起させる ― つまり「悪質なのらくら者に対する正当な厳格さと同時に、弱者への憐憫」である。一般施療院へ三度目に連れて来られることになれば、その健常な乞食に対してより厳しい罰が命じられたが、そのことは反対に彼らが釈放されることの証拠となる。時をわきまえないこの解放は、後年には王権力によって厳しく禁じられるものの、施設を蝕む財政的圧迫を示すだけである。

王の宣言は倦むことなく繰り返される。それらの一つは、とりわけ初めて、「てんかんの不具者」を挙げるが、しかし相変わらず気狂いは列挙されない（最終的に一度もない）。健常な乞食に対する一般施療院による実際的な抑制というねらいが、全く同様の緊急の援助政策を始動させた。何よりも、一七二四年の宣言は、健常な乞食を捕らえることに明白に言及しつつ、一般施療院の活力を王国全土で再び軌道に載せることに執着する。一七二四年の宣言は、一つの高揚で始まった後、一七二五年の飢饉によって

（48）BN ms Joly de Fleury, 1244.
（49）*Code de l'Hôpital général de Paris ou recueil des principaux édits, arrêts déclarations et règlements qui le concernent, ainsi que les masions et hôpitaux à son administration*, Paris, 1786.

非常に多くの不幸な者たちを路上に投げ出した結果、一七三一年以降は死文化する。一八世紀中頃には、不具者の問題（それは事実上、一般施療院が担当し）と健常な乞食の問題（それに対して新たな施設が必要である）を分けて取り扱う時代となる。それが結局のところ援助を治安から分ける時代なのである。

地方では、〔宣言の〕失敗はより明瞭である、というのは一般施療院では健常な者の閉じ込めも、そして不具の者の閉じ込めも上手く行かなかったからである。それでも、一七二四年の宣言が無謀にもこの度は費用負担を引き受けることを約束しただけに増々、人は皆、一七二四年の宣言を適用しようと試みた。こうしてクタンスの一般施療院は、遅れて設立されたのだが、健常な乞食にいくらかの場所を用意したいと望むのだろう。そこではまた、マレショーセ〔地方警察組織〕の隊員たちが、不具者ばかり捕えることに頓着してないと非難する ― 「小教区周辺から、区別なく全ての種類の貧者を連れてくることを、彼ら〔マレショーセ〕に許可しないことは時宜を得ているだろう。そうでなければ一般施療院は、狂人、低能者、身体不随の者等々で溢れることになるだろう。彼らは、人々が抑制したいと思う真の職業乞食や浮浪者ではない」。決着はついた。そしてここでのように狂人がそこにいるとしたら、それは彼ら〔狂人〕が健常な乞食の立場を「盗んでいる」からである。しかも、あらゆる種類の不具者で過剰となった小規模の一般施療院は、すでにもう健常者の閉じ込めを拒否する。

ほとんど常に、一般施療院は拙速に設立されており、深刻な財政的困難を経験する。状況は、時代の悲惨さを考慮にいれる必要があるだけに、一層不安定である。約束にも拘らず、王権はその義務を履行することが出来ない。一般施療院の誕生の序章であった慈善運動に関しては、質素な人と同様に裕福な人の周囲でも、しばしば「心付けの募集」が実践される人の周囲でも、それは枯渇する。「慈善は減速し、冷め、ほとんど消えた」と、一七七二年にバイユーの一般施療院の管理者たちは手際よくはっきりと述べる。

サン＝ローの一般施療院では、空きベッド数を三倍にする必要があっただろう。「三名、四名、五名、そして、六名にもおよぶ貧者を、一緒に寝かせ」なければならない——そこでは二〇七名の貧者を受け入れているが、六〇〇名分の場所が必要だろう。一七二四年一二月一七日に、ある修道女が地方長官補佐に手紙で書くには、「修道院長様は、我が施療院の貧者たちが苦しんでいるのを見て、彼らに救いを与えることが出来なかったために、この三週間、発熱と陰鬱の病気に陥っていらっしゃいます。私が貴方様に打ち明けておりますのは、今の季節にほとんど裸の彼らを見て彼らの悲惨さに胸を打たれないためには、強固な心が必要である、ということです……。私は、我が乞食に対して、それが全ててんかん者［？］の病人であると付け加えます。それでも私たちが彼らを住まわせ着させる何らかのものを持っているとすれば私たちは慰められます」。「薪、バター、脂の蓄えは殆ど消費され、とりわけ布類は完全に擦り切れ、リンゴ酒は足りません」と一七三三年の別の手紙の中に書かれているのが読みとれる。

一八世紀の中頃、大きな施設での状況は芳しくはない。しかしこちら〔大きな施設〕は、作業場の製品による収入と同じく、無視できない割り当て額の配分による収入を意のままに出来た（特に入市税と罰金の一部）。しかし出費ははるかにそれを押しやり、あちこちで巨大な赤字を埋め合わせようと試みられる。ルーアンの一般施療院は、二一万六、〇〇〇リーブルの債務に対して、公債を発行する——リールのそれでは、多くの他の施設に倣って資産の一部を手放す。こうした状況の中では、新たな施設を建てる財政的出資は問題にならず、存在しているそれ〔一般施療院〕を修復することですら論外である。殆ど全ての一般施療院の建物の状態は悪く、崩壊のおそれがある。

第3章　監獄の中間施設

こうして閉じ込めの中間施設を設置する必要性が、王権力（すでに国家の意味での）に、緊急に課された。それがルイ一五世の治世の末期における「公的な部門」としての、そして一般施療院の直接的な延長線上にある、乞食の収容所の創設であった。そのことには先で立ち戻ろう。それは、「私的な部門」としての、監獄の中間施設であった。一七世紀の初頭以来、当時は非常に少数ではあったが、家族はこれらの中に、矯正のため、不肖なあるいは放蕩な自分の息子や娘を、酒飲みで暴力的で浪費家の厄介な夫を、自堕落で性悪な花嫁を、しばしば不釣り合いな結婚によるまだ若い未亡人を、公共に反し恥と不名誉の原因となる虞《おそれ》のある潜在的軽犯罪者を、そして最後に狂人を送り始めていた。アンシャン・レジーム全体を通じて、理論上は貧窮者しかいない一般施療院よりもむしろ、そこ（中間施設）でこそ彼ら（狂人）を探さなければならない。一七世紀終わりには王国の一般施療院には、五％の気狂いを数えるに過ぎず、一八世紀終わりのパリでは例外的に一〇％に達することはあるが（地方では数パーセントであるのに対して）、中世以来いくらかの狂人を留置し続けている城壁の塔や地下牢の底のように、「大いなる閉じ込め」というには程遠い。このことはその氷山の水没部分を成すのがまさに監獄で、その露骨で人を欺く部分であるのがラ・サルペトリエールやビセートルであるだけに、一層真実である。監獄また感化院とも呼ばれる施設では、手続きは非常に異なる、というのは家族は収容費の支払いの契約を含む、預け入れの詳細な申請書を作成しなければならないからである。

監獄への収容の法的手段が封印状である。複雑な制度であって、国王の個人的意志を表すとされるが、封印状[50]はその邪悪な風説よりはましなものである。封印状はまず何よりも王の発意だけに留保されており、ルイ一四世の治世で次第次第に頻繁に用いられ、一八世紀に驚くべき発展を認めることになるが、その時にはパリ警視総監（彼はそこで「実際はいつもの彼の乏しい手段」を頼みとする）次いで地方のアンタンダン〔地方長官〕は、ヴェルサイユ（中央行政機関の意味であり、国王の「意志」ではない）から、矯正されるべき「候補者」の監禁の許しを得るために、封印状に訴えるという習慣を身につける。ところで、これらの様々な権力に続いて、まさに一八世紀全体に亘って、実際のところ主要な封印状の請求者として（九〇％以上）登場するのは家族である。そういうわけでカーン納税区（現在のマンシュ県とカルヴァドス県の西半分）では、一八世紀を通して予審に付された封印状の一、七二三の請求記録の二・二％が権力（王、大臣、教会）の要求によるもので、その他は全て個人の発意によるものであり、最も多いものは家族の、また住民共同体によるものだった。

封印状の成功は、その迅速性と同時にその秘密厳守に由来する。それを懇願する家族は、つねに緊急事案としてそれ〔請願〕を行う。その述べるところでは、彼らはどの場合もまさに名誉を傷つけられようとしている――「王太子殿下様、リジューの町のある誠実な家族が、毎日悪しき輩によって不名誉の危険に曝されており、貴方様の保護による名誉保持を懇願します」と。

（50） Claude Quétel, *De par le Roy – Essai sur les lettres de cachet*, Privat, 1981.

収容の請求

貧窮者でもなく放浪者でもない狂人たち、つまり彼らの大多数が吸い込まれることになるのは、一般施療院の渦に次ぐこの新たな渦の中である。監獄に狂人たちを収容する新たな可能性が利用される。しかしながらそこには、請求者の心情にも、さらに公的権力の心情にも、社会が非難する悪人である矯正「候補者」と、病人であり憐れむべき狂人との最小限の同類扱いもない。つまり公的権力にとって、請求者に対する警戒心が非常に強いのである。

納税区の地方長官と宮内大臣に対する、狂気についての封印状を要求する請願書は、詳細で共同ものでなければならない。二五歳の息子による暴力と死の脅威を教え上げる父親の場合がある。近親者の、少なくとも一二人以上の名が嘆願書の最後に記載されている。小教区の神父は、当該者が「狂憤した精神のデマンス〔喪失〕」であることを自筆で証明する。医学的証明書は非常にまれであり、なぜなら重要なのは行動であって診断ではないからである。ルーアン納税区ラント共同体の住民が、一七八六年一一月一九日、日曜日のミサの後に教会に寄り集まり、小教区の住民であるマリー・ブリュネに対して封印状の請求という意向がふさわしいと意見が一致した。「彼女は、彼女の日常と公的安全に対して我々を危惧させる狂気に襲われており、幾度か川に身を投げ、幾度か当該小教区の建物に火をつけようとした」。

請求者にとって重要なことは、明白な事実についての調書であることと、使われている用語が、〔folieのような〕狂気そのものの言葉を始めとして、言葉のあらゆる方角（「危険である」、「間歇的に」）から、また――「低能、デマンス〔痴呆〕、狂暴なデマンス、フュリエール〔躁暴〕、精神錯乱、精神変調、頭が変になった者、頭を失った者、頭を完全に失った者」という言葉で、明確に狂気であることを示すことである。他に次のように記される――「その頭が全く整理されていないことは、彼を見れば容易に分かることである」。マニー、メランコリー、フレネジー〔狂熱〕、「子宮性興奮」という古典的医学用語は極めてまれで時代遅れで、それに厳密な臨床に全く対応しない。

請求する家族は非常に頻繁に、先験的にその誠実さを疑いえない主任司祭の証明を付け加える。こうして一七三五年、ボーヴェ司教区プレルの主任司祭は、「精神のデマンス〔喪失〕に陥った」息子のための一人の農民の収容請求を支持する。「私こと署名者は、司祭、主任司祭であり……フランソワ・ティボーがおよそ三週間前から精神の様相に変調を来たしており、そのことは彼が与える幾らかの常軌を逸した徴候によって世間の目にも目立ち、彼の父であるＭとその全ての家族に対して多大な悲しみを与えていること、を証明いたします」。

時には当局そのものが、パリ警視総監や地方長官の名の下に、機能しないか身元不明の家族に代わって、王の命令を請求する（むしろこれが封印状と呼ばれるものである）。例えば一七一七年パリで、これまで二度収容され、地区警視の哀れみを誘うルソーとかいう者に対するものがある――「彼はほんの少しのパンを食べるだけで、水で薄めたビールを一日に四分の一リットル飲む。それは彼が何も持たないことを語る。彼は非常に粗末な身なりであるが、決してひどく悪質な路上のろくでなしではない……。彼のように痩せてやつれた者を見ることは同情を誘うことである。我々が出来得る最大の慈善は死を防ぐことである」。全く同様に憂慮する新たな業務報告書の後に、ポリス〔警視〕総監は摂政〔オルレアン公フィリップ二世〕に封印状を請求することを決定することになる。

請求者からの請願書の受理の後に、地方長官、あるいはパリ警視総監は細心な行政的な調査を命ずる。

一七六四年に大臣ベルタンは地方長官に書簡を書く ―― 「あなたは以下の二つの点について注意しすぎることはないだろう ―― 第一は陳述書が最も近親である父方と母方の両親によって署名されていることである ―― 第二は、署名しないことになる者について、そしてその署名を妨げた理由についての十分に正確な但し書きを備えていることであり、それは彼らの報告の正確な証明とは全く別にである」。

地方長官の補佐かパリではポリス〔警察〕の上級班長が現場へ赴く。関係者、申請者、近隣の者、有力者が尋問される。以下はルフェーブル氏の息子の狂気を確認する、一七四六年のアランソン納税区の地方長官補佐の報告である ―― 「彼は二年来、実際に絶え間ない狂気に襲われており、しばしば繰り返され非常に暴力的な狂憤に陥るため、何度も危うく父親と母親を殺すところだった。この事実は公衆と我々の知るところとなる。疑いのない説明のために、我々は彼の元を訪れ、彼が上記の状態にあることを確認した」。両親は昼も夜も息子を監視し、薬を飲ませていたが、彼らには、もはや一スーの財産もない。三年前には同じ補佐が、その者を引き取っていたパン屋たちによってもはや見守られる状態ではなくなったある聖職者の狂気を、目で確認するために赴いていた。「問題となっているその聖職者の精神は完全に混乱し、彼のデマンス〔痴呆〕は本当であり、また彼が閉じ込められている請願者の家においても、また彼が逃げた場合にはその近隣においても同様に危険ですらある」。しかしアランソン納税区には適当な場所がない。かくして我らの補佐は地方長官にパリの施設に助けを求めることを提案する、「そこでは同じように不幸に陥った人間を、特に聖職者を、受け入れる習慣がある」。

しばしば狂気の明白さは必要とされる ―― 「その者に為された質問への応答によって、彼が相変わらず狂っていることは確実である」「秩序なく一貫性のない字句のむだ口の全体が、精神が狂った者によるものではないと考えることは困難である」。しかしそこでもまた通用するのはやはり常識であり、医学的な証明ではない。もちろん、そのことは警戒心を妨げない。しばしば緊急対応が請われて、往々にしてヴェルサイユは、もはや地方長官ないし警察代理官を当てにすることなく王の命令を交付するが、以下に挙げる一七七九年の勧告が常に付加される。「しかしながらあなた方は、ブロンデル氏の状態が実際に彼に対してこの予防策をとることが必要とされていることをなお一層詳しく確認した後でのみ、それら〔封印状〕の執行がなされるとご承知ください」。

権力側のこの警戒の証拠として、封印状が拒否されたり、少なくとも延期されることがまれではないことがある（カーン納税区では請求の一五－二〇％、プロヴァンスでは二五－三〇％）。ヴィールの小貴族の例では、妻と別居していたのだが、家族は彼が狂気のゆえに収容されることを望む（「彼は剣の一撃で馬を突き刺し──自分自身でミサをあげようとし、主任司祭を侮辱する」）。一七六七年八月、カーンの地方長官の報告は全く別のことを述べる──「単に利害関係と敵意によってこの請願が決定されたことを、私は確信する。そのうえ、罰せられることなく誰かが彼を攻撃することができるというのは非常にばかな考えであり、そこには道理がないだろう」。一七六三年、ひとりの補佐官が調査結果をルーアンの地方長官に報告する──「当該のブレソ氏はほぼ七六歳であり、その年齢に、そのうえ蒸留酒の飲用が付け加わり、ある種、耄碌と精神の衰弱、不機嫌をもたらしているのは事実であるが、誰かの生命に対しても彼個人の生命に対しても、また火事を引き起こすことについても、危険な状態とは程遠い」。そしてその補佐官は、彼を侮辱していた彼の妻と娘が、大抵の場合、彼の興奮の原因であると判断する。そのいずれにせよそこには王の命令を交付する理由はない。窓から身を投げた別の例では、「彼の兄弟たちが彼の状態に大いに関係している」ように見える（「黙れ、お前は獣でしかないんだ」と常々彼はそう言われていた）。王の命令を受け取ることが出来るのは、その者の健康に関する報告で、六か月間にわたって十分に手当されているという条件においてである、と補佐官は結論づける。

いずれにせよ、説明の補足をしばしば求め、さらに請求の正当性に関して疑念を表明しつつも、決定するのは常にヴェルサイユである。例えば一七五五年、デマンス〔痴呆〕を理由に夫が閉じ込めたいと望む以下の妻についてである ―― 「大臣が反論する。この女が行くのを望んでいない甥たちの家で暮らしに行くよう無理強いされたが故に逆上した、というただ唯一の事実さえも述べられていないではないか？」「〔彼女の〕意志における束縛は、当面さらに酷い常軌逸脱をもたらし得る。そしてよく考慮すると、全ての暴力的な怒りは、理性が働かないという理由によって狂気である ―― しかしそのことによって精神の喪失であると結論づけることは出来ない」。

宿泊費の支払い義務がもうひとつの強力な歯止めとなる。封印状の請求は、必要とされる施設とそれに対応する滞在費を明確にしなければならないが、請求者の多くは貧困を訴えており、無料で彼らの狂人を閉じ込めることを求める。行政当局はこれには耳を貸さない。「王のパン」にありつくためには、封印状の主導性をとるのが王である必要がある ―― つまり地方では、決してあるいは殆ど、それはかなわない。多くの請求は、狂気が明らかである場合でも、その目的に達することはない。あるいは狂気の例が公共の安全に重大な脅威である場合には、裁判に向かう必要がある。

封印状によるものほど多くはないが、気狂いの収容は実際、法的手段によって決定されうる（およそ三〇％）。その様式は非常に多様である。禁治産の判断は重要な先決事項であるが、難しく費用の掛る手続きが必要なために頻度は相対的に高くはない。また具体的な利害関係に係わっていると仮定される場合は、財産管理人の任命が必須となる。この伝統的で古くからある手段のほかに、議会、多様な裁判（バイイ〔代官〕や聖職者の下級裁判所）が、収容の決定の宣告へと至らしめ得る。そのことは、とりわけ気狂いがすでに司法の手中にある場合に当てはまる。免責の概念はずっと以前から獲得されているが、刑法においては多くの留保を含む。まず裁判中のデマンス〔痴呆〕の調書は、第一審では禁止され、高等法院に留保される。(51) したがって、罪人は上訴する必要がある ― このことはしばしば弁護人がおらず家族もない気狂いの場合、秩序だっているとは言い難い。次に三種類の罪については、デマンスに関する全ての調書の正当性が排除される ― つまり王への反逆、宗教への反逆、「共和制」〔国家〕への反逆である。(52) そういう訳でより多くの貧しい狂人がとりわけ一八世紀よりも一七世紀に、極刑に処せられることになる。例えば一六七〇年、フランソワ・サラザンは二二歳の明白な狂人であり、母親の家に閉じ込められていたが、彼は「新たな宗教をつくり」、そしてミサにおける供犠〔聖祭〕は偶像崇拝であると公言する。彼は脱出し、パリにたどり着き、ノートルダム大聖堂に入り、〔夜明けの〕最初のミサと第二のミサは信心深く聞いていた。〔聖体の〕奉挙の時になると彼は手に持った剣でオスチヤ〔聖体のパン〕を突き刺し切り刻もうと襲いかかり、司祭を傷つけ、聖体器をひっくり返した。逮捕され、裁判で、彼は穏やかに偶像崇拝を邪魔したかったのだと説明する。サラザンの狂気は明らかであったが、判決ではそうではない。火刑が宣言され、彼はノートルダム大聖堂の入口前で、前もって非を認めて謝罪〔公然告白の刑〕としなければならない。そこで死刑執行人は冒瀆の拳《こぶし》を切断するが、彼は「ほんの少しの叫び声さえあげることもなく、それどころか手のない腕を見つめながら微笑んだ」。(53) 彼はまさに罪人として神

(51) BN ms Joly de Fleury, 2420.
(52) Guyot, *Répertoire universel et raisonné de jurisprudence civile, criminelle...*, Paris, 1775-1783 (64vol. art. Fureur).
(53) *Journal d'Olivier Lefèvre d'Ormesson* (août 1670).

に許しを請おうとするが、王にではない。自分が裁判の適用を受けていることを全く知らぬままにである。その時彼は薪の山に導かれて焼かれるが「誰も彼がそれに不平を言うのを聞かなかった」。ここで人々が処罰を望んだのは、犯罪者ではなく、彼を貫いた罪である。アンシャン・レジーム期には、大いなる過ち〔宗教的罪〕は大いに罰せられる。

瀆神の罪以外には、「単なる」殺人者は、狂気が認められれば極刑を免れるが、それは死刑を宣告された後である ― これには慢性的なアルコール症を背景に下女を殺害した事例がある ― また一六歳の娘に対する強姦事例があるが、その例は犯行時に狂憤した狂気の状態で、薪で自らをひどく殴らなければならなかった ― この他には銃で兄弟を殺した者がおり、その者については「大脳繊維に起因した混乱」を認めると主張された。嬰児殺しの多くも同様だが、その場合は、特に狂気が確実に証明される必要がある。というのは司法は当時、非常に重大なこの罪に対して無慈悲だったからである。時には、確実に極刑が約束される以下の偽造者の場合のように、家族が先手を取ろうとする。誠実な家族全体に及ぼうとする不名誉の古典的議論を超えて、より巧妙に、次のようなことが起こる。その指物師は一一人の子どもの父親で、半痴愚だが、その分相応を超えた家庭生活に「無理やり」陥らされ、極貧に追い立てられ、粗雑な偽造によるその最初の試みで捕えられた ― その偽造はあまりに粗雑なため、それは狂人の行為でしかありえなかった。家族は（あるいはむしろ弁護人は）、制度の精神をよく理解している。気狂いの犯罪者は、死刑を宣告されて恩赦されるが、何時の日か出られる可能性も全くなく、終生閉じ込められたままとどまることを知っている。アンシャン・レジームは、今日では残酷と思われる論理において、閉じ込める再犯の危険を全て取り消す。こうして家族はその痴愚の偽造者を、残りの余生、監獄の中に閉じ込めることを申し出る。「そうすることで彼の企てが繰り返され、彼が〔偽造の〕才能を増す恐れはなくなるだろう」と、うまく付け加える。実際、我が偽造者は死刑を宣告されるが、恩赦され、そして終生閉じ込められる。

多くの軽犯罪者、放蕩者あるいは扇動者たちも、同じように彼らの家族が、病歴を強調しつつ、法廷で狂気を引き合いに出すのを目にする。そのような被告人が、「若い頃に様々な狂気と錯乱の発作に襲われていて、少し前から家族にとって不名誉となる形でそれらの発作を蘇らせていた」〔問題となるのは窃盗である〕。他のそのような狂憤した狂人は、捕まったばかりだが、「彼のデマンス〔精神荒廃〕が弁解の余地を与えないならば、司法のあらゆる譴責に値するような行為に身をゆだねたのであった」（一七七八年）。狂気が少しでも認められさえすれば、司法は進んでこうした例の免責を認めようとして、収容を命じる。(54) いくつかの請求は免責に値する。例えばある中学校の校長の女性の隣人についてのそれ〔請求〕のように ― 「彼女は狂っており、それは大いに哀れみを誘う。しかし昼も夜も私の町内を、そしてとりわけ私を困らせる」。

司法の決定と封印状との間の権限上の争いは、法律上存在しない。逆に一八世紀が進むにつれて、そして王権組織が完成するにつれ、市当局による収容は ― かなり多く、常に緊急という名の下にであるが ― 次第にヴェルサイユには容認されなくなる。この〔市当局の〕収容〔の減少〕は、明らかに保護〔補償〕の減少を証拠立てており、何に対して王権力が次第に激しく闘うことになるのかをしばしば公認するだけである ― つまり請求者と監獄〔矯正施設〕の合意の上での収容に対してである。

(54) Des Essarts, *Dictionnaire unversel de police*, 1786-1789 (art. folie).

同じ考えで、ヴェルサイユは「司法官の個人的命令」、つまり首席評定官か高等法院の検事総長によって発せられた正真正銘の封印状と闘うことになる。こうして多くの気狂いは、パリ高等法院の検事総長が掌握するプティット・メゾンのようなところに収容される。たしかにこの手続きは満足な保護を提供する。それにも拘らずこの「司法官の個人的命令」がヴェルサイユを強く不快にさせることに変りはない。一七五七年一二月一四日、宮内大臣であるサン＝フロランタン伯爵はルーアン納税区の地方長官を叱責する――「閣下、サン＝ヨンの家〔監獄〕の者たちは、司法官の個人的命令に従い、両親によってもたらされた苦情を口実に、家族の息子や他の者をそれ相応に受け入れ、強制的に勾留することが慣用となっていることを王はご存知なのですよ。そして陛下は、自由は非常に貴重なものであり、そのため何人も、自由そのものがそれらの原因と検討されることなく、超－司法上で自由が奪われ得ない、と判断しておられます」。要するに、必要なのは封印状であり他のものではない。一週間後、サン・ヨンの監獄の上長が、この観点での契約書に署名するために招喚される。

収容の理由

しかしアンシャン・レジームの下での狂人とは誰なのだろうか？　というよりむしろ、誰がある時点で〔狂人の監獄への〕収容の要請を公式化するのか？　閉じ込めの要請において、狂気は〔収容の〕いかなる部分を占めるのか？　確かにそれは〔収容の〕限定的な部分である、というのはまたもや多くの気狂いが調査を免れるからである。いずれにしても古文書の中に不意に現れる者たちは、騒々しく、突如として耐え難くなった少数者を構成するに過ぎない。家族が気狂いを時には厳重に閉じ込めて、常に近隣の目から隠しつつ、何とか折り合っていた者〔気狂い〕は数に入っていないし、家族が合意のうえでどこかの修道院に閉じこめた者たちも忘れてはならない。

ほとんど常に狂気は前から存在していた。以下に七－八年来「狂気に襲われている」ジャン・シャテルの事例がある。「彼は酒に溺れており、そのことが良識の点でそれまでも豊かとはいえなかったその頭を襲っていた」。三か月前から家族に見捨てられて、彼は「憤怒性デマンス〔精神荒廃〕」となり、「憤怒する者として」監獄に入れられる。次に、二年来「精神が錯乱した」ジャック・ドゥララクの事例がある。彼の姉妹たちは「彼の回復に一役買いたいという希望を持って」彼を受け入れたが、狂気は和らぐどころか、かえって増悪した。彼は姉妹たちに対して「刃物を抜いた」。また次に、その狂気が家族を一七五六年に収容を要請せしめるに至ったマリー・デジュベルディエールの事例がある。封印状の手続きは途中で破棄されており、「なぜなら彼女はより大人しくなったからである」。そして二年後に、病人は教会の中で何回も怒りの発作に身を任せるようになり、今度は本気で収容の手続きが再開される。極貧で孤児の次の狂女については、歴史は名前を留めていない。彼女は何年もの間、ポワティエの一般施療院によく適応し、調理場で役立っていたが、今や彼女が「医務室の病人をうんざりさせ、シスターたちを苦しませる」。最初は皆、大人しく耐えたが、その後どうにもそれが出来なくなり、もはや見守ることは出来ない――「もう彼女を受け入れたくない」。

さらに、一七七八年におけるドゥニ・ロワゼル司祭の事例がある〔司祭たちの収容請求は頻繁であるが、とにかく彼らの行状、ましてや不正行為が公衆一般の注目の的になるのは事実である〕。「七－八年来、彼の内で精神の錯乱が見られていた」。彼は下女とだけで住んでいたが、彼女に子どもを一人儲けさせていた。その醜聞はパリ司教による賢明な配置換えでもみ消されたに過ぎなかった。しかし「司教は彼から復帰への幻想を取り上げた」。こうして一部屋に独りで住む我らがロワゼルは、あえて日課のミサを読誦し、頭に帽子を被ったまま行列に加わる（とりわけ破廉恥な振舞いである）が、冒瀆し罵り、公教要理を伝授していると主張するので、しばしば彼を教会の出入口へ連れて行く必要があったほどである。「そして、しばしば彼は奇妙な処世訓、さらに言うならば、狂気の道理をとめどなく唱えていた」。

数年前に始まり、突然、危険で公的秩序を乱す発作に至る狂気の古典的な図式に加わるのが、大抵の場合は大人しく、〔家族の〕絆が破綻するまで、近親者によって全面的に管理された、はるかに古い狂気の図式である。母親や姉妹が昼も夜も看護する「低能者」、無害なデマンス、てんかん者たちの長い一群である。その者が身体不随となるかあるいは死にそうになると、いよいよ収容すべき気狂いとなる。それが一四年間部屋に幽閉され、母親の管理下にあった四五歳のマリー＝アン・ルグイの事例であるが、母親は「娘の不幸を和らげるという希望をもって、あらゆる薬ならびに生活費を賄うためにその全財産を費やしてしまった」。さてその母親は、八四歳となり、寝たきりとなった。もはや彼女は娘の面倒をみられない。同じく驚くべき事例として、亡くなったばかりの祖父にその時まで保護されていた二〇歳の「女性低能者」が挙げられる。彼女は村人たちによってサン＝ローの一般施療院の玄関口まで連れて行かれ、その時代に新生児が教会に捨てられたように、村人は彼女を捨てる。不幸な娘は、名前も何処から来たかも言えず、最終的に受け入られるまで丸一日、立ちつくしたままであった。一八か月後も（一七八六年である）彼女はまだ施療院にいた。「彼女は決して狂人ではなく、単なる低能者である［しかし］彼女は施療院の他では生きることが出来ない」。

過去の医学的治療についての言及はかなり多く見られる ―― 「最初は、熟練した医師の指導の下であらゆる可能な手当が彼に施されることになる……ただし成功することはない」「手当は役に立たなかった」

と、〔言及から〕読める。これらのことはすべて、入所時の高い平均年齢を説明している――三〇歳、さらに四〇歳である。

全ての事例において収容の判断基準は、しばしば用いられる以下の公式にまとめられうる――「彼の状態は自身の自由の行使を許さない」あるいはさらに「ひとりで身を処することが出来ない」。もしそれ以上に、収容の理由の類型に関して概略を示そうとすれば、最もしばしば引き合いに出されるのは、なによりも断然、危険な狂気である（請求の半数以上）。狂人であったが危険ではなかった漁師のジャン＝ピエール・メヴェルが、一七八七年に櫂の一撃で父親を負傷させる。一七五四年、シャルル・ルベールはデマンスの発作で銃で妻を傷つけ、小学校の教師に向けて撃つ。ピネルもまた妻を傷つけ「血まみれ」にさせるが、彼が激怒の発作に襲われている場合には人々は彼の暴力をもはや数え切れない――彼は鎌で自分の馬を襲って傷つけ、自分の蕎麦畑荒らした疑いのある隣人の豚を殺し、姉妹と執行官を殺すと脅した。彼はまた藁ぶきの家に火をつけると脅し、このことが村の住民を最も不安にさせ、彼の収容ために住民は団結する。「人々は彼がそれを為すほど十分軽率であるのを知っている。実際には彼の財産はほとんど価値はないが、しかし近隣の家々が近ければ近いほど危険に曝されており、村全体に放火するかも知れない」。よりおおげさでばかげているが、小教区による彼の〔収容の〕請願の原因となるのも「聖ヨハネを祝おうとして村に放火しようとする」ような狂人である。放火はアンシャン・レジーム期の最大の懸念であり、ぶらついている気狂いは潜在的放火者と考えられた。ある者たちは自分の家に火をつけたが、それが意図的なのか事故なのかは、近隣の者には重要ではない。というのは結果は同じだからである。他の者は、塀の中で本物の炭に火を点け、あるいは夜に穀倉や穀物置き場を蝋燭を手に持って歩き回る。彼らの常軌を逸した行動やその破壊を妨げようとする人々の家に、火を点けるぞと彼らが脅す時に臨んではなおさら、何と言うべきか！

行為に及ぶ行動化するが、結局のところそれほど多くはない粗暴な狂人たちの傍らに、日夜至る所で走り回り、叫び、罵り、近親者を殺すと脅す、潜在的に粗暴な莫大な一群が存在する。そのうちの一人は、主任司祭を殺すと定期的に脅し、彼は正義を怖れることは何もないと言い足すので、彼は狂っていると言われ続ける。別の一人は、いつも手に斧を持ち歩く。彼は以前、斧を高く上げて妻を追いかけ、発作の際に窓を断頭台にしたのだが、告訴するためには、王の命令を請求する者たちは彼が誰かを殺したことの論証を待たねばならないのか？　気狂いの激怒発作は、しばしば隣人たちに彼らを縛るようしむける。「彼をベッドに縛り付けることを余儀なくされ」「納屋で鎖でつながれた」。その革紐を引きちぎり、窓から食器を投げる者がいる。より大人しいとはいえ、やはり不安を起こさせるのは一七三七年のフェランの例で、長い裁判で負けたのだが、それが「彼の頭脳の激変に少なからず寄与した」。彼は家の中に閉じこもり、そこから出ず、彼に悪意を抱く全ての者に対する中傷の貼り紙で覆っていた ― その数は多い。彼は縄の端に備え付けた袋で窓から食料の補給を受け、扉の穴からその買い物代金を支払う。「噂では」彼は常に武装しているとされ、人々は他者ならびに自身に対する何らかの絶望的行動を恐れる。

自殺しようとする気狂いは、別のひとつの範疇を形成する。被害妄想患者は、幻覚に襲われて、あらゆる種類の錯乱をきたし、自殺に失敗するのは実際にはまれで、窓から身を投げ、首をつり、溺死したりする。全く同じように剃刀で自分の喉を切り裂き、命拾いし、包帯をかけられ手当され、そして、三週間後に窓から身を投げ、再び助けられたルーアンの商人のような（補佐官が語るように）「へま」も存在する。収容の正当化には、そのような執拗さは全く不要である。

危険な、あるいはそう考えられる狂気よりもよく見られるのは、興奮し公的秩序を混乱させる狂気である。行政官庁の物議を醸す者がいる。半ば裸で道を走り回る者がいる。あらゆる種類の常軌を逸した者がいる。「どんな場所でもそれに耐えることは不可能だ」と一七〇七年のパリ警察の報告の中に読める。この興奮は飲酒癖としばしば関連しており、ふつう以下のように証言される ― 「酒瓶に身を任せ、同時に彼はあらゆる種類の不摂生に溺れている」「日々の精神の衰弱が、あらゆる種類の常軌逸脱を伴う飲酒によって引き起こされている」。居酒屋の常連が無害な白痴に酒を飲ませ、卑劣な快楽を得ることが問題であることは、まれではない。「今のところ、彼は人に迷惑をかけていない」。悪魔が彼を取り巻き、それを追い払おうと空中に銃を撃つようなアルコール性幻覚者、被害妄想者については、「彼が何時の日か、近隣住民の一人を悪魔と取り違えることが懸念される」。また典型的な妄想者もいる ― 彼らは「異常な感覚」を持っていると言われる者たちである。ある者は自分が金持ちであると信じ、別の者は自分が破産したと信じる。この別の者は一七〇五年、「恐ろしい悪霊に支配されている」。同じく信心深い社会においては、宗教が妄想に好まれる主題を提供する。「彼の狂気は永遠なる父であることであり、人々が彼を違う風に呼ぶと彼は逆上する……彼にそれ〔永遠なる父〕に身を任せるよう提案するのも、同じく狂っているに違いないだろう」。ラテュードがシャラントンで出会ったもう一人の妄想者は、[55] 自分をイエス＝キリストと考える。ミサで聖別の時になると、彼は自分が生きたまま食べられるのに耐えられず逃げ出す。より簡潔な文体であるが、一七五三年の報告は少なからず雄弁である ― 「信心によっておかしくなった頭」。多くの迫害妄想(その時代には現代的過ぎる用語)はよりはるかに痛ましい。三七歳のジェルマン・

(55) Claude Quétel, *Évasions de Latude*, Denoël, 1986.

スプリーは、「一年前から男たちが彼を苦しめているが誰か分からないと、不安と苦痛を訴える。彼は異常な熱さを感じる。人が彼の口から臓物を吐かせ根こそぎにする」。

今日と同様、かつてのこの型の狂気は、常に平穏ではないとしても（それはほとんどない）少なくとも一時的な発作を周囲の人が耐えるのに十分長い平穏な時期がある狂人よりも、はるかに頻繁に限りない収容要請の原因となる。とはいえ精神の単純なるもの、「低能者」もいなくはない ― ある者は教会に置かれる ― 「大脳が衰弱した者である」 ― 他の者は無害であるが、「非常に醜悪なわざとらしい態度をとるので、妊娠中の女性たちが怖れるのも当然である」。

施設

一八世紀初頭には、国王政府は発展の絶頂期にあるにも拘らず、閉じ込め〔施設収容〕の問題では窮地に陥る。体刑としての刑務所は、存在せず、刑事裁判で裁かれる者たちは（とはいえ盗みは当時、重罪である）、時に起訴を免除されることを除けば、せいぜい追放刑であり、悪くすれば漕役刑か死刑が宣告される。こうしてあらゆる種類の隠れた－および下級の－軽犯罪の分野に対して司法の大きな空隙が存在するが、そのため家族は不名誉を免れようと気をつかい、封印状によって教護院、つまりいわゆる「監獄」へと送り込むことを要請する。原則として、そのことについて何が述べられ得たにせよ、気狂いたちはそれらのすべてとは関係がない。何故なら彼らは、「教護〔矯正〕される者」とは違い病人として認識され憐れみを受けるからである。確かにそうではあるが、彼らに対しても閉じ込める場所は必要であり、特化された施設がないので家族や住民共同体は、教護〔矯正〕される者に用意されたものと同様の施設を要求する。アンシャン・レジームの実用主義は、我々の時代から見ればひどく見えるが、それを強く望む者たちによって、教護〔矯正〕されるべき者と狂人の同類扱いへと性急に結論づける。ところで我々は、法においても精神においても、実際には同類扱いは存在していないことを見ることになる。場所の結びつきがあるだけだった。刑務所自体〔現代の留置所に相当するもの〕のあちこちに、気狂いが収容されているのがすでに見られるのは、事実である。どの場合も、その状況は当局自身によって耐えがたいものと考えられる。それでも一七七三年にはポーの刑務所の中に、「狂人を収容するための」三つの小屋の建築が必要となった（実際には、小屋根の下の「庭の奥の三つの独房」）。誰も気狂いを認めていないのにそれ〔気狂い〕にどう携わればいいのか？　こうしてベアルヌ連隊の元兵士であるジャン・クロワゼは、一七八四年にエペルネの刑務所にやむなく留まっていた。「この種の人間を閉じ込めるいかなる場所もなく、彼を見守る人間もいない」と、さまざまな当局からの手紙は増え、空しく積み重なる。戦争大臣は年に一五〇リーブルを支給しようとする。恐らくビセートルにか？　しかしすでに一年が経過しており、クロワゼはエペルネの刑務所にずっと閉じ込められたままである。

一般施療院の失敗と封印状の請求の増加に直面して、国王政府は、約四〇の国立刑務所（最も有名なものはバスティーユ）しか用意できず、原則としてそれは政治犯だけに割り当てられていたのだが、修道院の監獄への転換を徹底的に促進することになる。これらの修道院は、王国の至る所に設置されていることと、当然のことながら、在院者に最も必要とされる沈黙、祈り、規律の遵守と労働環境により、可能性を秘めた在院者を援助するのに適している、という二重の利点がある。他の利点は、豊かな修道院から貧しいものまで、全ての者に給費があるだろうということである。たしかに中世以来、そのやり方は新しいものではないものの、多くの場合は、一度に一人ないし二人の非常にわずかな個人に関するものでしかなかった。全く「監獄」という名に値するものではない。

カーンのボン＝ソヴェールの例は、この時期の王権による強い奨励策として特徴的である。一七二〇年に誕生した四人の修道女によるこの小さな共同体は、一棟の質素な建物の中で貧者たちを世話し支援することに専念する。共同体は存続するために、その人生を穏やかにキリスト教徒として終えるためにやって来る、高齢ではあるが採算のとれる婦人たちのような有料の入所者を受け入れる（「教育を求める老嬢たち」）。しかしこの時でもその共同体は王の開封勅書によって正当化される必要がある。一七三三年にカーン下級裁判所の警察代理官はバイユーの司祭に対して、共同体は「身持ちの悪い人間を、適切な規律の中で生活するよう閉じ込めることを」受け入れるよう直接圧力をかける。未決の開封勅書の要請が大いに加速されることになるだろう、と臆面もなく付け加えられる。しかも、共同体の住民は「兵役のための」くじ引きが免除されるだろう。ちなみに、矯正候補者を拒否する場合、共同体は収容を命じる王の封印状そのものによって強制される。

ボン＝ソヴェールの修道院は受け入れる。なぜならそれは結局は絶えず不足する予算を確保する手段だからである。一三年前から持ち構えていた開封勅書は、カーン市の延期作戦にもかかわらず翌年には届くが、市は憤慨した「というのも真実が笑いものにされ、この町の女性は非常にふしだらで、そこでは婦人と娘は淫蕩を生業としていることを仮定していたからである」。最初は「女放蕩者」の矯正だけが問題であった。ところが一七八五年にボン＝ソーヴェールはより広い場所に移転し、三〇名の修道士のほかに、一二名の「教育を求める未婚婦人」と一五名の恩給受給婦人、二四名の強制入所者を数える。その内一二名は「精神が混乱したもの」である。この気狂いの非常に高い比率（どの監獄も狂人だけを受け入れるのではない）は、「〔気狂いの〕専門施設化」の始まりを示しており、それは最初の規約に見出される（一七八〇年頃）。ボン゠ソヴェールの四つの「収容棟」は、次の順番で列挙される ― 「狂人用、貧者用、教育用、悔悛者用」 ― 各々の収容棟には、各々はっきりとそして厳密に区別された場所が用意される。

一八世紀の終わりには、王国は五〇〇近くの監獄を数えており、その三分の二以上は修道院である。同様の組織は、慈善と道徳の保証によって、有料であるとはいえ、実際には気狂いの収容を意味する場所となっており、彼らは強制的収容者全体のおよそ一五％を構成する。こうした平均化は事実上、大きな不均衡を隠蔽する。というのは、いくつかの監獄は実際には彼らを受け入れておらず、他の施設では、例えばボン゠ソヴェールでは定員の半分にまで達する。これらの監獄は、規模と「社会的地位」において非常に様々であり、一八世紀の終わりには一年に二〇〇から一、五〇〇リーブルに至るまで収容の費用は多様である（当時日雇い労働者の日当は、一リーブルないしそれ以下である）。

ボン゠ソヴェールにならって、いくつかの修道院、その大多数は男性用（の修道院）であるが、次第に狂人を受け入れる専門施設となる（再度強調するが、決して独占化ではない）。神の聖ヨハネ修道会による慈善兄弟団の場合がそれであり、その施設はヨーロッパでは数多い。フランスでは一八世紀末、三〇ほどの救貧院の他に、慈善兄弟団は「デマンス〔精神荒廃〕あるいは矯正目的の入所者」のために約一〇か所の監獄〔強制収容所〕を所有し運用する。それらの施設だけでも、王国全体の封印状あるいは裁判所の判決による気狂いの約四〇％を収容する。とりわけキャディラック、ポントルソン、シャトー゠ティエリ、サンリス、何よりシャラントンのシャリテ〔慈善施設〕がそれである。もっとも気狂いの絶対数はそれほど多くはない（もし一九世紀のアジル〔癲狂院〕の成り行きを考慮するとまだ取るに足りない）。一六七〇年からの監獄であるシャトー゠ティエリでは、封印状により閉じ込められた者は一七七八年には二九名を数えるのみで、その内二一名が気狂いである。サンリスでは、一六七五年の四名の「入所者」

から一八世紀末には八〇名に増えるが、気狂いの比率は三分の一を越えない。シャラントンは、その名が狂人監獄と同義となるまでの間、パリの大規模な監獄であり、その創立は一六四一年に遡る。当時は七ベッドの救貧院でしかなかった。一八世紀には、平均一二〇名から一三〇名の収容者を数え、その内八〇名から八五名が気狂いである。

王国におよそ四〇を数えるフランシスコ〔コルドリエ〕修道会もまた非常に大きな割合で気狂いを受け入れる（約二五％）。ヌーヴィル＝アン＝エズ〔オワーズ〕のノートル＝ダム＝ドゥ＝ラ＝ガルドのフランシスコ修道会では、平均約三〇人の強制収容者が施設を占めており、狂人の半数は小屋に厳しく隔離される。いずれにせよいくつかのフランシスコ修道院では、公的な収容の事例については、はるかに少数を公表する。したがってヴィック＝ル＝コントのそれは（リモージュ納税区）、一七四六年に封印状によって収容され気狂いは一名を数えるだけである。しかし一七三五年に施設を訪れた補佐官は次のように報告する――「修道院の中には、狂暴な者のためにきちんと締め切られて、特別に使われる小部屋もある。そこにはまた、落ち着いた状態が監視を免除する人たちがまずまず過ごせる小部屋も見られる」[56]。ところでそこには他の者はいるのか？　それがまさに一八世紀末に王政府が把握しようとした問題であり、家族による直接的な預け入れの問題である。

さらに、やはり男性用のものではあるが、一七世紀末以来七つの監獄〔強制収容所〕を有していたボン・フィス〔良き息子〕修道会と、キリスト教学派の兄弟団を挙げておこう。女性の強制収容所について言えば、それらは数が少ないと同時に、気狂いを受け入れることを一層ためらい、さらには抵抗する。避難所〔女子矯正施設〕は、ウルスラ会修道会のいくつかの施設、さらにはカーンのボン＝ソヴェール修道会で例外である。

しかしながら修道院によって運営される監獄だけが、気狂いを受け入れる唯一のものではない。施設の多様性をよりよく理解するために、それら〔施設〕の地域的な分布を検討する必要がある。もちろん幾つかの例を取り上げるだけになる。ルーアン納税区では、気狂いのための「大」施設はサン＝ヨン（キリスト教学派）〔修道院〕である。そこには一七七六年に、三〇名の気狂いがいるが、全員が封印状によって収容されている（強制的収容者は全体で七七名である）。ただし、非常に少数ながら、他の多くの監獄においても気狂いは見られる ― クロワッセのペニタン・ドゥ・サント＝バルブ〔告解者聖バルバラ〕修道院、マチュラン修道院、ルーアンの女性のためのノートル＝ダム＝デュ＝ルフュジュ修道院である。この修道院女性幹部は一七七七年に地方長官に向けた手紙に次のように書く ― 「わたくしどもの修道院は監獄ではなく、そこに誰かを閉じ込めるために建造されたものではありません」。ある女性収容者は一七六九年以来、王の命令によってそこに居るのだが、〔彼女は〕「脳が常にひどく興奮しており、現実に財産を管理することは不可能である」（彼女は保佐の元にある）からである。気狂いたちは一六世紀末以来、等しく、ルーアンのすぐ近くのサン＝トーバン＝ラ＝カンパーニュの農場に配置される。それは一種の農業監獄である。そこには約一五人の狂人が収容されており半ば自由を享受するが、そのことはその領地の領主による一七八五年の次の抗議文が証拠立てるように、全ての人が気に入るわけではない ― 「狂人たちは、彼らがそうでない時も別なやり方で監禁される必要がある。彼らが現在まで享受してきた自由ほど

（56） Jacques Gimard, *Ordres du roi et lettres de cachet en Auvergne au XVIIIe siècle*, DEA de doit public, Université de Clermont I, 1982-1983.

この世に場違いなものはない。公共の安全が乱されることは教皇の意図するものではなく、我が小教区は、他〔の小教区〕以上に、この人々と予期せず出会うことで生じ得るいかなる厄介な出来事にももはや曝されてはならない」[57]。そしてそれだけでない ― 中世末以来、ルーアンの城壁の塔は貧しい気狂いを閉じ込め続ける。また一八世紀には新たに、幾人かの気狂いが封印状によってルーアンの一般施療院に閉じ込められる。このことは同時に、この類の施設に、副次的にではあるとはいえ、監獄の社会的地位を授けることになる ― このことはルーアンや王国のその他の都市においてはさして重要ではない出来事であったが、後述するように、ビセートルとラ・サルペトリエールにとっては大きな社会的地位となる。

この多様性と複合性は王国全体において認められる。カーン納税区はそこだけで優におよそ三〇の監獄があり、そのうち六か所ほどが気狂いを受け入れており、女性の強制収容者のうち一八％を占め、男性では二五％を占める。シャリテ〔慈善施設〕、とくにポントルソンのそれ（一七七四年には四七〔名の収容者〕に対して一六名の気狂い）、さらにバイユーのフランシスコ会修道院においても、狂人に出会うことが予想される。しかしクタンス南部のメニル＝ガルニエのドミニコ会修道院は、まさに海のバスティーユという異名を持つ国の刑務所のモン＝サン＝ミシェルと同様に、狂人も受け入れる。一六六六年から一七八九年の間に交付された一五三の封印状の分析[58]によると、三五名だけが王権主導であり、一方、二一名は教会権力の主導で（聖職にある者に対して）、九七名が家族主導で、それらの内一一名が狂気によるものであることが気づかれる。海のバスティーユの中で凍えたとされる「何千の収容者たち」とは程遠い。そしてほかと同様、ここでも収容能力は需要（ニーズ）を大きく下回る。

納税区の首都、カーンに関して、貧窮した気狂いを収容するのはシャティモワーヌの塔である。この城壁の塔は、遅れて一六世紀末に建築されたが、軍事的観点からはすぐに不用となり、「狂人の塔」の好例となる。それは、中世末以来、ヨーロッパのとは言わないまでも、王国のほぼすべての大都市に見られ、アンシャン・レジーム期の長きに亘ってそのように用いられ続けた（たとえば、ある時はフランス領で、ある時はオーストリア領であったトゥルネーのマービスの門は、一六世紀から一七七〇年の崩壊まで、狂人の塔の役目を果たす）。シャティモワーヌの塔は高さ三〇メートル、四階建てで、厚さ七メートルの壁によって強い印象を与えており、そこに新しい大砲を据え付けるための台形の部屋が整備される。一六世紀には、そこには戦争捕虜が閉じ込められ、一方でオテル・デュは、より近くの別の塔、マシャールの塔に狂人を収容する。そして一七世紀にはシャティモワーヌの塔は、オテル・デュも城の司令官（軍隊が問題の時）も監獄（不正行為によって勾留されたデマンス〔精神荒廃〕が問題の時）も〔受け入れを〕望まない気狂いを収容する独占権を次第に獲得する。彼らのうち八〇％は危険と見なされるか、あるいは少なくとも公的秩序を混乱させる者と見なされる。一八世紀には、「狂人の塔」への収容は、家族が直接市当局に申し出ることで増加する。一七二〇年には一人の管理人が任命されたことが確認される。彼は実際その日付で「九人の気の狂った人間に対して、藁代の四五スーの他に」七リーブル一七スー六ドゥニエの領収書に署名する。赤貧の気狂いはオテル・デュで養われる。他の者たちは家族によって

（57）Lucien Andrieu, «Les fous de Saint-Aubin-la-Campagne», dans *Actes du 102e Congrès national des sociétés savantes* (Limoges, 1977), Paris, 1978.

（58）Étienne Dupont, «Répertoire des détenus de l'Ordre du roi enfermés à l'Abbaye du Mont-Saint-Michel», dans *Revue de l'Avranchin*, 1914-1919.

非常に安い滞在費で預けられる。実際、「快適性」はそれ〔費用〕次第である。そこ〔塔〕に閉じ込められた約一二人の気狂いは（男性で、女性は例外的）、木製の個室が備えられた上部の部屋や、厚い壁の中の、また浸水していない場合には地下牢の中の、独房が割り当てられる。一八世紀中頃からは、管理人が気狂いを（食事、暖房、照明のための追加分が彼に支払われる場合を除いて）「全てが足りない」ままにし、そのうえ「お金を得るために彼らを見世物にしている」と、家族が塔の収容状態に不満を述べる。閉じ込めの状態は極めて耐え難いため、一七六六年に市当局の報告書はそれらの一つについて次のように記す—「この人間は狂っていないが、そうなりうる可能性が忘れられてしまっている」。

その〔狂人の〕割合は他の大部分の納税区においても同様であり、たとえばリオン（オーヴェルニュ）には約二〇か所の監獄があるが、その内、五ないし六か所が気狂いを収容する。さらにブルターニュにおいても事情は同じであり（納税区に区分されておらず、エタ〔自治〕地方を構成し、より自主独立的である）、そこではレンヌ近郊のサン゠メアンが際立っており、中世以来、巡礼者を受け入れていて、その雑多な社会的役割は一般施療院であると同時に監獄でもある（一七八七年には封印状により四五名が閉じ込められており、その内の一八名が気狂いである）。ロレーヌ公国やバル公領のような新しい地方では、気狂いの収容はより中央集権化され、男性に対してはナンシー近くのマレヴィルに、女性にはノートル゠ダム゠デュ゠ルフェジュに集中する。

南フランスにおいても、一つの地域全体から引き寄せるのはより専門化された巨大な施設である。我々はそのことを、マルセイユやアルビの、あるいはまたエクス゠アン゠プロヴァンスの三位一体会の、気狂い救貧院に認める。一般施療院であると同時に監獄でもある。またアヴィニヨンでは、教皇特派使節補佐の教唆によって一六八一年に創立された慈善救貧院にも言及する必要がある。その都市に限定された

「入所者募集」の後、一八世紀には収容者は増大する。一七七九年に、家で気狂いを監護している伯爵領の家族が、〔存在している証拠によれば〕教皇小勅令によって彼を救貧院に入れるよう厳命されているのが分かる。異端糾問所で激しく非難された結果、教皇小勅令は修正されねばならない。明らかにその時代に先駆けて、アヴィニヨンの救貧院は、収容の場合には医学的証明書を要求する。最も古いものは一六九〇年の日付が見分けられる ── 「アヴィニヨン大学の教授資格者の医師であり下に署名する私は、診察の後、明白となったように、フランソワーズ・ジュサンドという名の者が気が狂れているのはしかるべきことであると皆に証明する」。

パリについて言えば、気狂いを受け入れる施設の多様性を理解するためには、監獄〔強制収容施設〕についての、唯一ではあるがすでに複雑となっていた行政的枠組から離れる必要がある。一八世紀末のこれらの施設はどのようなものであり、そしてそれが引きつける領域とはどんなものなのか？　我々はすでにオテル・デュ〔パリ市立病院〕とプティット・メゾン〔小さな家〕、つまり不治の者と伝染病患者のためのある種特別な救貧院との連関について語る機会があった。オテル・デュでは、特別に割り当てられた二五の部屋があり〔病気の子どもらと痘瘡患者、その他〕、互いに非常に離れた二部屋には「治療の可能性があると思われる狂人たち」が見出される。男性用のサン＝ルイには四二名分あり、女性用のサント＝ジュヌヴィエーヴには三二名分ある。この後者の部屋は間仕切りだけで「熱病患者」の部屋〔サント＝マルチーヌ〕と隔てられる。他のどこの施設とも同様にオテル・デュでも、中世から受け継がれた寝台は、ほぼ全部が四人用の大きなものである。同じベッドに四人ずつ寝ている狂人たちの〔同時に「熱病患者の」〕治癒の見込みがどれほどであったかは十分に想像される。一七六八年の「頭がおかしくなった」修道士がその場で、「一つの寝台にただ一人寝る」ことが強く勧められる必要がある。他にも増してオテル・

デュは、狂人があらゆる地方からやって来るだけに一層、「狂人たちは非常に窮屈となる」。「一七八〇年八月一一日付けの審議記録に読めるのは、およそ二〇年来この病気は非常に増加しているので、男女の病人に定められた部屋はいつも満杯であることである ― ビセートルに送るべきであった者の数の割合は増加した」。それでも〔患者の〕回転は非常に速やかである。気狂いは、退院するか一般施療院かプティット・メゾンに再入所するまで、最長二か月間はそこに留まる。

その後者〔プティット・メゾン〕の施設（一七八七年には男女四四名の気狂い）は、むしろ救済院〔ホスピス〕であり、そこでは狂人は治療されることはない。そのうえ証明書が、気狂いが治療されたこと、そして病気が不治と認められたことを明らかにする必要がある。最低の入所費は三〇〇リーブルである。安いと考えられるこの料金にしては、「その独房はビセートルのそれより少しましである」。いずれにせよ、そこには制度的閉じ込めを外れた（つまりは一般施療院と監獄の枠外の）、管理の領域である。それはまた一八世紀末に高騰する滞在費を支払える家族の増え続ける需要に応えるためにパリに二〇か所近く誕生した私的および民間の入所施設の場合にも当てはまる。これらの小さな施設は ― もっぱら気狂いを受け入れる唯一のものだが ― 、サン゠タントワーヌ、サン゠ジャック、そしてモンマルトルというフォーブル〔市壁外地区〕に集中する。あるものは数名の収容者しか受け入れないが、他のものはそれぞれ優に約三〇名を受け入れる。全体で三〇〇名近い気狂いがおり、最も多いものは「低能者」で（「怒り狂った者」はそこでは稀である）、行政的監督の完全に範囲外のこれらの施設に住みつく。

そのほか閉じ込めに関しては、監獄と一般施療院が残っている。比較的に遠方にもかかわらず、シャラントンの施設は首都に属する。そこでの滞在費は、新入院者では〔身分に〕応じて高くなる（六〇〇から一、二〇〇リーブル） ― つまり小貴族、ブルジョワ、聖職者、軍人 ― 最後のものはしばしば王の出費による。まれなことだが、病気になった気狂いのためにだけ女性監護人が一名存在する。国立の牢獄であるバスティーユとヴァンセンヌは秩序を乱す原因となるそこの狂人たちをやはりシャラントンに厄介払いする。確かにこれらの国立の二大牢獄には狂人たちが見出される。

バスティーユは、多目的の国立の牢獄であり、そこだけで、一六六一年から一七八九年の間に約五〇名〔の狂人〕を閉じ込めた[59]。一八世紀には他に場所が無いので彼らはそこに入れられる（一六四三年に記されたバスティーユの最初期の報告書の一つは、バスティーユに入れられた約二〇名の内、三名の狂人を数えていて、その内一人は「常軌を逸した司祭」で、もう一人は「手に負えない悪党」である)。「バスティーユの評判」を高めるこれらの気狂いは、時には手に負えなくなった遠くの監獄からやってくる（施設間での移動が非常に大きい証拠である)。彼らはバスティーユには一時留まるだけだが、そこで落ち着くための時間となる。「この館はこうした輩を閉じ込めるために用意されたものではない」と一七一五年に宮内大臣は注意する。しかしそこにはるかに多くの数の半狂人として幽閉された者がおり（偽スパイ、偽陰謀密告者、詐欺師、ゴシップ屋、「計画を企んだ者」)、そして、ひとたびその城塞の重い扉が彼らを閉じ込めると、彼らは全くその通りになった。そのような者と認められると、一七六四年に大臣たちやポンパドゥール侯爵夫人を陰謀告発の手紙であふれさせたポーケと言う者や、一七七一年に王に「非常に恥ずべき様式の約一二通の手紙」を書いたシャトレのかつての代訴人のように、彼らはシャラントンに移送される。パリ警視総監にとっては、「それが王の出費をより少なくする結果を生む」だけに一層、

（59）C.Quétel, *L'histoire véritable de la Bastille*, 前掲注28。

好意的である（「王のパン」に依っている国立の牢獄では、明らかに〔家族が〕払うべき入所費は無い）。同じ総監が逆に、バスティーユから逃れようと考える偽の狂人たちに悪用されないように専心する。「彼らのしかめ面に驚かされないように」とヴェルサイユから勧告される。時にその策略は模倣者の期待以上に成功し、「彼は狂人のふりをして、実際そうなるのである」。

シャラントンと並んで、サン＝ラザールは原則として専ら封印状による気狂いを収容するパリのもう一つの監獄である。最低六〇〇リーブルの入所費で（しかし一、〇〇〇リーブル、さらに一、二〇〇リーブルの入所費も見られるが）、この監獄は宣教司祭修道会によって維持され、ヴァンサン・ドゥ・ポールによって創設されたが、シャラントンと同様、裕福な家族専用である。王国の他の監獄においてと同様、サン＝ラザールは矯正候補者も閉じ込める（騎士デ・グリューは文学的典型である）。一七世紀末には矯正のために四八室あり、気狂いには三八室で、後者は一八世紀には二倍以上となる。

パリの一般施療院に関しては、一八世紀には、そのようなものとして、また同時に監獄として、つまりすでに地方で確認された矯正を要する者と家族の依頼に応じて気狂いを閉じ込めるという、流れの中で機能する。そこは一年につき二〇〇リーブルという入所費で、王国で最も安い費用の監獄である。不快さと雑居生活はそれ相応である、というのは「施療院〔オピタル〕」は「施療院〔オピタル〕」のままであり、その名〔オピタル〕だけでおびただしい貧民の群れに恐怖を広めるからである（「救貧院〔オピタル〕で終える」とは、俗語では久しく悲惨さの中で死ぬことの同義語であり続けることになる）。「そこは司祭にはふさわしい場所ではない」と一七三九年にヴェルサイユは注意を喚起する。家族の側でも彼らの気狂いのために施療院〔オピタル〕を要請することは嫌がる（「何故なら施療院〔オピタル〕という名称は彼らの想像力を傷つけるからである」）、しかしそこの入所費は無視できない。入所費は地方発の要請には五〇リーブルが加算される ― それら〔地方からの流入〕を阻む試みの証拠である。強化された手続きにも拘らず、一八世紀には、王国の隅々からビセートルとラ・サルペトリエールへのすさまじい「吸引」が確立される。直接的な収容の要請に加え、家族が当初に設定された入所費をもはや払えなくなり、だからといって狂人を自由にできない他の監獄からの多くの移送者がいる。

一般施療院による捕捉においてではなく、そこに、収容される気狂いの数がかなり多いことの説明が見出される〔ビセートルとラ・サルペトリエールへの地方からの移動〕。― したがって、数はパリの人口と比べるべきではない。一八世紀末、彼ら〔狂人〕はビセートルに約三〇〇名である ― 九二名が「鎖に繋がれた怒り狂った狂人」であり、一三八名が「低能の、あるいは精神の弱い狂人」、そして一〇〇名をわずかに下回るてんかん者である ― この後者は常に入念に気狂いから区別され、可能な場合には別に収容されるが、彼らを数え上げることは難しい、というのは彼らは働ける者の区域、あるいは子どもの区域にもまた見出されるからである。ただ危険な偶発症状のある者だけが狂人の中に入れられる。またこの「まったく恐ろしく、毎日病室で混乱と恐怖をもたらすかもしれない病気」を、人の目から隠さなければならない。まもなく有名になるラ・サルペトリエールの狂女たちについて言えば、彼女らは常に全体で七〇〇名を数えるが（そのうち三〇〇名がてんかん者）、それは七、八〇〇名の閉じ込められた女性たちに対しての数であることを思い起こそう。施設は非常に巨大なので、「施療院」と言うと、ラ・サルペトリエールを意味する。狂女たちの区域は、「小屋」と呼ばれ、たとえそこに低能者とてんかん者のためのサント・ジャンヌの建物が付け加えられたとしても、ラ・サルペトリエールの一四区域の内の一つでしかなく、極めて入念に互いに切り離されている。あらゆる同列の扱いからは程遠く、矯正される者は、一六八四年に創設された「ラ・フォルス〔監獄〕病棟」（そしてその建物は、今もピティエ・サルペトリエール病院で見られる）に閉じ込められる。明瞭に区別された四つの翼棟が、「普通 lé commun」（改悛の期待の持てない街娼）、「教護 la correction」（期待の持てる街娼）、「強制 lá grande force」（封印状による者）、そして「牢獄 la prison」（不名誉刑を宣告された）を取り囲む。ここでは、まさに他の区域よりもはるかに厳しい規則による矯正が重要となる。ビセートルにおいても事情は同様である。それらは共通の地理を持つ相異なる世界である。そのことは強調しすぎることはない。

一般施療院は、監獄としてそれらだけでフランスの気狂いの四分の一を収容し、その圧倒的多数をラ・サルペトリエールとビセートルに収容する。一八世紀末にこの体制は、政府が試みることになるその場しのぎのもう一つの解決策 ― 貧民収容所にも拘らず、暴走する。

日常生活

読者は監獄での狂人たちの日常生活が、二〇〇リーブルまたは一、二〇〇リーブル払えるかによって、同じではないことを見抜いてしまっただろう。料金は同一施設の中においてもしばしば異なっており、とりわけ食事の献立を左右する。たとえ料金が単一の場合でも、結局は追加費用が必要で、単に余分としてだけではない ― 暖房するための薪であり、十分に豊かでおとなしい者については火のある部屋を自由に使うことができる（もちろん小屋にはない）、明るく照らすための蝋燭もあるがそれもまたおとなしい者に対してであり、食事の追加、服、寝具、あるいは藁布団を取り換え、番人や礼拝堂付き司祭への心付けのおかげで僅かに優しさが追加される。また医師の回診と薬に対する追加料金があり、それは決定的に不治とは思われない数少ない病人に対してである。

ともかく一人の気狂いの生活は、入所費がいくらであっても、彼が穏やかであるか興奮しているかによって根本的に異なる。前者の場合、彼は中庭、あるいは庭で自由であり、ただ食事と就寝の時にだけ自分の大部屋か小屋に戻る。後者においては、一人の監視人のもとで極度に制限され、隔離と拘束が永続化する傾向がある。エクスのラ・トリニテのように幾つかの施設では、鎖を気狂いが庭でも移動できるようにする足枷に置き換える試みがなされる。厳密な意味での拘束に、短時間の罰としての様々な道具が加わる ― それが首枷や手枷［鉄製のもので、拘束として役立っていた］、シャラントンにおけるような檻である。

さらに知る必要があるのは、気狂いが全体的として適切にあるいはひどく取り扱われているかどうかである。監獄の規則書および報告書を信じるとすると、全てが彼らの境遇の改善のためになされる（これらの実践を試みる労をとることすらしないのはパリの一般施療院だけである、と報告書の中にある）。シャラントンでは、穏やかな狂人は、時には野山にまで連れ出される。乱暴な者は独房に入れられるが、それは「他の部屋より頑丈なだけであるが、安全である」。狂気に対して水浴、瀉血、様々な治療が、適用される（我々はこの問題に後に立ち戻るだろう）。医務室は、少しでも不調があればどの者も受け入れる。精選された蔵書は、それを読む権利がある者は自由に読める。昼食（現代の朝食）には、「極めて上等なパンの一切れ、ワインをドゥミ・スティエ（二四〇ml）！」 ― 夕食（現代の昼食）には、「茹でた牛肉、羊肉、あるいは塩漬け豚肉、アントレ、ワインをドゥミ・スティエ」、夜食には「子牛あるいは羊肉のロースト、ワインをドゥミ・スティエ」である。サン＝ヨンでは、献立は毎日変わり、二度の食事には肉があり、もちろん金曜日は別で、夕食には「塩漬け鱈か、ほかの塩漬けの魚」、夜食には卵が出される。「週に三回、サラダが出される日を除いて、毎日デザートがある」。予算の少ない監獄では、「一二オンス［三六六g］

パスタである」。

の小麦粉のパン三個、三分の一瓶［六〇〇ml］のワイン、朝と夜の中身のあるスープ、それと野菜、肉、

苦情を述べることが出来る状態の何人かの気狂いの手紙の中に、非常にさまざまな反響が集められることに、読者は驚きはしないだろう。実際、封印状による収容者や政治犯、矯正を要する者、あるいは気狂いはすべて、苦情を訴える権利があり、その記録は閲覧のためにヴェルサイユに送られねばならない。裁判所の判決によって収容された者も同じく、とりわけ当事者が不当な収容を引き合いに出す場合には、何らかの調査が行われた後に、パリ高等法院の検事総長に手紙を書くことが出来る。しかしこれらの嘆願書は、監獄の上長者たちが、常軌を逸していると判断される書面を先ずもって選別することを考慮すれば、送られるのは常なのか？

我々にまで伝わる苦情は、日常生活について全く別の姿を見せており、それは、ちょっとした失敗のために乾燥パンや水に置き換えられる耐乏であり、根拠のない拘束であったり、部屋係やさらに修道士によって加えられる殴打のことである。集団的な提訴、趣意書は、彼らの声を告発へと結びつける。一七六七年、トゥールーズの大司教への提訴は、サン＝ピエール＝ドゥ＝キャノンのフランシスコ会神父が、他の矯正を要する者とは違って気狂いは不平を言うのが不可能なので、長期間止め置き、全てを奪うことが出来るのに乗じて、私利私欲のために気狂いを引き止めている、と非難する。一六九七年に発表された趣意書によれば、サン＝ラザールの気狂いは矯正を要する者と同様にひどく処遇されているようである

──「アリエネ〔精神錯乱者〕を世話する助修士や番人は、彼らを就労日の午後に施設の庭へ連れて行くが、羊の群れにするように手に持った棒で全員一緒に引率する──そして誰かが少しでも群れの中から外れた時や、あるいは他の者と同じように素早く歩けない場合、棍棒で殴られる。非常に乱暴な仕打ちなので、

中には不具にされた者や、他には頭を割られたり、受けた殴打によって死ぬ者も、見られた」[60]。

サン＝ラザールに対して表明されたこの攻撃文書をそのまま信用する必要はないとしても（もっともそれはミシェル・フーコーがこの文献について行うことだが）、司祭たちの悪評は遅くとも一八世紀には確かなものであり続ける。（尻を叩く修道士[61]）というあだ名が修道者に与えられるほどに、鞭は施設の悪癖となる。苦情を申し立てる者の大多数は矯正を要するものであるのは、モン＝サン＝ミシェルの矯正を要する者が修道士によって「棒で叩かれ」「檻に入れられた」と苦情を言うのと全く同じことである。しかしそこで問題になるのは矯正者であって、一般的な見解からまさに匡されるべき者である。問題のすべては、日常の平凡さと通俗化において、監獄の修道士たちがどの点まで、矯正されるべき者にだけひどい処遇を定めており、狂人たちについては、彼らが病人であるという視点を失っていないかを知ることである。ヴェルサイユとその啓蒙された精神は遥か彼方である。

これら相反する二つの原資料の途中であるが、残念なことに、往々にして「利用者（収容者）」の直接の証言は頻繁には手に入らない。歴史家にとってもめったにないことだが、オーヴェルニュの辺境のラ・セレットに閉じ込められた司祭のように、矯正を要する者たちが発言するものがある。彼は納税区の地方長官に宛てて一七三六年に以下のような手紙を書く――「夜も昼も気狂いたちが聖なる神の名を冒瀆

（60）*Relation somaire et fidele de l'afreuse prison de Saint-Lazare que les Missionnaires noment par honneur Pension et Maison de Retraite ou de correction*, BN ms Joly de Fleury, 1415.

（61）*Mémoires concernant les Hôpitaux de la Ville de Paris*, BHVP ms 1893?.

するのが聞こえるこの有害なラ・セレット牢獄に、住みついている相当に不幸な者たち皆は、このうえなくぶざまな食事のみならず、哀願者を殺すと毎日のように脅す前述の気狂いたちによる絶え間ない大きな騒音に、苦しんでいます」[62]。

一七七五年にバスティーユからシャラントンに移送されたラテュードの証言は[63]、たとえ相対化する必要があるにしても興味深い。彼の覚書は、大革命の初めに現れるが、彼を「王の専制政治の最も衝撃的な犠牲者の一人」とすることに専念する。彼は一七四九年以来、王によって囚われの身となり、一七八九年までそのまま留まることになる。バスティーユに耐えられなくなり、一七五六年にはそこから脱獄さえする。「濫書症者」で自分の血でシャツに文字を書くまでに至り（その一断片は今でもアーセナルの古文書整理箱の一つに見ることができる）、その結果、彼は「頭が変になったことを理由に」シャラントンに移送される。もちろんラテュードは自らを狂人とは見なしておらず、おそらくは完全にはそうでないが、ここで興味深いのは、それはいわば背景として、彼が残しているシャラントンにおける狂人についての報告である。「シャラントンの施設は、狂人収容に役立つように特別に用意されている — ある者たちはデマンス〔精神荒廃〕と怒りの持続的状態にあり、それが彼らを危険なものにする — 彼らは閉じ込められ、時に一種の小屋で鎖に繋がれ、決してそこから出ることはない — 他の者たちは周期的にしか、あるいは一年の一時期にしかこの怒りの発作に苦しむことはない — その他の期間中は、自らの精神と理性に恵まれる — その時には彼らは施設の中で全く自由なままにされており、この厄介な状態に陥ろうとする瞬間にだけしか閉じ込められない — 要するに、他の者は軽いデマンスか時には愉快なデマンスでしかなく、しばしば唯一の観念か、あるいは独自の対象によってしか問題を引き起こさない — そして他の点を考慮すると、彼らは明瞭で記憶力のよい精神を有しているように見える — これらの者は通常、自分の部屋から出て、人と出会い、集まり、全施設中を散歩する許可を得る ― 若干の人は同じく日中〔いつでも〕外出する許可を得る」。さらにラテュードは付け加える ― 「私は、その発作が周期的である狂人たちがいる、と述べたが ― 彼らが発作の時は、小屋か地下納骨所に降ろされ、そこで鎖に繋がれ、時に鉄製の檻に入れられる。怒りの時が過ぎると、再び施設の本館に戻される」。一七七年には、解放されるが直ぐに新たな欺瞞の咎で、ラテュードはビセートルに投げ捨てられる。なんということか我々の調査では、彼は狂人の中にではなく、矯正すべき者の中に入れられる。「私はビセートルという名を口にすると、今でも恐怖で身が震える」。独房、棒の殴打、シラミ、ノミ、ダニ、壊血病、とりわけ飢え……。食事のメニューを吟味できていたバスティーユの「美しき日々」はどこにあるのか？　庭や図書室、玉突き台のあるシャラントンの美しき日々はどこにあるのか？　確かに狂人たちにとってのビセートルが、矯正を要する者たちにとってのビセートルより快適であるはずがない。

しかしながら監獄に収容された気狂いたちは、無統制に委ねられると結論づけてはならないだろう。入退所者と死亡者の登録簿、定期報告書、パリ警視総監、あるいは納税区の行政官や地方長官のほぼ一年ごとの視察は、気狂いがその境遇に打ち捨てられていないかへの絶えざる関心を立証する。これらの視察は、常に綿密であり、狂気に関して収容以前だけでなく、収容期間中についても貴重な証言となる。とりわけシャラントンとサン＝ラザールの場合がそうである。多くの報告書は次のように簡潔に言及する

(62) ピュイ・ド・ドーム県、ジャック・ジマール AD Puy de Dôme, Jacques Gimard より引用。前掲注56。
(63) 前掲、注55。

だけである――「常に狂っている」「時々怒り狂う」「低能になる」。しかし他のものでは、査察を重ねて、各々の狂人についての観察を照らし合わせるという労をとり、狂気の経過を明らかにする。行政官は、各部屋、各小屋に入り、個別に気狂いを尋問する。繰り返すが、狂気と判断されるのは医学的水準ではなく、行動の水準であり、まさにそれが収容の原因となった。実際、狂人と識別することについては、中世末の異端糾問所の手引き書の定式からそれほど遠く隔たってはいない――「それで、狂人を相手にしているとどうして分かるのか？　バカはバカのように話し[64]」、こちらの男は「おびただしく喋る」――こちらの女は「ルイ一五世、一六世と、次々に全ての王の名を呼ぶ」。そこに単なる眼差しだけが教えることが加わる――「彼の拘留の原因は、その人の顔つき、まさにその人全体に表現されている」。時にこれらの査察は、見たところ狂人ではない者（言うならば十分にはっきりとは狂人でない者）を矯正者の中に移す好機である――「彼の心を傷つけることなしに、彼を狂人の列に置くことはできない」のである。

　ここシャラントンにはデュ・クロ・デュ・ボサールとかいう人物がいる――「それは他の者にも増して怒り狂った気狂いである。彼が言うには、彼が会う者は皆、毒を盛る者で……彼だけが精神と霊に対して権限を持つ。私には、そのような話は狂気の名に十分相応しいように思われる」。一七〇九年には「彼はかつてない程に興奮する」。一七一一年には、「彼は今や殆ど話さず、そのうえ何も考えない――こうして狂気は間もなく彼を、死で終わる通常の愚鈍状態へと導くことになる」。サン＝ラザールにはシモン・ドゥ・ロベルがいる――「彼はデマンスであり、しばしば怒り狂う――彼にはドイツ人がうるさくつきまとう」。一七〇六年には彼は自分が聖フィリップであり、そして一七一〇年にはルイ一四世だと思い込む。彼の健康はしだいに衰弱し、そして一七一一年には臨終間近である。やはりサン＝ラザールにはミシェル・アンブロワーズ・ドゥ・ランティヴィがおり、「その狂気は全く脈絡なくラテン語を話すことである……しかし彼は十分に従順であり、彼に最も望みうることは、彼の頭が過熱しないことである」。一七〇八年、「彼の愚鈍状態は極端に悪化する。彼はしばしば自分に対して抗弁し、自分で答える。疲れると、数日間、口を開けようとも食事を摂ろうともせずに過ごす」。一七一一年まで変化はない。ここにはまたポール・ル・コック・ドゥ・コルブイユがおり、「気がふれ、財政と建物についてしか話さない」。一七〇二年には彼の常軌を逸した行動は増加する ―― 「何時も歌い、彼の想像は、いわゆる財宝、シャンパーニュのワイン、あるいは狩猟の喜びだけで一杯である」「一七〇九年、一七一〇年、一七一一年には同様に、彼の健康は通常以上に良い」。身体的健康に関して、それ〔体調〕が良い時には、観察は往々にして冷笑的である。この司祭は、部屋を暖めるのを望まず、こうして一七〇九年の厳しい冬を過ごし、以下の言葉を引き出す ―― 「実際、彼の健康状態は良好としか言えず、長生きの兆候がある」。別のある者について、「彼は元気すぎるとしか言えない」と述べられ、また別の者については「彼は驚くほど太っているが、長く生きられないのではないかと心配される」と語られる。

また、頑なに黙って名前も年齢も言おうとしない（あるいは言うことが出来ない）者たちもいる。この軍人は、その入所費は王が支払っているが、「どうしても自分の部屋に留まり、好きなだけ黙っていることを望むのだが、この過度の沈黙は彼の精神が次第に狂ってきていることを十分に知らせる」。秘跡を拒絶する者たちもいる ―― そのことは、この極めてキリスト教的な社会においては、よい印ではない。なかでも宗教、誇大、富裕、あるいは迫害のデリール〔熱狂、妄想〕に固執する者がいる ―― 「彼はそ

（64） *Repertorium Inquisitorum*, Valence, 1494.

の空想のすべてを捨てる決心ができない」。最も古典的な収容の図式では、何年かが過ぎると、怒り狂うデマンスの状態から「低能〔愚鈍状態〕」へと進行性に推移する──「彼は連れて来られた時の怒り狂っていた状態から、低能〔愚鈍状態〕で口数は少ない状態になった。精神は衰弱した」──「まどろみ、食事の時間に目覚めるだけである」──「彼は終末期に至っており、まさに肉体の塊にしかすぎず、半ば死んでいる」──「彼はけだものの命を生きているだけである」──またしばしば次のような言及は簡潔で決定的である──「子どもに返っている〔呆けている〕」。挿話的な怒りの発作が時々この植物状態を中断することとなる──「彼に母親のことを話すと、乱れた精神は時おり、激高状態に入る」……サン゠ヨンの別の似たような気狂いは、「拘束されて精神が興奮している時以外は非常に落ち着いており、その行動は整然としている」。サルペトリエールのそのような気狂い女は、文字通りには怒り狂ってはいないが、しかし徹底的に寝具と衣服を引き裂く。「彼女を外に出したい時には必ず手錠が必要である」。

気狂いの大部分はそこに長い間、さらには非常に長い間留まり、大部分が数年しか留まらない矯正者とは異なる。サン゠ラザールとシャラントンでは、半分以上がそこに一〇年以上おり、ある者は二〇年以上前からいる。何人かの「最古参者」は収容が三〇年を超える。それらの者たちにとって、収容は人生と共に終わるしかなく、ことごとく「自分を取り戻すことなしに」死んでいく。このことは、使える場所が非常に少ないこともあって、どこもかしこも、一年に数名の入院しかなく、回転の非常な乏しさを説明する。シャラントンは、一六八六年から一七一四年の間に、三四七名の気狂いしか受け入れておらず、同じ期間のサン゠ラザールはせいぜい約一〇〇名である。サン゠ヨン（ルーアン）では一七七六年に、一七七〇年以前に入った気狂いを二二名数えるが、その後は七名だけである。矯正を要する者は出て行き、気狂いは留まり、利用可能なわずかなベッドを凍結させる。

その時代の中傷者たち（それは存在するが、少数である）がそのことについて何と言おうと、わずかしかない利用可能なベッドを待つ他の要請があるだけに、その収容が正当化されない場合にはそれは維持されない。視察に際しては、一貫して退所の問題が提起される。「現在のところ彼は従順に見えるが、彼の〔状態の〕変化はより長い検証〔期間〕を要するように見える」という言い回しの指摘が時に見られるとしても、より多く見られるのは以下の記述である――「私は〔一年後には〕彼の頭の状態が非常に良くなることがわかる。したがって私は彼を自由に戻すことが可能であろうと信じる」。そして実際に気狂いは退所する。四五歳の（時は一七二二年）、一七一〇年以来シャラントンに収容されていたニコラ・ドュビソンに関して、「彼は、王に話がしたいこと以外に弱点は知られず、他の問題については本題からそれることはなく、常に非常に敬虔で従順に見えた。したがって私は、もし彼を故郷に連れ帰ることを喜んで引き受けてくれる誰か信用できる者の名を挙げることが出来れば、と思う」とある。実際には彼は翌年再び怒り狂うことになるが、それでも以下の観察にも拘らず一七一四年には退所することになる――「相変わらずいつもの低能〔精神荒廃〕で、治るはずという様子は殆どない」。そうするうちに彼の家族は彼の受け入れを決心したが、それは哀れみによるか、あるいは、よりありそうなのは入所費用の節約への関心である。こうして、また相変わらず治らないままで従順となったかなり多数の気狂いが、数年後には家族の要請によって退所する。地方では封印状の撤回がかなり頻繁に、家族と地方長官の連名で要請される（そして受け入れられる）――「狂気の徴候を示すことなく、四季が移り変わった」（モン＝サン＝ミシェル、一七八四年）。実現性のある要請は一貫して優遇される。「実現性」という言葉によって理解する必要があるのは、必ずしも気狂いが治ったということではなく（彼らの入所以来、圧倒的多数が不治であった）、「支障なく社会に戻ることができる」ということである。一七六〇年、ある夫が、封印状によってラ・サルペトリエールに狂女として閉じ込められた妻を取り戻そうとする。彼はパリ警視総監に申し出て、総監は彼の側で「救済院」の院長に助けを求める。その者〔院長〕は答える――「この女性は、怒り狂うことも危険なこともなく、常に同じ考えを持っています――彼女が〔ここで〕穏やかであるように、不都合なく、家族とともに穏やかに居られると、私は信じます」。行政は常に同意する訳ではない――「私は、この施設ではないとしても、どこかに留める必要があり、彼女の退所を請求する母方の両親の熱心さは、もし彼らが彼女の現在の状態を見れば正しくないことが分かるだろうと考えます」。いずれにせよ、危険と考えられる狂人たちを退所させることは問題にならない。

退所はほぼ常に、それを要請する家族が病人をよく監視し、さらには彼が狂気の行動に身を任せた場所から彼を遠ざけることを約束するという最低の条件を伴う。ラオンで「部隊一番の美男子の死」を話した後、「陰鬱なメランコリー」に陥り、収容が必要となったこの若い娘では、状態が改善したので彼女の自由を取り戻すことが大いに望まれるのだが、それはラオンにおいてではない。「そこには王の部隊がまだ駐留している」からである。行政側のためらい（「彼〔気狂い〕がこの施療院を退所するとすれば、同情すべきことになろう」）にも拘らず退所が実行されると、〔病気の〕再発は決して遠いものではなく、新たな収容の要請を引き起こすことになるだろう――そして「彼が自由を享受して以来、彼は幾たびか常軌を逸したことを行った」（門の不法な破壊、夜間での騒音……）。「四か月後、彼の怒りは再発し、彼の自由を完全に奪うことが必要となる」（一七七一年、ビセートルへの第二回目の収容要請）。

何人かの脱走が数え上げられるが、その頻度は矯正者よりもはるかに少ない。一七〇五年にサン＝ラザールから脱走するのが、オータン大聖堂の司教座聖堂参事会員の場合であり、「しかし彼には行動するために十分な理性はないため、彼を連れ戻すことに苦労はなかった」。こうした脱走や脱走の試みは、異なる体制の監獄間でのかなり頻回の移動の原因となる。一七七一年には、ラ・ジョンキエールの三〇歳のある者は、収容されていたサン＝ピエール＝ドゥ＝キャノンの施設から脱走し、自宅に放火しようとしたこともあった。捕らえられ、サン＝ピエール＝ドゥ＝キャノンでは「柵が十分ではないと思われる」ことが確認されて、国立の牢獄であるサント＝マルグリット島に閉じ込められる。国立の牢獄もまた興奮した狂人を受け入れることを次第に嫌がるようになる。怒り狂ったデマン〔精神荒廃者〕が、手錠を外された後に、一晩で、彼の部屋の扉や窓を含めて破壊するに至り、そこから山の麓の住人たちに様々な破片を投げつける時、「狂人をこの館に送り込むことが、ここの利用法ではない」、とモン＝サン＝ミシェルの修道士は抗議する。

家族の要請による移動はまた、ある場合にはその変化が改善をもたらすだろうと期待してであるが、より多いのは年月が経過し滞在費があまりにも重荷と思われるためである。したがって多くの気狂いたちが、種々の監獄からビセートルやラ・サルペトリエールに行きつくまで容赦なく身を落とすのが目にされる。これらのことすべてから、結果として、しばしば複雑な道程が生じる。そのような狂女が、先ず一七三七年六月にカーンのシャリテ〔慈善施設〕に閉じ込められ、そこで彼女は火をつける。彼女は九月にパリのサント＝ペラジーに移され、次いで一七四三年にクラバンのウルスラ会修道院（オセール近く）、次いで一七四八年にアヴァロンのウルスラ会修道院に移される。次の未亡人クロニエに関しては、その経路は複雑さと、アンシャン・レジーム下での気狂いの収容についての実用主義を例証する。カトリーヌ・クロニエは年齢不詳だが、間違いなくまだかなり若く、一七六〇年以来未亡人である。そのころ、彼女は「毒気に襲われ」た。それに「ほとんど整った行動がとれない」ことが加わって、家族は彼女を父親の保護の下におくことを強いられた。ところがこの者〔父親〕がたまたま死ぬことになる。家族によって要請された封印状によって、一七六九年に彼女はコドゥベックの修道院に収容させられる。そこでの躁暴の発作により、一七七二年に王の新たな命令とともにルーアンのボン゠パストゥール〔教会〕に移送され、そこでの「あまりにも激しい躁暴の発作のため、彼女を拘束せざるを得なかった」。新たに一七七六年にリジューのボン゠パストゥールに、一七八一年にはベルネーに移される。この年に家族の要請によって禁治産の判決が下される。カトリーヌはその当時、カーンのボン゠ソヴェール〔教会〕に入れられる。一七八五年に院長は彼女について次のように記述する ―「彼女の狂気の状態は現在のところ相当深刻であって、明晰な時もあるとはいえ、彼女を世間に戻すことは不可能と考えられます」。しかしそれでもその時代 ― 我々はまた後に詳述するが ―、王政府は封印状による収容を立て直すことに積極的に専念する。ところで、封印状については一七七二年以降、新たなものはなく、司法による命令もない（禁治産の判断だけでは十分ではない）。カトリーヌ・クロニエは一七年来閉じ込められており、一七八六年にカーン納税区の地方長官はこのうえなく厳しい手紙を、王の命令を免れているボン゠ソヴェールの院長だけでなく、また家族の元にも送り、「私は、これら一二名の人間に関して〔家族のことである ― 一人の兄弟、一人の叔父、一〇人の従弟〕、彼らは、囚われていることに憤慨している一人の不幸な婦人を禁治産にするために集まることはよく理解しているのに、解放がその点において五年の監禁よりもよい結果をもたらすかも知れないことを検証しようとした者がどうして誰一人としていないのかを、驚きを持って尋ねたい」（地方長官はその院長が関係している年月しか語らない）。家族は聞いていないふりをするが、地方長官は固執する。なぜ「自由の喜びによって、その悲しみと怒りの毒気を鎮めないのか？」。数か月後、何も変わらないことに苛立って、地方長官は一人でボン゠ソヴェールの門前に現れ、〔門を〕開けさせ、そしてカトリーヌ・クロニエのところまで行く。そこで凍り付いている修道女たちの前で、彼女に、彼女が良くなったように見えるので退所できるだろう、と彼は述べる。大革命前から、何かが変わりつつあった……。

第4章　物乞い収容所という中間施設

一般施療院のもう一つの中間施設は、監獄のそれに次いで、ルイ一五世の治世〔一七一五－七四年〕の終わりの乞食〔物乞い〕収容所という施設である。おそらく一七世紀の社会よりも一層排他的な社会において、浮浪者と乞食に関する言説はかつてないほど情け容赦がなくなる――「それはそこに認められる危険の多少に応じて、仲間の家であれ敵の家であれ攻め込む海賊である……。彼らは寄生虫であり、狂暴なスズメバチであって、巣箱の中では役に立たないだけでなく、そこで良い秩序を破壊し、たちまち蝋と蜜を台無しにする」[65]。ジャン＝ジャック・ルソーは、物乞いは社会契約を破ったと見なす〈社会契約論〉。田舎の住民もまったく同様に厳しく、次第に多くなる浮浪者をかつてない程に拒絶し、浮浪者を受け入れ続ける農民を非難する[66]。名士たちによる慈善も、民衆による慈善もない。その始まりから両義的な一般施療院の慈善さえもない。もっとも、それについては明らかな失敗から教訓を引き出すことが重要で、それ以降、援助と抑圧は明瞭に区別される。新たな差別が不可避となる――閉じ込めるにふさわしいとしても、同じ場所が双方に〔乞食と気狂い〕同時に使われてはならない。今度は、健康な乞食が逃げるがままにさせることは問題にならない。

物乞い収容所の創設

ルイ一五世の治世下、今後の王の行政は、「地方に配置された王」と言われる地方長官とともに、納税区の堅固な網目を拠り所とすることができる。それ以降は行政的手段が支配的となる。一七六四年八月三日「浮浪者とならず者に関する王の宣言」が発令され、そこでは先行する閉じ込めの失敗が認識される。「物乞いであってもなくても、浮浪者とならず者」の捕捉が新たに公布され、マレショーセ部隊〔近衛騎兵隊〕に託され、美しい未来の到来が待たれる。累犯への刑罰は加重される。その宣言は、閉じ込めの場所については既存のものを想起させつつも、非常に曖昧なままである。

一七六七年一〇月二一日の国王顧問会議の裁定は、「大部分の地方では、施療院には満足のゆく定期金が与えられておらず、地方では十分に確実な強圧的手段の場を持たない」ことを公式に認め、それぞれの納税区に「閉じ込めの刑を宣告された浮浪者とならず者を留めるために、十分に閉鎖的な施設」を設立することで、この空隙を埋める。それらは「陛下の費用によって」維持されることになる。それは重要な方策であったが、一七六四年の宣言では、近隣地方によって引き受けられた者に対してだけ計画さ

(65) Lambin de Saint-Félix, *Essai sur la mendicité*..., Amsterdam, 1779, Christian Romon : «Mendiants et Policiers à Paris au XVIIIe siècle», dans *Histoire, économie et société* 1982, nº 2. により引用されている。

(66) Véronique Boucheron, «La montée du flot des errants de 1760 à 1789 dans la Généralité d' Alençon», dans *Annales de Normandie*, mars 1971.

れていた。物乞い収容所は誕生したばかりである。当局自身が認めるところでは、それらの措置がこれほどまでに押し進められたことは一度もなかった。

新たにかつ論理的にも、気狂いは他の不具者にもまして、もはや言及されることはない。それでも王国の司祭たちに送られた釈明の書状の中で、「働いて生活の糧を稼ぐことができない状態にある全ての者たちに隠居所を開き、救済の世話をする予防策が同時になければ、健康な物乞いに対して最も厳しい刑罰を宣告しても無益だろう」と述べる。少なくとも各々の納税区には「同時に監獄でもある一般施療院があり、そこに他の収容所では決して受け入れない不健康な貧者、気狂い、そして裁判で閉じ込められることが宣告された者たちを、受け入れる運命となっているのだろう」。まずは何事にも役立つ一般施療院への奇妙な回帰に、気づかれるだろう。とりわけ、気狂いについての最初の公式の言及が注目されることになる。実際、財務長官ラヴェルディの主導の元に招集された委員会による一七六四年の宣言の準備の際に、貧者の分類の計画が入念に作りあげられており、その中で健康および不健康の枠組を超えて、「狂人、気狂い、てんかん者」が、盲人、不具者、そして「七〇歳以上の者」とともに、「通常の不具者」の中に記載される。

一七六四年八月七日にラヴェルディは、納税区ごとの地方長官にその状況を問い合わせる手紙を書いた。カーン納税区の地方長官は次のように答える ―― 「陛下もまた、気狂い、怒り狂う者、非常に醜い人間、そして毎日てんかん発作に陥るのが見られる者を、閉じ込めさせるおつもりです。なぜなら、これら人間の悲惨さの痛ましい犠牲者に出会うことほどに、秩序を乱すものはないからです」。明らかに既存の施設は十分ではない。

物乞い収容所の考えは完全には新しいものではない、というのは一七五〇年の王の声明は、明文化されずむなしく終わったのだが、そのような場所の整備を命じていたからである（いくつかの収容所は一七二四年の声明の後にも創設されていた）。しかしこのたびは、それに応じた手段が保証されている地方長官の指導下で、王国全体において実行されねばならない。各々の納税区で、物乞い収容所は、閉じ込めの連鎖の中で新たに必要不可欠な環を構成することになるに違いない ― つまり市民と「下層民」のための監獄（一七六七年に「安上がりの監獄」であると、警察代理官が書く）は、王行政の手中にあり、明らかにビセートルとラ・サルペトリエールの負担を軽減し、健康な物乞いの閉じ込めの増加に成功することだろう。収容所の最初の目的は、まずこうした者たちに関してである ― ヴェルサイユの人間が書くには、「人々が収容所生活を相当に恐れ、その結果、そこに収容される事態に陥ることを恐れるようになること、が絶対的に必要である」。

作戦はてきぱきと始動する。それは結局一六五六年の王令の一世紀後のことであるが、今回は一八世紀の手法によって、人々はまさしく「大いなる閉じ込め」という意志を抱く。「捕捉」（まず近衛騎兵隊を先頭に）はめざましい。一七六四年から一七七七年の間に一一、〇〇〇人である。もちろんそうした大量集団の中に、時には「捕捉」するとすぐにそれと認められる気狂いが ― 逮捕という言葉は常に注意深く避けられているが ― 、しかしより多くは数か月閉じ込められた末に狂気が明らかとなる気狂いが、見出される。とりわけ多くのてんかん者が見つけられるが、多くの場合、その片目の者、その不具合は、「完全に愚鈍状態」であることが明らかとなる。往々にしてこの記述に加えられるのは、女性の場合によりも多いのだが、「そこでは、彼女は他のどこでよりもよい状態である」というものであり、もはや期待されていなかった場所で慈善が取り戻される。

一〇年以内に、納税区につき二ないし三か所の割合で、王国は物乞い収容所で覆われる。当初の数年には少なくとも八八〔の収容所〕を数えるが、十分な場所が不足しており、多くは納税区中心都市の収容所のために急遽閉鎖される。最初の拘束の一撃はテュルゴーに依っており、彼は援助（小教区内での）が抑制よりも優位であるべきであり、そして抑制は唯一「危険で矯正不能な」個人の専用とされるべきだと考える。ネッケルは、一七七七年に財務長官をテュルゴーから引き継ぐが、彼の方でも各小教区に慈善局を創ることを望むのだろう。一七七五年に地方の主任司祭が司教への手紙に書くように、「取り組む必要があるのは、施療院を増やすことではなく、むしろ市民がその必要を感じないようにさせることです」。権力側のこうしたためらいにもかかわらず、収容所は維持される。どこの収容所にも気狂いのために区切られた区域がある。というのはレンヌの収容所について語られるように、「これらの不幸な者を社会から取り除くためのほかの施設が全く見当たらないからである」。同じこのレンヌの町での、地方長官からマレショーセ憲兵隊長への一件の行政命令は非常に的確にその状況を要約する――「私は、エンヌボンの町のマルチュラン・ルフレールという名の者が数か月前から、公共に対して非常に危険な狂気に陥っていると知らされました。彼の家族はいくらかの費用をも支払える状態ではないことを私は確認していますので、貴殿の騎兵たちに、今すぐに彼をレンヌの乞食収容所に移送することを貴殿から命令してくださるようお願いいたします」。

一七七四年のバイヨンヌの物乞い収容所では、男性九七名のうち二一名の気狂いと、女性六六名のうち一一名の気狂いを数える。一七八六年、ソワソンの収容所には、二〇八名の収容者のうち二三名の男性狂人と二四名の女性狂人がいる。一七八九年ルーアンの収容所には、二三六名のうち「二二名の狂人と一六名の低能者」がいる。アンシャン・レジーム期の末期には、ラ・サルペトリエールの一〇％程よりも多く、そこには二〇％近く〔の狂人が〕いる（実際、より正確には平均一五％である）。この高い比率は、もう一度言うが、気狂い（それに不具者もまた）は留まるが、健康な収容者は急速に入れ替わることで説明される。一般施療院とは異なり、物乞い収容所は、—健康なものと不具者との、職業的物乞いと彼の小教区へ送り返すことが試みられる意図しない乞食との、選別の機関である。それは行政の叶わぬ夢である。というのはそれら〔小数区〕の四分の三は救済を組織化する能力を欠いているからである。したがってアンシャン・レジーム末期において極貧の気狂いを探す必要があるのは、一般施療院においてではなく物乞い収容所においてである。一、〇〇〇人は確実で、おそらく二、〇〇〇人はいるだろう。大部分は「投獄されている」のであるが、無視できない割合で古典的手続きに従った家族の要請で収容されている。家族は、確認される場合には、可能であれば費用を支払う義務がある。最低の収容費は一〇〇リーブルで、いわゆるパリの一般施療院の半分以下である。非常に低い料金が気狂いの生活にいかに影響するかもまた見なければならない。

アンシャン・レジーム期には当然ながら、各収容所には独自の事情がある。ブザンソンでは、ある収容所が一七二四年の宣言以来、先駆的に機能する—それがその都市の一般施療院を二重化したベルヴォーの施療院であり、一般施療院は感染病患者、不治の者、そして全ての「狂人、幻を見る者、そして錯乱した人間」を排除する。(67) ベルヴォーは一七六四年の宣言後にはそっくり物乞い収容所となるように指定されるが、急速にその定員が増大し、相対的に気狂いのそれ〔定員〕が増すのが見られる。他の収容所

(67) Marie-Christine Salomon-Rollin *Le Maladie mental à Besançon au siècle des Lumières*, Thése Doctorat Médecine（Université de Franche-Comté,1992).

は一七六四年の宣言に続いて、無から、あるいはそれ同然から創られる。カーンのボーリューの収容所の場合がそれである。

ボーリュー

カーンの物乞い収容所は一七六八年三月に、都市のフォブール〔城壁外〕地区西の、古くからある癩施療院の跡地に誕生する。崩れた礼拝堂、ノートル＝ダム＝ドゥ＝ボーリューが〔今も〕残る。その外陣は、二つの部屋が重ねられた構造となっており、一方は六五名の女性のため、もう一方は六〇名の男性のためである。内陣はミサを朗誦するために取っておかれ、将来の収容者が「彼らの部屋を出ることなく聞くこと」が出来るようにである。その後何年かのうちに、二つの新しい建物がヴィールとヴァローニュに建設される。カーン納税区は、他と同様に、「捕らえられた者」は増加する。一七六九年の終わりには、住居のある物乞いを捕らえることすら問題となる。

その最初の頃から、もう物乞いをしないと約束する乞食を解放する傾向があり、「重度の不具で完全に狂っており、誰も〔解放を〕請求しないが、彼女を自由にさせることは出来ない」この物乞い女のように、不具者と気狂いと再犯者だけをそこに留め置く。次の二四歳のてんかん者の場合、一七六八年の同じ七月に捕らえられるが、彼は母親の元に身を寄せ、もし再び捕まえられるとしても、最終的に閉じ込められることは殆どないという条件においてのみ解放される。「重度に悪くなった」浮浪者、つまりてんかん者は非常に多く、大部分が若者である。

一七七五年のテュルゴーの拘束計画の結果として、ヴァローニュとヴィールの収容所は閉鎖されるが

（一七六九年、ヴィールの収容所では一四名のうちすでに四名の気狂いが含まれていた）、ボーリューの収容所は一七八〇年代には二〇〇名から三〇〇名の収容者の間で変動しながら、発展し続ける。収容所の二重の使命は、一七七五年のカーンの地方長官のヴェルサイユへの次の書簡にあるように、絶えず想起される――「カーン近くのマラドレリーの監獄は常に二重の使命を担ってきました。一つは物乞いや浮浪者、ならず者用の収容所か牢獄として役立つためであり、もう一つは狂人、無信心な者、家族の名誉が傷つかないように閉じ込めるのが得策である素行の悪い人間、を入れるためです……」。したがって、制度的に言うならば、ボーリューで狂人が閉じ込められていたのは（公的な）監獄という名目であり、物乞い収容所という名目ではない。

一七八四年には〔ボーリューの〕気狂いは、二八三名のうち四六名（男性二七名、女性一九名）である。これらの放浪者として捕らえられた者たちに、家族の要請による、そして次第に多くなる共同社会の要請による封印状によって入れられた者たちが加わる。気狂いたちの個室は、中心回廊の両側の、二階分の、遠く離れた翼棟に設置された。各部屋は、「六ピエ平方」〔三・八〇㎡〕で、高い場所に小窓と、「病人に食事を提供するための」差し入れ口を備えた頑丈な扉を配置する。壁と通路はカーンの石でできている。個室の半分近くは二倍の面積があり、そのことは、例外的により快適な設備を提供する場合を除いて、しばしばそこに二人ないし三人の気狂いが一緒に詰め込まれることを示す。怒り狂う者、彼らは明らかに個室に一人である。各人の行動についての報告がそのことを証明するように、ボーリューでは彼らはかなり多い。「彼は怒り狂い、危険で、恐ろしい狂人である。彼は部屋に閉じ込められ続ける」。他の者と小屋を相部屋にしている気狂いで「かつて、怒り狂った」気狂いに関しては、一時的に、まぜ合わせることなく、彼は四人のために用意された懲戒用の独房の一つに入れられる。

たとえボーリユーの気狂いに宿舎提供と独自の社会的地位があるとしても、彼らの日常生活は何にでも使えるこの巨大施設で行われる。そこでは逆説的に、最も人数が多いのは健康な物乞いではなくて、やはり廃疾者、不具者、性病者、疥癬病者たち……である。ボーリユーでは、特に一般施療院と比較して、良く扱われるのか？　ヴェルサイユは一七七〇年に手本を示す。「大臣は、収容所に閉じ込められる者たちは、そこでは常に矯正の立場にいることに照らして、その重圧を彼らが思い知り、将来にわたって彼らがあまり良く扱われないとの強い印象を彼らに与えることが重要であると常に考え、そして監獄と救済院での給食の中間的な環境を選びとらねばならないと確信された」。そして地方長官は建築家に注意を促す。「監獄には堅牢さと利便性しか要求されておらず」、「通例、非常に費用のかかるかの建築装飾とはほど遠いものだと。出だしから、ボーリユー〔の収容所〕に直接的な責任のあるカーンの地方長官は、アンシャン・レジームの財政的危機とともに増大するばかりの、ヴェルサイユが極端に倹約する資金を取り戻そうと駆け回る。多くの他の収容所と同様、ボーリユーは請負仕事をする。一七八一年、二五〇名の収容者のうち二〇〇名が綿を紡いでいるが、しかしこの仕事による収益では予算を埋め合わせるには十分ではなく、そのうえ地方長官は事業者の「搾取」を告発する。

日常生活は長々と細部にわたって規定される。到着者はそれぞれぼろ着を脱がされ（それは熱湯を通され洗濯されて退所の時に彼に返却される）、髪を短く刈られ（その後はそのままでいることになる）、垢を落とされ、収容所の規定の服を着せられる ― 男性には、褐色の粗布のスモック、白く粗いファスチアンの半ズボン〔キュロット〕、茶色の粗い羊毛の縁なし帽である ― 女性には褐色の粗布のペチコート、白く粗いファスチアンのコルセット、粗い布のコルネット帽と合わせ縫いした縁なし帽である ― 男女共に黄色い布の粗末なシャツ、粗い羊毛の長靴下、そして木靴である。しかし数週間後に気狂いの背に、それらのうち何が残ることか？　いずれにせよ彼らには木靴は履かされない。というのは彼らが手にすると武器にもなりうるからで、ボロ靴に代えられる。寝具についても同じことで、木製の枠組みと一束の藁に簡略化された藁布団からなり、興奮しあるいは引き裂く狂人については原則として二か月ごとに更新される。

全ての刑務所世界におけるのと同じく、物乞い収容所に閉じ込められた者たちにとって最も重要なこと、それは食事である。最低の料金（一二〇リーヴル）に相当する普通食は粗食より悪い――三分の二が大麦で三分の一が小麦（ふすまを含む）の一・五リーヴル〔分の〕のパン――ある日には二オンス（約六〇ｇ）の米、次の日は四オンスの豆類が続く。それらが全てで、水がつく。もちろん「金持ちの」入る監獄の献立とワインはかけ離れている。米は新しい食品で、ヴェルサイユは全ての収容所にレシピを配りそれを促進するにも拘らず、評判が非常に悪い。それは、〔パンの〕備蓄破綻の限界点ではいつも、ジャガイモの収穫を待つ間の、「ブレッド blés」〔小麦 blés（複数形）〕のひとつのその場しのぎであるが、それ〔ジャガイモ〕も再び一層激しい抵抗に出会うことになる。ボーリューでは米は、ある時には脂かクルミ油で、ある時はミルクで調理される。肉および脂身の入ったブイヨンに対する権利を得るためには（まだ新鮮な果物と野菜の文化はない）、少なくとも二〇〇リーヴルの収容費が必要である。この料金で「半」リンゴ酒（半分水で、半分「粗雑なリンゴ酒」）が飲めるが、「ワインの地方」において患者は「より早く立ち直らせるため」という理由づけでそれを飲ませられる。リンゴ酒は、「この地方では〔ワインと〕同じ効力を持っており、これら不幸な者たちからこの救済物を奪うことは正当ではないだろう」。そのようにカーンの地方長官は考えるが、ヴェルサイユは同意しない。「それは一種の余計な優しさであり、王国のいかなる収容所にもその余地はなく、そこではその種の人間の飲み物は水だけである」（それは不当である）。三〇〇リーヴルで二度の食事に肉がつき ― （家族によって家具を備えられる）個室は言うまでもなく ― 、「収容者のパン」はもはや「乞食のパン」ではなく、全てが小麦パンとなる。いずれにせよ、一二〇リーヴル以上の収容者は非常に少数で（一七七〇年にはわずか四名）、圧倒的多数の中で優勢なのは普通食である。ただしそれは変更できる。病気になると直ちに食養生に移行する。つまり半人前の食事で時には「肉なしスープ」が補足される。食事の待遇は、一八世紀終わりには絶えず細分され、特権的なカテゴリーを区別する ― それは、次の水準においてでさえアンシャン・レジームの精神の中では当を得ている。事実上、より良い食事が与えられるのは、「井戸の水汲み」あるいはまだ「大食漢」で、力仕事や様々な補助的作業が出来るカテゴリーの者である。とりわけ閉じ込められた者たちがもらう「報酬」は通常〔の食事〕を改善することを可能とし、そこには内緒で購入するワインも含まれる。いずれにせよこれら全てのことは、彼らの区域に隔離される気狂いには関係がない。

職員は最小限に削減される ― 他のどんな所にも顔を出すような、一名のコンシエルジュ〔管理人〕（近代の看守長に相当する）、彼は副院長にしか報告しないが、副院長はいつもいる訳ではない、四名の看守、一〇名の武装した警備である。ほかの全ての「職員」は、気狂いの世話をする者を含めて、収容者たちの中から採用される。さらにそこには施設つき司祭、医者、外科医がいる。後の二者は彼らが出来ることを行うが、とりわけ気狂い、完全に不治の者を前にしては、出来ることは殆どない。我々が知りえた矯正を要する者たちからの数少ない苦情について言えば、規則の裏側を示唆しつつ、その〔収容所の〕光景を陰鬱にする ― 疥癬病者やカサブタ病者、瘡病者の衣類を巧みに混ぜた布類や、新たに代えられずシラミの増殖が盛んな藁など、あらゆる物からピンはねする泥棒管理人、小さな過ちに対しての独房や中庭での拘束、棍棒での殴打……である。食料は、食料係や収容所職員のための文字通りの横流しの対象となるだろう――枝肉からとられた極上の肉片、使用人の個人的な塩漬けのために一部横流しされた塩（塩はアンシャン・レジーム期には貴重である。というのは税の一つであるから）である。もちろん、そのように苦情を言うのは矯正を要する者であるが、罪ある者ではなく病気である気狂いはよりよく処遇される、と信じたい。ある副院長は矯正を要する者について記述する――「彼女は……前にシャリテにいて、ボーリューの方が快適と思い込んでそこ〔シャリテ〕を出る。おそらく彼女はその場所の名前に心をとらえられたのだ。しかし彼女は、この施設が立派な理想郷ではありえず、そのように呼ばれてはならないことが分かったというよりむしろ、そこに閉じ込められていることに気付かなくなっていた」。悪名高きボーリュー、実際は非常に厳しい刑務所的な環境であり、反乱と脱走の源である。とりわけ、他の収容所と同様に、実質上は死に場所である。

挫　折

物乞い収容所の創設の一五年後には、その失敗は明らかとなる。確かに二三万人の人間がそこに受け入れられたが、しかし第一の目標とされた健康な者は、まさに通過しただけである。その作戦費用は法外である――年間九〇万から一五〇万リーヴルである。生活状態は最悪である。一般施療院とは違って、規律が厳しく、収容所は完全に閉ざされ、部隊によって監視される。懲罰と殴打が雨のように降る。各部屋の規律は収容者たちの中から選ばれた部屋頭《がしら》に託されるが、その際、元軍人が優先される。また反乱と脱走は数多く、しばしば死という結果に終わる。二名の死者を出した反乱に続いて、一七八三年七月一四日に約六〇名の収容者たち（その半分は女性である）がボーリュー〔収容所〕から脱走する。

一七七五年にルーアンでは、反抗を制圧するためにその町の連隊に助けを求める。その士官は、「粉を撃った」［空砲］後に、自分が「実弾を撃つ強い必要性の中に」いると見なす。そこで数名の死者が出る。

物質的環境もまた悪い。ヴェルサイユは憤りをもってルーアンの収容所に、個室には狂人しか収容してはならないと注意を促す ― このことは往々にして矯正を要する者を処罰として気狂いと一緒にしていたことを意味しており、もっと悪いことに両者は事実上殆ど区別されない。バイヨンヌの収容所は町の主任司祭によって激しく非難される ― 「この悲惨な者たちは裸の閣下です［手紙は地方長官に宛てられる］、靴もなく、長靴下もなく、幾人かは上着もキュロットもありません……、病気の中で彼らはむごく扱われています ― 必要な手当ても提供されません」（一七七四年）。院長である地方長官補佐は同じことを言う ― 「私の最後の巡視時に、私はこれらの不幸な貧しい人々が、そのほとんどがぞっとするような裸体であることに気づいた ― 彼らはずたずたに引き裂かれた藁布団とベッドを私に見せた……。最も重大な罪人に対してでも最低限、時々藁は新しくされる」。アルザス納税区の収容所（アンシスアイム）は古いイエズス会の学校の中に設置されるが（彼らは一七六四年に王国から追い出された）、状態はほんの少々悪くはなさそうである。「狂人たちの独房は木で作られ、風通しは適度に良好であり、各個室には個別の便所があり、水路の上にあるのでいかなる臭いも発しない」。このように語るのは巡回の視察者である。食事は彼には十分であるように見え、非常に多くのフライパンは「かなり贅沢である」と認められる。だが次に我が視察者は医務室の中に入る。確かに、内科医師と彼の助手の外科医が日々回診し、無数の傷口に包帯をし、こちらで下剤を投与し、あちらで瀉血をして、たゆまずに働くが、病人は二人ずつで寝かされる。とりわけ男性の医務室は汚く、過密となっており、悪臭で充ちる。病気の気狂いはそこでは他の者と混ぜられる。「病人の中に一人の躁狂者がおり、そのベッドは［糞の］汚物まみれであった――ただこの汚染がその部屋中に広がっていただけでなく、しばしばその気狂いは、夜中に起き上がり、自分が埋もれていた腐敗物を隣人のベッドへと運び込もうとしていた」。

慢性的な財政欠乏を背景として、どこも建物は老朽化し、不衛生で人口過剰である。この過密は、地方長官自身の証言によると、それでも収容所創設時の第一の目的であった、健康な物乞いの再教育という希望をすべて完全に破壊する。もう一度繰り返すが、一般施療院の場合と同様に、廃疾者、不具者、そして気狂いが、すぐに収容所の永続的な入所者となり、そこからの退所する可能性は全くない（彼らは決して治ることもないであろうし、どの家族も彼らを引き取ろうとしないだろう）。その間、一年以内に健康な物乞いの四分の三は解放される。ごた混ぜ、不十分な栄養、そして劣悪な衛生は並外れた死亡率の原因である――一七六八年から一七八九年の間に、健康な者の二〇－三〇％、不具者の四〇％、さらに気狂いの五〇％以上が収容所の中で亡くなる。

王国の死に場所であり掃き溜めであるこれらの施設は、アンシャン・レジーム末期に、自らの願いでそれを望んだ者たち自身によって非難される。ルイ・セバスチャン・メルシエは数多くの偽乞食、詐欺師、のらくら者を告発するが、全く同じくらいに収容所を非難する。「彼ら［物乞い］は、あらん限りの非人道性とともに、酷い臭いのする暗闇の中に陥れられ、そこでは彼らの好きに任せられる。彼らの居場所での無為、粗悪な食事、見捨てられた状態、哀れな仲間たちの密集が、彼らを一人また一人と亡くなるのを遅らせることはない」[68]。

（68）L. S. Mercier, *Tableau de Paris* [1782-1788].

一七八〇年には、物乞いの問題に関する数多くの報告書の集大成が発刊される(69)。その中で物乞いは相変わらず嘲弄され、提案される解決法は、その著作の慈善的副題（「彼らを不幸にすることなく」）にも拘らず、過激である。不具の物乞いたちもまた働かなければならないのだろうか――「片足しかない者は手仕事に使われるだろう。片腕しかない者は車を牽く仕事に就くことになろう……つまり盲人に至るまで、何かしら役立つ部分を引き出せないものはない（例えば車輪を回す）。低能者たち自身と、〔興奮の〕発作を抜け出た狂人は、無為に留まらせてはならない」。一般施療院は公然と非難される。それらは非常に高くつき、物乞いを消滅させるのではなく助長する。ではそこで物乞い収容所については何と言うべきか？「おぞましいこの墓場の中に、多数の人間が生きたまま埋葬され、この方法で社会のために葬り去られた……。いくつかの我らの収容所は地獄絵である」。

物乞いと浮浪者に対する闘いは根絶からは程遠く、陳情書は一致して、彼らの「下劣さ」を数え上げ、彼らの抑制を求め始める。廃疾となった不具者と気狂いへの援助の問題は、彼らの歩みの中で持ち上がったのだが、それ以上は解決されない。誰もが一致する唯一の点、それは彼らには一般施療院にも物乞い収容所にも居場所はない、ということである。実際、そして気狂いだけに限ると（問題は同様に、例えば盲人にも当てはまるが）、彼らに割り当てられるのは救済院であるという考えが熟し始めた。

（69）［Abbé Malvaux］, *Les Moyens de détruire la mendicité en France, en rendant les mendians utiles à l'État sans les rendre malheureux*….

第5章　改革の精神

王政府は、一般施療院の失敗と同様、監獄と物乞い収容所がほとんど満足に機能していないことを正式に認めて、遅まきながら王国における扶助を全面的に改革することを考える。あらゆることがなされなければならないが、ただし気狂いは、他の数ある苦しむ者のうちの一つのカテゴリーに過ぎない。例えば次第に数を増す捨て子たちをどうすべきか？　どのように田舎で彼らの里親をよりうまく準備するのか？「大瘡［梅毒］」が速度を増して広がっているのに、性病患者をどのように取り扱うのか？

アンシャン・レジーム期最後の数十年におけるこの改革精神は、当時開花する博愛主義の力強い運動と、同時に君主制の集権化の多大な進歩とによって、つまり啓蒙精神によって緩和された絶対主義の新たな活力に突き動かされる。

博愛主義と狂気

博愛主義の流れは、すでにイギリスでは深く定着していたが、フランスではルイ一五世の治世末期、百科全書家たちの時代に発展し始める。それはとりわけ「同胞が苦しむのを見ることに対する生得の嫌悪感」によって特徴づけられる（ルソー）。この他者への哀れみ、この慈善への希求は、その目的が今や現世的であることで、伝統的な慈悲の流れ（それにそれは非常に冷めていた）とは異なる。扶助の学説が練り上げられ、それによれば極貧は社会的境遇の帰結である。したがって社会は、その原因である悪を修正する義務があり、扶助の義務はもし必要なら法によって規定すべきであり（ディドロ）、その時に国家は、人類の要求を最も満足させうるものになることがまさに地上の徳なのである。これは、公的扶助という言葉に先立つ思想である。

一七七四年七月から一七七六年五月まで財務総監であったテュルゴーは、この考えの下に、トゥールーズの大司教であるロメニー・ド・ブリエンヌを議長とする調査委員会を組織する。その審議から、扶助組織の完全な計画が公表されることになる。確かに博愛主義者は、特に教育、衛生、あるいは司法に関して、別の改革を提唱するが、一七七二年一二月三〇日のオテル・デュの火災によって議論が再活発となっていただけに一層、扶助が最優先事項となる。偉大な博愛主義者であるネッケルは（そして彼の妻の行動は半ば公的なものとなる）一七七七年にテュルゴーを引き継ぎ、同じ年に施療院の体制を改善する方法を調査するための委員会を創設する。

オテル・デュとパリの一般施療院の痛ましい状況は至るところで力説される。地方の施設について言えば、それらは同じ苛酷さを隠蔽する小ビセートル、小オテル・デュと同様のものと考えられる。「ヴェリ大修道院長が『日誌』に記すところでは、病人は彼唯一の本性と隣人の同情に任せることで、オテル・デュの大部屋で行われる所謂治療によるよりも、より確実に治るだろうと私は確信する」。「もう寄進するのはやめ、施療院は解体しよう！」とルクレール・ド・モントリノは言い放つ。それによって理解されるのは、巨大な収容所とは反対に、住居の援助を展開し、小さな施設を建てることが必要だということである。例えばネッケルは、一七七八年にモデルとなる小さな施療院をセーヴル通りに創設し、彼の妻にその管理を託し、自ら手本を示し実践を勧める。その思想はまた施療院を専門化することでもある――その考えはさほど新しくない、というのは一五二五年のオテル・デュ事務局の審議はイタリアに倣って次のような決意を表していたからである「この町では、施療院は一部に女性を、他のところに低能者を、他のところに気狂いを、また別のところに小さな子どもを、別のところに梅瘡患者を受け入れて、このやり方で施療院ごとに彼らを分けなければならない」。

この状況を背景に博愛主義者は、気狂いとその独房、その鎖を「発見」する。黎明期の前ロマン主義の色調を与えるエレオノールの物語が描くように、狂気と博愛主義者が出会うことになる。我々に語るのは彼女の医師である。彼は〔彼女の〕父親と合意のうえでトゥールの修道院からエレオノールを退所させることを決めたが、そこに彼女は「子宮性興奮〔色情狂〕によって収容されていた」。「この建物の入口で、怒りと罪と絶望の住居で、私が襲われたあらゆる恐怖をひと言で言い表せないだろう……なんという忌まわしい、恐ろしい光景だろう！　なんとおびえて窪んだ眼なのか、なんと黄色く蒼ざめた皮膚なのか、なんと肉のたるんだ生気のない頬なのか、なんと垂れ下がった紫色の唇なのか、なんと泡を吐き悪臭を放つ口なのか、なんと黒ずんで肉の落ちた歯なのか、なんと湾曲し変形した身体なのか、全てが恐怖である！　私は貴女があれほどの魅力の源であったと信じることが出来ようか？……。私がエレオノールを連れ戻すという指示を修道院院長に知らせた時、彼女は私に、自由にするとのことですが、少なくとも屋根付き馬車の中で彼女を鎖でつながない限り、事は不可能に思えます、と言う――そのうえ恐ろしい叫び声で大変でしょうし、道中での大騒ぎとひどい顰蹙の原因となるでしょう、とも彼女は言う。私は全てを予想していますと彼女に答えた。エレオノールを鎖でつなぐなんていうやり方は、私には我慢できないだろう」(70)。

何よりも独房と鎖の恐怖が博愛主義者の同情をかき立てる。以下の一七八一年のルーアンの高等法院での決定のように、アンシャン・レジーム期の裁判所までもが心をかき乱される――「法廷での王の検事総長によってなされた建言では、人道的に最も屈辱的で最も痛ましい病気の一つが狂気であると説明される。それだけで同情に値するが、その躁暴を止めるためには最も激しい方法が必要とされるからである――それ故、鉄の鎖と格子を備えたこの種の類の独房があり、そこでは刑罰に値する罪に何も責めを負うべきことがないのに、〔それ〔狂気〕〕は、しばしばそのことで殆ど同じ懲罰を受ける」。

一七八五年四月二七日、カーン狂人塔の最後の気狂いたちのボーリュー物乞い収容所への移送は、気狂いたちが被る刑務所を思わせる恐怖感を再発見する機会の一つである。ともかく、この不気味な塔は破壊されることが決められた。もちろん、まずは公的な都市計画の実施の問題なのだが（そこには裁判所が建設されることになる）、この塔はすべての住人を恐れさせる。その筆頭として前年に地方長官は危険な一人の狂人の拘留に関して次のように書簡に書いていた――「私は終身の拘留に賛成意見を表明しようと思うが、それはシャティモワンの塔においてである必要はない。何故ならそこでの責め苦は死にも増して有害であると私には思えるからである」。今一つは、近衛騎兵隊の将校が、すでに機密となった綿密で詳細な調書の中の一つで、塔の気狂いの一人ひとりの採掘（その言葉は当を得ている）について我々に詳細に述べる――「彼が我々の前で、塔の中央の共同居室部分にある木製の幾つかの個室の扉を開けると、これらの個室の一つからマリー・ジャンヌ・グェドンという名の者が出て来た……彼女は全

(70) Bienville (M.D.T. de), *La Nymphomanie ou traité de la fureur utérine*, Amsterdam, 1771.

く裸であった ― 塔の上部から転落し、それが彼女が立てない理由である。なんとか彼女は服を着せられ、そのために差し向けられた運搬人が彼女を二輪荷馬車に乗せ、そこには彼女を受け入れるために藁が敷かれていた」。他の五名の囚われ人もこれらの個室から引き出され、馬車に乗せられた。「そしてこの塔の隅の奥深いところの、同じ部屋の中に我々は彼〔狂人〕を見出し、その中から名指しされた者たちを引きずり出した」。三名の気狂いであり、そのうち一人は「二〇年来拘留されている大柄の屈強な男性で、裸で危険な怒り狂った狂人で、その扉は長年開けられていなかったので鍵と閂を破壊する必要があった……我々は次いで市の城壁に登り、その厚い壁〔城壁〕の中にニコラ・デシャンという名の狂人を見出した。彼は破れたシャツを着て藁の上に横たわり、太腿の一部は腐っていた ― その壁のさらに奥の、伝染病と恐怖の真のたまり場の中に、名前の分からない者たちがおり、彼らも同様に馬車に乗せられた。次いで深部へとかなり下りると、そこは三〇ピエ以上高い場所にある格子窓からの光でしか照らされておらず、この塔の土台部分の独房から、フィリップという名の者を引き出した。彼は城壁の中で鉄製の鎖で足を繋がれていた。彼はそこにすでに一三年間拘束されていた ― 彼は光に耐えることが出来ず、彼の弱った脚は自らを支えることを拒んだ。彼は前の者たちと同じく一台の馬車に乗せられた」。

ビセートルは、予想されたように一番の汚名を着せられる。「国民全体の恐ろしい癌、大きく深く血膿がでる潰瘍」とルイ・セバスチャン・メルシエは書く。ミラボーはそのことに関して、一つの小論文を捧げる。「我々はあえてビセートルへと赴いた ― 私は決意を持って言う……私は皆と同様に、ビセートルが同時に施療院でもあり牢獄でもあることを知っていたが、施療院が建てられた結果、病人と、罪を生むことになる刑務所を、作り出していたとは知らなかった」。性病患者たちを通り過ぎると、ほら、ここに狂人たちがいる ― 「それはむしろ、彼らの治療を真に気遣う施療院というより、頭がおかしくなった者の見世物興行である……。新入所者たちは、気狂いたちの喧騒のこの群衆の中に区別なく放たれる――時々、野生動物のように、彼らを見るために六リヤールを支払おうとする第一級の恥知らずの前で、彼らは見せ物にされる。このような扱いで、軽い精神異常の発作が最悪期には躁狂へと変化するとしても驚く必要があるのか。人は気狂いから躁狂になるのか？　これほどに残忍な娯楽が、文明化された国で認められることは信じがたいことだが、フランス国民のような人道性を確信し誇りを持つ国民がそれを黙認するとは、それは決して想像し得ないことだろう」[71]。

気狂いを監督する方法に関する指示

一般施療院、監獄、物乞い収容所の中で数を増しつつある気狂いの存在は、今や観念論的な問題ではなく、彼らの集団的な存在と、次第に際立ってくる彼らの収容についての特別な法令の必要性という実践的な問題を提示する。気狂いは一つの病気であるのに、どうしてその者に矯正の場所を割り当てるのか？

医師であり、『人間の知的作用とそれが変調した患者に関する小論』で、すでに有名となっていたデュフールもまた、オテル・デュの火事の影響への新たな解決法に思いを巡らせつつ、「人間の熱情の、あるいは不運の犠牲者たちの」収容という特殊な問題についてじっくり考える[72]。彼は、大きな部屋と、彼ら

(71) Mirabeau, *Observations d' un voyageur anglais sur la maison de force applée Bicêtre*……, 1788.
(72) *Lettre de M. Dufour* [⋯] *sur la nécessité d' avoir une maison particulière pour le traitement de la folie* (s.d.).

が野外で散歩出来る囲い、回復期にある病人は分けて患者ごとのベッドを持つ、特別な施療院を推奨する。トゥールーズの大司教、ロメニー・ドゥ・ブリエンヌによって率られた施療院についての調査委員会は、同じことを述べる ―「不具な者の幾人かは、狂人や気狂い、時にはてんかん者であれ、国家の利益のために強制的に閉じ込められている。彼らは、施療院か、あるいはそのために割り当てられた施設に入れられなければならない」。

一七八一年に世俗的な施療院と監獄の全国的で常任の視察官職が制定される。それはコロンビエ博士に託され、他の二名の医師ドゥブレとトゥレが補佐する。コロンビエは直ぐにフランスにおける一般施療院と物乞い収容所についての真の巡回に取りかかる。彼は全てを見、略図を描き、気狂いに対する配慮を認めつつ、悲惨な施設の状態を休みなく告発する。至る所で彼は新たな建物と衛生と生活のより良い環境を命じる。しかしそれを実行するための補助金はどこにあるのか？　国家をはじめとして、誰にもお金が無い。クレルモン＝フェランの一般施療院の管理者たちは、一七八六年六月に財務長官に宛てた報告書の中で「現行の個室は、ひどく汚い動物のために用意された場所のような不快な光景を呈している」と認める最初の人たちである。当時そこには一〇名の気狂いのための場所しかなかったのに、気狂いは地方全域から来ており、「施療院は、かくも悲惨で不幸な種類の者に、もはや別の救済を提供することは出来ない」。そして、管理者たちは、計画図面（一二の新しい個室、広い庭、中庭、風呂）を付けた新しい場所の実現のために、控えめですらある金額の援助を要請して、報告書を締めくくる。ルーアンの物乞い収容所では、コロンビエを「途方もない計画を持ち出す、うるさい蝿」に例えて、彼に返答する労すら取らない。時には視察者がよく維持された施設を見出すこともある。それはシャルトルの一般施療院の場合であるが、「しかしこの建物は、まさに崩壊しようとしている」。

気狂いの収容は、政府の命令の下、一七八五年に刊行される『気狂いに用意されたアジルにおける監督方法と治療法に関する指示書』によって公認される問題をそれ以降、絶えず提起する。納税区に「大量に」（当時としては）配布された四四頁ものこの長い通達は、公的権力による狂気への特別な取組みの起点の〈法的〉行為に相当する。その導入部には博愛主義的観点の言葉が見られる ── 「社会が最も明白で、最も細心な保護を与えるべきものは、最も弱き存在、最も不幸な存在に対してである」。それらは子どもに加えて、気狂いである。「もし彼らが憐憫の情を引き起こすとしても、人々はいわば彼らから逃げ出したくなり、彼らの理性の忘却による、その姿やその肉体に、人々が抱く醜悪な痕跡の証の見るも無残な光景を避けることになる」。フランスではアジルを増やしたが、しかし「それらは公衆の恐怖を和らげただけで、憐憫の情を満たすことはできない……。非常に多くの気狂いたちは、彼らにただ最低限の救済手段を施すことさえ配慮されることなく、監獄の中に閉じ込められる。半‐気狂いは、まさに本物の者と混同される ── 怒り狂った者は穏やかな狂人と共に……、自然がその治癒に救いとならなければ、彼らの不幸な期間は、彼らの一生にわたる」。

その第一部は、「気狂いたちの収容、保護、指導法に関するもので」、コロンビエによる。〈第二部は、ドゥブレによって起草され、治療に割り当てられるが、それほど革新的なものではなく、その時代の理論の要約に甘んじる。もちろんそれを我々は強調することになるが〉。自宅で治療を受けている金持ちは回復しうる。なぜ貧乏人は治らないのか？　「必要不可欠なことは、その不幸な者たちを受け入れるべく用意された場所を適切に整えることである ── その場所には二種類ある ── 一つは治療のために用意された場所で、もう一つはその対象でない者たちを受け入れる場所である」。第二の者に対しては、つねに「自然」治癒が可能性として残されており、その邪魔をしてはならない。簡単に言うと、場所、空気、水、健康的な建物、散歩、適切な食事療法〔肉が多すぎないこと〕、厳密に指示された時間割、衛生士官の日々の巡回……である。気狂いの部門は、一つの階が、いくつかの主要住居に分割され、各々は中庭を囲む回廊の外側にあり方形である。角には寝室と大寝室がある ― 側面は「八ピエ平方」の個室がある〔それは通常の大きさより少し広い〕。各部屋に便所。冷水浴槽と温水浴槽。最後にそこでの最も革新的な考えは、まだ用語はないが分類の区域についてである ― 「異なる種類の狂人たちに〔同じ〕部屋を提供してはならない……低能者には一つの病舎を、暴れる狂人には第二の病舎、穏やかな狂人には第三の病舎、ある期間、清明な間歇期を持ち治癒の途上にあると思われる者に対しては第四の病舎である」。

地方長官たちには一七八五年の指示書を実行に移す任務があったが、手ごたえは非常に悲観的である。ブルターニュの地方長官は自ら次のように書く ― 「この指示書がブルターニュの施療院で実践されると期待してはならない、何故なら狂人たちはそこにほとんど受け入れられていないだけでなく、これらの施設のどこも気狂いを住まわせ、治療するために必要となる建築に出費する状態ではないからである」。エクス＝アン＝プロヴァンスのラ・トリニテの聖職者も同じことを述べるが、より言葉巧みである ― 「我々には、我らの熱意と陛下の慈悲深き御心に応じた我々の実践によって、施療院の現在の状況が許すのと同じだけ、定められた規則に遺漏なく従える範囲に我々を置くことで、より幸福な未来を祈りながら、協力する義務がある」(73)。新たな個室〔一六〇名の気狂いに一一七しかない〕、薬局の建築によって彼らに救済が与えられるが、また「浴室〔の建築〕も〔救済〕である。何故なら、それが狂気に最も有効な治療法だからである」。シェルブールでは、『指示書』によって定められた分類は、少なくとも納税区ごとに一つの大きな施設を意味するとして反対される。サン＝ローでは、給料が「施設に拘留された病人に限定した治療のために医師を常駐させるには余りにも少なすぎる」と指摘される。補佐は次のような文章を記して嘆く。「治療法を試み教育するには少しばかり古臭い医師たちすべてに、共通の無気力がみられる。彼らがそこで熱心に治療を行い、たびたび無益であることを体験した彼らをその旧弊からを脱け出させるためには、推薦に値する患者が彼らに必要である」。それは、王政府の「高官」が結局のところ、「政府によって提供された方策は何ら効果がないだろう ── 人道主義や世紀の啓蒙哲学が開花させた発見の大多数の運命は、そのようなものであったし、そしてそのようなものとなろう」と記述して、最も幻滅して報告を締めくくった時代とは、確かにひとつの別の時代である。

そのような幻滅という点から見れば、マルセイユのサン＝ラザールの聖職者は特別に熱意のある人たちであるように見える ── 「出来得る限り政府の見解に加わることを望んで」、彼らは三〇〇リーブルの給金で施設に勤務する一名の医師を一年間任命した。「入浴や他の治療法がより頻繁に行われた」。最終的に、そして聖職者の視点からは、それは顕著な改善で、一七八七年の気狂いの死亡は一七八六年より一二名少ない。それまでは、二名の退所につき一名の死亡者を数えていた。

監獄の管理

たとえこれらの深刻な財政的危機の時期に、財政管理がついていかないとしても、精神は改革されつつある。王政府までもが、世論のキャンペーンの最大の的、つまり封印状を、整理することを聞き入れ

(73)　ＬとＭ・Ｊ・ヴァラードより引用、注43参照。

ないのではない。一八世紀には王令が驚くほど増加したのは事実である。〔封印状を〕誹謗する多くの者にとって、それが主として家族の要求に拠るものであることはどうでもよい。バスティーユを初めて体験したランゲは一七八三年に書く ― 「封印状という奇妙な名目、それはエジプトのペストのように、この王国特有の病気である」。

一七八四年三月に宮内大臣であるブルトゥイユ男爵から、王国の地方長官と警視総監に宛てられた「封印状による囚人に関する回状」は、知識人と高等法院メンバーから成る真の改善運動活動家に答えるためであると同時に、もはや私的な閉じ込め勝手気ままを許さない（かき立てた後だが）ためでもある。それと同時に、気狂いの問題が改めて浮かび上がる。大臣は王の命令によって拘束された人々の状況を照合した。「あなた方はこれらの拘束の幾例かが、すでに随分昔からであることがお分かりだろう。それを止めさせることに関係する何名かがいることを私は全く疑わない」。大臣は閉じ込められた者を三種類に区別して、幾つかの規則を確立することを提案する。「第一の者は、精神が錯乱し、彼らの低能が世の中において行動することが出来ないこと、あるいは彼らの興奮〔激高〕が世の中で危険となっている囚人を含む。彼らに関しては、彼らの状態がいつも同じであるかどうかを確認することが重要である ― しかし不幸なことに、彼らの解放が社会に有害であり、あるいはそれが彼ら自身にとって無益な恩恵であると認識される限り、彼らの拘留が続くのは不可避である」。次いで矯正を要する者がいるが、最初に司法による刑罰に曝されたか否かに従って二種類に分けられる。今までにないことに、気狂いは前者〔罰を言われたもの〕に列挙された。このことは、今後、公権力に対して彼らが持つ重要性の証拠である。この同じ回状は地方長官と警視総監に、自ら色々な監獄を視察するように厳命する。それ以後、矯正を要する者の拘留期間を定めることが必要となる。「精神錯乱が原因で拘留が要請されることになる者に対しては、正義と慎重さによって、判決によって禁治産が宣言された場合にしか、貴殿が〔拘束の〕命令を提案しないことが強く求められる ― それは家族が禁治産に先立つ手続き費用を全く賄えない場合でなければならない。しかしこの場合でも、デマンス〔精神荒廃〕は周知され、充分に正確な説明によって確認されることが必要となる」。

その措置はすでに非常に慎重な手続きを強化するだけであるにせよ、重要である。しかしながら禁治産の判決は、狂気を「その人間が為したことが善か悪かを知らないほど理性が弱った状態である」(74)と定義して、狂気の法的地位を強化する。それでも判例は、その〔狂気の〕程度、「一過性、間歇性、絶対的、デマンス〔精神荒廃〕」を認識する。法律上、狂気を確定する禁治産は軽々しく宣告されえないだろうし、無思慮に提訴されることもないだろう。「どの程度の慎重さをもってこの訴えを起こすべきかを予測しなければならない。というのはそれは人間を幼児期の関係の中に連れ戻すことなのだから」(75)。そのうえ、デマンスの拠り処は、「善悪の艤装のない低能と呼ばれる単なる薄弱には一致しない」(76)。間歇的な精神荒廃者に関しては、彼らは正気の間歇期には禁治産にされてはならない。いかにして〔行政的にも、また財政的にも〕それほどに複雑な手続きが実地で機能することになるのかを問い直すことが残されている。そ

(74) *Répertoire universel et raisonné de jurisprudence civile, criminelle, canonique et bénificiale* […] *mis en ordre et publié par M. Guyot...*, Paris, 1784 - 1785, (17vol.).

(75) 前掲。

(76) *Recueil de jurisprudence civile du pays de droit écrit et coutumier* […] *par Guy du Rousseaud de la Combe*, Paris, 1769 (4e éd.).

の多くは薄弱者に属していることから示唆されるように、実際には禁治産の手続きはまれなままであり、多くの弱点を明らかにしつつ、そこで最も明白なのは、狂気を証明するのが医師ではなく裁判官であることである。裁判官は、彼らの尋問が、二枚舌の人間、「理屈っぽい狂人」、あるいはまた「冷静なマニー」〔パラノイアのように思考にのみ障害が目立つもの〕に効果がないことを認識する最初の人たちである。

医学証明書に関しては、それらは一八世紀後半に増加する傾向があるが、たとえ収容や移送を要請する請願書に添付されることがしだいに頻繁となるにせよ、相変わらず義務ではない。それらは、医学的に言えば、その時代の理論的進歩の点から見ると極めて略式なものである。「ベルトランという名の者は、我々には精神よりも身体的なメランコリー状態にあるように見え、我々の質問に対する応答はかなり正確であるが、しかし低能者の動転と困惑を伴っていた、と証明する」（一七八六年）。「二〇歳位のルネ・レネルという者は血液の激しい興奮に襲われており、それが彼の動物的精神を苦しめる形で、その人間に多大な荒廃を引き起こした、と証明する」（一七八六年）。「マニーに冒された」あるいは「全体的に精神が失われた」という文言を含む行動認定書が、よりしばしば見られる。

ブルトゥイユの回状は封印状を非の打ちどころのないものにすることを望んでいた（そしてもちろん一七八〇年代の一〇年間という政治的雰囲気の中ではむなしい）。ところで、視察の光によって姿を現すのはむしろ、一七八六年にヴェルサイユが地方長官に「様々な宗教的施設、施療院、監獄の中で、封印状もなく裁判所の決定もなく拘留されている人々の事例を確認するように」命令したことが教えるように、封印状もなく裁判所の決定もなく監獄の中にいる非常に多くの気狂いたち（そして矯正を要する者たち）である。確かに、すでに地方長官たちは、家族と監獄との間の合意による収容を気にかけねばならなかったが、これ以後そこには「国王から」派遣された者がいる。その名にふさわしい臨検の間に、それらの者〔派遺された者」とその補佐（より一層情け容赦ないのだが）は、監獄の隠された様相を発見する。法的な欠落が確かなのは、修道院監獄側から「自主的入所者」と見なされた矯正を要する者の場合である ― それと補佐が彼女らに質問する時に当事者（一般的には女性）が他のことを殆ど語らない場合である。「彼女は自分たちが世の中でしていた何らかの不品行を正すためにこの施設に自発的に入ったのです」。多くの者たちは彼女らの父や兄弟に従うために、そこに入ったのであるが、今では彼女らは自分たちの自由を回復したいと極めて強く願っているようだ。全員ではないが。ここは矯正を要する者という社会的地位の辺縁である。もっとも「自発的に」という条件は、すでに王政府の目からは疑われていたが、気狂いが問題となるや否や、援用され得ないだろう。ところが、多くはそのような例なのである。

アヴランシュの補佐のポントルソンのシャリテ〔収容所〕への一七六八年の視察は（ブルトゥイユの回状に先立って）、そこに家族によって直接収容された八名の気狂いを暴き出した。その補佐は地方長官に念を押した ―「封印状なしに監獄に留めるかどうかを決定できるのは、貴殿と大臣なのです」。その回状の時代、カーン納税区の状況は良くなっていない。我々はすでに地方長官がカーンのボン＝ソヴェールの修道院長とひと悶着があったことは見た。一七八五年には、二四名の収容者の内一二名は全て気狂いであるが、封印状もなく、そして裁判所の判決もなしにそこにいることが分かる。地方長官は、自分でこれらの狂人が正に狂人であることを確認し（三名は一五年来そこにいる）、修道院長に何故、命令書がないのかを尋ねる。修道院長はいささか傲慢に答える ―「こうした種類の人間についてはその家族の依頼のほかに、何らかの命令を必要とする慣例はありません」。

一七八四年一二月二四日、午前八時、グランヴィルの補佐がメニル＝ガルニエの修道院に不意に現れる。彼は修道院長に登録簿を提出させる。そこには一四名の収容者がおり、その内一二名が気狂いである。

八名は封印状によって入れられており、別の六名は、皆気狂いであるが、「家族の手配によって」ここに収容されていた。補佐はとにかく全員との会見を要求する。彼は彼らの部屋に案内させ、一人一人、彼らに尋問する。狂人たちはまさしく狂っている。その一人は夜、幽霊に苦しめられる ― もう一人は天使に話かける ― 三番目の者は、「シャツの下は裸で、獣のように四つ這いで進み、我々は彼からいかなる理性も引き出すことができなかった」。立入検査はこうして丹念に続けられ、補佐は、他の場所でも時にそうであるように、収容に疑念を抱きうるようなほのかな理性の光を探り出すことに全力を尽くす。

カーン納税区のことだけに留めるにしても、一七八六年にサン＝ローの補佐が地方長官に、「ボン＝ソヴェールの施設［カーンのものとは別の施設］と、この都市の施療院に留め置かれている様々な収容者の、狂気または低能の確認」調書を送る。施療院の四名の気狂いの中で、補佐はモンラボ出身の一人の老嬢に注目する。まず彼女には封印状も裁判の判決もない。おまけに彼女は補佐の問いに非常に分別のある返答をしたのだった。結果、収容の原因となった精神の変調は、「この婦人の自由を奪うほどには重大ではない」。彼女をそこに入れた兄弟が彼女を引き取るか、自由な施設に入れられるべきである。逆に補佐はサン＝ローの施設については賞賛するばかりである。「私は、ボン＝ソヴェールの修道士たちが、彼らに託された六名の狂人を保護し世話をしているその仕方に感銘を受けた。このような施設は地方にとって重要な資源であり、同類の病気で苦しんでいる良家の人々をそこに受け入れるためにそれらの資源を増やす範囲内で彼らを収容しながら、行政機関はこの種の施設を奨励すべきであろう。私はそれら［の施設］がそれ以上、受け入れたくないのだと思う。何故ならそこには十分な宿泊施設がないからであり、そのような病人を保護することは、健康な収容者よりも費用がかかるからである」。一七八五年一二月二一日、シェルブールの補佐は、一般施療院に二名の気狂いの不法な存在を地方長官に報告しており、一般施療院は「彼女らの家族を喜ばせるために、これらの女性を受け入れていたのであり、彼女らをどこに入れてよいのか分からなかったし、分からないのである」。地方長官は、ヴェルサイユに伝え、ヴェルサイユは調査し釈明の回答を求める。その当時〔施療院の〕管理者側は、鵞鳥の羽ペンで馬での郵便にも拘らず、敏速性を証明する。というのは一月二日のことだからである。いつから彼女らはそこにいるのか？「それして継続される治療に何らかの良い効果を望めないとしても、それに頼るのは、それ以上の有効な手立てが無かったということかもしれません」。もし治療が長引かざるをえなかったとしても、あるいは治癒の希望がなかったとしても、収容を正式なものにする必要があるだろう。

事情は他の納税区でも同じである。「病人は体罰を受けてはならない」と、ある地方長官は注意を促す。修道士の主張にも拘らず狂気に異議がある時には、地方長官と補佐は、修道士を外しての面会を要求する。プティット・メゾン〔小さな家〕の業務を務める修道女に関して、行政機関は、「シスターたちがその運営の詳細を隠し立てているのを突き止められないこと」に苛立つ。シスターのブルビヨンは「必要もないのに」気狂いを惨く扱ったことで、そしてシスターのアニェスは同じく箒の柄で女性のデマンス患者〔精神荒廃者〕を叩いたことで、告発される。

「理性が回復する」や否や、退所が促進される。二四歳のラ・フェリエール嬢は精神が衰弱したことで収容されるが、「彼女は自分の不幸な立場を感じないほどに弱い精神なのだろうか？」。新たな収容の要求については、以前にも増してより慎重にそれらは認められる（たとえ禁治産の判決が大抵の場合、死文化しているように見えるとしても）。往々にして――そしてそれは非常に新しいことだが――、封印状は狂気の持続が確認されるまでの一年しか認められない。あちこちで「履歴の追跡可能性」が要求される。登録簿、印刷された年間報告書は、かつてないほど義務的に、王の勅令の日付、当該の命令に署名した大臣の名前を正確に書きとめる。今後は封印状の動機が表示されねばならない。アンシャン・レジームの末期（しかし当時、誰もそれが終末であることを知らないが）、封印状は、暗黒の伝説とは逆に、不当な収容に対して、かつてないほど最高の保証となる。

治療の役割をになう施療院

アンシャン・レジームの末期、フランスでは、気狂いは特別な社会的地位と収容の場所を期待されながら（一七八五年の『通達』がそれを規定する）、至る所に収容される。これらの改革の機運はあるが、ただ当時の王国の風潮であった破産の雰囲気がその実現を妨げる。

すでに「専門化された」監獄が「狂人の家」の候補となる。それがサン＝メアンの場合であり、一七八六年、そこに「ブルターニュ地方に狂人の家を設立する計画」が入念に作成される。そこには、赤貧の気狂いだけでなく、収容費を支払うことができる家族のその者たち〔気狂い〕、そしてその地方外の「しばしば運悪く、高額の年金という魅力だけで受け入れられた場所である」私営の施設にとりあえず委ねられた者、を同時に収容することが出来る世俗的救済院が当てはまることになるだろう。それはまた、「隔離所」、あるいはより古典的に「ビセートル」と意味深く呼ばれていた、リヨンの物乞い収容所にも当てはまる。その施設は、一七八三年に制定された規則書の中で、一項目全体を不具と気狂いに割り当てる。治療的な使命が（もし病気が最近のものならば）明示されるが、ただしそれはオテル・デュが異議を唱えるところで、オテル・デュはそれが狂った者のための監獄を兼ねた不治者の収容所に過ぎないと主張する。これらの行政機関の対立を越えて、気狂い専用に定められた収容所創設の計画は一七八七年の終わりに日の目を見る(77)。

王が科学アカデミーに、施療院の改革についての意見を述べるように求めるのもまた一七八五年のことである。ジャック＝ルネ・トゥノン（一七二四－一八一六）はその委員会のメンバーの一人である。ラ・サルペトリエールの筆頭外科医で、種痘推進の闘士であり、医学、次いで科学アカデミーの会員となる彼は、とりわけヨーロッパ全体の中でその分野のモデルとして考えられていた、イギリスの施療院を視察することを王に命じられた。一七八八年の『パリの施療院に関する五つの報告書』はトゥノンの所見を取りまとめており、王の命令で印刷される。トゥノンは、警視総監が彼に伝達した正確な資料に基づいて、一七八七年一月末にパリで収容された気狂い一、三三一名（二八、七九九名の収容者〔入院者〕に対して）を数え上げる。残念ながらトゥノンは王国全体についての計算は実施していない。確かにそれは無謀な企てであったかも知れないが、最大限の慎重さを保つことを強調する必要があるものの、我々が企てようとすることである。物乞い収容所にはおよそ一、五〇〇名いる。王政府が後に正規の収容手続きのないことを見出す最終的に多数にのぼる気狂いたちを考慮するならば、はるかに不確かな推定ではあるが、それによれば、地方の監獄にはおよそ二、五〇〇名いる。さらにまた、ビセートルとラ・サルペトリエールを除いて、一般施療院でそれを数えることはより一層困難である。確かにそこでは非常に少なく、おそらく五〇〇名以下である。なぜなら赤貧の気狂いはその地方の物乞い収容所にたどりついていたからである。このことは、パリについてのトゥノンの算出に加えて、一七八九年のフランスにおけ

（77）M. Cathelin, 前出、注41。

る収容された気狂いは、高目の推定では、全体で五、八〇〇名を示唆する（低目の推定では五、〇〇〇名）。フランス人二、六〇〇万人に対して、四、五〇〇人に一人であれ、あるいは四、七〇〇人に一人の割合であれ、それが気狂いの「大いなる閉じ込め」を招いたのだろうか、ということである――そしてそれはまた一八世紀末のことである。一七世紀末には、フランス人二、〇〇〇万人に対する〔閉じ込められた狂人の〕比率は確かに二五、〇〇〇人に一人を越えていない。参考のために直ちに注意しておきたいのは、この比率は、常に人口数と均衡させていることであり、第二帝政の終わりには一、〇〇〇人に一人、第三共和制末には五〇〇人に一人の比率となることである。

トゥノンは、一七八五年の『通達』と同じ脈絡で、狂気についての博愛主義的言説を追求する――「怒り狂った狂人の痛ましい状態は、すでに久しく政府の視線が注がれていた。理性を奪われ、ある時期には異常な力に恵まれているので、彼らはそれに乗ずる恐れがあった――互いに傷つけ合うことが出来ない状態におく必要があった――つまり閉じ込める義務が課せられたのである――ひとつの社会的義務が作り出された。しかし狂人たちを社会から排除する前に、彼らの病気が治りうるのか、あるいは不治であるのかを確認する細心さを、社会は彼らに、また社会自身に対して持たねばならなかった。可能なかぎり全ての方策を探究し尽くした後にのみ、市民としての彼らの自由を奪うという残念な必要性に同意することが許される」。この言説は、『気狂いの監督方法と彼らに用意された収容所の中での治療法に関する指示書』の後では、そこにトゥノンが近未来の本質的で重要な考察を加えていなかったならば、新しいものではなかっただろう。彼が記すところでは、施療院の建物は他の病気にとっては「副次的な方法」に過ぎないのとは異なり、狂人にとっての施療院は「それ自体で治療の機能をなす……。狂人は、治療の期間、邪魔されない必要がある――監視されている間にも、狂人は個室を出て、廊下を歩き回り、散策場に赴き、気を紛らし自然が彼に必要とする運動を行うことが出来ることが必要である」。

施療院がそれ自身で治療の機能を果たす……。我々には一言一言エスキロールが答えているかのように思えるが、しかしなんら先例への参照のない彼の考察による提言である。アンシャン・レジームの最後の数年は、施設精神医学がすでに誕生しつつある。

第四部　精神医学の創出

第1章　革命か振り出しへの回帰か

大革命は、フランスで一七八九年五月五日に勃発し、全ての革命と同様に、「過去を一掃した」と見なされる。ジャコバンとポストジャコバンの正史の中に、今日に至るまで、アンシャン・レジームの肯定的成果を探し求めてもむなしいだろう。一七九〇年にミラボーによって大衆化されたアンシャン・レジームというこの用語そのものが、侮蔑的であり、恣意と不公正に包まれた、蒙昧で進歩に反する社会を連想させる。我々の主題だけにとどまるとして、社会と医学の長い夜の後に、一七八九年の太陽は、壮大な博愛主義的な改革を伴って昇ったのだろう。かくしてルイ一六世の治世の終わりに始められた改革は、ただ時局によって破棄されただけでなく（それらは始まったばかりであった）、その史実性においてまでも隠蔽されたことが分かることになる。唯一、フランス大革命だけが博愛主義を生み出すことが出来たのである。フランスのひとつの確かな歴史は、つまり進歩と連帯の歴史は、革命と共に、そしてそのおかげでしか始まらなかったのだろう。

封印状の廃止

一七八七年から一七九〇年にかけて開かれた地方議会におけるものと全く同様の陳情書の中で、公的扶助の問題は大きな地位を占めており、まさにそれが過去二〇年来、世論と当局を揺り動かす。至る所で施療院の劣悪な状態が告発され、殆ど至る所で、以前の全ての改革計画においてすでに記載された範疇の者のための救済院を創設することが求められる — つまり孤児、捨て子、盲人、聾者、気狂い……である。幾つかの陳情書は、最後の者たちについては別の救済院を要請する — 「各地方に、精神が狂っており、社会に放置することが危険であるような人間を受け入れ治療する施設を建造すること」（トロワ選挙区第三身分）。数通の数少ない陳情書は気狂いの問題だけをより詳細に述べる。例えばオーヴェルニュのクレルモン管轄区の聖職者の陳情書は、怒り狂った者に対する一つの施設と、てんかん者に対する別の施設を要求する。「そこでは彼らにとって必要な治療と共に、彼らの悲痛な状況が求める生活の糧を受けるのである」。そしてこれらの施設には全て「学識の深い医師および外科医が配置されねばならない」。他の陳情書は、それに言及することなく一七八五年の『通達』についての意見書をそのまま繰り返すか、あるいは直接それに着想を得る — 「これまで、施療院の中で行われなかった躁狂者の治療法に、より真剣に取り組むことになる。最善につくられた人間の理性をむしばむ可能性のあるうす暗い小部屋に彼らを閉じ込めているのだが、我らの同胞を害する境遇の外に彼らを置いた時に、全てがなされたと我々には信じられる」（テアタン区［パリ市］の第三身分）。

何よりも陳情書は、王の専制の象徴である封印状の廃止を要求することでは完全に一致する。たとえ幾つかが〔封印状の〕修正もありうると望んでいたとしてもである — 「しかしながら、家族には、狂気や低能が原因であれ、罰よりも矯正を必要とする放蕩に対してであれ、管轄区の下級裁判所に嘆願書を提出することは許される — それは、非司法的情報にもとづいて、告発された者を多少とも長期間、矯正院に閉じ込めることを命じることができるだろう」（ランス選挙区の聖職者）。

封印状廃止の原則は、一七八九年六月二三日の〔国民〕議会を前にして読み上げられた王の施政方針声明の中で表される――「王は……公共の保全を維持し、かつ必要な慎重さをもって、ある場合には家族の名誉に配慮するために、あるいは反乱の発端を速やかに鎮圧するために、また外国の勢力との犯罪的な共謀の影響から国を守るために、封印状の名の下で知られる命令の廃止を調整するのに最も適切な方法を探し求め、提案するよう全国三部会を促す」。この王は（すでに大文字〔の王〕ではない）、まだ行為の主であると信じているが、しかし全てが転覆し、第三身分が威圧されるがままにならなくなるのは、まさにこの議会の後である。

一七八九年八月二六日に採択された人間と市民の権利宣言は、その第七条で以下のように宣言する――「何人も、法律によって規定された場合で、かつ法律が命じた形式によらなければ、訴追され、逮捕され、または拘禁されてはならない。専制的命令を懇願し、発令し、執行し、または執行させる者は、処罰されなければならない」。封印状の具体的な廃止に関しては、別の要望書を待たねばならないが、一七八九年一一月の憲法制定議会は、ミラボーが参加する封印状委員会の創設を決定する。気狂いについてではなく、矯正を必要とされた者の運命（ミラボーはかつて父親の請求による封印状によってヴァンセンヌに閉じ込められたのだが、彼を筆頭として、誰も無実の犠牲者を話題にしない）への関心が支配的な長い議論の後に、封印状廃止の議決書が一七九〇年三月一六日と二六日の憲法制定議会によって採択され、「国民議会は、専制的命令を一掃し、不法な監獄を解体し、彼らをそこに導くことになった何らかの名目あるいは何らかの口実の元に、閉じ込められている囚人たちの釈放に向けて一定の期限を定めるという、喜ばしい瞬間についに到達した」。しかしながら当該の議会は以下のように考える。「狂気が原因で収容されている者たちは、最終的に彼らを自由にしなければならないのか、あるいは彼らの状態が必要とする監視の目、慎重深さ、そして人間性をもって、視察され運営される確固とした施療院の中で世話を受けるべきかを知るために、その拘留を十分長期間にわたって延長する必要がある」。監獄の中に拘留されている全ての人々は、少なくとも有罪判決を受けたり、身柄拘束を宣告されない限り、あるいは「狂気が原因で収容されているのではない限り」、六週間以内に自由にされることが宣言される。その第九条は次のように明示する。「デマンスが原因で拘留された人間は、この命令の公布の日から三か月以内に、検察官の請求に従って、現用の形式で、裁判官によって尋問され、そしてその〔裁判官の〕名において医師の診察を受けることになろう。その医師は郡長官の監督のもとで、病人の境遇について下されることになっていた判決によって、彼らが釈放されるか、あるいはこの効果のために適切な施療院で治療されるために、病人の実際の状態に関する自分の考えを説明することになる」。

そのような視察が行われることになるが、しかし次第に増大していく政治的大混乱によって、頻度はかなり少ない。視察は質問－回答方式によって行われる（というより回答はない）。「我々はそれに「新しい命令に」従わねばならず、個人の自由を侵害するアンシャン・レジームを蘇らせてはならない」と収容請求に関して、一七九一年六月二二日にカーンの市長は記述する。実際のところ封印状廃止委員会は、王国の全ての一般施療院、監獄、物乞い収容所を対象として、委員会が送りつけ、記述された膨大な調査を何よりも拠り所とする。直ちに非常に完璧な報告書が殺到する、というのはどの施設の管理者も沈黙することで「専制的命令」の共犯者と思われることを望まないからである（ドンジョン＝アン＝ブルボネのフランシスコ会修道院院長が「国民議会の我が諸議員閣下の命令を果たすために」急いで返事を出すのは、確かに笑いごとではない）。これらの報告書の中にはもちろん、以前、往々にして一年弱以前に、王国政府によってすでに正式に目録に登録されていた狂人たちが、再び見出される。「私はすでに二度、私のところに留まっている狂った三人の囚人の報告書を送付しました」とソミュール城の司令官は苛立つ。監獄の多くが、直ちに議会の命令に従い、矯正を要する者たちを放り出しただけに、それだけはっきりと気狂いたちが姿を現す。例えばマレヴィルの施設では、そこで一七九〇年の夏の間に三四名が釈放され、その結果、強制収容者四五名に対して三八名の狂人がいることになる。サンリスのシャリテのように、幾つかの施設には、もはや狂人しか残っていない。

全ての施設が彼らの狂人がまさに狂人であることを力説し、各々の狂気について描写する。この者は糞を食べる。あの者は「自殺しようとするが、それ以外では大人しく誠実である」。この別の者は「家族の恐怖の的であり、彼の兄弟を殺害後、一七七三年以来そこに閉じ込められている」。実際に多くの者が長期間収容されており、「社会に戻されうる状態ではないし、彼ら自身の保護のためでもある」。「二一年間、強い衝撃もなく、自由を奪われていた後では、自由は回復されない。彼の頭のように衰弱し乱れた頭では、その衝撃に耐えることはできないだろう。そのことは、やがて再び彼を閉じ込めることが必要となる、粗暴な状態の少なくとも一つを引き起こすことだろう」。

まさに要求された統計を提供しながらも、いくつかの施設は監獄として見なされることを拒否する。それは「エクス゠アン゠プロヴァンス市の気狂いたちのための一般施療院」の場合である。「それは決して監獄ではなく、慈善施設であり、市民によって運営されている。理性を失うという不幸を被った、市と地方の薄幸の人に捧げられた収容所である」。

まさしく「市民の相当数によって署名された嘆願書」が問題となって、家族と共同社会による直接的な収容が改めて実証されることになり、封印状による収容が大半を構成するには程遠いことが新たに判明する。多くの小さな施設では、王の命令は同様に例外的なものであった。

物乞い委員会

封印状が廃止されたのと同時に、聖職者の財産は国家の裁量にゆだねられ（一七八九年一一月）、国家がその代償に、中でも公的扶助を負担することになる。それはまた、二〇年前に口火を切った博愛主義運動の結果でもあり、扶助は善行ではなく義務であり、国家に課せられる、と繰り返して語られてきた思想を伴う。施しではなく、税によって供給される非宗教的な公的扶助の概念は、（大革命の所産という意味では）革新的なものではないが、これ以降は価値を認められる。一七九〇年の年頭に物乞い委員会が創られたのはこの目的のためである。委員長であるラ・ロシュフーコー＝リアンクールを始めとする一九名のメンバーは、貧困との闘いに参加している博愛主義者たちである。彼らのうちの一人、クルミエの大修道院長は、パリ城壁外の聖職者の代表であり、シャラントン〔収容〕施設の院長である。

その名称にも拘らず、委員会の管轄は、常に同じく憂慮すべきものであった唯一の問題、つまり物乞いを遥かに超える。国民議会はメンバーに「施療院、監獄、そして牢獄を改善するための法案を議会に提出すること」を課した。七〇回の会議が、一七九一年九月三〇日の憲法制定〔立憲〕議会の終わりまでに開かれることになる。先ず重要なことは救済すべき貧窮者の範疇を決定〔定義〕することであり、首都の施療院の建設を始めるにあたり場所のリストを確定することである。一般施療院はそれだけで一〇施設を数える。それが一二、〇〇〇人近くの人々を救う「巨大な仕組み」である。狂気の前に、捨て子あるいは孤児の多くを救うことから始めねばならない。パリの一般施療院は、そこに年に五、〇〇〇名から六、〇〇〇名〔の捨て子〕を受け入れており、その三分の二が生後一か月の内に死亡する。

委員会の最初の視察はビセートルに対してである。大革命以前から告発されていた重大な怠慢が再び指摘され、強調点は全般的な無為に置かれる。狂人〔フー〕は二一九名で（アンシャン・レジームを感じさせる「アンサンセ〔気狂い〕」と、まだ幅をきかせていない「アリエネ〔精神異常〕」との間で、当時よく用いられていたのがその言葉〔フー〕である）、それに八九名の低能者が加わり、全員が「施設にやって来た時から不治であると判定されていたが」、委員会の印象はどちらかというと好意的なものである。治癒（五分の一の比率であると申し立てられる）は、オテル・デュでの治療のために送られる者たちの間にだけでなく、治療手段がない中で「自然が恩恵を与えるのを好んだ」者についても確認される。ビセートルの狂人たちは「全体的に優しさをもって導かれているように見える」。怒り狂っていない者は風通しのよい中庭で自由にできる。「我々の視察の日には、一〇名だけが鎖に繋がれていた」。個室に関しては、「それらが一人用であれば悪くはないだろうに」（個室に二人であった）。唯一、義憤をもって告発されることは、矯正を要する者と、てんかん者もまた、罰として狂人の中に収容される慣行である（視察の日には、五〇名ほどがこの例であった）。

ラ・サルペトリエールの視察は、その大きさ故に全体的な管理が出来ないと評価されており、全体で五五〇名を数える狂女に関して、明らかにずっと好意的ではない。「彼女らはそこで、ビセートルの狂人たちよりも不幸な状態にある ― 古びた個室の空気は悪臭を放ち、それらは非常に小さく、中庭は狭く、全員がそこでは信じ難いほど痛ましく、見捨てられた状態にある ― あらゆる種類の狂気が混じり合っている ― 鎖に繋がれた狂人（そしてそこには非常に多いのだが）は大人しい狂人と一緒にされている ― 怒りの発作中の狂人が、大人しくなっている狂人の目の前にいる ― 顔や手足を歪めた激高の光景、叫び、絶え間のない唸り声が、休息を必要としているであろう狂人たちからあらゆる休息の手段を奪い、この恐ろしい病気の発作をより頻回に、より激しく、より狂暴に、より不治なものにする。つまりそこにはいかなる心地よさも、慰めも、治療法もない。わずかにより大きく、より風通しがよく、より汚染されにくい新たな小屋が建てられるが、相変らず他のものと同じ体制の中にあるので、その結果、それらの本質的な欠陥は何ひとつ除去されない。多少とも穏やかな二二名の狂女たちは一一のベッドで寝る――四四名の低能者は同じく二人ずつ寝かされる――それらの部屋は清潔さもなく、空気の流れもない」。

そこで取り上げられるのは、パリの一般施療院と、次いで救済院の建築家であるシャルル＝フランソワ・ヴィールによって一七八六年から一七八九年に建てられたラ・サルペトリエールの新しい個室棟である。新たな衛生的要請を尊重しつつ初めて、数千のアリエネ〔精神病者〕たちを住まわせなければならなかった――一つ一つが十分に離れ、完全に対称的な配列を持つ翼棟に二五七の個室と六つの共同寝室、そして大まかな四つの区域の分類である（治療中の精神病者〔アリエネ〕――「狂憤し、下品で、治癒の希望のない狂人」――疥癬持ちの狂人とてんかん者――不治な者と低能者）。特にその過密さが原因であれ、また古い建物が全て壊されなかったことが原因であれ、物乞い委員会がそれに与えた厳しい判断と、一〇年後にフィリップ・ピネルがそれに与えることになるほとんど理想的な記述を比較することは、興味がなくはない。そこで彼は当時、泉のある中庭、二列の菩提樹、「各々分けられた個室の」精神異常者、自由に散策する穏やかな精神病者、「彼女らの欲求と清潔の見守り係の一人の女性」によって看護される老人性のデマント〔痴呆患者〕、「非常に清潔な」ベッドを備えた広々とした共同寝室について語る。

物乞い委員会は、その結論の中で、生まれる予定の慈善施設に、「彼ら自身の最も高貴な部分において傷つき、狂った空想の虜となり、最も重大で最も恐ろしい人間の惨めさを被っているこれらの不幸な者たちの境遇に、より個人的で、より心にしみる関心が鮮明にされる」ことを求めることになる。委員会は続ける。これまで〔我々は〕まず公共の安全に心を奪われた。イギリスとも、またイタリアともスペインとも異なり、この国では狂人に対する治療のために全く努力が試みられて来なかった。アンシャン・レジームの非現実的見通しを引き継ぎつつ、推奨されるのはまず住居地での救済である、つまり今回は田舎の小郡と都市の「地区〔カルティエ〕」（二つの区）の新たな枠組みの中での救済で、各々の区域には貧者専用の医師一名が配置される。

そのうえ「狂気の治療に割り当てられた二つの施療院」がパリに建てられるだろう。同じく委員会は、都市には絶えず、二か所の性病病院、二か所の回復期施設、三か所の老人と不具者の施設、一か所の孤児院 ― 全てそれは古典的疾患以外のものである ― を提案する。物乞いと浮浪者のための二つの別の施設は、それらとは区別されるべきだろう。オテル・デュ〔パリ市立病院〕での狂気の治療は、雑居状態と個別の治療がないため、もはや可能ではないように見える。狂気に対する二つの施療院は都市の中心から遠くに配置されねばならないだろう。「静けさと全ての雑音から遠ざけることが、特にこの狂暴な病気の治療に必要と思われるからである」。いくつかの建物は支払いのできる患者に割り与えられることになるだろう。そうすればこの施設は「国家にはまったく費用がかからなくなるだろうが」、それでも国家は極貧の病人を扶養し続けるべきである。これら二か所の施療院の一つは不治な狂人に対して割り与えられるだろう。「優しさに導かれ、続いて彼らの状態のあらゆる変化への絶え間ない積極的な監視により、彼らの手当て〔治療を受けるという意味で〕の良好な思いがけない結果の多くは、恐らくこれらの配慮のおかげに違いないだろう ― そして治癒不能性が一貫している大多数の者は、彼らの状態が受け入れられるような、そして人間が彼らに果たす義務がある、あらゆる気配り、あらゆる慰めをそこで享受するだろう」。

狂気の治療専用に割り当てられる病院に関しては、何も語られない。ただしシャラントンについては語られ始めた。物乞い委員会は、そこで狂人たちを看護している修道女たちは「最高の心配りを持ち、できる限り、彼らの自由を奪われた状態を心地よいものにし、その人間たちの状態が必要とし、そして許される方法を探し求めており」、結果として「この施設は最高の評価に値する」、と結論づけた。一七九〇年一二月の追跡視察は、不当な収容についての苦情を受け取った封印状委員会の請求にもとづいて、パリ市役所の三名の委員によって実施される。加えて、「そこには不衛生で汚く恐ろしい独房が存在すると主張される」。その結果、長くなった報告書は、その立場からシャラントン施設をとめどなく賞賛する。告発は一つ一つ反論される。「人間の悲惨さを近くで見たことのない」者は、そこで公正に話されていないことにまで、心を動かされる。「躁狂患者が閉じ込められ怒号をあげる鉄柵と鍵のついた寝室が、不衛生で恐ろしい独房として用いられるのは、別に驚くほどのことではない」。さらに施設の優れた体制は褒めちぎられる ── 並外れた地理的条件、健康的で多様な極上の食事、職員の数、散策が。しかし「最も困難な義務と看護の実践を長年に亘って培ってきた賢明な修道女たちについて」は語られることはない。要するに、「何故、国家が、その偉大さと特にその人間性に値する施設を設立しないのだろうか？」、である。

これ以上好意的であることはあり得ないだろうが、一七九〇年の時点ではまだ宗教的基盤が消失しうるとは誰も想像しない。確かに修道誓願は禁止されたが（二月）、公的教育施設や慈善施設に属する修道女たちは例外とされた。にも拘らず物乞い委員会は、国民議会のもとで、「患者の奉仕に自らの人生を今まで捧げていたシスターたちの運命に関する宣告をすることになる」のを心配する。

法的空白

物乞い委員会が不安と共に提出していた質問は、一七九二年四月一八日に、宗教的修道会の廃止命令として回答を得るが、それは続く年月に起こる排斥の前触れとなる。封印状の廃止の後、宗教的な監獄（いわば全てか殆どである）の事実上の廃止は、アンシャン・レジーム下での気狂いの収容について、間違いなく不十分で複雑化したそのやり方を決定的に破壊する。しかし狂気は存在し続ける。矯正を要する者はスズメの群れが飛び立つように消えたが、しかし狂人は居残った。新たな収容の要求に関しては、それらは大革命という理由でも止まらなかった。非難される過去からのこの白紙状態の後の、新たな法律的な措置とは、一体どのようなものか？　実のところ、結局物乞い委員会の作業の結果として期待された重要な法律によって定義されたものは無い。立法議会の下でも同様だが、憲法制定議会の下で、精神病者を間接的に含む法律は、一つは一七九一年八月一六－二四日と、もう一つの七月一九－二二日の二つの治安規定だけであり、どちらも気狂いたちを放置している者たちを罰することに適用される。ということは彼らは再びうろつき回っているということだろうか？

法的な空白は、大革命によっても帝政によっても埋められることはないことに異論の余地はない。たとえ一七九〇年八月の命令が、警察長官の名の下での監禁の行政的手続きを指定しているとしても、この手続きは、「個人の自由を侵害するアンシャン・レジームを復活させてはならないこと」を口実に、例外的な厳格さがある。例えば一七九〇年代の数年間、フランスのどこかで、道を駆け巡り「村の疫病神」となっている明らかな狂人がいるとする。どうやって彼を収容するのか？　市の総代理検事は、市行政執行機関の命令と、二人の衛生官によって署名された狂気の状態を証明する取り調べ調書を、同時に備えなければならない。当時、「保安収容所」の中に監禁する請求を郡か県の執行部に願い出ることは出来る。

その手続きはそこで終わらないが、まずもって保安収容所とは何なのか？ 革命法が出し惜しまない章があるとするならば、それはまさに刑罰と司法の章である。三つの範疇の民法上の刑務所構造が準備された ― 軽犯罪裁判所ごとの拘置所、違警罪裁判所（軽犯罪）の郡の保安収容所、そして刑法典に関する一七九一年九月二五日法によって各県に設置される「矯正と困窮と留置のための収容所」である。実際には場所と財源が無いので、大抵の場合は古くからある物乞い収容所で代用せざるを得ない。たとえ物乞いが憲法制定議会の下で公式に廃止されたとしても、だからといって収容所は彼らに対して門戸を閉じなかった。革命暦二年ぶどう月二四日（一七九三年一〇月一五日）、国民公会は、今度は物乞いの抑圧に関する物乞い委員会の命令計画を自分の物としながら、各県の行政中心地に「抑制収容所」を創設する。物乞い収容所は名称を変更されただけである、というのはすぐにまた総裁政府と帝政によって元に戻されることになるからである。この命令は物乞いだけに関するものであるが、第Ⅲ編七条は例外で「現在、デマンス〔精神荒廃〕を理由に閉じ込められた者［物乞い］について、両親が費用負担を願い出るのか、あるいは抑制収容所に留め置くかは両親の自由となるだろう、と明確にしつつ」と言及する。続く条文がまだ収容所の中にいる性病患者を病院に移送することを命じるだけに、狂人の医学的地位規定は、物乞い委員会がしきりに要請していたのだが、その時には忘れられているように見える。

我らが「村の疫病神」に戻るとしよう。彼らは最も近くの収容所に閉じ込められたが、しかし大革命はもはやアンシャン・レジームではないから、この狂人を、物乞いを理由にそこに収容された「囚人」（それは公式の言葉である）と同一視することはできないだろう。つまりこの〔狂人の〕監禁は、裁判所が彼の狂気について判決を下し彼を救済院かアジルに送るまでの、仮のものでしかない ― しかし、そのどちらであるか〔救済院かアジル〕を知るのは別の問題である……。しかしながら過剰な慎重さは慎重さを台無しにし、この荷の重い手続きは、途中で中断し、行政的な決定に留まる結果となる。あえて言えば我らが「疫病神」では、彼の仮の社会的地位が決定的なものになるのを目にする、あらゆる機会があるということである。革命暦九年熱月一五日の通達で、法務大臣は内務大臣に、保安収容所への気狂いの留置は「本来、臨時措置であり、裁判所によって彼の状態についての判決が最終的に下されることは決して免除されてはならない ― 彼らを尋問した後に、また証人を聴取し、衛生官によって彼の状態の証明がなされた後に、個人がデマンスに冒されていることを裁判によって宣言するのは彼ら自身〔裁判所〕の役目である」と、彼〔内務大臣〕に注意を促すために書簡を送る。それはまた、公共の安全が予防的拘留を必要としないならば、アジルに直接収容することを許可すること、あるいはさらに「もし裁判で狂人であると宣告された者が、その理性を回復するならば」狂人の釈放命令を出すのは、行政ではなく司法の権限に属するというのである。

しかしもう一度問うが、どのようなアジルなのか？　一七九二年一一月二三日、国民公会はそもそもゼロからやり直すために、少しの間その問題を検討する。国民公会は法務大臣に、「デマンス、狂憤、あるいは他の全ての原因」による囚人が存在している全ての施設の状態、つまり「いかなるものであるか」を報告する任務を負わせる。このことは前もって、これらの施設は数種類からなることを認めてのことである。監獄の中にさえ気狂いは見出され、彼らはしばしばそこに長く留まる。なぜなら一旦そこに入ると、彼らを永続的に収容する救済院を見つけることは最も困難となるからである。そういう訳でニエーヴル県では革命暦六年、一九歳の赤貧の気狂いをパリ以外のどこに収容するか誰にも分からないということになる。内務大臣はそれを承知せず、そこ〔ニエーヴル県〕に救済院が存在しないことの確認に委員たちを派遣する。それ〔パリでの収容〕がふさわしい。ところが大臣は殆ど同意しない。〔狂人の〕移送は彼らの職務ではないだろうし、とりわけその狂気が治癒可能であることを予め確認する必要があるだろう。そうでなければその者をパリ以外の直近の抑制収容所に、つまり「救済院の代わりの施設、それは不具によって社会のただ中ではそのままに出来ない全ての者にアジルとして役立つように定められた所」に送ることが必要となるだろう。

実際は〔狂人が〕隔離されることは全くなく、「新たな」保安施設は狂人たちを一時的なものとして、そして他の者を決定的なものとして収容することが逆説的に要請されていることは明らかで、当時支配していた制度の非一貫性を立証する。狂人たちは、アンシャン・レジームの最悪の日々のように、あちこちに散らばったままである。狂人たちはかつてないほど忘れられて、施療院の中にいる。彼らは「病棟の最も不衛生で最も遠い部屋に追いやられ、その運命の恐怖にゆだねられる」（一七八九年末、アルザスのドゥブレの報告）。そして実際、狂人たちは、「良い場所がないので」、施療院の屋根裏や納屋にさえ追いやられるのが見られる。

修道会の監獄に関しては、原則的には廃止されるが、それらのうちの多くは非公式に機能し続ける。もう一度、カーンのボン＝ソヴェールに注目しよう。強制的入所者の解放、次いで修道誓願の禁止、最後に宗教的修道会の廃止は、必然的に〔宗教的〕共同体の終焉を意味したに違いないだろう。一七九二年にその所在地から退去させられて、修道会はカーン郊外のいくつかの家屋に撤退するが、それらの一つはアンシャン・レジームから引き継いだ十二名の狂人を受け入れており、解放され得ない。これらのもの〔解放出来ない狂人〕を引き受けざるを得ないことを殆ど気にかけることなく、結局、首都の山岳派に敵対する市当局は目をつぶる。革命暦四年風月三〇日にカルヴァドス県の非宗教的施療院部局の管理職者に宛てた、内務大臣のボーリュー収容所に関する指示は（「抑制収容所」ではなく「収容所」と呼ばれ続けており）、この実情を暴露する。そこで述べられているのは、そこ〔収容所〕に存在する狂人と狂女に関しては、赤貧の者しか収容してはならず、彼ら自身あるいは彼らの家族の援助によって、必要な援助を他所で見つけられる者は、もはや長期に亘ってその〔県の〕負担としてはならない、ということである。――「他所で」とは全く驚きである、というのはそれは暗に廃止された施設を指しているからである（特に、男性のためのポントルソンのシャリテと、女性のためのカーンとサン＝ローのボン＝ソヴェールである）。かくして一八〇五年には、フランシスコ会修道院の古い建物を獲得した後、今度は公式に、修道院の、そして一五名の「非合法の」収容者の移送が確認される（その間に三名が新たにやって来ていた）。こうしてボン＝ソヴェールの精神病者の未来の大アジル〔保護施設〕の種が、大革命後まで生き抜いた。

オワーズ県の「元の」ノートル＝ダム＝ドゥ＝ラ＝ガルド、フランシスコ会修道院についても事情は同じである。その修道院は公式には閉鎖されたが、しかし気狂いは留まっており、以前の修道院院長がその機会に同志トリブとなり、「ラ・ガルド館」の管理者となる。一七九九年に彼は、施設の最後の精神病者たちと共に、最近売却されたラ・ガルド館を去りクレルモンに移り住んだが、それは一九世紀末にはフランス最大のアジルとなる施設の所在地である。このような例は多く数えることが出来るだろう。トリニテ・デクスのような施設は成功して、「監獄ではなく、市民によって管理された慈善行為の施設、つまり理性を失い不幸となった、都市と地方の不憫な者に捧げられたアジルであることが重要である」(78)と強調する。その救済院は、一七九〇年の終わりには、男女一六五名の気狂いを数えて維持されるが、財政的困難さから次第にその自律性を失っていく。

パリでは、「病院」となった民間の療養所〔ペンション〕が急に相当な重要性を担う、というのはそれらは非宗教的であり、営業し続けることができたからである。とりわけその例は、フォブール・サン＝タントワーヌ、シャロンヌ通り七〇のベロム療養所である。一七九一年五月一日、そこには男女四七名の気狂いと不具者を数え、一七七四年以来そこには司祭がいた。約二〇名は大革命以降に入って来た。全員が滞在費を支払い、多くの者は裁判を経由しておらず、ある者たちは入所の登録簿に簡潔に「狂人、非拘束」としか記されない。ベロム療養所はいくつかの理由で有名になる。それは恐怖政治の間、法外な滞在費と引き換えに、革命裁判所を逃れた多くの金持ちの命をかくまう。商売は繁盛し、施設は拡張されるはずだが、ジャック・ベロムが逮捕されて終わる。それでも彼はギロチンは免れ、彼が刑務所にいる間も療養所は営業し続ける。一八二四年に彼が死去した時、医師である彼の長男が跡を継ぎ、療養所の真の医学的時代の端緒となる。職業的人生を開くため一七七八年にパリに入って来た新米医師が、一七八六年に初めて精神病患者を治療するために入職したのが、ベロム療養所である。彼の名はフィリップ・ピネルである。

危機的状況

至る所で状況は危機的である。パリでは、民間の療養所はあまりにも高くつき、プティット・メゾンは、年老いて身体不自由な未亡人のための救済院に再転換されていた。再びビセートルとラ・サルペトリエールしか残らないが、それらは、かつてないほどにふさがっており、かつてないほどに不治の者たちに向けられ、「それ以降、最も不毛で、最も耐え難い憐憫の情を引き起こすだけである。それはいかなる救済の希望によっても和らげられることはない」。ラ・サルペトリエールの狂女たちの人数は止むことなく増加し、革命暦一一年（一八〇三年）一月一日には六〇〇名、一八一三年には七九四名、一八二二年には一、五四二名、一八二四年には一、七六〇名にのぼり、その年（一八二四年）には救済院の押しも押されもせぬ最古参者、てんかん者であるマリー＝ルイーズ・ブデが死去した。彼女は一七五八年一二月一二日に入所したのだから、そこに六〇年間いたことになる。

地方でも、施療院や救済院院長らの非常事態を告げる叫びは、内務大臣のもとに積み重なる。どこでも、今や国家の負担であるが、予算は不十分である。マルセイユの救済院は飢餓を訴え、建物の老朽化を理由に気狂いたちを救済院から移送することを求める（革命暦六年）。シャトー＝ティエリのシャリテ救済院はひっきりなしに五〇〇キンタルの小麦を要求する —「政府によって容れられた貧しき病者、不運な家長、不幸な不具の気狂いは、どうなって行くのか？」（革命暦四年収穫月一〇日）。シャトーブリアンでは、「救済院は、救助を受けなければ、間もなく閉鎖されるような状況である」（革命暦七年実月一日）。ブロア、リール、カルパントラでも同じ状況で、そこの院長たちは大臣に忌憚なく書簡を送る —「ここに私どもは閣下に、ずい分前から最高に恐ろしい悲惨さを私どもに感じさせている、おぞましい光景を描きます — そして私どもは閣下に、政府の沈黙が唯一その原因であると敢えて申し上げるのです」（革命暦八年風月四日）。「飢えに先延ばしはない」と、長老会議におけるタルヌ県の議員であるペズーは、美しい警句で要約する（革命暦七年収穫月一六日）。シェール県の院長たちは、彼らの側で、革命暦六年

（78）L.et M. J. Vallade より引用。注43参照。

草月二八日に「同志、大臣閣下」への書簡を次のように締めくくる――「我々が閣下に今お話ししているこの中心都市の救済院は、懸念される不足状態にある唯一の施設ではありません。物乞い収容所と、狂噴や狂気に冒された不幸な者たちが閉じ込められている収容所では、その出費が月に総額二、二〇〇フランに上っており、どちらもパンの欠乏寸前です。政府は、社会から締め出された極めて危険な存在を、無関心にしか見ないでしょうし、皆は彼らの生活を支えるために、そして不可避な〔収容人数の〕過剰と我々が目にするかも知れない悲痛な光景を防止するために、閣下からの即刻の方策を願っています」。狂気の医療化については、もはやまったく議事日程には上らない。

物乞い収容所の気狂いの状況は、確かに悲劇的である。ボーリューでは、彼らの死亡率は、囚人が一三％であるのに対して、五七％である。一八〇〇年八月には、その収容所は、約三五〇名の囚人数に対して、四一名の男女の狂人を数える。一一名が一七九〇年以前からそこにいた。したがってそこでの収容は続いていて、拘置所由来のそれは一三％である。財政的困窮によってさらに、他のカテゴリーの拘留者から気狂いを分離することはかつてないほど困難となる（そのうえ、アンシャン・レジームに比べてもひどい後退により、気狂いそのものが、事実上囚人と同様に考えられる）。一七九三年五月一二日、ボーリューの医師が報告するように、このような状況では、狂気が慢性化せざるを得ないことは驚くに当たらない――「我々は、ボーリューの拘留された女性市民ル・テリエの災難の中に、真にメランコリーの障害、主要な主題によって占められる活発な空想を見ただけだったが、その激しさは、彼女の家族の心配り、夫の同伴、彼女が愛する子どもたちとの接触や絶えず動く社会の場によって、有効に減じられるだろう。彼女が一人きりで見捨てられ、あらゆる気晴らしの対象から遠ざけられることで、この病人は段々と、より一層困った状態、おそらく絶対的な治癒不能性にすら導かれることは、少なくとも予想できる」。

第2章　狂気の治療について

アンシャン・レジーム下で収容された狂人の状況は、余りにも遅れて下書きされ、大革命によってさらに放置された改革を除けば、物乞い委員会の仕事はいったん立往生し、何名かにあいまいな治療を施すのは別として、狂気とその治療に関して、その名に値するいかなる考察にも到着しなかったと信じるがままにし得るかも知れない。ところが全くそうではなく、いわば狂人と狂気が別々の道を歩んだことは取るに足りないパラドックスではない。大革命末期まで、これらの二つの世界は出会わないままであり続ける。社会的対応と医学的対応は互いを過少評価し、その証拠に収容の際に医学的診断がなされることは殆どない。また狂気が裁定されるのもこの物差しではない。確かにこの動詞〔se juger 裁定される〕は当を得ている、なぜなら結局、誰が狂人であり、誰がそうでなく、誰がもはやそうでないか、を決定するのは裁判官だからである。オテル・デュや大都市の病院で行われた治療に関しては、それは、関係者すべての善意とともに、古代の処方薬と水浴療法に留まる。それでも狂気についての研究（敢えてこの言葉を使うことにする）は、非常に豊かで、一般的に語られる以上に限りなく精神医学の誕生に寄与する。しかしながらこれらの理論は、数が多くしばしば奇抜であるため、この時期には実際の業務には到達しない。物乞い委員会はそれを嘆くのに事欠かなかった――「この興味深い主題に関して、おそらく非常に学問的な多くの著作が発刊されたが、今なお、それらの学説からはこのたぐいの不幸な人々に何らの利益も慰めも結果として生れていない」。

思　弁

もし我々が、一七世紀をフーコーのように狂気の歴史の誕生と絶対的にしたいとするのではなく、その一つの段階にしたいと望むならば（より一般的に、時代区分というもの自体が歴史家の狂気ではないのかと自問しながら）、注目しなければならないのは、デカルトと共にもたらされる精神の革命の側面だろう。学問において理性のみを認めること、こうして華々しくスコラ哲学と決別する……。一六四九年にデカルトが出版した『情念論』で、実体二元論と、松果腺［エピフィージス］に「検閲官」の役割を演じさせる思弁的神経生理学が練り上げられる — それ〔松果腺〕から出発して、身体は魂からの命令を受け取るという。一方は理性的で、他方は感覚的な、二重の魂の反対者としてデカルトは、一つの魂、つまり考える魂（考えるもの）しか認めず、身体（広がりをもつもの）と魂は極めて緊密に結びついているので、その不可分な結びつきの結果、具体的な人間を表す第三の実体が生じる。情念の理論については、古代人たちと同様、古いものであるが、それ〔デカルトの情念論〕は、いわば、情動の精神身体性を定義することにより「魂の運動」概念の導入を可能とする。

一元論者スピノザ（一六三二－一六七七）はデカルトの二元論に反論し、同時代の精神医学の大部分に着想を与えることになる。彼によれば、魂と身体の対置は、同一の現実についての二つの知覚の対比に過ぎない。その側面から、キュロー・ドゥ・ラ・シャンブル（『情念の特徴』一六四〇年）は、医者や哲学者たちが情念に特権を与える戦略的関心を明らかにして、結果として哲学の中に留まりながらモラリストとして、同時に医学にも取り組む心理学者として、自らを位置づけることになる。

一七世紀の医学的思考（医的機械論と医的化学）に共有され、治療法に影響を与えることになる医学―哲学的な二つの体系を超えて、医学は身体の病気と精神の病気の研究を分けないことを引き継ぐ。「頑健な健康状態が深刻な病気になるのと同じように、偉大で優れた精神は最も重い狂気を生む。それ〔狂気〕は非常に体力を乱すので、体力を奇妙で途方もない事態にする。そのことについて、そのような変化に関する見解を述べ、このような行動が病人の悪意に由来するのか、あるいは病気に支配されているのかを知るために我々が召喚される。そして、このような体質を正確に判断し忠実に報告するためには、病人と彼の習慣を、体質がメランコリー性なのか黒胆汁性なのかを考察しなければならないが、いくつかの点を巧妙かつ精緻に問い質す必要がある。何故ならただのメランコリー患者の考えや告白にとどまってはならないからである。というのも彼はしばしば自分が知らないことを述べ、見えないものを見えると考え、さらには誤った物事を考え出し、それを揺るぎなく保持しているが、彼の狂った想像の運動はそれほどにも強いので、考えを翻すよりはむしろ死の苦しみを忍ぶだろうからである」[79]（一六〇九年）。

まだルネサンスに近い一七世紀初めにとどまるとすれば、さしあたりボルドーの司法官、ピエール・ドゥ・ランクルによる奇抜な著作に注目する必要がある。それは、有名な『悪天使と悪魔の無節操の一覧』（彼は魔女狩りの冷酷な信奉者だが、しかしその時代の多くの人々と同様に彼にとって、狂気とは全く別のことが問題である）ではなく、あまり知られていない彼の『万事における無節操と不安定さの一覧、そこにはただ神のみにおいて人間の知が目指すべき真の不変性が示される』（一六〇七年）である。この道徳についての著作は、その表題がよく示すように、極めて自然に、ひとつの真の医学的省察に帰着する。このことは当時（とはいえ僅かな間だが）、医者でも哲学者でもない者が狂気を正当に論じることが出来ることの証拠である。知恵は「通りがかりのものとして」しか到来しないが、一方で「狂気は我々誰の中にも種がある」。手短かに言うと、最初の、最大の狂気、つまり「禁断の実を食べる」イヴの狂気以来、我々は「皆、人種として狂っている」のである。しかしこの隠喩はすぐに狂気の医学的類比の中に消え去る──「神が、罪に汚れた人間に対して習慣づけた最大の脅威の一つ、我々に向けることができた最大の災いの一つ、それが狂気であり、我々を神に見放された人の方へと陥らせることである」。ドゥ・ランクルは長い議論の間中、狂憤における幻覚（もちろんこの用語はないが）と狂気の座としての脳に言及する。まさしく真の疾病学的体系が姿を現し始める──「狂気は一本の木のようである……その小枝と枝は、そこから派生し結びついた様々な種と同様である。躁狂者、狂憤者、フレネジー〔発熱狂〕患者、ルナティクス〔気紛れ者〕……。私は絶望した人を忘れるつもりはない……。メランコリー者と空想家もまた多い」。そのうえ時にはドゥ・ランクルは明白に、誕生時であれ偶然によってであれ、人が被る「自然な狂気」と彼が呼ぶ、狂気‐病気について言及する──そして後者の場合「過剰な熱情」という過ちによって、それら自身と同じだけ狂気を作りだす──それがマニー〔躁狂〕、メランコリー、愛、怒り、などである。最後にドゥ・ランクルは非常にはっきりと狂人の放浪癖の問題に取り組み、中でも「人々は狂人たちを特に繋ぐことなく、至る所に、教会にさえ自由に行かせる。狂人たちは常に危険であるだけでなく、さらに聖体に対しても、何らかの無礼なことをしないかというおそれがある」ことを遺憾とする。

（79）Pierre Pigray, *Épitome des préceptes de médecine et chirurgie avec ample déclaration des remèdes propres aux maladies*, Paris, 1609.

ロバート・バートンは、彼もやはり医者ではなく、神学者であり、オックスフォードのカレッジの一つの学部長である。彼の著書『メランコリーの解剖学』は一六二一年に出版され、彼の時代に大きな成功をおさめた出版物である。(80) それは、メランコリーに関してすでに記述されていたことの大全であると同時に、数多くの迷信的暗示的意味にも拘らず、うつ病（まだこの言葉はないが）についての独自の、大部分は自伝的な（しかもバートンは自殺することになる）省察である。この著作のたちどころの成功は、メランコリーに対する関心が低下していなかったことを明らかにする。この病気は確かに魅力的で、愛のメランコリーのように、新たな領域に拡がるのが分かるが、そのことについてバートンは大きな一章（「愛－メランコリー」）を捧げる。二年後、ジャック・フェランは『愛の病気または恋愛メランコリーについて』をパリで出版する。その著作では、メランコリーとマニー〔躁狂〕は同義語であり、その（小）物語がとどめることになる充分に独特な幾らかの考察を散りばめていなかったとすれば、大きな関心を呼ぶことはなかっただろう――つまり「女性の愛は、男性の愛より大きく、より危険である」。そのことには多くの理由があり、その一つは女性における「精液の壺の近接」である。反対に男性は、自然がこの壺を遠ざけており、「腹部から十分離れた外部にある。それは魂の基本的な機能、想像、記憶、そして判断が、共感によって、そして恥部の接近によって極端に障害され過ぎないようにである」。

しかしまた、確かな先駆者たちであるトマス・シデナム（一六二四－一六八九）と、特にトマス・ウィリス（一六二一－一六七五）と共に、イギリス人の元に戻る必要がある。前者は「イギリスのヒポクラテス」と呼ばれ、まず『痛風概論』（彼が自分自身を観察した病気である）によって有名となるが、ヒステリーを他の病気とは異なる一つの病気で、それだけで慢性疾患全体を装うことが出来ると見なした最初の一人である。「この病気で重要なことは無限に多様な形をとることである――限りなくその色を変えるカメレオンである」。[81] 当時、ヒステリーを時の話題へと連れ戻す蒸気説は、この病気の予知不可能な出現を説明するためにうまく作られる。シデナムは、シャルル・ルポア（一五六三―一六三三）に次いで、ウィリスとともに、ヒステリーの大脳起源説を唱えた最初の一人であり、もはや子宮移動〔遊走〕説よる女性特有のものではないだろう。実際には、大学医学部が男性ヒステリーの概念を公認するには二世紀を必要とすることになる。後者トマス・ウィリスについては、臨床家であり神経系の解剖学者であり、精神の病理学において合理的であると同時に一貫性のある最初の学説を作り上げ、[82] 悪魔の問題にけりをつけ、狂気の因果性における体液的基盤をはねつけ、デカルト的な魂と理性に関する形而上学を拒否する。ウィリスにとって、理性は絶対的であることを止め、機能（器官の役割と行動）が能力（理性）に置き換わる。[83] アレテウスとエフェソスのルーファスに次いで、マニー〔躁狂〕とメランコリーとの関連の可能性を仄めかしたのも、またウィリスである。

一八世紀は根本的に斬新で、新しい科学的精神の状況が生まれるのを見る。デカルトとニュートンに従って、自然は数学的言語で記述される。ヴォルテールが主張するように、あれこれの哲学者に従うこ

（80）最新版は *Anatomie de la mélancholie*, Gallimard, 2005.
（81）Étienne Trillat　前掲注21。
（82）*Pathologia cerebri*（1667）. *De Anima Brutorum*（1672）.
（83）参照、Yvette Conry, «Thomas Willis ou le premier discours rationaliste en pathologie mentale», dans *Revue d' histoire des sciences*, XXXI-3, 1978.

とはこの啓蒙の世紀にふさわしくない ― もはや学派の開祖はおらず、唯一の開祖は立証である。ここにラヴォアジエ、ビュフォン、リンネ、キュヴィエの世紀が到来し、膨大な分類にお いて、自然を秩序づけることに取りかかる。医師たちは自然学者たちの後について、最初の大疾病分類学に手を付ける。モンペリエの医師であるフランソワ・ボアシエ・ドゥ・ソヴァージュは、一七三二年の『疾病新分類』の最初の試論でこの分野を創始し、その書は一七六三年に『疾病分類法』の書名で手直し、拡大される。二、〇〇〇近くの疾病が記述され、綱、目、属に細分される。一〇綱の一つ、第八綱は「ヴェサニア〔理性なきもの〕あるいは狂気 ― 悟性の能力の多少なりとも深い障害」に割り当てられる。第一目には幻覚あるいは精神の誤謬があり、「大脳以外の器官の欠陥から生じるもので、そこから想像力の誤謬が到来する」。そこには眩暈、勘違い、大きな間違い、騒音（耳鳴り、それを著者は聴覚性幻覚と見なす）、ヒポコンドリー〔心気〕、そして夢中遊行症が見出される。第二目には「奇異な」気うつがあり、それは「異常な欲望あるいは嫌悪」である。そこに異食症〔食用に適さない物質への病的食欲〕、大食、多飲水〔過度の喉の渇き〕、嫌悪、郷愁あるいは望郷の念、汎不安〔恐慌性恐怖〕、男性色情狂、〔女性の〕色情狂あるいは子宮性興奮、舞踏病性躁狂〔南イタリアのヒステリー性の多様な舞踏病、毒蜘蛛の刺傷によるとされる〕、恐水症、および怒りがある。第三目にはデリール〔熱狂〕（deliria）があり、「大脳の欠陥によって引き起こされる不眠と判断の誤り」として定義される。それらには、熱性のうわごと「変転ないし自己喪失、つまり毒物か他の病気による一過性のデリール〔逸脱〕」、アメンティア、デマンス〔精神荒廃〕、メランコリー、マニー（狂気）、そして悪魔憑きがある。アウィケンナを範例としつつ、ボアシエ・ドゥ・ソヴァージュは主要な狂気を、同じ目の中へと慎重に整理したことが注目されるだろう。最後に第四目に、記憶障害と不眠がある非定型的狂気（「変則的狂気」）が分類される。各範疇は、範疇内でのその数に応じて順番に細分される。ヒポコンドリー〔心気〕には一〇、デマンス〔精神荒廃〕には一二、そして相応に、メランコリーには一四の範疇がある。

これらの疾病学総論は、時には専ら症候学的であるように（ボアシエ・ドゥ・ソヴァージュあるいはカレンである。カレンは一七六九年に、発熱と局在性障害を伴わない病気を名指すために、神経症という用語を初めて用いる）、また時には「心理学的であるように」（例えば、一七九〇年のヴァイクアルトは狂気を二種類に区別する ― 感情の狂気と知性の狂気）と苦心する。イギリスのトマス・アーノルド(84)のように何人かの稀な著者たちは、二つの傾向を両立させようと試みる。

そのうえ一八世紀は、ここではその全体に触れることができないが、ヨーロッパの広く豊かな流れの中で専ら狂気に捧げられた臨床的研究で新機軸を打ち出す。イギリス人の中では、まずウィリアム・バティ（一七〇三―一七七六）を引用しよう。彼は、たとえ最初の人ではないとしても、『狂気についての学術書』（一七五八年）の中で、理論と実践の統一を証拠立てる先駆者たちの一人である。我々は、イギリスのアリエネ〔精神病者〕の入院改革において、そしてまた心理療法の生成過程において、いかに彼の役割が決定的であったか見ることになる。概念的な側面での狂気について、バティは理性や知性の錯誤よりも、感覚と想像の混乱（狂気、あるいは知覚の誤謬）を見る。またリチャード・ブレイクモアとジョージ・シェインを引用しよう。前者は一七二五年に憂鬱症を研究し、後者は一七三三年に『英国病』（「イギリス人の病気、あるいは憂鬱症、気うつ、抑うつ、心気性の病気、ヒステリー性の病気など、あらゆる種類の

（84）*Observations on the nature, kinds, causes and prevention of insanity*, 2 vol. Londres, 1782-1786（2e édition, 1806）.

神経性疾患についての概論』を出版する。この著作は大成功をおさめ、過密な都市での引きこもった生活、高栄養、雑踏などを全て「神経症性」疾患の原因とすることで、驚くほど現代的に見える。

イタリアではモルガーニ（一六八二－一七七一）が際立つ。彼は解剖－病理学の創始者の一人であり、麻痺性疾患とデマンス〔精神荒廃〕の大脳の検討にいくつもの研究を捧げる。早くもこの時代から、狂気による大脳の損傷は見出されないことが確認されるが、この研究はライバルをつくることを止めない。とりわけ、ヴィンチェンツォ・キアルージ（一七五九－一八二〇）は臨床医師であり、一七八八年にフィレンツェの新しいサン＝ボニファツィオ病院の気狂いたち（*pazzi*）の責任を託されたが、一七九三－一七九四年、三巻の『狂気論』（一般的および特別な狂気）の出版で認められ、その中で解剖学的病変と知的な障害を対比することに努めつつ、狂気についての科学的観察の基盤を作る。

一七七二年のパリ・オテル・デュ〔パリ市立病院〕の火災の後に人々が「狂気の治療のための特別な施設」を要求することに賛成の意思表明をするのを目撃したので、フランス人たちはル・カミュ（『精神の医学』一七五三年）、ないしデュフールとともに、遅れをとらない。我々はすでに後者の『人間の知的作用とそれが変調した患者に関する小論』（一七七〇年）を引用した。特にこの時代を代表的にするものとして、この著作は大胆にも「一方では哲学者たちが、他方では医者たちが、これらの題材に関して述べた最も興味深いことを関連づけ、人間の悟性についての一種の病態生理学を作り上げること」を提唱する。実のところこの立派な計画はほとんど約束を果たさない。その点でライデン大学の彼の指導教授であるブールハーフェに従いながら、デュフールは、交感神経性〔感応性〕に障害された場合を除いて、精神疾患の座を大脳の中には見ない。「身体の他の様々な部分の欠陥が、同じく魂の思考作用に障害と混乱をもたらす」（したがってヒポコンドリー〔心気〕と他の多くの精神的不調では、下腹部〔が座〕である）。

「医学が、これらの病気の治療において殆ど進歩しなかったことは驚くに当たらない。なぜなら原因が探されていたのは頭の中だからである」。この狂気の交感神経起源説は、〔歴史的文脈から〕孤立したものではない。

サミュエル・ティソ（一七二八－一七九七）もまた医師であり、六巻からなる『神経とその病気についての概論』の第三巻である『てんかん論』を出版するが、しかし彼の名声は、ごく初期の通俗医学書の一つであり一七六一年に発刊された『健康に関心ある人への意見』と、さらには『オナニー、マスターベーションによって生み出される病気についての小論』に拠る。その著作は幾つかの言語に翻訳され、一七六〇年から一八四二年にかけて三〇版以上を重ねる驚くべき成功を収めることになる。精神医学はまだ新たな領域に乗り出すほどには開花していなかった。オナニーとは、一般的には「自然に反する方法で浪費される非常に大量な精液」であり、「自然な消費によって枯渇する者たちが体験すること」はそれだけでも恐ろしいのだが、それ以上に一層有害な災いを引き起こす。いわば狂人を産出する一つの狂気である……。束の間の理論どころではなく、「自慰癖」によって引き起こされる肉体的および精神的荒廃が、一九世紀全体につきまとうことになる。

一八世紀の社会は、いずれにせよエリートたちの社会であり、先の世紀にも増して、学者たちの研究に興味を持ちつつ、彼らに賛同する。一般の人々は、専門家にしか到達し得ない知識からはまだほど遠い。したがって狂気に捧げられる多くの著作は教養のあるなしを問わず、それ以降、幅広い読者に向けられる。続く二世紀も同様だろうが、ただ専門家だけに向けられるものもある。辞書や百科事典に関しては、たとえその時代の知識と問題性の最先端にはほど遠いとしても、そこには想定された大衆の関心を多少なりとも表現する。半世紀以上の隔たりのあるフュルティエールの『万有辞典』（一六九〇年）と『百科全書』

〔我々に関心のある巻は一七六五年〕の狂気に関連する事項を比較すると興味深い。フュルティエール〔の辞典〕では、およそ一〇〔項目〕の非常に簡単な定義が出ており、一八世紀末の眼鏡しか掛けていないとしても、非常に時代遅れである。例えばマニー〔躁狂〕は「医学の用語であり、発熱なしに怒りと狂憤を伴う夢想による病気であり、胆汁、黄胆汁、そして血液の熱による乾燥によって引き起こされた憂鬱な体液の結果である」。『百科全書』では、およそ二〇項目に展開されており、全てが医学的なものと確認される。新たに加わった用語の中には、大脳、熱情〔九段抜き〕、あるいはまた正式に精神疾患の範疇に格下げされた悪魔憑きが並ぶ。依然として敢えて悪魔の仕業を引き合いに出そうとする医者たちは、そこでは恥ずべき哲学者、そしてさらに「終わらせ方がわからない芝居で、機械仕掛けの神〔デウス・エクス・マーキナ〕」の手法を用いる無能な悲劇作家と決めつけられる。新規なものの中に、気鬱も姿を見せるが、それは「両性に共通する心気性の病いで ― 女性では子宮、男性では季肋部にある ― 内臓の神経線維の興奮によって交感性に大脳が障害される」。「子宮性狂乱」は忘れられてはいない。それは「性の」病気であり〔女性一般にという意味で〕、それによって「度を越した性欲が熱烈に満足するように仕向ける」ようなデリール〔精神錯乱〕である。その欲望の不満足は狂乱へと変質する〔そこから「子宮性狂乱」あるいは色情狂の名がある〕。男性のそれに相応するものは「男性色情狂」であるが、男性は彼らの性的嗜好をよりたやすく自由に任せることが出来るという事実から、より〔女性より〕少ないと言われる。古代以来の古典的用語についてもまた、全く古典的に定義される。しかし実のところ、百科全書家たちにとって狂気とは何なのか？　それ〔狂気〕は道徳的でも医学的でもありえる ― 「知性が理性から離れることである。しかし激しい熱情の奴隷となっているので心ならずもである。人は弱い存在である ― しかし自信をもって人が従っているという堅い確信の中で、理性から逸脱すること、私にはそこに狂っているると呼ばれるものがあるように思える ― 少なくとも閉じ込められているのはそのような不幸な者たちであり、おそらくは彼らの狂気は、より一般的ではない種類のもので、社会秩序の中に収まらないという理由だけで、残りの人間と違うのである」。

『携帯哲学辞典』（一七六四年）の中で、ヴォルテールは「フォリー〔狂気〕」という言葉を再び取り上げた ― 「我々は、人間が他の人と同様に必然的に思考し行動することを妨げる大脳器官の病気のことをフォリー〔狂気〕と呼ぶ ― 自分の財産を管理することができないため、禁治産とされる ― 社会に適応した考えを持ち得ないので、彼らは排除される ― 危険な場合には、閉じ込められる ― 怒り狂う場合には、拘束される……。狂人は、痛風が足や手を苦しませる病気であるのと同様に、大脳に被害を被っている病人である」。ディドロは、彼の側から、ソフィーに（『ヴォラン嬢への手紙』）、憂鬱、あるいは「英国気鬱」とは何かについて説明する。この同じ気鬱がメルシエに『タブロー・ド・パリ』の中で着想を与える ― 「苦悩の領域を開くのがその空想である。なぜならこの力は、苦悩となる対象がないのに、取り巻くこと全てを災いへと変形させる才能だからである」。

治療法のバロック

狂気についてのこれら全ての考察は当然、治療的な指示を伴う。それなしで済ます著作は稀である。また古代や中世にもまして、回顧的に見て殆ど安心させるようには思えないのは、それらの治療が溢れているからであり、欠如しているからではない。実際、一八世紀末の治療場面は、多様であるのと同様に幅広い。まず第一に中世末に処方された古典的投薬が再発見される。一七八五年の『指示書』と同様、多くの概論の中で、狂気の型に応じて治療法は多様化される――マニー〔躁狂〕、メランコリー、ヒポコンドリー〔心気〕、フレネジー〔発熱狂〕、デマンス〔精神荒廃〕、そして低能にでさえも。

瀉血は、ハーヴェイの血液循環に関する業績以来、かつてないほど流行し、殆ど全ての狂気の例に処方されるが、その程度は様々である。狂気が過剰であればあるほど（マニー、フレネジー）、一層「大胆な瀉血」が必要となる。メランコリーではより少ないが、それでも特にメランコリーが陳旧性の場合には行われる。ただし、一七八五年の『指示書』は、マニーにおいて「過度に」瀉血しないよう注意を促す。というのは改善が認められたとしてもそれは「患者の衰弱によるものでしかなく、患者はしばしば不治の低能に陥るからである」。非常に周知された『医学雑誌』は、例えば「発熱のない真のマニー」に襲われた一五歳の娘に対して一七七八年九月二七日に行われた治療を報告する。以下のように語るのは治療に当たった医師である。「この状態は、生殖器へと向かう月経血〔その娘ではまだ規則的ではない〕の流入によって引き起こされた遺伝的な真のマニーであると、私に判断させた。最初の排出をもたらすために、私は足からの瀉血を処方した」。しかしながら患者は余りにも興奮し、相談を受けた外科医は蛭の適用を提案する。水の中に伸ばした患者の足に「よく血抜きをした」半ダースの蛭を張り付けるのに成功するのは難儀のないことではない。一定時間の後に、医師は蛭の尾を切る。「血が出るのに応じて、彼女の頭は解放された――足の瀉血は、四日間わざとそのままにされた後、彼女の理性を再確立し終えた」。

しかし何故、反対に、輸血されないのか？　一六六〇年から一六八〇年のパリではその理論と同様に、実践もまた賞賛される。第一人者はドゥニ博士であり、中傷者たちは彼は狂人たちを殺したと断言するが、彼は数名の狂人をそうやって治したと主張する。一六六七年一二月一九日月曜日、ドゥニ博士は、裸同然でマレ地区の道を彷徨い、地区の道化役となっている狂人中の狂人に対する公開実験を行う。立ち会ったのは「幾人かの貴族、二人の医師、七、八人の野次馬、子牛を届けた二人の肉屋である」。実際、輸血されるのは子牛の血液であり、それは「まさにその穏やかさとこのうえない新鮮さによって、それを混ぜることで、血液の激しい熱と沸騰を和らげることが出来るだろう」。輸血は「相当な割合で」四八時間後に繰り返される。病人の自由が回復される前に（「最初の二回が始めたことを仕上げるため」）、三回目の輸血さえ考慮される。「彼〔狂人〕は目下しっかりと穏やかな状態にある。彼は、暖炉の煤で尿を溶いた様に黒い尿を大量に排泄した」。このヘモグロビン尿〔尿の中の血液はドナーの血とレシピエントの血の不適合によって引き起こされた赤血球の破壊によるものであろうが〕は、「それは尿によって取り除かれた黒胆汁であり、取り除かれる前には貯留していたもので、それが気鬱を大脳に送り、大脳機能を障害し得ていたものである」と好都合に解釈される。この気の毒な狂人が生き残ったかどうかは知られていないが、異種の輸血は致命的な結果となっただろうし、その実践は一八世紀の初めには非難される。同様に当時、狂人たちの瀉血に反対する強い動向が現れており、とりわけ狂気が根強いものである場合には。諸著作全体がそのことに当てられているが、告発されるのは、その実践よりむしろその乱用である。

だからといって他の方法の下剤は忘れられていない。当時の医者は皆、もちろん全ての確信はヒポクラテス主義の堅固な土台のうえで、胆汁と酸の体液の方向を変え排出すること（とりわけメランコリーにおいて）と、「動物的組成をすっきりさせる」ことに意見が一致する。下剤と催吐薬〔吐薬〕は全ての症例に処方される。「下剤の投与は瀉血よりも重要である」と一七八五年の『指示書』は強調する。下剤の処方は無数にあり、ダイオウとセンナ（常識になるのを待ちつつ）から、処方として最も奇妙なものまである――「老鶏のスープを三杯飲んで、腹一杯にせよ」。催吐薬に関しては、それは病人に、それも非常に素早く、ショック〔衝撃〕を与える補助的な効果がある。狂気について医師たちの関心を抱かせるのはショックを与えることで、ショックが「動物構成」に作用する気分転換が理由である。

ショックによるこれらの治療法は、古代以来（例えばケルスス）、次いで中世において、先ぶれが下書きされていた。現代外科学の父であるアンブロワーズ・パレ（一五〇九頃－一五九〇）は、彼の著作集の「様々な治療法」[85]に当てられた一章の中で、とある一症例について言及する。「少し前、激しい熱でフレネジー〔発熱狂〕に陥ったガスコーニュ出身の患者が、夜に三階の窓から道路へと身を投げ、身体の数か所を負傷した。私は治療するために呼ばれたが、彼はベッドの中で直ぐに落ち着き、ラシオシネ（当時の「レゾネ〔論理的に考える〕」の意味で）を始め、フレネジーはすっかり消失した」。偶発事の「観察」を超えて、治療目的でショックを引き起こすという発想が進展する。カレンは体罰を指示する。ウィリスは、マニー〔躁狂〕では、懲罰は投薬より有効であると述べる。抜き打ちの水浴および強制水浴は、すでに古代から推奨されており、この原則に由来する。ここに、一七八三年のことだが、狂気に襲われた女料理人のいる聖堂参事会員の家に呼ばれた一人の医師がいる。古典的な治療―つまり瀉血、下剤、浣腸は何も役立たなかった。増大する激怒の発作を前にして、医師はあらかじめ彼女の胴を紐で縛ることを忘れず、すぐ近くの川の中へ病人を投げ込ませた。病人は回復した[86]。そしてあちらでは、それだけで恐ろしい海水浴のことが語られる―「海での水浴は、マニーにも恐水症においても、よく知られていた―しかしながらそれらは有用というより、有害な恐ろしい恐怖以外の何ものも生み出さない」（一七八五年の『指示書』）。それは余りにもやりすぎである。

生まれたばかりの電気で電気ショックが発明される一八世紀が、革新的であったことを、どうして否定できるだろうか？　当時、社会を魅了する「電流」の人気が医学に及ぶのは間違いなかった。麻痺を始め、また神経性疾患や痙攣性の病気も同じく、すべてが打ってつけのように見える。これらの病気と狂気の間の差は、ほんの一歩に過ぎない。〔電気〕火花の放散の近くに病人を置くことによって、(87)主体を「電気化」することから始められたが、これらの「電気浴」の効果は僅かであったので、次いで「電気衝撃」が考え出された。非常に正式な一七八五年の『指示書』は、低能と同様にマニーにおいてそれ〔電気衝撃〕の処方を勧めるが、「しかしこの方法による治癒例はまだ、挙げられ得ない」。

下剤に戻るとすると、ヘレボルスはどうなるのか？ アンティキュラの有名な薬草に対する関心はもはや、医学的というより文学的なようである。一七八五年の『指示書』はその使用法を規定するが、それはむしろ何も忘れられてはならないからである。高用量の下剤は、特にメランコリーにおいては、引き起こされる腸への強い衝撃によってそれなりのショック療法となる。下剤の後に、刺激薬もまた投与されるが、打膿法として、排泄困難を補うためである。焼灼薬、串線法、人工的潰瘍は、時には化膿を、時には発疹を引き起こすが、それらは悪い体液を引き付けるものと見なされる（ヒポクラテスはもはやほとんど参照されないが、しかしヒポクラテス主義は君臨し続ける）。狂気の原因が「転移性ウイルス」［当時ウイルスは毒を意味している」に帰せられる時には、疥癬を、つまり他のものを追い出す何らかの毒を感染させる。

（85）*Les Œuvres d'Ambroise Paré*, 1633（9e édition）（dans le Premier livre de l'introduction à la chirurgie）.

（86）*Journal de médecine, chirurgie et pharmacie, t.* XIV［1783］（«Observation sur une maniaque guérie par une subite et brusque immersion dans l'eau froide»）.

（87）Dubouex, «Mémoire sur l'électricité（seconde partie-observations sur l'électricité médicale）», dans *Journal de médecine*, 1782.

一八世紀の狂気について他の全ての薬物治療以上に、体液理論にも合致して、湿潤法が好ましいものとして幅をきかせる。それらが用いられない狂気の型は殆どないが、すぐれて気鬱の治療法である。いずれにせよ、ルイ一五世の治世の終わりにピエール・ポム博士が大成功を収めるのがこの理論である。(88)「神経系の弛緩」には、冷却やチザン液、大量の飲料水（温泉水を始めとして、すでに流行している）、浣腸、そしてとりわけ水浴が有効に働くが、水浴は川であれ家庭内であれ、熱い湯でもぬるま湯でも冷水でも、「〔神経〕線維に調子と力を与えるからである。より効果的に神経の領域を強化し生体の柔軟性を再確立する方法は、その他には殆どない」。当然ピエール・ポムは宮廷医師となり、仲間たちの嫉妬を買い、彼が有名な女性患者たちの誰かひとりを死なせたらしいという噂を流される。しかしながら彼は、永遠のヒポコンドリー〔心気症〕者であるヴォルテールという、人物として選りすぐりの擁護者を見出す。いずれにせよポムは湿潤法を推奨するだけではない。フレネジー〔発熱狂〕が慢性的となった時には、彼もまた冷水の噴射を頭にかけ流すことを薦める。一七八五年の『指示書』は、それもまた湿潤法を推奨しており、そこには病気の侵入以来、剃り上げられた気狂いの頭にかぶせられる奇妙な「ヒポクラテスの帽状帯」が見出される。包帯は常に湿らせたままにしようと留意され、冷たい水と酢の混合液の中に浸した海綿で湿らせている。

狂気の治療では鎮静薬と麻酔薬は忘れられない。阿片の使用は普及しており、とりわけ激怒した狂気の場合、その使用は一八世紀末の全ての著者たちによって証拠立てられる。そこにヒヨス、ベラドンナ、マンダラゲ、樟脳が加わる。最後の鎮静薬〔樟脳〕には中世以来、鎮痙作用が認められており、特に一八世紀に流行する。古典的なカストレウムとムスクに、阿魏《あぎ》、とりわけ亜鉛華（酸化亜鉛）が付け加わるが、それ〔亜鉛華〕を英国は熱狂的に採用し、フランスでは初めは避けるが、後には彼らの方でも褒めそやす。

強壮薬と興奮薬の数は少なく、なぜならその使用は鎮静薬よりも優先性が乏しいからである。しかしメランコリー患者やデマン〔精神荒廃者〕に何を与えればよいのか？　一八世紀には、大人気を得たのはキナ皮である。先ず一七世紀に解熱薬として処方され、次の世紀にはこのとおり、強壮薬、鎮静薬、鎮痙薬の列にのし上がる。他には芥子《けし》、野生の山葵《わさび》大根、カンタリス沫のような内服の興奮薬が存在し、ある種のデマンスの例で適用される。カンタリスは催淫薬と見なされる。すでに知られるくしゃみ誘発薬に関してもまた刺激薬の中に分類され、それらにはまたその信奉者がいる。強壮薬は、〔キナ皮、「貧者のキナ皮」であるゲンチアナ、による〕擦り込みと、芥子や硫黄入りの水浴からなる……。そのうえ医師たちは各々の例に適した食事療法の処方に重要性を付与し続ける。

しかしそれらは狂気の古典的薬物治療にすぎない。今こそ、そのような手段が、理論、あるいは実践の領域にあったのかどうか、そして後者の場合には誰に対してなのか、が問われる時である。敢えて言えば裕福な病人は間違いなく、これらの無数の投薬を利用する。医師は処方のない診察に応じることは出来ないだろう。医師が呼ばれたのはまさにこの理由による。そのかわりに、一般的には結果についてのありふれた質問はなされないようである。たとえ関連した全ての例が、例えば『医学、外科学、薬学雑誌』において ― それは一八世紀に登場し、そこでは臨床的記述と治療的適用が密接に結びついているのだが ― 「睡眠が回復する」「発作が減る」「病気が治癒する」といった、殆ど常に好ましい結論を

（88）Pierre Pomme, *Essai sur les affections vaporeuses des deux sexes contenant une nouvelle méthode de traiter ces maladies*, Paris, 1760.

認めているように見えるとしても。その結果、これら全ての症例の話は殆ど学問的とは見なされ得ない。

そして他の狂人たち、施療院や監獄を満たす者たちはどうなのか？　直接的に監獄に収容された者であれ、「オテル・デュを経由する者」であれ、彼らには最も日常的な治療法 — つまり瀉血、強制的水浴という水浴び、様々な水薬が処方される。一七六七年の日付で、オテル・デュの薬局方は気狂いに対する相当数の定型処方を提示する。そこには「マニー〔躁狂〕あるいは激高に対する下剤性の煎薬」（黒へレボルスを用いてであり、有名な薬草は完全に消えてはいない証拠である）、「メランコリーに対する丸薬」「マニーに対する水薬」（下剤）、そして「てんかんに対する粉薬」が見出され、そこではコナラの寄生木、ボダン、カノコソウ、スズラン、シナノキの花が支配的である。体格に応じて二倍の加重が加えられるとはいえ、まず気狂いに対して、とりわけ赤貧の者に処方される治療薬は、量においても頻度においても強制的に削減される（今日的にこれらの治療法を考えると、それは確かに悪くなかったと言える）。おまけに、そしてとりわけ治療薬と看護は「狂気の始まり」においてしか処方されない。この言い回しは止むことなく繰り返される。もし患者の状態が手当てによって六〜八か月の間に改善しなければ、それは不治であるという身分への恐ろしい追放である。せいぜいとりわけ患者がもしまだ若ければ、将来、転院の機会に新たな治療が試みられることになる。

古典的な治療法の広大な全容に、狂気それ自体と同じくらい気狂いじみた、幾つかの狂気の医療行為が加わる。一六世紀と一七世紀の図像はその一つを提示する — 頭の石、あるいは狂気の石の摘出である。特に大ブリューゲル、あるいはまたヒエロニムス・ボッシュは我々に滑稽な手術の一つを描写する。いかさま治療師の様子の医師が、小さく丸い石、すなわち狂気の石をそこで取り出そうと、頑丈な肘掛け椅子に縛りつけられた患者の頭皮を額の正面で切開する。たいていの場合、手術は村祭りの雰囲気の中で行われるだけに増々、寓話であると考えられる。ボッシュ作品では、物々しく振る舞う外科医もまた頭の上に漏斗をのせている。この狂気の石は、好ましからざる来客であり、さらにアブ、スズメバチ、コガネムシ、天井のクモといった長い一覧表に加わる。フランドルでは、「頭の中に石がある」（*Het snyden van den kei*〔石の切開〕）と言わないのか？　しかしながら、手術それ自体の詳細の写実性（特にジャン・テオドール・ド・ブレイの絵の中では）は、ルネサンスの初めにちょうど人が歯を抜いてもらいにいく市の立つ日に、そのような手術が行われていたと推定させうる。人々はその狂人に、いかさま治療師が一連のごまかしで狂気の原因の石を提示すると同時に治癒することを期待できたのかもしれない。アンブロワーズ・パレはこれらの「自称外科医であるが、むしろ惑わし、放蕩するもぐり」を、誹謗することを忘れてはいない。

一六世紀より後の時代には、図像はまた狂気についての全く奇妙な医療を報告する — 踊りながらの行列である。中世の治療的巡礼は消滅しておらず、またさらにはアンシャン・レジームの後にも全く消える気配がない。大ピーター・ブリューゲルは、非常に美しい版画でモレンベーク（フランドル）への巡礼者を生き生きと描写する。そこでの情景の一層の写実性は、それらがありのままに描かれたと推測させうる — 身をよじらせた女性たち各々が、二人の看護人によって各々の腕を固く抑えられ、踊りながらゆっくり歩んでおり、ブリューゲル自身がそれに対して説明する — 「この者たちは、聖ヨハネの日に、ブリュッセル近くのモレンベークで踊らなければならない巡礼者である — そして巡礼者が踊るか橋から飛び込むと、丸一年間、聖ヨハネ病が治る」。人々には聖ヴィトゥス〔ギィ〕の舞踏を思った病気（シデナムが一六八五年に舞踏病を分離し始める前には、広い意味で、様々な神経学的、「精神医学的」症候群を含む）も想起された。聖ヴィトゥスの踊りとは、本来はエヒタナハ（ルクセンブルク）への踊りながらの行進で、六九八年にそこ〔エヒタナハ〕でその聖なる名祖が亡くなった。聖ウィリブロルド（聖ヴィトゥス）の墓に着くまで、三歩前進し、一歩後退する。この儀式は今日もなお、ペンテコステの火曜日に現存する。

次の治療法のうちのいくつかは余りにも奇抜なので、我々はそれらがかつて存在したのか問題にしなければならない（しかし、あり得ないとはいえない）。例えば一七世紀ドイツのイエズス会士で、医学的興味に凝っていたキルヒャー神父が記述する、猫ピアノである。このピアノは大君主のメランコリーを一掃するために開発されたらしい。九匹の猫がその鳴き声の響きに応じて選ばれ、九本のピアノの鍵盤に繋がる化粧小箱の狭い枠の中に入れられる。各々の鍵盤は細く鋭い針先を動かし、気の毒な動物の一匹の尻尾を刺すことで、その刺激で望みどおりの鳴き声を引き起こす。そしてそこでは音楽が問題なので、最低音から最高音の鳴き声の猫を配置することに気を配ることとなる。有名なドイツの神経解剖学者で、ドイツロマン主義精神医学の高名な代表者であるヨハン・クリスチャン・ライル（一七五九－一八一三）は、彼の考えで独自に猫ピアノ（*Katzenklavier*）を見直し、病人は「動物たちの表情と仕草を見失わないように」[89]席に着かせる必要があると詳しく説明する。彼はまた「無害な拷問」（*Unschädlichen Tortur*）について提案し、その中でも、精神異常者〔アリエネ〕をロープを用いてある高さに宙吊りにし、そうして天井と地上の間で揺らすことを思いつく。またアリエネの近くで火器を爆発させ、火薬の炎を見せ、怖がらせなければならない。そしてそれらすべてが十分でない場合は、オペラのアリアを聴かせるのである！

一般的には、一八世紀はそれほど「時代遅れ」ではないと信じうるかも知れないが、まったくそんなことはない。〔一八世紀の〕引き立て役として古代から伝承された治療法を引用する医師はごく少ない。

多くの者たちは古代の指示の再導入で満足し、周囲の雑然としたガラクタを増やす。てんかんの治療についてだけでも、雑然と引用されるのは、「ミミズ（六月の太陽が昇る前に何も摂らずに服用すること）、ヘラジカの脚、野兎の踵、烏の脳、犀の角、子牛の耳小骨、黒犬の冷たい胆汁、孔雀とライオンの糞、蟻の巣の中にある赤トカゲの背の棘」である。一七五七年に医学博士Ｊ・Ｇという怪しげな署名のもとに出版された『医学辞書』[90]で、マニー〔躁狂〕の治療において挙げられている薬は以下の通りである ―「犬の脳を取り出し、一パントの白ワインの中で溶かし、二四時間後にそれを蒸留する。それをスプーン一杯、同量のロバの血と一緒に、イヌゴマの煎薬のコップに入れ、毎朝、患者に与える」。また人間由来の成分にさえ助けを求めることもありうる ― 椎骨の削り屑、非業の死を遂げた人間の大脳、新生児の後産……など。そこで黒魔術に接近するが、しかしそれはもう一つ別の歴史である。狂人の治療を含めて、魔術師に頼むことも出来るが、しかしこの分野に関してはその要求は殆どなく、人の心をつかんだり、遺産のある両親を葬るためよりは限りなく少ない。

「施療師〔民間療法師〕」に言及することなしに、今日、アンシャン・レジームの素朴さと呼ぶべきことを理解することは困難である。アンシャン・レジームは信じ易いのではなく、信心深いのである。社会の全階層において、誰もが神、悪魔、大きな奇跡、小さな奇跡を信じる。ところで施療師は数え切れず、

（89）Reil (J.C.), *Rhapsodieen über die Anwendung der psychischen curmethode auf Geisteszerrüttungen*, Halle, 1803. Trad. française (*Rhapsodies sur l'emploi de la méthode de cure psychique dans les dérangements de l'esprit*), éd. Champ Social, 2007.

（90）*Dictionnaire médecinal contenant la méthode sûre pour connaître et guérir les maladies critiques et chroniques par des remèdes simples et proportionnés à la connaissance de tout le monde*…par J.G Docteur en Médecine, Paris, 1757.

医師の助け無しに治したと自慢するが、当時、医師に出来ることはわずかである。施療師は各々秘術を持っており、秘術の効果によって信用される。医師たちが行った迫力のない戦いに反して、世間の人々は施療師に助けを求める。「メルシエが『パリの情景』の中で記すには、一人の医師が震えた声で蒼ざめ、優柔不断な目で、おずおずとあなたの脈に触れ、上品な言葉を口にするが、人々はこれに空しさを感じる。病気に対して時間稼ぎをしているように感じられる……反対に施療師は大胆な話し言葉で、目は確信に満ちている……医師は冷たいが、もう一方の者は熱く激しく、あなたに言うのである ― お飲みなさい、そうすれば治る」。狂気は施療師にとってうってつけの領域である。一七七二年に、カーンの地方長官は最大限真剣に、監督大臣に、彼の納税区には「非常に古い家伝の秘術によって」怒りを治すと知られる有名な施療師がいます、と報告する。あるいは「デュメニル氏は狂気の治療のためにさらに秘術を持っていますが、誠実にも自分からいつもは上手くは行かないと打ち明けます。しかし、狂気に襲われた六名のうち、その治療によって五名が治ったのは事実です。私自身、この治癒で最近、非常に強い印象を受けた二例を知っています」。早い話、王はこの秘術を手に入れたくはないだろう。別の場所では「てんかんを首尾よく治療し」、また同時に王の救いを求めるのは、一人の司祭である。

医学それ自体もまた当時は経験的でしかありえない。ルイ一五世の首席侍医であるシラクは、ある日、気鬱の英国人を乗合馬車で旅行させることで治す。治癒は、旅行によるのか、あるいは乗合馬車によるのか？　すでにカエリウスは宙吊りのベッドの中の病人を揺り動かすか、でこぼこ道を〔馬車で〕散策（*gestatio*〔ラテン語〕）させて彼らを揺らしていた。振動が、その言葉が当を得るような、初めての「振動椅子」（一七三四年）によって与えられ、裕福な病人はそれを自宅で用いることができる。ヴォルテールはそのことをアルジャンタル伯爵への手紙のなかでほのめかす。そして狂気の治療戦略については何が語られるのか？　それは、それ〔狂気〕と闘おうとして、狂気を助長していないか？　その疑問は一九世紀の初めに議論されることになり、アンシャン・レジーム下ではない。一六世紀の偉大な外科医であるアンブロワーズ・パレは、腹の中に蛙がいると信じていた気狂いを治療するために、気狂いに下剤を与え、尿瓶に秘かに蛙を投げ入れて治療したと語る。それは狂気の石の手術と同じ原理で、苦痛はより少ない。

メスメル（一七三四－一八一五）と「動物磁気」に関して、あるいは力動精神医学のその後の発展に向かう初期の科学的進歩の問題に関して、経験主義であると語ることができるだろうか？　〔動物〕磁気の医学的特性は古代以来直観され一七世紀には明確になるが、その一世紀後にウィーンの医師であるフランツ＝アントン・メスメルが、神学、哲学、法学の回り道をした後に、それらを彼の考えに取り入れる。ウィーンでの裕福な結婚が彼を社交界の医師にし、彼は「動物磁気」の理論をそこで練り上げた。世界は、人間と宇宙の間に介在している微細な流体で満たされている。この流体の有害な分布が病気の原因であり、治癒に到達するためには「発作」を引き起こすことへと当該の流体を誘導するだけで十分である。こうした理論は気鬱と完全に調和しており、一七七八年にメスメルが到着するパリで、大成功を収めるのは当然であった。社交界の「女性気鬱者たち」は、ルイ大王広場（現ヴァンドーム広場）の贅沢な小部屋に駆けつける。アルトワ伯爵の主席医師であるシャルル・デスロンは、彼と親交を結び、医学部教授団の明らかな敵意にも拘らず、彼に宮廷の寵愛を得させる。豪勢に飾られた大アパルトマンの中で、心地よい薄明るい部屋の真中にライデン瓶〔最初の蓄電器〕を思わせる閉じた巨大な金属製の桶のような「バケツ」（やがて四つとなる）が置かれ、そこから病人たちが掴む伝導性の棒が出ている。この巧妙な装置には、紐が巻き付けられ、互いに手をつないで円をつくる約二〇名までの患者を、同時に治療することができる。メスメルは、花の刺繍のある絹の壮麗な、また時にはリラ色、時には緋色の衣装をまとい、かつらには入念に髪粉が振られ、若く美しく揺るぎなく磁気化された助手たち、「付き添い係」を伴って、近づく。鉄製の磁気的であると同様に魔術の杖で、メスメルは参加者たちの一人に流体を差し向け、有益な発作を引き起こす。メスメルはこうして集団療法を創始し、それはまた美しい未来を約束する。「付き添い係」は飛び出して、痙攣に入った病人を素早く捕らえ、隣りの小さな客間に誘導し、そこで救済の発作は全くくつろいで表現されうることになる。「息づかいの激しい婦人たちは窒息しそうであり、衣類の紐をほどく必要があった ― 他の者は壁を叩き、床を転がり、喉が狭まったようであり、体の組織全体に冷たいあるいは燃えるように熱い蒸気の循環を感じ、全能の杖に示される方向について行く」[91]。

動物磁気は社交界のヒステリー専用ではなく、あらゆる神経性疾患および一般的な疼痛全般にさえも、女性と同様に男性にも、裕福な者にも貧者にも用いられる。メスメルは後者〔貧者〕のために一つのバケツを用意していたが、後にはボンディ通りの端にある樹を彼らのために磁気化する。とにかく彼は財を築き、調和協会を設立した後の一七八三年には三四万リーブルを得ていて、その協会の出資者は、メスメルに対して秘密を守ると誓うことを条件に、磁気説の「秘密」の新事実を知ることになる。入会権が一〇〇ルイ金貨（二、四〇〇リーブル）であった。メルシエは、各人に存在する超自然現象好きを激しく非難する（「動物磁気主義者たちの間に広まっているのは好奇心である」）。医学部教授団が招集される。一七八四年、ルイ一六世は一つではなく二つの調査委員会を選任する。ラボワジエ、ベンジャミン・フランクリン、そして当時パリ大学医学部教授で「苦しむ人間への献身」で評判であったギヨタンとかいう博士が、それらの委員会の一つを構成する。報告の結論は決定的である。動物磁気の流体は存在せず、観察された効果は「行為の際になされた接触、想像によるものである」。このことがメスメルの経歴を終わらせ、彼は一七八五年にフランスを去る。シャルル・デスロンに結論の言葉を任せよう――「もし想像の医学が最善であるというならば、我々は何故、想像の医学を実行しないのか？」[92]。

心理療法の「飛躍的発展」

我々が敢えて回顧的に「奇妙な治療法」と呼んだもの、それは、ここで強調すると、その時代の医学思想と一致していたのだが、それと平行して――そして古代以来――、「心理療法」の先駆けである「精神的治療術」の思想が進展する。カエリウス・アウレニアヌスはすでに、医者と患者の周囲の人々との関係を巻き込むすべてに助言を与える――一面では教育、権威、さらに強制であり――他面では穏やかさ、会話、気晴らしである。殆ど関係療法が語られているようだが、とくに相反するものは相反するもので治療される（例えばメランコリー者に対しては陽気なことを話す）。一六世紀、援助の理論家であり、人文主義者、神学者、先駆的社会学者であったファン・ルイス・ヴィヴェスは、とりわけ気狂いの問題に強い関心を寄せる。「というのは世界には人間よりも素晴らしいものはなく、人間において悟性そのものよりも素晴らしいものはないのだから」。治療は各々の状況に応じて適用される――「ある者には鎮静薬

（91）*Dictionnaire des sciences médicales*, Panckoucke éd.（t. XXIX, article «magnétisme animal»）, Paris, 1812-1822.

（92）メスメルと動物磁気に関して、その豊富な文献目録のある、エティエンヌ・トリヤ Étienne Trillat の『ヒステリーの歴史』*Histoire de l' hystérie* は興味深く読まれるであろう。注21参照。同様に、バルカン D.Barrucand.『フランスの催眠の歴史』*Histoire de l' hypnose en France*, Paris, PUF, 1967 を参照。

と食養生が必要である ― 他の者は優しさと親切さによって治療されねばならず、野生の動物のように少しずつ慣れ親しませるために ― その他の者たちは教育される必要がある ― 閉じ込めと鎖が必要な者たちがいる」[93]。

他の多くの者たちの中で、一七世紀のイタリアの医師であるバリーヴィは、狂気を和らげるのに適した身体的治療法の長い一覧表を数え上げた後に、個別に各例に応じた、陽気さ、穏やかさ、あるいは活発さという「心理的作用」の影響を付け加えることを忘れない。治療に関連して「モラル〔心理的〕」という用語が、こうして狂気の歴史野に座を占め、同時に狂気は熱情に関する言説と再び結びつく。我々が出会い続けるこの言葉〔モラル〕は曖昧であり、曖昧であり続けるだろう。モラルとは初め、まさに人々が身体的苦痛と精神的苦痛を区別するように、身体的治療術と対照をなす精神的治療術、つまり精神と関係するもの、と理解される。したがって一七八六年のシェルブールの一般施療院に入れられた気狂いに関して、理解されねばならないことは、その意味においてである ― 「食養生と精神的治療術はそれ〔気狂い〕を変えさせて、治癒を期待させる」。しかし一八世紀全体を通して熱情の蘇りに接することで、「モラル」は、悪と対立する規範、正義、正直、善良をもまた意味する色調と力強さを得る。形容詞の「心理的な moral」は一七世紀に「道徳 morale」として名詞化され、今日我々がそれ〔モラル〕について認識し、ストア学派的思想の再生に相当するのは、規範的な意味においてである。ストア学派にとって狂気とは熱情の亢進に過ぎず、したがって最初は自分自身の監督の欠如に過ぎなかったことを思い起こそう。つまり人にはその狂気に幾らか責任がある。なぜなら人は熱情から狂気となるからである。こうして我々は一九世紀に対してそれ〔moral〕を進んだ最前線と見ることになろうが、言うならば心理療法の最も根本的な変転は狂人に「説教をすること」になるのだろう。

古代人の著作を読み返す〔啓蒙的〕哲学者の一八世紀、それと完全に示し合わせて『百科全書』は熱情について、「自由のあらゆる行使を奪うまでに至り、魂がいわば受動的 passive にされた状態で、そこから熱情 passion の名詞が由来する」と証言する。こうして打ちひしがれた人間は、「彼の不幸と関係があるもの以外に、他のことを考える自由がない。すなわち熱情は魂の病気である、ということである」。熱情は必要でないというのではない、というのはそれが「全てを動かす」ものだからだが、しかしそれらは制御される必要がある。

身体学派は当時、心理学派の利益のために後退する（復活することになるのだが）。「魂が享受しうる快楽の刺激と魅力をふんだんに用いることで、魂の感受性を呼び覚まし、今はもう輝きを失っている興味と気力をよみがえらせること ― この方法によって、魂を占領しているばかげた観念を消し去る一層強い観念が大脳の中に引き起こされる」（デュフール）。医師の手当がしばしば失敗に帰するのは、その患者の「心理」を十分に知らないからに過ぎない（ティソ）。「不幸の原因はこうして知られるが、我々は何処に治療法を見出すのか？　私は原因そのものの中に、想像力の中にあると言いたい。毒を生み出すのはそれであり、そして解毒薬を見出すべきはその中にである」[94]。ロンドンのベスレムの狂人病院に捧げられた著作を英語から翻訳した[95]シャルル＝レオン・ロバン神父は、「狂人を治療する術は、まだ揺籃期であ

（93）*De subventione pauperum sive de humanis necessitatibus*, 1532.

（94）M.J.F.（イギリス人医師）, *De la passion de l'amour, de ses causes et des remèdes qu'il y faut apporter, en la considérant comme maladie*, Paris, 1782.

（95）*Du traitement des insensés dans l'hôpital de Bethléem de Londres*…［de Thomas Bowen］ロバン神父による英語より翻訳、Amsterdam, 1787.

る」と指摘する。その身体以上に「病人の心理」を頻繁に検討すること、病人を彼らの思考と論理の隅々まで目を配り、この知的な連鎖が破断するその瞬間と契機を見分けること、「どんな感情が余りにも激しくそこに混乱をもたらしているかを識別すること、常に譲歩し彼らの意志をとらえているように見せながら、彼らの意見、好み、幻想に歩み寄る術を知ること、彼らの感覚、観念、内省を支配すること……」が必要であろう。「ひとつのものに取りつかれた人を困らせ迷わせている思考と論理を理解するように彼を少しずつ回復させることが、このなじみのない術である」。

ジョゼフ・ダカン（一七五七―一八一五）は、博愛主義者でかつフリーメイソンであり、シャンベリーの無名の医師なのだが、彼が一七九一年に『狂気の哲学』を出版した時、完全にこの流れ〔心理学派〕に位置づけられる。その本は、ただ彼独りの声明書である。ダカンが哲学の中に「狂気の治療においてもたらしうる唯一の救済」を考える時、「哲学」という言葉を彼はどのように理解するのだろうか？　彼の著作の題名はそのことを示さないが、それでもダカンが自らに課すのは、彼が治療していたシャンベリーの救済院で、不治の狂人たちが提示する問題に直面する臨床家としてであり、理論家としてではない。同時に博愛家としてである。というのは彼はその著作を人間性に捧げているからであり、「狂気が生における最も不幸な姿であるからであり、そこでは親切こそが最良の治療法だからである」「とにかく来たまえ、君らの同胞を軽蔑する高慢で思い上がった諸君、私と一緒にこの恐ろしい小部屋に入りたまえ……自然の秩序のこのような破壊を嘆きたまえ」。

狂気が治る可能性はほとんどない、とダカンは認める。その不首尾は先ず医師の責任である。「この病気を治療するのに、殆どあらゆる症例に、旧弊な治療法を施す医師たちもまた存在する。そして医師たちがそれらに関するあらゆる学識を使い果たした時、逆に彼らが施した治療の量の多さにうんざりするのと同様に、治療薬の量の多さで患者をうんざりさせる時、ついに彼らは患者たちと同じほどくじかれ、患者たちをその悲惨な運命へと、地球の重荷を下ろすという摂理を喜ぶに至るまで見捨てる」。狂気に対する薬物治療の原則が全面的にダカンによってはねつけられる訳ではないが（ヘレボレスを除いて）、それらは「魂の健康法」を加える時にしか価値はなく、そうすることだけが「これまで用いられた全ての身体的作用物以上に多大な影響を病人の精神に及ぼすに違いない」。狂人の食事療法と、それにも増して「生活の養生規則」は、まさに特別な収容所の建物と同様に治療の本質的な点であるが、その点についてまではダカンは手を広げない。つまり彼がその切望を注力するのは、医師、哲学者医師である。「それゆえ私は、Ｊ・Ｊ・ルソーのように、つまり医学は医師なしにやってくる、と言うつもりは全くない。私は反対に、医師は医学を伴ってやってくると主張する　―　それも訳の分からない話や、いかさま治療術、そしてとりわけしばしばとっつきにくい薬種の混ぜ物や処方を取り去った医学を伴ってである。正しい道にある時には、自然を促しその歩みを助け、間違った時にはそれを迂回するように、自然の歩みをこっそり見張る観察者の精神を持った医師がやってくることを私は願う」。

彼の著作の終わりに、ダカンは「狂気についての哲学」を通して彼が理解していることに立ち戻るが、それは結局「最少数の薬物療法」を要するような方法の集合である。忍耐、優しさ、思いやりによって、「啓蒙された慎重さ」と「良き理性と慰めの言葉」を、「彼らが時に享受する明晰な間に」繋ぎ留めることである。「……私は、心理的な救済が、おそらくは人が用いねばならない唯一のものであると主張する」。

英国モデル

ダカンは、大多数のフランスの同業者と同じように、英国の医師たちに敬意を表す ― 「現在までどの国も、これほどにも惜しみなく治療を施すことはなかったし、狂人の治療でこれほどの成功も収めなかった」。物乞い委員会はその立場から、「フランスは、近隣の全ての王国、特に英国に、治療分野において全く遅れている。この点について、我々には英国人の啓蒙された人間性から受け入れるべき大きな教訓がある。彼らの狂人病院は、望まれ計画されうる可能な限りの長所、利便性、治療法をひとつに集めている」と認める。委員会は一七九〇年四月二三日に、狂気を治療するために利用されている方法を知るために、「最も優しい方法が、治癒した者と同様、最も狂暴な者に対しても上手く用いられている」ヨークの狂人病院の創設者の一人であるハンター博士に質問状を送る。六か月後に再び手紙が出されるにも拘らず、委員会の質問には回答されないままとなるが、判断は評判に左右される。

何故、英国はまた名声を得たのか。ウィリスの貢献を始めとして、理論的貢献はそれと何らかの関係はあるが、ヨーロッパ全体に亘って敬意を表されるのは、なかでもそれ〔理論〕に臨床を結びつけるその能力である。[96] 英国は狂人専用の特別な病院を望むことに甘んじていないで、それを建設した。それには一七世紀以来、それらのうちすでに最も有名なロンドンの「ベスレム病院」の場合が当てはまり、その通称「ベドラム」は、全ての国における狂人収容所の同義語である。一三世紀に創設された宗教的収容所であり、ヘンリー八世によって取り上げられたあと、王はそれをロンドン市に寄付したのだが、ベドラムは一四世紀の終わりから狂人を受け入れ、その後一七世紀に英国唯一の狂人病院となる。パリの一般施療院の例のように、そこに王国全域から人が流入する。一六七五年と一六七六年に実行された大きな工事にも拘らず、待機リストは相当なものである。収容されている約五〇名の気狂いに対して、一〇〇名、また二〇〇名に及ぶ不治の者たちが入院するのに時には五ないし六年待つ。フランスと同じく、一八世紀には収容者数が著しく増加するのが見られる。一七三〇年のベドラムでは、二五〇名の治癒可能な、そして不治の狂人を数えており、新たな拡張が必要となる。一八世紀後半には、二七五の個室が五つの回廊に沿って配置される。てんかん者と低能者は入院を拒まれる。薬剤師の毎日の回診があり、医師は三週間に一度である。「ベスレム病院は英国の慈善の輝かしき記念碑である ― 我々がこの建物の品位ある壮麗さ、内部の使いやすい配置、あるいは不幸な人たちに提供され、もたらされる安らぎを考慮するならば、世界の何ものとも比較することは出来ないと我々は確信しうる」(97)。この讃美に従えば、三名の内の二名の気狂いが一年に及ぶ治療期間で「正常な良識を再確立した」らしい。それでもベドラムを乱すひどい話が、我々に正反対の光景を提供する。例えば、一七七〇年になってようやく、当時、病院にとって公的で不可欠な収入にまでなっていた狂人たちの有料の見世物が廃止されたことである。こ

(96) 我々はここでは以下に拠っている。
――Andrew Scull (dir.), *Madhouses mad-doctors and madmen ; the Social History of Psychiatry in the Victorian Era*, Londres, 1981.
――William F. Bynum, dans *Nouvelle Histoire de la psychiatrie*, 前掲、注４。
――Richard Hunter et Ida Macalpine, *Three Hundred Years of Psychiatry 1535-1860*, Lonres, 1963.

(97) ロバン神父、前掲、注95。

の見世物はウィリアム・ホガースのような画家に着想を与える。一七三五年に彼がそこで描いた光景は、精神障害者にとっての安らぎの避難場所という方向には全く進んでいない。容赦のない風刺以上に、芸術家の視覚の鋭さは、一人の狂人にとっての本来の狂気よりも、おそらくは一層悪いことの写生的な表象を我々に提供する――〔狂人以外の〕他の者たちの光景が、最も窮屈なごった返しの中に見られる。

もちろん、気狂いがいるのはベドラムだけではない。気狂いは特化されていないあらゆる閉じ込め施設に見出される――罪を犯した場合の刑務所、労役所、矯正院、有料の入所施設にである（治療のためよりも保護のため）……その状況は、一八世紀中葉まで、フランスのそれを連想させない訳ではない。英国でもまた、法制は最初はおずおずと進む。気狂いは物乞い狩りのなかに見出され、それはフランスの専売特許では全くない。『浮浪者法』の再検討の任に当たった議会の委員会作業の帰結である一七四四年の『法律』において、彼ら〔気狂い〕は特別な主題となる。永遠の問題は、誰がこれらの「ルナティクス〔狂人〕あるいは狂った人間」の生活、保全、治療（「キュアリング」）の費用を支払うのかを知ることである（家族か、小教区か、都市か――王権については言及されない）。何処か確保された場所に安全に閉じ込めるという方式に関して、それは収容の安全保護に関しては明確であるが、その目的においては曖昧である。気狂いのための病院は、ベドラムを除いて、建設予定のままであり、そのうえベドラムはもはや狂人の救済院のように見える。

いずれにせよベドラムは人員過剰であるため、公的出資により、「狂人のための聖ルカ病院」が建築されるのがロンドンなのは非常に論理的である。この私立病院の誕生は、その初代の医師であり、王立医師協会のメンバーで後に委員長となるウィリアム・バッティ博士（一七〇三－一七七六）という人物と密接に関連する。彼の重要な『狂気についての学術書』はすでに引用したが、そこで彼は聖ルカで実施されつつある治療法について述べる。何故バッティは、ロンドンに気狂いのためのもう一つの病院を開設することを求めるのか？　それは多くの若い医師とすぐれた人材をそこに招き入れ、「医学の最も重要な一分野の研究と実践」を実施するためである。聖ルカでの狂気の治療は何によって構成されるのか？伝統的治療法、特に下剤と鎮痙薬は拒否されない。ただしバッティが主張し、固執するのは、「マネジメント〔管理〕」〔指導、監督、運営〕である ―― 「マネジメントがこの病気の薬剤よりも多くのことをなした」。狂気は、アジルで一日二四時間、気狂いを全面的に引き受けることでしか治療されえない。気狂いをその病原的環境から引き離すアジルが、同時に身体的衛生が、狂った性向を制御し、固定した観念から気を逸らせることを可能にする。とにかく言葉にされないが、道徳療法が初めてアジルに定着し、それ〔心理療法〕と混同される。

ベドラムの医師であるジョン・モンローは、この新たな教義を茶化そうと試み（『バッティ博士の狂気についての学術書への批判』）、伝統的治療法（排出法、とりわけ下剤）を擁護しつつ、バッティの概論の中で暗に攻撃されていると彼が考えるベドラムの医師たちもまた、「マネジメント」を、すなわち治療的収容を行っていると主張する。モンローは、彼を信じるならば、各人の狂気を生んでいることを検討した後に、恐怖ではなくむしろ優しさによって気狂いへ影響力を及ぼすことに専心する時、非身体的治療法を使用することにおいては、彼の同僚〔バッティ〕より進んでいる。バッティが実践家の裁量に任せた、熱情を他のものに置き換えるという原則に関して、モンローは反対する。これは彼によれば古代からの誤謬である。病人の精神は、それを支配している熱情によって弱っているので、第二の攻撃で待ち受けるのは否定的な効果でしかない。ベドラムと聖ルカの医師の間の論争は、まさに狂気の治療についての考え方の論議を引き起こすという功績がある ―― そして議論は具体的に狂人病院の建築と結びついて存続する。一七六三年にはマンチェスター狂人病院、一七六七年にはニューキャッスル＝アポン＝タイン・アサイラム〔保護施設〕、一七七七年にヨーク・アサイラム、一七九〇年にリバプール・アサイラム、他に別のものが次々と誕生する。とりわけ一七五三年以来、聖ルカの医師たちは「公的利益のために」彼らの病院の中で学生を養成することを許可されており、それはバッティの初期の願望を実現するもので、こうして精神医学の臨床教育の先駆けとして登場する。

この行動する博愛主義は、いつも過度の憐憫の情で溢れているわけではいない。マンチェスターのアジルに関して、一七七七年にフランス語に翻訳されたひとつの著作[98]は、狂人が同情を誘い、その資格でアジルに相応しいからというだけでなく、また邪魔であり、したがって他の者の目から隠さなければならないことからも、貧者に専門の、無料の病院が建設される必要があると、躊躇なく説明する。「共通のアジルの中に一定数を集めることで、彼らの監護人を減らすことが出来る」。そしてこの著者は付け加える —「この病気が完全な治癒への希望をまれにしか約束しないと考えるとすれば、それはきわめて悲痛な見方である」。こうして素描される狂気には、厳しい「マネジメント」がある —「技法への関心は、性格と熱情に対して真の影響力を獲得する方法にしか向けられてはならず、心とは相容れない熱意の助けによる — つまり〔医師の〕仕事は、こうした事態の中での恒常的な観察と多くの経験、また習慣だけが獲得させうる揺るぎなさと安全、を必然的に前提とする」。

一八世紀後半に大半の都市で公立あるいは準公立狂人アサイラムが開設され、フランスの監獄（そしてパリの民間保養所の例）とは異なり、一七世紀以来、専門に気狂いを受け入れていた多くの民間施設に加わる。そのうえ、それらはさらに多様化する。サー・ジョナサン・マイルズのロンドン東部の巨大な施設のように、幾つかは極貧の狂人たちを収容し、それらに貧者に関する法律の行政管理機関が一定額を支出する。他の施設は様々な滞在費を掲示しており、ニューウィントン家によって二世紀近くに亘って経営され、七五名以下の入所者に対して一五〇名の使用人と守衛を雇っているタイスハーストの家（サセックス）のように、貧窮者の基本料金の五〇倍に上るものまである。同じく非常に規模の小さな多くの保養所が存在し、それはしばしば自宅に二－三名の気狂いを見守る個人的なものである。一八世紀後半に、この「狂気の商売」に反対する声が立ち上がる。疑わしい幾つかの収容例が新聞雑誌や世論を揺り動かす。一六七九年に人身保護法が公式に採択されたのがこの王国であり他の国ではないことを、誰も忘れることはできないだろう。その法律の条文によれば投獄されている市民はすべて、拘留には正当な理由があったことの証明がなされるよう、自分の拘留の署名者である裁判官の前に再出廷することが出来る（疑いのある者の身体保護）［汝は、裁判官の前で自らを示すための身体を持つ］。もしこの証明がなされなければ、裁判官は釈放命令を宣告しなければならない。一八世紀の啓蒙主義の潮流はフランスにおけるよりも根付いており、同じく英国で生まれたフリーメイソンによって、功利主義哲学によって、しかしまた同程度にクエーカー教徒（フレンド会）や福音主義者のようなプロテスタント宗派によって、それは力強く受け継がれる。

一七七四年、議会は「私立マッドハウス〔癲狂院〕規制法」を可決する。それ以降、私立アジル〔癲狂院〕

（98）Aikin J. *Observations sur les hôpitaux, relatives à leur construction, aux vices de l'air d'hôpital, aux moyens d'y remédier, à l'admission ou rejet des malades, à la maladie antisociale, à la petite vérole, aux femmes en couche, aux insensés, et à l'utilité dont ils sont pour l'art de guérir et pour les étudiants*, Londres, 1777.

の中への気狂いの収容は規制される。いかなる施設も当局の許可なしには開設することや機能することは出来ず、さらに当局に新入院全てを報告せねばならない。議会によって指名され、王立医師協会によって任命された委員会の視察は、収容が適法で、気狂いが思い遣りをもって遇されているかを検証することを可能にすることになる。実際にこの方策が実効を持つには、さらに何年も待たねばならないのだが、ともかく精神障害者に関する特別法が始動した。そのうえ一七八八年以来明らかとなった国王ジョージ三世の狂気と、それに続く専門家の論争は、この問題についての世間の関心をさらに強くするだけとなる。

この英国「モデル」は、クエーカー教徒であるテューク家によるヨークの「保養所」の創立とともに、フェルマータと絶好の「宣伝ポスター」を手に入れる。一七九一年、一人のクエーカー教徒女性が、約二〇年前に建設されたヨークのアジルにおいて疑わしい状況で亡くなる。当時お茶とコーヒーの卸の商売をしていたウィリアム・テューク（一七三二－一八二二）は、ヨークのアジルの酷い状態を告発し、狂気に冒されたクエーカー教徒に対する施設建設に出資するよう、クエーカー教徒たちを説得する。病院でも、収容所でも、刑務所でもなく、それは人間味のある施設で、保養所 *The Retreat* である。その施設は一七九六年に、三〇名の病人と、より鮮明になった博愛主義による「マネジメント」に一致協力しようとする、医師から番人に至るまでの七名の職員と共に始まる。ビロードの手袋の中の鉄の手〔諺〕、外柔内剛のように、収容の教育的で規範的な特性が、家族同然の構造による好意と優しさの中に溶け込んでいるのが分かる。

ウィリアムの長男であるヘンリーは、その新しい施設での生活を共にするが、夭逝する。とりわけ彼の長男であるサミュエル（一七八四－一八五七）は、一八一三年に、『フレンド会に属しているアリエネ〔精神異常者〕に用意されたヨーク近くにある施設、保養所についての記述、その起源、発展、治療法の歴史と事例の提示』によって西洋世界に「保養所」を知らしめることになる。「保養所」の歴史と、場所と規則の詳細な記述に続く二つの章のうち、一つは薬物治療に、もう一つはほぼ三倍の長さで *moral treatment*（心理療法）に割り当てられているが、それは明らかに「マネジメント」と同意語として与えられる。その間にその用語（心理療法）はフィリップ・ピネルの書物に見られるが、サミュエルはしばしばそれを引用しており、もちろん我々はそこに立ち戻るだろう。しかし「保養所」の中での心理療法とはどんなものだったのか？　狂気は精神に由来するので、まず働きかけねばならないのは精神に対してである。気狂い（「気の狂った人」──しかしサミュエル・テュークはフランス語からの「アリエネ〔精神異常者〕」の用語を採用するつもりであると明言する）は、彼らの「困った傾向」をある程度制御している。彼らの知的および心理的感覚は破壊されているというより、より多くは変形している。したがって人は彼らの信頼を得つつ、そのデリール〔熱狂〕と反対の対象へとその注意をそらしながら、気狂いの精神に働きかけることが出来る。心理療法は三部に分けられる。第一部には、「患者」が自分で自分を制御するのを援助することが必要である、とある。恐怖は廃止されず、子どもの教育におけるように織り交ぜられる。教育と権威がそれ〔恐怖〕に先行しなければならない。規則正しい生活、仕事、宗教が、自己制御（自制）の促進へと協同し合う。奇妙にも（あるいははっきり言えば）、第二部は強制措置の方法に向けられる──ベッド、部屋、薄暗い部屋の中への拘禁、食事をとることを拒絶する多くの気狂いに対する強制的栄養、興奮した者に対する革バンドと拘束胴衣（嫌悪される鎖は排除される）である──全ては一時的な使用で、説得の言葉と共にである。この第二部は第一部を強化しているが、第三部は慰めと励ましの道を探求することからなる──つまり各々の患者にふさわしい対話、社交性を促進する余暇、小説を除いて選ばれた読書、友人の面会である。友人の面会は、両刃の剣と見なされ、回復期の患者専用である。

いかなる人も自国では預言者ではないのだが、『保養所についての記述』はまもなく、全世界のアリエニスト〔精神病医〕にとってモデルの価値を持つこととなり、ベドラムとヨークのアジルが大々的に組織する英国での論争を引き起こす。両者は互いに批判的に評価し、その結果、より一層、適切な存在となっていく。議会の調査ということになり、ウィリアム・テューク老が個人的に議会下院で、「保養所」と彼の心理療法の公認について証言した後、一八一五年に結論に達する。それら〔テュークの保養所と心理療法〕はようやく彼自身の国の公式モデルとなる。

第3章　短くフーコーに立ち戻る

今、我々は、フーコーの主張に少しの間、立ち戻る必要がある。彼は心理療法と精神医学の誕生について何を語るのか？　彼によれば、身体的医療と心理的（心理学的）医療の区別は、「一九世紀が有名な〝モラル〔心理的道徳的〕方法〟を発明し、狂気とその治癒を有罪性の駆け引きへと導入することになる時に初めて……その奥底全体に存在し始めることになる。身体と心理の区別は、狂気の問題が責任ある主体についての問いかけへと置き換えられた時に初めて、精神の医学におけるひとつの実践的概念となったのである」。狂気の歴史において、責任性と有罪性の間に同義性があるのならばだが。責任性についてのストア派の概念では、間接的だが（真の責任者、それは熱情であり）、単に「道徳的」水準においてさえ、狂人を罪あるものとは出来ないだろう。しかしこの〔一九世紀と古典主義時代の心理と道徳の〕意味のずれ〔変換〕が、ミシェル・フーコーが中心主題に達するために不可欠である。ゆえに、彼が狙ったのが古典主義時代ではなく一九世紀であり、そしてその時代〔一九世紀〕は彼によれば、狂気の治療がもはや懲罰によってでしか行われなくなる（「治療方法としての心理学は、その時以来、懲罰をめぐって組織される」）。非理性として古典主義時代に提示された狂気は、一九世紀の実証主義者によって「心理的道徳的直観の中にすべてを没収され」、そして「もはや病気でしかないもの」と見なされることになるだろう。

ところで、一九世紀が心理療法を発明したのではない。そのことについては、古代への確実な結びつきと共に一八世紀全体を通じて緩慢な熟成が起こるのを見て来たが、そのことをフーコーは恣意的に無視しているので、それだけに彼の言説の中に永続する闇となる。心理療法を一九世紀のアリエニストの医療的戦略のα（アルファ）からω（オメガ）にすることについて言えば、一八三八年法の議決以前のことでさえあるが、その〔心理療法の〕非常に急速な破綻を無視することになる。後で見るように、心理療法は、それに基礎を置いていたアジル的実践そのものにより瀕死の状態になる。

ミシェル・フーコーは、彼の学位論文の第三部であり最終部分を、ディドロにより記述された哲学的対話である『ラモーの甥』の深い意味、とりわけ甥の次の省察を熟考しつつ導入する ― 「あなた方は私が無知で狂人で愚かで、そして怠け者であることを知っている」。フーコーはさらに進めて言い、「一見して、人々は『ラモーの甥』を、狂人や道化との古い親縁関係の中に置きたく思っているかのようである」と。だが逆にフーコーがそこに見るのは、「『阿呆船』からニーチェの晩年の言葉やおそらくはアルトーの怒号に至るまでの大きな折れ線を描く、短縮された歴史のパラダイム……」としてである。こうして『ラモーの甥』は、一九世紀になされた病理学的分離以前の、その中で狂気と非理性が結びつく最後の人物として登場しているのだろう。この最後の部分におけるミシェル・フーコーの目的は、「最初の人間学的現象の最中の、この分離の運動の後をたどること」である ― 「『ラモーの甥』の問答が示したこの分離し難い領域を、一九世紀は、謹厳な精神でそれを引き裂き、分離できないものの間に、病理学的な抽象的境界を線引きしなければならなかった」。

しかし我々は、上古以来、医学的意味での狂気と哲学的で精神的意味での非理性が明瞭に区別されてきたことを、十分に示したと信じる（ヘブライ人たちの、次いでキリスト教徒たちの宗教が狂気を罪と同一視することはほとんどない)。二つの意味の間での揺らぎは、中世においてでも、常に寓話、比喩、せいぜい類似の問題であった。そこには決して共通の幹はなく(言葉そのものにおいてではないとしても)ましてや「病理学的抽象的境界」も存在していなかった。

フーコーは続ける。一八世紀末に「新たな分割」の鐘が鳴った……それらの「外形」が形成され、そこから「狂気の、つまるところ客観的で医学的な再認識という神話が生まれ」、簡単に言うとそれらの外形が「実証的精神医学」を生む。これらの外形は認識の言葉ではなく、構造の用語で記述されうる――つまり収容という古い空間と医学の空間が一つに再結合するということである。フーコーは途中で、一七八五年の通達は「狂気の治療法における発見としても転換としてもなんら価値がない」と長々と提示することに専念する。我々としては反対に、『気狂いの監督方法と彼らに用意された収容所の中での治療法に関する指示書』の重要性を、ルイ一六世の治世の下で始まった改革の博愛主義的運動の文脈において指摘した。それにしても奇妙なことに「彼らに用意された収容所の中での治療法」という最重要な語句が、フーコーの筆の下では消えていることに気づかれるだろう。(彼は書いているが――それは全然同一ではない――「気狂いの監督法と治療法に関して、政府の命令と出費によって印刷された指示書である」)。

フーコーにとって、「収容の門戸を強制したのは医学的思考ではない。もし医師たちが今日アジルで権力をふるうとしても、それは勝ち取った権利によるものではなく、医師たちの博愛か、彼らの科学的客観性への関心の、生き生きとした活力による。それは、収容自体が、少しずつ治療的価値を持つようになるからで、それは、一世紀以上前から狂気と非理性を共謀させていた社会的あるいは政治的な全ての行動の、想像上のものであれ精神的なものであれ、あらゆる慣例の、再調整による」。長々とカバニスを拠り所にしながら、フーコーは決定的な第二の構造を定義する ― 「非理性の経験の本質、それは、狂気がそこ〔古典主義時代〕では狂気自体の主体だったことである ― しかし形作られてゆく経験の中で、一八世紀のこの終わりに、狂気は、狂気自体との関連性から狂気が被る対象という地位の中に疎外される、ということである」。フーコーはこの章について結論する ― 「その対象という地位は、精神異常と認識される全ての人間にいきなり押し付けられるだろう」。フーコーに狂人 - 対象の到来を告げさせる奇妙な論法であるが、そこで最も重要な研究は、狂人 - 主体の到来を見出したことだった！（とりわけグラディス・スウェインの革新的な著作が思い浮かぶが、それについて我々は注目しないではおれないだろう）。

最後に、フーコーでは第三の構造があり、それは「狂人が刑事裁判に直面する時に見出される」。このようにして奇抜さで目立たせられた狂気は、まさに秩序へのあらゆる責任性を問いただし、緊急な問題、とくに刑法の問題における免責の問題を提出する。〔アンシャン・レジームの〕「古典的人間」は狂気をその良識によって認識し、政治的権利については認識していなかったのだが、〔大革命後の〕市民は自らを、「法的人間」であると同時に「政治的人間」とする根本的な権限を行使するのである。

狂気のこの新しい時代は、「唯一かつ同一の意識的行為の中で」狂気が認識されると同時に支配されるものだという二つの経験が合流する、のを見たかも知れない。「― それは精神疾患の実証主義的経験の核心にあることである」。この「まだ思想の領域でしかもたらされていなかった現代文明への本質的合流が……ピネルとテュークのおかげで具体的な状況になっていく……」。「それらのイマージュは知られている」とフーコーはアジルの誕生に捧げられた章の導入部において語る。「それらのイマージュは、精神医学の歴史の全体において馴染みのあるものであり、そこ〔精神医学史〕ではそれらのイマージュは、余りにも長い間、人が盲目でしかなかった一つの真理に従って、ついに狂気が認識され治療されるこの幸福な時代を描く役目がある」。そしてフーコーは、テュークとヨーク「保養所」、ピネルとビセートルのアリエネたちの解放を、これら二つの物語の権力が想像上の様式を借用していることを示さないわけでもないが、長々と記述する。そこで示されるのは「もはや野蛮さに委ねられた人間の檻ではなく、〔狂人との〕気高い透明性においてのみ関係性が確立される一種の夢の共和国となる、アジルの理想形である」。テュークとピネルの解放されたアジルは、「類型に一致した」「命題に基づくひとつの社会の再構築」なのであって、そしてその資格において「治すことは欠くことができない」。

〔その〕命題は、フーコーにとってたちまち貴重なものとなり、そして今日では世界の人々の命題としてしっかりと受容される。その世界では、拘束と閉じ込めの見かけ上の廃止の下で、より巧妙な別の、報酬と懲罰から成り、「道徳的意識運動の中に」含まれる閉じ込めが定着し……「排斥の世界から審判の宇宙への移行が起こる」――そしてそれは行為だけに関する審判なのである。狂気は「それ自体の目に見える部分についてだけ」責任を負わされる。「残りの全ては沈黙へと追いやられる。もはや狂気は見えるものとしてしか存在しない。こうしてアジルの中で創り出される近接性〔近さ〕は、もはや鎖によっても檻によっても破棄するには至らず、相互性を可能とすることにもならないだろう――それ〔近接性〕は監視し見張る眼差しによる接近でしかない……。精神疾患の科学は、アジルの中で発展し得たのであろうが、結局、観察と分類の次元に過ぎないだろう。それは対話ではないだろう」。対話のためには、精神分析学が「一九世紀のアジルにおける本質的な眼差しであるこの現象を追い払い」、それが「沈黙の魔術を言語の力で置き換える」のを待たねばならないだろう。だからといって確かなことは、ミシェル・フーコーの目にとっては精神分析学に何の恩恵も見出せない――「精神分析学はさらに、監視される者によって際限なく独白されるパロール〔発話〕の監視者による、――したがって非相互的な眼差しの古いアジル的構造を保存しつつ、しかし応答のない言語の新しい構造によって、非対称的な相互性の中で、均衡を保ち続けながら、絶対的な眼差しを二重にした、と言うのがより正しいのだろう」。さらにフーコーは先で、フロイトと精神分析学に立ち戻り、確かにそれらは「解放者たちが疎外していたこのアジル的存在から病者を解放した」が、その医師の奇跡的美徳とアジルの権力を取り戻し、拡大しさえした──「絶対的眼差し……。純粋で常に考慮された沈黙……。言葉に凝縮されることさえない審判において、処罰しまた報いる裁判官」。簡潔に言うと、「医師は、疎外する人物として、精神分析学の要であり続ける」。以上が、何故、実証主義的精神医学と同様に精神分析学も、「非理性の声を理解できず……理解することもない」のかという理由である。我々は、反精神医学の海岸に着岸する時に、この問題に再び立ち戻ることになる。

監視と審判……。それがここでのフーコーの言説のライ・ト・モ・チ・ー・フである。テュークは一九世紀のアジルに必要不可欠であることを運命づけられた人物の原型である。権威が抑制に置き換わるのである。ピネルのビセートルとラ・サルペトリエールは、テュークの保養施設の補完的な形態を作り上げる。テュークのアジルとは違って、「世間から引きこもった……自然で、じかの真実の空間であり」、宗教は、ピネルにとってアジルでの生活の基盤ではない。ここでのアジルは「宗教なき宗教的領域であり」、今後「社会的道徳の大いなる連続性」を表現すべきものである。その点ではピネルのアジルはより普遍的である。それは「法の一様な領域、道徳的な統合の場」で、三つの方法によって遂行されている。その一つは沈黙で（狂気と理性の間の共通言語の完全な消滅［?］というフーコーの観念であり、一方、古典主義時代の収容では、「理性と非理性の間には対立する無言の対話」が結びついていた）、もう一つは鏡（自身を見ること）による認識である（「ひとつの純粋な眼差される対象としていた鎖から解放され、狂気は逆説的な形でその孤独な高揚というその自由の本質を失う ― 狂気は、狂気がその真実について知ることに責任ある者となる ― 狂気は、それ自身に絶えずくり返し投げ返される自己の眼差しの中に、閉じ込もる ― 狂気は、ついには自己が対自対象であるという屈辱に隷属させられる」）。そして最後に絶えず繰り返される審判がある（アジルの中は「審判の小宇宙」で、全ての部分を包含する審判の世界の中で狂人が自分の姿を認めるように、全てが組織されている ― 「狂人は監視され、裁かれ、そして断罪されていると自ら知らねばならない」）。

アジル的世界に固有なもう一つの構造は「医療人礼賛」によって作り上げられる（相変わらず語るのはフーコーである）。ところで「医療人がアジルの中で権威を得るのは学者としてではなく、賢人としてである。もし医学的職業が必要とされるとすれば、それは法的および道徳的保証としてであり、科学の資格においてではない」。ここでテュークとピネルの仕事は再結合し、「しかしこの道徳的実践の意味は、医師がその知を実証主義の規範中に閉じ込める程度に応じて、医師からきわめてすばやく逃れ去った」「病人の目には、医師は奇跡を行う人となる ― 医師は秩序、道徳、家族に借りていた権威を、今や彼自身負うように見える……。こうして精神病者が、その主治医という現実の人物の中で完全に疎外される一方で、医師は精神病の現実を狂気の批判的概念の中へと消し去る。その結果、実証主義的思想の空虚な形の外には、もはや唯一の具体的現実しか残らない ― つまり、その中に全ての精神異常〔アリエナシオン〕が要約され、入念に仕組まれ、解決されるような医師 - 患者の二人組である」。

ミシェル・フーコーは絶え間なく「実証主義」を酷評しており、彼の筆の下でそれは糾弾と同じものになっていることに、途中で気づかれることになるだろう（そして彼の模倣者たちは彼らの側でさらに「新実証主義」を告発しようとし、そして告発する）。もし我々が、オーギュスト・コントによって精緻にされたこの哲学が、最初の受容において、おそらくは素朴に、事実についての、科学的経験についての、夢想や曖昧さとは反対の現実的で正確な、唯一の知を、標榜することを求めていることを思い起こすならば、ひとつの「分析の格子」を通して歴史を見ることが出来ると主張する者は誰であれ、実際には実証主義は邪魔することしかできないものであると理解される。

結論づけることが問題ではないことを全体に明示しながら、ミシェル・フーコーはその最後の章を、彼が「人間学的領域」と名付けるものに捧げており、そこで彼はむしろ幾つかの中心的思想に特に念を入れようとする。先ず、人が「客観的な構造の中で捉えた」と信じたが、その「矛盾という皮肉しか寄せ集めていない」狂気の概念そのものの中に堅く含意された、狂人の自由についての思想である。人は狂人を解放したのではなく、自由の概念を対象化した。

ミシェル・フーコーの主題においてまた中心的な思想は、「人間学的」となった狂気のランガージュ〔言語〕についてである。何故なら、人間の真実と真実性の喪失、したがってこの真実の真実性に照準を合わせながら、同時に、そしてひとつの両義性の中から、近代世界にとって不安という威力を狂気が手に入れるからである。というのは束縛のない狂気の言語は結局、人間の本質に届くからである。逆に言うと、狂人は自らと共に「真実の人間」を導く ― アジルは、「鎖の非人間性から狂人を解放したが、人間とその真実を狂人〔という人間学的ランガージュ〕に隷属させたのであった」― それがフーコーにそこで「ランガージュはその人間の性向に従い」「心理学的人間は、精神を囚われた人間の後裔《こうえい》である」と言わしめることである。

またその思想は、「長い古典主義時代の沈黙」の後に狂気が再出現するのが（すでに『ラモーの甥』によってなされた）〔狂気の人間学的〕ランガージュの領域と、「もはや世界から避けた姿ではなく、人間というものの秘密の真実が透けて見える」叙情詩的な炸裂音のようなひとつのランガージュの領域である、というものである。

計画というよりはむしろ、すでにしっかりと概略が示されたその後の研究は、隠れた人間学的思想の一貫性が精神病に関する一九世紀の科学的対立（とりわけ心因論支持者に対する器質因論支持者）の参照枠となるかも知れない、というものである。フーコーによれば、進行麻痺、道徳的狂気、そして偏執狂についての疾病概念が、一九世紀前半の精神医学の経験領域を大きく開いたという。この哲学者にとっては、これらの用語の足し算が医学的に異質で時代錯誤的であるということは殆ど問題ではない。何故なら彼は医学の下にあるものしか、もう一度見ようとしないからである。彼はそこに「経験の新たな構造」「同じ有罪性を語る暗黙の人間学」しか発見しようとしないのである（つまり我々はまたそこに戻る）。

最後の思索は「この非理性の終焉は、他の場所では輝かしい変化である」。ミシェル・フーコーは最後に「これらの忘却された狂気の崇高なイメージ〔心象〕による魅惑を今一度受け取るよう望む ― ボッシュ、ゴヤ、サド、ニーチェ、ファン・ゴッホ、アルトーの作品である ― 狂気が作品の中に忍び込んでいるのではなく、「狂気は、作品の絶対的な切断である」。「狂気による策略と新たな大勝利である ― 心理学によってそれ〔狂気〕を推しはかり、根拠を説明すると信じるこの世界は、その前に自らを正当化しなければならない。というのもその努力と議論の中で、それ〔この世界〕は、ニーチェ、ファン・ゴッホ、アルトーの著作のような並外れた作品と力を競うからである。そしてその〔心理学〕では何も、とりわけ狂気について知りうることでは何も、これらの狂気の作品群がそれ〔狂気〕を正当化するということを保証しない」。人々は、いずれにせよ実のところフーコーがどんな狂人やどんな狂女について語っているのかを自問する必要がある。確かに、彼は止むことなく精神医学の歴史を参照する ― そして、まさにそのことにおいて、我々は批判的読解を尽くす義務がある。しかしその哲学者はそこで決まって、「以前の」狂気を、病理学によって切断されていない狂気を、　―狂気自体が権力の表現であり、非理性の言語を語っていたその狂気を、呼び出す。「このように〔病理学的に〕整えられた空間では、狂気はもはや非理性の言語を話すことが出来ないだろう……狂気全体が病理学の中に入ることになる」。一九世紀の実証主義者は「非理性の古典主義的経験を、狂気についての厳密な心理学的概念へと」還元し、「それが、後に一九世紀が科学的で実証主義的で実験的であることの価値を強調することになるあらゆる概念の核心に、ひそかに役立つことになる」。

我々は、最も遠い古代以来の狂気‐病気についての連続性、直ちにしかるべき場所に置かれる（マニー〔躁狂〕、メランコリー……）疾病分類学の安定性、中世における狂気の隠喩と寓話の非‐同一視、を十分に提示したが、それは「非理性についての古典主義的経験」と、非理性から厳しく医学化された狂気への歴史的通過について、断定的に見ないためである。そして今一度言うが、フーコーが止むことなく援用するが全く明示しない「非理性」中に留まる必要があるのだろうか？　いかなる精神の、「自由なパロール〔話言葉〕」の楽園が、この難解なパラダイム〔認識の枠組み〕の中に隠れているのだろうか？

第4章　名祖ピネル

奇妙だが、それでも古典的な歴史の見解によれば、「ひとりの人間が現れて……」。ラマルティーヌをまねて、ただし逆の意味で敢えて言うなら――「ただ一つの存在が現れて、それで全てが満たされる」。精神医学の歴史においては、この幸運な人物の名はピネル、フィリップ・ピネル博士である。彼以前には狂気とその周辺の歴史がある。彼の後には、彼から出発して、精神医学の歴史がある。「彼は特に精神障害の研究に従事し、アリエネ〔精神異常者〕が受けていた乱暴な治療的方法を廃止する功績をあげた」（ロベール固有名詞辞典）。

当然そのような見解は、先行する全ての研究を「逸話的に」する。そもそも伝統的な精神医学史家は、たいていそれなしで済ませる。狂気と精神医学の歴史を仕切る意味的に誤った議論に関しては、狂人の治療の歩みは狂気それ自体と同じく古くからあることを見て来たのだが、その歩みが精神医学を基礎づけていることが忘れられているのだろう。用語そのものの問題がある。「精神医学」という用語はフランスでは一八〇二年に出現する（意味深いことにそれはピネルと同時代である）が、辞書には「精神医学」と「精神医学的」は、一八四二年――いわば施設化の時代においてはじめて登場する。

ここでグラディス・スウェインを引用するが、その研究はこの章にとってまさに照明となった（我々は途中でその功績をしのぶ）――「一八〇〇年頃にまさに精神医学の誕生と名付けるべきことが、一見したところでは、予期せぬ急展開として出現する。だが、それ〔精神医学の誕生〕は根本的なものの出現、あるいは純粋に新しいことの産生に相当しない。それは狂気に関する医学的着想の言説の、無からの創造にも相当しない。その言説は前もって存在しており、しかも非常に古くからある」[99]。

善行の人

我々は一七八六年にフィリップ・ピネル博士が控え目にベロム保養所にやって来るのを見た。彼は当時四一歳だった。彼は先ず革命の理想によって熱狂させられ、恐怖政治の下で穏和主義者の陣営に加わる。トゥレのおかげで、彼は一七九三年九月にビセートルに着任し、一七九五年四月までそこに留まることになる。「第七病舎」で、つまり興奮した気狂いたちの独房舎で、彼は指揮するというより監護長のジャン＝バティスト・ピュサンの活動を注視する。後者こそが、ともかく一〇年来の時の問題であった博愛主義によって、有名な鎖からアリエネを解放した真の主役となる。我々は、精神医学の誕生とピネルの栄光を同時に基礎付ける、この名高い善行に立ち戻るだろう。

ピネルは、テルミドールの反動の支持者であり、そこから利益配分を受け取る。彼は新しいパリ医学校の生理医学と衛生学の助教授、内科病理学の教授、次いでラ・サルペトリエール病院医長に任命され、そこで死ぬまでその職を続けることになる。栄誉は続く ― 彼はレジオン・ドヌール勲章のまさしく最初の叙勲者に加えられ、一八〇三年にはフランス学士院会員に任命される。一八二二年からの相対的な政治的不運と家族の問題が、彼の人生の晩年を翳らせ、一八二六年に生涯を終える。

『医学‐哲学概論』の第二版を始めとして、ピネルが理論的著作を練り上げたのは、彼がラ・サルペトリエールで働いていた時期である。さて、さし当たりその場に留まろうとしよう。そうすればその場所は「取り除かれる鎖」へと我々を連れ戻す。ラ・サルペトリエールへの就任以来、ピネルは「市民ピュサンによって、ビセートルの気狂いたちの中で導入され厳密に観察された、内部統制の得難い利点を確信しており」、ラ・サルペトリエールへのその者〔ピュサン〕の異動を要請し、やっとのことで達成する。彼はそのことについて説明する ― ラ・サルペトリエールへ来て以来、彼には「救済院のこの部署の特別な無秩序状態が原因で、狂気の治療を始めることは不可能だった」。ピュサンが彼に最終的に加わるのには、一八〇二年五月一九日まで待たねばならない。いずれにせよこれはまさに、ピュサンが実務の人であることの証拠である（彼は結局一八一一年の死までラ・サルペトリエールの吏員となる）。ピネルはそのことを隠さない。ピュサンの役割は、「ビセートルの狂人たちの監視人であり」、特に、革命の始まり以来、公務である。民法、警察、司法の行政委員会へのいくつかの手紙の中で、ピュサンは、「狂人たちがもはやあまり怒り狂っていない時には」責任を問われることなく狂人に庭での楽しみを与えることを要求する。

ピュサンは、まだビセートルにいた時に、もちろんピネルの求めに応えてであるが、非常に興味深い「考察」[100]を記述した。とりわけ重篤な死亡率を強調する統計や、労働、食事、気晴らしの重要性について

(99) Gladys Swain, «Pinel et la naissance de la psychiatrie. Un geste et un livre», dans *L'Information psychiatrique*, 1976.

(100) ドラ・B・ワイナー Dora B. Weiner により、一九八〇年二月の *L'Information Psychiatrique* と、*Clio Medica*（vol. 13, nº 2）の中で初めて発表された文章。

の、すでに古典的となっている考察はとりあえず置いておくとして、当時の監視と強制、拘束についての中心的問題を取り上げよう。ピュサンは、「雑役係」に狂人を殴ることを禁止するのにどれほど苦労したかを説明する。彼は、「我慢強い」博愛の路線に自らを典型的に位置づけつつ、それでもビセートルの病人にも職員にも、管理当局にも強いられるがままにはならない。鎖による暴力を無用にするのは、ただ単に積極的な見守りである。「私は、もはや危険なく、彼らを散歩させ、可能な限りの自由をすべて享受させる拘束衣によってそれら〔鎖〕を置き換えることで（鎖は当時、怒り狂う者を拘束するために用いられていた）、鎖を撤去し終えた……。その経験が私に証明したし、日々証明するのは、これらの不幸な者の治療を促進するためには、出来る限りの優しさをもって彼らを取り扱い、彼らに畏敬の念を抱かせ、とはいえ虐待するのではなく、彼らの信頼を得て、彼らに悪影響を及ぼしている対象と闘い、そして彼らにより幸福な未来を思い描かせることが必要である。一言でいうと、私が日々この病気と闘ってきたのは原則的に精神的治療法によってであり、もし幾らかの成功を得るという幸運があったとすれば、私がそれ〔成功〕を帰すべきは、それら〔精神的治療法〕にである」。

まだ「解放される鎖」のエピソードが残っている。ビセートルでのそれの公式の廃止はピネルが去った後のことであり、彼自身はこの出来事をかなり平凡なこととして取り上げる — そして実際、そのとおりである。何時でも、狂憤の気狂いの鎖は外されてはまた戻されていた。もっとも拘束は、強制的拘束衣によってではあるが、拘束のままであった。しかし問題はそこではない。革命の前であれ後であれ博愛主義者たちがもう聞きたくないのは、あの鎖の恐ろしい響きである。それほど声高に主張されるひとつの嫌悪の対象は、歴史的にピュサンという人の善行で満足し得ないだろうし、その善行は、結局は芝居がかった意味で、ありそうにもなく、むしろすでに糾弾されていた慣行の終わりを象徴する。ラ・

サルペトリエールの医長で、『概論』によって栄光で包まれたピネルは、また「メディア〔媒体〕的な」行動により向いていた。息子であるシピオン・ピネルは、一八二三年にいわゆる父の思い出に触れつつ、その神話を宣伝することになる。そこに人々はピネルが次々とアリエネをその鎖から解放するのを見る──「『船長さん』、とピネルは彼に言う。『もし私が貴方の鉄鎖をはずして、貴方が庭で自由に散歩するようにするとしたら、貴方は分別をもって誰にも害を加えないと約束してくれますか?』──『そう約束するけど、あんたが俺を騙したら、みんな、あんたもまた、もっと恐ろしい目に会うぞ』。そして勇敢にもピネルは、このようにして一人の危険な軍人で、おまけに英国人である怒れる狂人を最初に解放する」。アリエネの中で最も恐ろしい者はと言えば、シュヴァンジェであり、一〇年来、鎖に繋がれていて、「一人の高い知性の持ち主において、変革が今までこれほど突然で完全なものはなかった。監視人ら自身、シュヴァンジェが彼らに見せる光景を前にして、尊敬と驚きの念にとらえられる。解放されるや否や、彼はそこで、思いやりを見せ配慮深くなり、如才なくまた迅速に命令を実行するためにピネルのあらゆる動向を目で追うのである」。

一八四九年に壮麗な「ハイデの狂気」としてより良く知られるシャルル・ミュレールの絵画は、ピネルがビセートルのアリエネの鎖を外させるのを描き出すことになる。一八七八年にはもう一点、トニー・ロベール・フルーリィによる別の絵画が、ラ・サルペトリエールのアリエネに対する同じく厳かな行いを彼に繰り返させることになる。またラ・ピティエ・サルペトリエール病院の現在の入り口の前には今も、古風で型にはまったピネルの銅像がそびえ立つ。彼の足元には、断ち切られた金具と鎖に囲まれて腕をむきだしにした若い女性のアリエネが、感謝の念で彼に取り乱した顔を差し向ける。その台座には以下のように読める──「フィリップ・ピネル博士、アリエネの慈善家」と。

エスキロールは、彼の側でもまさに次のように逆説的に表して、神話の構築に一役買った ― 「いつも鎖に繋がれていた約八〇人の躁狂者が彼らの鎖から解き放たれた ― より穏やかでより有効な治療に戻すことで、何人かは治癒した。時代の思想がビセートルで鎖に繋がれていた狂人のこの解放に、大きな重要性を与えたのだ」[101]。グラディス・スウェインが書くところでは、「以下が神話の構築が矛盾から身を守る最上の策略である ― 真実は一度に全てが廃止されたのではなく、平凡な支援でさらに偶発的な出来事として、厳密に言えば神話それ自体が知らず明言することがないような真実の外観を呈する。よりよく捉えられるために軽視に身をささげる……。こうしてこの解放の原初的な光景の解釈は飽くことなく繰り返され、そこではいわば狂気の医学への入場の秘密が提示されると見なされる」[102]。

書物の人

正史があくまで彼〔ピネル〕に帰そうとする善行の人以上に、ピネルは書物の人であり、何よりも理論家であるというのが正しい。彼は広範な古典的教養を備え、ヒポクラテス、アレテウス、ケルスス、カエリウス・アウレリアヌス、ガレノスに通じている。彼はキケロの『トゥスクルム論叢』の熱心な読者であり、そこから、熱情に狂気の起源を見出したストア派の狂気理論を取り入れた。一七九八年に出版された『哲学的疾病論』によってすでに彼は知られていて、革命暦九年（一八〇〇－一八〇一年）には『精神異常あるいはマニー〔躁狂〕についての医学哲学概論』を出版する。その長い序文は精神病の歴史の譲歩のない総括を成しており、たとえピネルが英国の博愛家たちに賛辞を送り、その先駆的役割に途中で敬意を表すとしても、彼は精神的治療は最も一般的な意味で理解されねばならないと強調する。ピネルは彼の哲学的表現において理論的な熟考を展開した最初の人間だとは主張していない。読者はこれまでに、シャンベリー救済院の奥底で、ダカンが一七九一年以来、彼の『狂気の哲学』で同様の取組みを試みていたことを忘れることはない。ダカンは一八〇四年の第二版において、ピネルへの献辞を書いているにも拘らず、ピネルはダカンについて一度も語ることはない。この沈黙は、ダカンの先行性について一九世紀中葉に大論争を生じさせた点で、ピネルに対する十分正当な非難を起こすことになる。エスキロールもまた、決してダカンを引用することはない。都市のピネルとエスキロールは田舎のダカンを隠蔽した。

『概論』の強調点はマニー〔躁狂〕、つまり最も頻度が高いがまた最も治る可能性のある狂気に置かれる。ピネルは直接的な大脳器質因を信奉しない ― それはその擁護者で友人であるカバニス（一七五七－一八〇八）の彼に対する敵愾心と関係がある。カバニスは彼の側で心的事実を感覚ではなく生理学に結びつける研究の必要性を確信する（『人間の身体と精神の関係』一八〇二年）。彼はピネルがあまりにも抽象的で混乱し、殆ど生理学者ではないと感じる ―「この優秀な精神〔人〕が、精神の名を支えることの全体が曖昧でとても誤った観念を呼び起こすことを、知らないわけではないのだが」。カバニスにとって、狂気は大抵の場合、身体的素質に起因する ― 狂気と、下腹部内臓、脳髄あるいは隣接部位の障害、との結びつきである……。純粋に知的な狂気に関しては、それはおそらく単に、分析の不正確さが知的

（101）Esquirol (É.), article «Maisons d' aliénés», dans *Dictionnaire des sciences médicales*, t.XXX, 1818.
（102）Gladys Swain, *Le Sujet de la folie - naissance de la psychiatrie*, Privat, 1977.

な特徴を狂気に与えているのに過ぎない[103]。

こうしてすでに精神障害の解剖−病理学的起源に関する大論争の基礎がおかれる。曖昧な形で、ピネルは下腹部の内臓障害（この思想は一八世紀に大変流行していた）、それ自体は情動と熱情によって引き起こされのだが、むしろその障害によって交感的に引き起こされる脳障害を引き合いに出す。『医学−哲学概論』の第二版（一八〇九年）は、それは副題（「あるいはマニー」）を失くしており、行動面における精神障害の分類に傾いており、そこでは『百科全書』において明記された疾病学が殆ど再び見出される——メランコリーあるいは部分的狂気はただ一つの対象へと導かれる——マニーは、しばしばメランコリーに続き、全体化されたデリール〔精神錯乱〕であり、時に「デリールのない狂憤性のマニー」がある——デマンス〔精神荒廃〕は全体的な知的衰弱である——白痴は「悟性の全体的廃絶」である。特に一八〇八年の『方法論的百科全書』（第八巻）に書いた「マニー、ヴェサニエ〔理性なきもの〕、精神異常あるいは知的機能の変調」に捧げた冗漫な紹介文の中で、ピネルは「精神異常〔アリエナシオン・マンタル〕」つまり「その語の意味する範囲全体が、広汎な悟性の障害を表現する好都合な用語」の使用を公式化する。

こうしたことの全ては、精神医学の確立にとって十分に革新的には見えない。注目することは他にある[104]。ピネルによれば、医師であることは必要であるが、しかし行き過ぎてはならず、観察を犠牲にしてまで治療に特権を与えてはならない。実践家であることが必要であるが、やはり行き過ぎではなく、そこでもまた精神障害の観察に重要性を全て与えなければならない。逆に真の哲学者になる必要がある（ピネルは往々にして「哲学的医学」と述べる——そしてまた我々は永遠に忘却されたダカンに戻る）。哲学は狂気についての最終的な言葉を持たねばならず、何故なら狂気はその起源を熱情の中に見出すからである。しかしながらピネルは、それ自体〔熱情〕を根絶することを熱望するストア派に従わない。それ〔狂気〉に関して彼は熱情を「互いに平衡させること」を提案する。同様に、古代人が哲学者にとっての魂と、医師にとっての身体との間に厳密な分割を行おうと望むので、彼は古代人から離別する。

かくしてピネルは敷居をまたぎ、その向こう側で、もはや哲学的にもまた医学的にも狂人を完全な他者として、彼〈狂人〉自身の内に閉じ込められた者として、考えることが出来なくなることになる。外部から取り込んだ博愛的言説を、ピネルは狂人の非人間性の否定という認識で置き換える――「彼に起こることに心を閉ざしていないのと同じく、他者からも切り離されていないひとつの存在である。その内への閉じ込もりもなく、アリエネ〈精神異常〉における自己の欠如もないばかりか、その障害と持続的な他者の懸念の種という意味で、ひとつの悲痛な存在である。だからこそ、どこかで自分の精神異常

（103）J. Pigeaud, «Cabanis et les rapports du physique et du moral», dans *Sciences et Techniques en perspective*, Univerisité de Nantes, 1981-1982（Vol. 1）.

（104）この問題に対して、多くの文献目録の中で、我々は特別に以下に従っている。
――グラディス・スウェイン　前掲、注102。
――Jacques Postel, «Philippe Pinel et le mythe fondateur de la psychiatrie française», dans *Psychanalyse à l'université*, mars 1979.
――Jacques Postel, «De l'événement théorique à la naissance de l'asile（le traitement moral）», dans *Nouvelle Histoire de la psychiatrie*, 前掲、注４。
――Henri Ey, «La Notion de «maladie morale» et de «traitement moral» dans la psychiatrie française et allemande du début du XIXe siècle, dans *Perspectives psychiatriques*, I, 1978.
Georges Lanteri-Laura, «Savoirs et pouvoirs dans l'œuvre de Ph. Pinel», dans *Perspectives psychiatriques*, 1978, no 1.

を知っていて、それに対して自らを防御するこの主体*〔狂人〕との、治療的交流を検討する可能性がある。だからこそ、ねらいは言葉の関係性の要素の中にすべてを保持する治療から生じるものである」[105]。改めてミシェル・フーコーの主題〔狂気と非理性〕とどれ程離れているのかわかる。

この理論的な折れが精神医学を基礎づける。ヘーゲル（一七七〇－一八三一）はそれを見誤っておらず、次のように書く ―― 「そういうわけで、真の精神的治療は頑なに以下の見解に留まる、つまり狂気は理性の抽象的な喪失でもなく、知性、意欲や、責任能力の喪失でもなく、単純な混乱、理性の内部における単純な矛盾であり、身体疾患が健康の抽象的で、つまり全体的な喪失（そのような喪失は死であろう）ではなく、健康におけるひとつの不具合であるのと同じように見なされる、という視点である。この人間的な、すなわち好意的でありまた良識的な治療法は ― ピネルがこの点について果たした援助に対して彼は最大限の評価に値する ―― その病人が理性的な存在であることを前提とする。そしてここに彼はこの見地の下で病人を理解するための確固とした拠り所を見出す。そして同様に、生命－身体性の見地から彼は生命力を拠り所としており、生命力はそのようなものとして健全な生命力をそこに含むのである」（『哲学的科学百科事典』精神哲学、一八一七年）。

ヘーゲルにおける理性の不具合、そこにカント（一七二四－一八〇四）は完全な狂気の中でアリエネ〔精神異常者〕を他の人間から区別しつつ、理性の抽象的な欠落を見ていた（『人間学』一七九八年）。ヘーゲルは「カントが狂気を位置づけた〔理性の〕外部から、理性の内側へと狂気を連れ戻す。「理性的意識」とその「対象世界」が狂気の中に存在している ―― ヘーゲルの出発点は、ピネルとエスキロールの歩みが始まるまさにその地点である」[106]。

これと同じ年代に、イタリアのキアルージ、イギリスのクライトン（ピネルが敬意を表した唯一の著者である）[107]、ドイツのライルが非常に似た進展を達成することも、注目され得るだろう。ピネルは、それでもやはりヘーゲルがそのことを証言しているように、「名祖」であるに違いない（G・ランテリ＝ロラ）。読者はピネルは決してそれほどのことを言ってはいないと反論するかもしれない。それは問題ではない！「ピネルが彼の著作の中につぎ込んだと信じたことを、その時代もまたそこに見出したと信じた」（グラディス・スウェイン）。

ピネルと精神的治療法

一七九九年以来、ピネルは「アリエネ〔精神異常者〕の精神的治療法」[108]について、彼の『概論』の中の原文を一語一語繰り返して、説明した。「精神的治療法」という表現はすでにその変種が認められたが（精神的方法、精神療法）、誰も皆自分が持ってきたものしかわからないスペイン宿屋〔ろくでもない状況、諺〕のようなものである。ピネルとしては何を持って来たのか？「私は、マニーの精神的治療法が最も

＊我々〔原著者〕による強調

（105）グラディス・スウェイン、前掲、注102。
（106）Gladys Swain, «L'Aliéné entre le médecin et le philosophe» et «De Kant à Hegel : deux époques de la folie», dans *Dialogue avec l'insensé*, Gallimard, 1994.
（107）*An Inquiry into the nature and origin of mental derangement*, London, 1798.
（108）«Recherches et observations sur le traitement moral des aliénés», dans *Mémoires de la Société médicale d'émulation*, An VII (1799),

重要な部分であり、観察の医学ではそれまで最も進んでいなかったことを示す例を、十分積み重ねたと考える」。周囲に対する、それでいて患者にも対する精神的治療法 ― 優しさと親切の技術とは、患者が自ら信頼するように促すことである。アリエネは「彼らが到着した時には非常に興奮しやすく、非常に危険なものと印づけられるが……突然に反対の性質となるように見える。というのも我々が彼らに優しく話しかけ、彼らの不幸に同情し、彼らに、より幸福なめぐり合わせによる力づけの希望を与えるからである」。

「そのようなアプローチ、生まれたばかりの精神療法自体の基礎が、もしこの傾聴やこの同情が患者に対して新たに再認識された人間としての尊厳と、彼ら自身の自尊心を再発見する機会を与えるという、実際に精神医学を基礎づける原理を組み込んでいないとしたならば、それは偽善的で見せかけのものに見えるかもしれない……。〝より幸福なめぐり合わせによる希望〟に関しては、それはこの治療関係の原動力であると同時に罠である。実際にはそれ〔治療関係〕が、治癒についての信頼を与え、治療者の信じる理論を患者が採用することによってこの転換を可能とする。しかしそれはまた罠でもあり、後者〔治療者〕が次には自ら閉じ込もる危険を冒し、自己愛的な誘惑のゲームの中に捉えられるがままになるかもしれない」（ジャック・ポステル）。

しかも、そこでもまた、「精神療法」に関してたぶん多くのことがピネルのものと見なされる。先ず何よりも彼は、疾患の治療に、まして狂気の治療に関して、精神と心理現象の影響を認識する最初の人でもなく唯一の人でもない。次に、優しさや親切、理解、そして一般的に今日では「傾聴」と呼ばれることに留まることに、何も革新的なことはないだろう。理論家ピネルが気狂いに主体の地位と尊厳を再び与えたとされた結果、単なる「傾聴」だけでなく、その人〔気狂い〕との対話が可能となったという。アリエネの理性は乱れており、矛盾している（ヘーゲルの意味で）が、「理性のいくらかの部分」を持っているので、医者の理性はそこで気狂いとの関係に入ることが可能となるに至ったという。このことを行うために、ピネルは、彼の『概論』の第一版でそれ〔気狂いとの対話〕を完全に精神的な治療と関係させ、「アリエネの視点の中に入ること」によってそのデリール〔熱狂〕の心理学的（心因性の）原因に取り組むのである。そこが精神的治療の巧妙な点であり、何故ならただ単に患者を諭すだけでなく、彼とともに、そのデリールの内部から検討することが問題だったからである。

あるメランコリーの仕立屋が、革命以来、ギロチンにかけられるという不安に憑りつかれており、あらゆる治療に抵抗し、意気消沈状態に陥っていた。彼は独房の床に寝ころび、絶えず死刑執行人を待っていた。そこでピネルは、彼自身の言葉によればひとつの「方策」を考えた。職員はメランコリー患者の前でひとつの芝居を演じ、その中で偽の革命裁判所が「彼の本職をアリエネのために役立てるために」さらに六か月間ビセートルに留まることを強制しながら、上手く無罪放免の判決に至るよう彼を長々と尋問することになる。その場面はメランコリー患者に深い印象を及ぼしたが、その場でも、その後にも彼を癒すことはない（特に、職員が彼にそれは冗談だと語った後にはである）。たとえ彼に対するその迂闊な暴露を考慮するとしても、すでにある先行者（蛙と共に、アンブロワーズ・パレが想起されるが）によって思いつかれていたその策略は、この最初の実験以来行き詰まるようである。デリールの論理を取り入れつつ、それと同時にその真正性を証明しても、病人を狂気の中に定着させることでしかない。ピネルはそこでは見誤っておらず、彼の『概論』の第一版では次のように結論づける ―― 「私はこの時から彼の状態を不治と見なした」。しかし彼は第二版で、文字通り彼の失敗を隠蔽し、それを半‐成功に転換する（アリエネは、「感覚の目覚め」の後、彼の仕事に「新たな喜び」を再発見した、と）。この脱落の中に、それをジャック・ポステルが指摘し批判しているのだが、そこに「精神的治療法の限界についての無意識的な再認識がある ― 活発な活動、強制的な仕事、生活の規則、そして治療する施設による「統治」が、ラ・サルペトリエールの医師によって推奨される「精神的方法」に不可欠なものとなった。それはもはや、狂気に侵された患者に残っている理性に向かうような治療ではない」[109]。

ピネルの精神的治療法について存続しているもの、それは権威である。ピネルが彼の全著作において気狂いや「理性の名残り」との対話よりも強調していること、それは医師の、まもなく意味深くアリエニスト〔精神病医〕と呼ばれることになる者の、権力についてである。アリエニストは、マニー〔躁狂〕患者を前にして、「適宜、彼らの意志を断ち、そして屈服させなければならない……彼らが自身の激情的な意志に従う指導者では全くなく、自ら服従するより良い方法はないと、彼らに納得させうるような恐怖を与える一つの仕組みによって」[110]。ピネルは一七九四年、まだビセートルにいる間に、そうを書くが、後には他のことを言わない ― 「治療法は、言わばアリエネを、その人の身体的および精神的な長所を通して、そして最も純粋な博愛の原則の持続的適用によって、彼〔アリエネ〕に対して抵抗し難い支配力を行使し、彼の観念の鎖を変えることが出来る、ひとりの人間への密接な従属関係の中に彼を置きながら、彼を屈服させ服従させる技法からなる」。

ここに、大革命の間にフランスのカトリック信仰の瓦解によって「悲嘆にくれ」、そして三か月間、意気消沈した一人のアリエネがいる。彼は、全ての食事や勧められるわずかな「滋味に富む肉スープ」でさえ拒否する。その医師は、ピネルが意味深く「院長」と呼んでいたのだが、その時彼に「雷鳴のようなすさまじい声」（この表現はピネルの文章では幾度も登場する）で話しかけ、すべての職員を集めさせ彼に対してとてつもない方法を用いると脅す。この断固たる調子が気狂いを狼狽させせおじけづかせ、そこで彼は少しの食事をとることを決意する。彼は少しずつ自分の力と眠りを取り戻す。彼は回復の途上にある。彼の（厄介な）意志が「院長」の（適切な）意志によって打ち負かされたのだ。

しかし「アリエネに恐怖の感情を植え付けながら彼の想像をぐらつかせる」ために何処まで行く必要があるのか？　ピネルは「アリエネを脅かさねばならないが、いかなる暴力行為も許しては」ならないと答える。彼はこの制約を特に強調する ― 「熱心で威圧的な断固たる態度であるが、しかし、あらゆる侮辱を排除する」。こうしてピネルは不意打ち水浴に反対するが、さもなければただ「最も重篤で最も極度の場合」にだけである〔用いる〕。しかしながら『概論』の第二版では、さらに実践から理論を遠ざける大きな隔たりを推し測ることが出来る。水浴は当時、ラ・サルペトリエールでは「マニー患者とメランコリー患者の治療の重要な基盤」である。一二の浴槽は固い布製の蓋で覆われ、そこから頭だけが出ており、こうして羞恥心と拘束を結び合わせる。それは「一日の大部分の間、活用される」。温湯浴あるいは冷水浴はシャワーと組み合わされ、シャワーは冷水の激流となることもある。それは「抑圧のシャワー」である ― 「職員はアリエネを秩序に導くために彼の頭を突然に水浸しにし……抑圧の手段として考えられるシャワーは、手仕事の一般的な規律に従う可能性のある女性のアリエネにはしばしば十分なものであり、食事の断固たる拒否を打ち破り、一種の騒々しいが理屈っぽい気分に引きずり込まれて

(109) Jacques Postel, «De l'événement théorique à la naissance de l'asile...», 前掲、注104。
(110) «Observations sur la manie...» [1794], dans Jacques Postel, *Genèse de la psychiatrie. Les premiers écrits de Philippe Pinel*, Paris, 1981.

いる女性アリエネを屈服させることができる。職員は当時、水浴の機会を利用し、犯された過ちや重要な義務の怠慢に注意を促す。水栓の助けによって冷たい水の流れを急に頭へと開き、強く予想外の圧力によってしばしば女性アリエネを狼狽させ、あるいは優勢な観念を取り除く ― 彼女は強情であろうとし、職員はシャワーを繰り返すが、しかし冷酷な口調や憤慨させうる無礼な言葉を細心に避ける ― 職員は、それは彼女自身のためであり、この暴力的な方法に頼り、そこに時に悪ふざけが混じることを気の毒に思っていることを逆に理解させようとし、やりすぎないように注意する。この強情を彼女が止めるようになると、すぐにこの抑圧は中止され、職員は愛情を持った親切な言葉を続ける」。このように語るのはピネルであるが、この方法は「救済院では常用される」と付け加える。

以上が、彼の時代が精神医学の父と讃えるその人〔ピネル〕の精神的療法の矛盾である。さらにそれは矛盾というよりむしろ逆説的変転である ― つまりもはや抽象的な精神的治療法、ヘーゲルが定義したような哲学的精神的療法ではなく、アジルの、新しいと言うには依然としてアジルのままに留まる、厳しい日常的現実における精神的治療法である。ピネル自身は『概論』の第一版以来、謙遜しないわけでなく次のように説明する ― 「業務が難しいという観念を与えるのは、気狂いの救済院に頻繁に通うことによってでしかない ― 一心に〔感情を顔に出さないという意味〕休みなくよみがえる心身をさいなむ嫌悪感、奔走の危険、持続的な怒号、そして聞くのが侮辱的な叫び声がする ― しばしば、拒絶すべき暴力的行為がある」。

第5章　エスキロールとアジル〔癲狂院〕の誕生

ジャン゠エティエンヌ゠ドミニク・エスキロールは一七七二年にトゥールーズで、一〇人の子どものいる家族の九番目の子として生まれた。彼は先ず聖職を志すが、大革命が彼の使命を妨げ、一七九二年に医学の勉強を始める。革命戦争と総裁政府期の間は実地医であったが、モンペリエで医学の勉強を再開し、次いでシャリテ病院でコルヴィサールの診療部と、何よりもラ・サルペトリエールのピネルの診療部に属しながら、一七九九年にパリでの経歴を歩み始める。一八〇五年に彼は博士論文の口頭試問を受ける――それが『精神異常の原因、症候、そして治療方法として考えられる熱情について』である。彼は当時三四歳に近く、もはや新米ではない。彼はピネルの弟子である以上に、協力者である。一八一一年のピュサンの死により、彼はラ・サルペトリエールの狂人部門の監視人医師に任命され、翌年にはそこの専任医師となる。

精神医学の誕生においてエスキロールの博士論文が象徴する重要な段階をよりよく知るために、ここで彼の伝記を一時中断する必要がある。マルセル・ゴーシェとグラディス・スウェインは『人間精神の実践』の中で、正当にも次のように強調する[三]――「エスキロールは〝マニーについての概論で展開された原則〟の創始に続けて書く――しかしまた彼が書くのは大病院の経験によって少しずつ導入され課せられ、ラ・サルペトリエールへの移動で終わることとなる精神的治療の進路と方法の表象の、決定的な変換の前で度的な解決の前なのである。つまりピネルがそれを定義するような精神医学領域の創設の後であり、まだ見出されていない制度的な解決の前なのである。

熱　情……

ピネルの『概論』の第一版の継承者であり、彼と同様に狂気の治療可能性の展望の中に自らを位置づけつつ、エスキロールは一層実践に耐えるものとして「実践的研究」を記述したいと願う。彼は「臨床医学の対象」として精神異常に取り組みたいと望む。さらにエスキロールは一八一七年にラ・サルペトリエールで、非常に頻回な精神医療の臨床的講義を始めることになる。また彼は古典の作家たち、とくにストア派の読者であり、熱情の理論からひとつの「狂気を人間主体の中に位置づける新たな方法」[112]が生まれることを理解する。熱情は精神異常の第一義的な事象を構成する。狂気についての認識は、その障害の起源にまで遡ることによって現れ、「その結果、最もはっきりしたデリール〔狂熱〕の内容は、少なくともかなりの部分においては判読できるようになり、そこに人とのつながりの働きと、そこから持ち上る影響に気付くことが出来る」。

ピネルの時代と同様に、マニー（相変わらず代表的な狂気）は、「純粋に神経性の状態」である。そこには器質的損傷はない ― そこから精神的治療法の妥当性が生じる。にも拘らずエスキロールとピネルは、彼らの時代の反映として「器質論者」である。「熱情は器質的生命に属する ― それらの反応は上腹部に感じられる ― 原発性のものであれ二次的なものであれ、そこが発生源である」。狂気の解剖－病理学的起源に関して始まった大論争において、解剖学者たち（あるいは「器質論者」）が勝利を収める ―

ガルの研究は解剖学的学説のひとつの重要な基礎となる。フランツ・ガル（一七五八－一八二八）はウィーンの医師で、骨相学つまり大脳は各個人の中の性向、感覚、知能と同じだけの固有の器官で構成されるという新しい科学の創始者である。頭蓋骨の形は、その内容と密接に合致していると見なされており、学問的で詳細な測定によって（当時「頭蓋診察」と言われる）、「個人の特徴を読み取ること」が可能となる（それ故、一つの才能に対して「……の頭蓋骨の隆起がある」という表現となる）。同時代のアリエニスト〔精神病医〕はむしろそこで狂気の隆起を探求する（カーン〔大学〕薬学部にある、ギロチンに処せられた頭蓋骨の鋳造複製の興味深いコレクションがそれを描くように、犯罪の隆起もまた研究されることになる）。この「頭部についての学説」は、何よりもウィーンの大家たちによって一九世紀初頭まで保留されるが、彼らはそれに「宗教の土台を破壊し、物質主義を広め」うる理論を見る。その間、シュプルツハイム（一七七六－一八三二）の助けを借りて、パリに移住したガルは大脳局在についての彼の理論を大成功させる。ギヨーム・フェリュス、フェリックス・ヴォアザン（一七九四－一八七二）は、骨相学協会の創始者メンバーであり、フランソワ・ブルセ（一七七二－一八三八）はこの教義に対して同じ幻惑を共有する。

ブルセは、骨相学へと転向するまさにその直前の一八二八年に、『興奮と狂気について』を出版してい

（111）Marcel Gaucher et Gladys Swain, *La Pratique de l'esprit humain — L'institution asilaire et la révolution démocratique*, Gallimard, 1980.

（112）同書。

たが、それは精神的原因であれ、別の器官から伝播した「交感神経性」の原因であれ、それによれば生理学的学説であり、狂気は大脳とその膜の炎症に起因する。何故なら「大脳はけっしてそれだけで損なわれない」からである ― そして下腹部（その場合は「消化器性の興奮」）にそれら全ての権限が再発見される。シピオン・ピネルと、一八四五年に発行した重要な概論『幻覚について』の著者であるアレクサンドル・ブリエール・ドゥ・ボワモン（一七九七－一八八一）が、その足跡を踏んで進む。

しかしながら、精神障害の器質因理論を保証することになるのは、とりわけ「進行麻痺」[113]という神経精神医学的疾病単位の個別化である。シャラントンのアントワーヌ＝アタナス・ロワイエ＝コラールの弟子であるアントワーヌ＝ローラン・ベイル（一七九九－一八五八）が一八二二年に提出した博士論文において、「慢性クモ膜炎」の名のもとで、その誕生の記録が見出される。「私の研究の一部は、慢性クモ膜炎が存在し、そしてそれが症候的な精神異常の原因であることを証明しうることを申し出る、という目的を達成したのではないかと思う」。一八二六年に出版した新しい研究の中で、ベイルは本質的に慢性クモ膜炎の症候を、進行麻痺と不全麻痺に、そして誇大妄想によって特に特徴づけられるデマンス〔精神荒廃〕に還元する。エスキロールとエティエンヌ＝ジャン・ジョルジェがラ・サルペトリエールで二元論（麻痺とデマンスは関連するが、二つの異なる病理を構成する）を擁護する一方で、シャラントンのベイルとカルメイユ、サン＝ヨンのパルシャップは一元論的概念（単一で同じ病理）であることを断言する。こうして分離された「麻痺性デマンス」あるいは「進行麻痺」は、たとえ器質論の支持者が器質的精神障害の原型とすることに直ちには心を捕えられないとしても、しかるべき場所に定着しつつある精神医学的疾病学において、さらに一疾患単位を作り上げることだけは出来たのだろう。初めて、大脳の中に特異的な病変が見出されたのだ。

モロー・ドゥ・トゥール（一八〇四－一八八四）、彼は狂気は「純粋で単一の神経障害」であると考えるまでに至るが、彼に続いて狂気の必然的器質病因論の支持者たちが長い間勝利を収める。すなわち器質論者の学説に反対する「機能主義者」は稀となる。その中にはルーレとアルシャンボーがいる。後者は、エスキロールの診療部に通っている間に、一八四〇年、イギリス人エリスの著書のフランス語翻訳を出版する。[114]この翻訳の興味深い点は、それにエスキロールとアルシャンボーが多くの注釈を付けていることである。エリスは、彼もまた精神異常の原因を大脳の炎症性障害と結論づけた。したがって彼の断固とした器質論は、それに対する翻訳者の敵意に値するのである。

エティエンヌ＝ジョルジェ（一七九五－一八二八）はエスキロールの古い弟子であり、一八二〇年に、『狂気について、この疾患についての考察 ― その患部と症候……』を出版する ― この著作は彼の名声を高める。彼もまた狂気の「座を確定すること」を探求する。解剖学者（器質論）と機能主義者（心因論）の対立を乗り越えようと試みながら、彼は狂気を二つの異なる領域に分けることを提案する ― 一つの側面は、認識されている器質的原因に由来する症候学的精神障害で、それらは「間接的で交感的な」も

（113）我々はJ・ポステルに従っている。«La Paralysie générale», dans *Nouvelle Histoire de la psychiatrie*, 前掲、注4。参照、C・ケテル *Le Mal de Naples*（chap.7 «Fous et hérédos»）前掲、注16。

（114）William Charles Ellis, *A Treatise on the Nature, Symptoms, Causes and Treatment of Insanity*, Londres, 1838. ― *Traité de l'aliénation mentale, ou De la nature, des causes, des symptômes et du traitement de la folie* […] *par* W.C.Ellis, *médecin de l'asile des aliénés d'Hanwell*（traduction et introduction de Th. Archambault ; «*enrichi de notes par Esquirol*»）, Paris, 1840.

のの結果である ── もう一つは、いまだ未知の性質による「大脳の特発的な障害」であるが「直接的で本質的である」〔それは他の障害による症候ではない〕。

いずれにせよゴーシェとスウェインが指摘するように、「我々が今日理解しうる意味では、精神障害を純粋に〝精神的なもの〟と見なすことを初期のアリエニストたちに帰することはできないだろう」[115]。エスキロールは、ピネルほどではないが、「精神病理学的事象の絶対的な特異性」[116]を主張していない。むしろ「心理的精神医学」について語っていると言えただろう。

しかしながらエスキロールはピネルよりもさらに先へ進む。「人々はアリエネの精神的な状態や知的な状況を全く知ろうと努めていなかった ── 人々は、精神的能力が損なわれており、それらは決して自由に発揮されえないと考えていた。最大の苦痛の中では、穏やかで、喜びですらある合間は全く存在しないのか？……身体的な障害ならば安息の時間が存在するが、どうして精神的な障害では小康の時期が存在しないのだろうか？」

以上は我々を精神的治療法に連れ戻し、生まれつつある精神医学の明確な魔法の言葉である。一八〇五年のエスキロールには、未だにヘーゲルの意味で可能な（あるいはピネル的とも言える、何故ならヘーゲルは全てをピネルに帰したからである）精神的治療法が存在する。何故ならアリエネは幾らかは論理的に思考する（理性があることを示すことができる）からである。その点について作用を及ぼす医師に対しては。しかし少々破壊的な自己弁論の中で、エスキロールはさらに進んで自分自身に反駁を加える ──「もし人々が精神的治療法を空虚で現実的根拠のないものと見なしたとすれば、それは彼らが全く理解していなかったからである。彼〔治療者〕はアリエネを慰め、彼らの勇気を呼び起こし、彼らの怒りを抑え、彼らと議論し、空想の逸脱と闘うだけに留まらない ── 我々は彼らとの議論で彼らを治すとは一度も主張したことはない。この主張は日々の経験によって否定されるだろう ― 熱情は論理に屈するのか？」。並々ならぬ省察であって、実践には暗黙の前提があるというルビコン川をもう一度渡る歩みの中での結果の重みがある。この隔たりは同じくエスキロールの経歴をも構成しているものであり、彼の学位論文の『……熱情について』を提出するエスキロールその人との隔たりである。すなわち制度に関心あるエスキロールは一八三八年に、彼の以前の仕事から二巻の成書を発刊する ― それが『医学、衛生、そして法医学的な関係の下で考察される精神障害について』であり、その全集の中では意味深いことに、一八〇五年の主張は表現されない。

アジル、治療手段

エスキロールは一八一〇年代の初めにラ・サルペトリエールを去った。一八一七年頃、彼はビュフォン通りの彼の邸に、支払い可能な数名のアリエネを受け入れ始めた。一八二七年の申請は、彼がイヴリーに取得した広大な土地に療養所を創設するというものである。一八二五年にシャラントン王立病院の医長の職が、二〇年来その施設の医長であったロワイエ＝コラール（彼もまた聖職を志していた）の死去の後、空席となる。一八一九年、ロワイエ＝コラールは、医学部に創立されることになっていた精神病理学の教

(115) ゴーシェとスウェイン、*La Pratique de l'esprit humain*, 前掲、注111。
(116) 同書。

授職に指名されていた（「精神障害の特別な治療法、法医学、公衆衛生の観点による、精神障害に関する講座」）。一八二〇年から医学アカデミー会員となったエスキロールが彼を引き継ぐ。全てのことは彼がこの職に適任であることを示す。ビセートルやラ・サルペトリエール以上に、――いずれにせよ新しいシャラントンだが――、そこはとりわけ精神的治療法が実施されるべき代表的な場所であり、「医師は哲学と最も優しい思いやりに助けを求めることが必要である」（共和暦六年雪月一日の回状）。治癒が期待されるアリエネしかシャラントンに入れることは認められない――パリ市立病院にほぼ倣ったこの制限に従って、不治者のための救済院に移送される前に、ひとつの期限が貧窮者の回復に対して定められる（パリ市立病院では二か月、シャラントンでは三か月から六か月）。支払い可能なアリエネは留まることが出来る。

シャラントンへの任命の前に、エスキロールは『フランスのアリエネに捧げられる施設とそれらを促進する方法』という一八一八年に内務大臣に提出した報告書と、同じ年の『医科学辞典』[117]の刊行において直ちに有名となったことで、公権力の注目の的になる。今度は、現場が問題となる。「私は、アリエネたちが閉じ込められている施設を訪問するためにフランスの全ての町を歩き回った」。大革命が始まって三〇年後、確実な事実はまったく成果のないままであることである。ごくわずかの施設が例外的にアリエネだけに割り当てられる。アリエネは手当なく見捨てられる――「もっとも恐ろしい人間の悲惨さを被るこれらの不幸な者たちは、囚人よりも酷く処遇され、そして動物より悪い状況に置かれる。私は、彼らが裸で、ぼろ布をまとい、彼らが横たわる敷石の冷たい湿気から身を守るために藁しかないのを見た。私は、彼らが粗末な食事を与えられ、呼吸するための空気を、喉の乾きを潤すための水を、そして生活に最も必要なものを奪われているのを見た。私は、彼らが本物の牢番に委ねられ、手荒い監督に任せられるのを見た。私は、狭く、汚く、悪臭を放つ空気も光もない小部屋で、政府の贅沢好みが大都市の中で巨額の費用で養う獰猛な獣を閉じ込めていると恐れるかも知れないような洞窟の中で、彼らが鎖に繋がれているのを見た。以上は、フランスの殆ど至る所で見られることであり、またそれは、ヨーロッパの殆ど至る所でアリエネたちがどのように取り扱われているかである」。

容赦ない逆戻りの中で、恐怖の叫びが博愛主義者の義憤と再び結びつく。そこに鎖の恐怖が再発見される ── それはピネルの善行にも拘らず消えてはいなかった ── 「鎖は殆ど至る所で使用されている」、とりわけ「強制胴衣は高くつく」からである。「鉄製の首輪、鉄製の帯、鉄製の足枷と手枷がつけられる。名前を挙げるのも懸念されるある大都市で、狂憤者たちは一・五ピエ〔四八・六cm〕の長さの鎖に繋がれた鉄製の首輪で抑制され、それは長い鎖で下の床の中央にはめ込まれており、これが狂憤者を落ち着かせる最も確実な方法であると係の者は私に断言した。トゥールーズでは、およそ二〇のベッドのある屋根裏部屋に、壁と各ベッドの上部には鉄製のベルトがついた鎖がぶら下げられて ── アリエネたちはベッドに入ると、夜の間中、彼らを悩ませることになる鎖を揺り動かすのである」。鉄具の中のアリエネの原型がベドラムのノリスであり、そのイメージはヨーロッパのほぼ全域に流布し、タルデューによって版画化された『精神障害者たち……』の中に掲載される「挿絵図版集」に再見される。エスキロールはノリスについて以下のように記述する ── 「この不幸な者は首と足を固定されていた ── 胴は鉄製の帯で抑制され、それに手は固定されていた ── 首輪とベルトは、一〇プス〔二七cm〕の長さの鎖に繋がれた

(117) *Dictionnaire des sciences médicales*, t. XXX, article «maisons d'aliénés», éd. Panckoucke.

輪を使って、天井と床に垂直に固定された鉄製の棒を縦に滑る。この不幸な者はベッドで横になることが出来ず、このようにして九年間を過ごした」。

エスキロールの激しい非難を受けない施設は稀であるが、専らアリエネを受け入れる特別な八施設は例外である（アルマンティエール、アヴィニヨン、ボルドー、シャラントン、リール、マルセイユ、ナンシー近くのマレヴィル、レンヌ近くのサン＝メアンである）― そしてまだ「そのようなものであっても、私が話そうとする他の施設よりは好ましい」からである（それでもエスキロールは地下に留め置かれたマレヴィルとアルマンティエールの狂憤性のアリエネに注意を促す）。一八三八年版の中で、エスキロールは、二〇年以上前に彼が作成した厳しい評価を展開し活性化させる。確かにその描写はあまり陰鬱に見えないとしても、しかし全てのこと、あるいは殆どのことは、特にエスキロールが構想するようなアジルにおいてもなすべきままでとどまる ― 「アリエネの施設は治療のための手段である ― 熟達した医師の手にあること、それこそが精神障害者に対する最も強力な治療的要因である」。しかしながら制度的〔施設〕精神医学の創立宣言としてしばしば引用され考察されるこの原則の宣言は、それほど革新的ではない。実際、思い出されるのは、一七八八年以来、トゥノンが「気狂いを導く方法に関する」一七八五年の『通達』を彼の側で人に伝え広めながら、〈狂人のための施療院は「それ自身で治療的機能を果たす」〉以外のことは言っていなかったことである。

どんな点でアジルは、それ自体が「治療手段」となるのだろうか？　そして精神的治療法は先験的に意表をつくその主張において、いかにして自分に有利な点を取り戻すのか？　エスキロールは、彼によれば核心である隔離の原則をしばしば強調する。彼は一八三二年のフランス学士院で発表した報告書をそのことに割り当てる。「アリエネの隔離〔収容の意味で〕は、彼を住み慣れた場所から遠ざけ、家族や友人、そして下僕と離別させることによって、彼のあらゆる習慣の影響からアリエネを守ることである――つまり見知らぬ者に取り囲まれることであり――生活様式の全てを変えることである。隔離には、アリエネの知性と感情の間違った方向づけを修正する目的がある――それは精神障害と闘うための最も強力で、通常は最も有用な方法である」。ところで、それを行うために、アジル以上に良い場所はどこに見出されるのか？　新しく制度化されたアジルは、最も日常的な側面において治療的な目的に貢献することになるのだろうか？。

アリエネは病因となる社会から去り、模範的で知的で、秩序立った、狂気を解消しうる一つの社会を統合することになる。大革命は人間を変えようと望んでいたが、アジルは狂人を変える。ゴーシェとスウェインが記述するように[118]、とりわけ「アリエネは変わるはずの人間である」――その時アジルは、政治的な実験室の役割を果たす。イギリスの改革者で社会主義者であるロバート・オウェンはこの接近法を実行することになる――つまり医師がアリエネを（最も組織されたアジルの中で）治療し制御するのと同様に、社会（非理性的な法則による病）を制御し治療するのである（『人類の精神と実践における革命』―一八四九年）。[119]マルセイユのアジルの医長であるアルシャンボーは一八四二年に書く――「アリエネの思考を整理するためには、彼らの回りを整理する必要がある」。

隔離と規則は……一八四九年の『医学－心理学年報』における、エスキロールに近い弟子であるブーシェ

(118) 前掲、注111。
(119) M・ゴーシェとG・スウェインより引用、同書－彼らの研究－「人間精神の実践」*La Pratique de l'esprit humain* の表題より。

の、「アリエネに適した仕事」に関する、以下の言葉にまで至る――「社会的な個人性は消滅しなければならず、共通の社会の中に溶け込む必要がある……。これは共産主義と同じ原則であり、それがアリエネの規則に適用される。大抵の場合、病気は過剰に押し進められた個人主義の結果でしかない。したがって彼の治療は逆の立場に置くことにある」。

アリエネはそれ以降、もはや個人というより全体の一部である。この風潮の中では、エスキロールが以前定義したような精神的治療法には、『熱情について』において彼が着想していたこととの関係において、もはや見るべき重要性はない……かつてなかったほどに、気狂いと対話することは問題とならない――「人々は、躁狂者に適用される精神的治療法は彼らと共に思考し議論することにあると考えた――それは空想である。躁狂者は、人が並べる理屈を聞き、理解するために彼らの注意力を十分に制御出来ない」。我々は、こうした批判が一八〇五年の論文の中ですでに口火を切っていたことを見たが、その後長く続く――「精神的治療法の適用が提示している限りないニュアンスを捉えるためには、そしてこの適用の時宜を決定するためには、ある種の精神の機知と多大な習熟が必要である。ある時には、患者の理性を支配するものよりもさらに強い熱情を患者に与えながら、最もたゆみない解決法を認めさせて支配し、想像上の恐怖を現実の恐怖で置き換える必要がある――ある時には、彼らの心の中に希望を呼び起こしながら、彼らの信頼を獲得し、打ちひしがれた彼らの勇気を盛り立てる必要がある。その知性を覆っている雲を一掃し、外的社会と人間の間に介入している覆いを引き裂き、観念の悪い連鎖を打ち砕き、悪い連想の習慣を止めさせ、固定した絶望を解体し、アリエネの全ての活発な力を無為の中に引き止めている幻惑を破棄する、そうした心理的衝撃を生じさせながら、かき乱すその方法を適用し、痙攣を痙攣で打破する必要がある」。簡単に言うと、「直接的であれ、間接的であれ、大脳に作用し、我々思考する存在を修正しうる全てのこと、熱情を支配し導くことができる全てのことが、精神的治療法の対象となるだろう」。

こうした意図の中に、エスキロールはピネルと同様に、脅しと恐怖を含めるが、しかし敢えて言えば、優しさによって和らげられたものである。「これらの患者が厚かましく向こう見ずだとしても、彼らはたやすく怖がらせられる。強い印象を与えることを心得ている人間の前に彼らが置かれると、その恐怖は彼らが臆病でおどおどするほどの影響力を彼らに及ぼす……が、しかし、この感情が激しい恐怖にまで至ってはならない」。ごくわずかの者は治る、とエスキロールは続ける。恐怖はまた「治療の手段だが」、巧みに操作されなければならない ― 以上のことから、彼らに近づき手当てする者の「肉体的、知的、心理的な質」の重要性がある。「心理的衝撃、鋭く予想外の印象」がこうして躁狂者の治癒に貢献しうる。「もし抑制が必要ならば、躁狂者は貴方の行動に怒りしか見ないとしても、逆上や残虐さなしにそれを実行しないなさい」。エスキロールは、恐怖は医師によって直接吹き込まれてはならず、助手によってであり、医師自身は優しさと強さを結合しつつ、病人の尊敬を引き起こしつつ、「慰める人」に留まらなければならない、と付け加える。

ここに一人の躁狂の女性がおり（「大革命の不幸の後のことである」）、傲慢さに満ち、絶えず殴りかかろうとする。彼女には「たった一時間だけ、このような処置が屈辱であると彼女に感じさせる」強制胴衣を二回、着せることで十分である。ピネルと同様に、冷たい水は「強力な治療薬」と考えられ、「肉体的作用」と同時に「抑制の手段として」、「心理的影響」を及ぼす。「大部分の回復者は概して、自分たちは良い経験をしたと述べる。幾人かの躁狂者はそれを要求する ― それは乱用されてはならない」。

この種の集団的な精神的治療は、すでにあらゆる個別の治療が実際上不可能となっている大きなアジルを急き立てる。エスキロールは、とりわけ彼がシャラントンに就任した後には今やそれに好意的である。以前、彼は「医師が狂人の中で生活し、彼らと実際の近接さを保つ可能性に応じた施設が最適な規模である、と規定されること」を望んでいたのだが、今や彼は、「距離を知り指導し、最後にはもはや病人はアリエニストが組織する施設の一要素によってしか関わらず、全体を通して引き受け制御するアリエニストの原型」[120]となるのである。同時に管理指導者であり医師であり監視長としての、アリエニストという人物像がエスキロールと共に誕生する。

治療施設は、たとえそれらが誕生していなかったとしても、すでにその限界を示す。狂気の孤独を奪い取られ、患者は次第にアジルで他者たちの中に再登録されて行くことを学ぶことになる。しかしどんな他者なのか？　アジルの社会は端的に社会ではない。狂気の治癒可能性に関して、一八一〇年以前の最初の形でのピネルとエスキロールの治癒への過大な希望は、これ以後、慎重な沈黙の前で消え去る。それがまさに「ピネル的激変」と「その制度〔施設〕的な具現化」[121]の間の矛盾である。治癒可能性の原則は現実の治癒不能に直面する。一八一六年、最後の報告の中でピネルは、数年前のラ・サルペトリエールで二名の入院に対して一名の治癒を挙げ、「絶対的な治癒不能性によって際立つ精神病の重篤性と特異な頻度」を記す。エスキロールはと言えば、シャラントンで一八二六年から一八三三年の間に三名の入院に対し一名の治癒を数える時を除いて、ほとんどこの問題には手をつけない。先験的に治癒不能な麻痺患者（ＰＧ〔進行麻痺〕）、白痴、てんかん者を除外すれば、それ〔治癒不能性〕はまさに二・三三名に対して一名に達する。非の打ちどころのない図表で提示されて美化された統計について、そこでもまたエスキロールは先駆者となる。それに彼は「人々が乱用するという理由で統計を侮る」（すでに？）同業者を戒める。その不正確さを引き合いに出す者に対して、それは、アリエニストである医師は、疑いようのない定義により、正確な統計学者でもあらねばならないことを忘れている、とエスキロールは曖昧に付け加える。

精神的治療法の最終的な変転

一八二八年に、ニューヨークの医師であるピーター・ソロモン・タウンゼンドは、彼の多くの同僚のように、パリの病院と、特にアリエネの施設の見学を企てる。というのも一九世紀の前半には、パリは実際、医学のメッカである。タウンゼンドは当時三二歳で、この旅行についての非常に詳細で生き生きとした現地報告(122)を残した。一八二七年一二月二四日にル・アーヴルに到着し、彼は直ちにその町の病院を訪問する。救済院の区域には二人の躁狂者しかいない。彼らの部屋は快適であるが、しかし彼らの内の一人は「軽く」鎖で拘束されている。実際にはその狂人たち（ルナティクス）は、ルーアンのアリエネのアジルに合流するまでの間だけそこに置かれるのだが、そのアジルに我が旅人たちはパリに向かう途中に訪れる。彼はまず市立病院〔ルーアン〕の評判高い外科医であるフロベール医師（ギュスターヴ・フロベールの父親）と出会い、次いでフォヴィユ医師が指導し、当時二五〇名の躁狂者を収容する（と

(120) ゴーシェとスウェイン、前掲、注111。
(121) 前掲。
(122)「一八二八年にアメリカの医師がパリに」An American Doctor in Paris in 1828、『医学史雑誌』*Journal of the History of Medicine*, hiver, 1951 の中でジョージ・ローゼン George Rosen により提示されている。

はいえそこには四〇〇名を入れることが出来るが）サン゠ヨンのアリエネのアジルを訪れる。おそらく非常に小さいと思った個室（cells）を除いて、全てが彼〔タウンゼンド〕にとって完璧に見える。水浴はここでもまた賞賛される。アリエネは二時間熱い浴槽につけられ、一方で四リーヴルの氷の袋が彼の頭に休みなく固定される。タウンゼンド医師は、この治療法の「気持ちを静める効果」の証人であると公言する。このアジルにおける実際的な抑制方法は、言うことをきかないアリエネすべてに向けられる強力な水撒きホースである。タウンゼンドは、熱情はイギリスや次いでアメリカで同じように見られるとしても、それをこのように調節するのはとにかく異常なやり方である、と幻滅して批判する。

しかし、我がアメリカ人はパリに至り、そこでの大病院、ソルボンヌ大学、そして劇場を訪れる。彼はパリ市立病院でのデュピュイトランとヴァル゠ド゠グラース病院でのブルセの回診に従う。三月五日には彼は朝七時からラ・サルペトリエールに出向く。その主要な目的は、ピネルを引き継ぎ、病院の六、〇〇〇名余りの病人のうち八〇〇名のアリエネの責任を負うパリセに会うことである。様々な区域が彼には上手く整備されているように見えるが、しかし暖房は不十分である。そこでもまた懲罰としてのシャワーが彼には好ましくないように見えるが、幸いなことに、それは最近、使われるようになった、腕の動きを妨げることなしに腕を拘束する硬い布の強制拘束衣と併用されていることがわかる。新たな見学は三月二四日であり、相変わらず友人となったパリセと一緒で、パリセは彼をパリ風の夕食に案内する。その結果、彼は、アリエネの世話を、そしてピネルによって始められた任務を引き継ぐすべを心得ていたパリセの流儀を、止めどなく賞賛する。鎖はなく、良い栄養、良質の衣類、そして適度な暖房（?）がある。強制的な方法に関しては、もはや「拘束衣と呼ばれる素晴らしい胴衣」しかない（この最後の言葉は原文ではフランス語である）。なんらかの精神的治療法についての言及はなされない。

当時のエスキロールの直接的な後継者には、もはや継続不能となっていたこの無定見な精神的治療法に、止めを刺すことしか残されないだろう。さらにジョルジェは精神的治療法に二つの道を定めようとする ― つまりアジルへの隔離による受動的で集団的な方法と、それとまた能動的個別的（患者への直接的「医療教育」）方法であり、彼はそちらをより好む。しかしジョルジェはエスキロールに従って、精神的治療法の根本原則である、絶対的な医師の権威の必要性を強調する。「狂人の管理は絶対的でなければならない ― あらゆる問題は、医師によって最終的に決着されねばならない……もし権力に執着し対抗するいくつもの権威が存在するとすれば、合意は稀でしかなく、必ず一方あるいは他方の反抗を助長するだろう」。

しかし、精神的治療法を最も極端な論法にまで押しやるのはフランソワ・ルーレ（一七九七－一八五一）である。彼もまたエスキロールの弟子で、一八三六年以来、ビセートルの医長を務めるが、彼の『狂気の心理的治療法』（一八四〇年）で次のように説明する ― 「私が、狂気の精神的治療法について言おうとすることは、アリエネの知性と熱情に直接的に作用する全ての方法の道理にかなった使用についてである……。私は、最後には病人が努力して不条理な思考を退けるために、それが苦痛となるように懸命に努めた ― そこで私は、別の良識に適合し、楽しみの魅力を与えようと私が努めるような、そうした考えを思いつかせるよう常に専念した」。精神的治療法は、「断固としていなければならない。何故ならアリエネは思い違いをしている人間だからである」。「断固として」〔という言葉〕から何を理解しなければならないのか？　一八三七年、ニューヨークのアリエニストであるプリニー・アール医師が、彼の病院建設のためにヨーロッパの主要なアリエネたちのアジルへの旅行を企てた時、彼は弱冠二八歳だった。一八三八年の春、彼はパリに着き、ルーレ医師の案内でビセートルを見学する。「彼は私にシャワー室を見せ、精神的で倫理的な訓練として役立てるやり方を私に説明したが、私は有害であると思った」。アリエネたちは、板で浴槽の中に押さえつけられ、そこから頭だけが出ている。医師の号令で、冷たい水の激しい水流が病人の頭に襲いかかる。彼らのうちのひとりはベリー公爵夫人の夫だと主張する。前日、彼は「何時もの馬鹿げたこと」に触れないことを条件に手紙を書くことを許可された ― それでも彼はそうしてしまった。ルーレ医師はやり玉にあげられた手紙を手にして、そのアリエネに何時もこれらの無駄話を信じているのかと問う。「はい、先生」（原文はフランス語）。「彼にシャワーを浴びせよ」と医師は命令する。「彼は止めるように懇願しつつ、わめき、体をよじらせる。人々は止める。そこで人々は彼がまだシャルル一〇世の親しい友人であると信じているかと尋ねる ― 『はい、そうです』 ― 『シャワーを浴びせよ』」。こうして半時間にわたって、アリエネがとうとう、いいや、全く、ベリー公爵夫人の夫ではなく、シャルル一〇世を知らないと認めるまで、その場面は繰り返される。同じ手法が働きたくないアリエネにも繰り返される。今度は一回のシャワーで十分である、「私はそれ〔仕事〕がしたいです！私はしたいです！」。アメリカの医師はそうした方法にショックを受け、ピネルがアリエネから解放した鎖の使用と同じようによくないことであると見抜くのである[123]。

我々は、エスキロールとピネルもまた懲罰としてのシャワーを彼らに与えるのを見たが、医学界の一般的見解が怒りをぶちまけるに至るのはルーレに対してである。人々は彼のアリエネに対する残忍さ、その「脅しの方法……それによって言わば病人の生きる力を奪い、病人の自信を妨げ、病人の思考の否認である」と非難することになる（王立医学アカデミー委員会 ― 一八三八年）。人々は、とりわけ彼が自分の経験をそのような冷笑と辛辣な皮肉の混じった率直さで詳述することに、ほとんど耐えられなくなる。「シャワーを知らない人がいるというのか？ 海水浴によく出掛ける人は皆、頭にシャワーを浴びせられたことがある。それは衝撃的である、それは耐えるべき苦痛である ― それほど重篤でない病気の治療を求めて海でシャワーを浴びることを怖れないのに、理性の回復が問題となる時に、どうしてそれを受けないことがあるだろうか？　シャワーは精神的治療法の問題となる前は、殆ど苦痛な刑罰ではなかった ― それは少し前から、私に反対して出版された著作の中ではじめて、体罰となり野蛮なものとなった。ピネルとエスキロールは、故人だけを挙げるとしてだが、それを上手く利用していた ― これら二名の精神医学者の思想に従って設立されたすべてのアリエネの公的施設、ないし私立施設において、それが見出されるが、私が使用したものは、私の先駆者たちが使用したものであった」。そのうえルーレは、また彼の助手たちに対してと同じく、それを自分でも施すことで、「シャワーの効果を判定」したいと思った。「それは頭を凍えさせ呼吸を乱す。それでも私たちは皆数秒間はそれに耐えた」。

人々は結局、裏切ったことでルーレを非難したのか？　人々は、その施設の規模では医長と一年に一八分から三七分しか話すことが出来ないことを計算に入れなかったのか？　どうしてこの状況で個別の精神的治療法を望めるのか？　いずれにせよ人々は、「ピネルの非常に美しい学問的な冠の花飾りを根こそぎに」しようとしたとして彼を非難した（ブランシュ博士 ―『狂気の治療法における身体的厳格さの危険について』― 一八三九年）。それでもルーレは反論する ―「全員を手荒に扱い ― アリエネの感情と熱情を責め立て、これらの病人に身体的な規則を課すこと ― つまり人々が威嚇と呼ぶことを行うこと、が私にとっての精神的治療法であると人々は信じ、信じたふりをした」。そうではない、とルー

(123) *Memoirs of Pliny Earle, M. D.……*, edited by F. B. Sanborn, Boston, 1898.

レは言う。確かに、シャワーは治療の一部であるが、しかし常にではなく、全員にでもない。「シャワーは、通常の生活の流れの中で提供されるように、教育においてなされるように、アリエネに供される」「子どもとアリエネの間には、多くの類似性がある」。

六年前に（『狂気の心理学的断片』、一八三四年）、ルーレは次のように書いていた――「慰めの言葉を用いてはならない。何故ならそれらは役に立たないからである――理屈に訴えてはならない、それらは説得しないからである――メランコリー者と共に悲しんではならない、あなた方の悲しみが彼らの悲しみを保ち続けるからである――陽気な雰囲気を与えてはならない、彼らがそれによって傷つくからである。非常な冷静さと、必要な場合には、厳しさが要る。あなた方の理性が彼らの行動の規範となるように。唯一の綱がまだ彼らの中で揺れている。苦痛の綱であるが、それに触れる勇気を持ちなさい」。

精神的治療法の堕落なのか、あるいは彼の極端な論理にまで押し進められた精神的治療法なのか？ジャック・ポステルが指摘しているように(124)、ルーレによって実践された強烈な脱条件付けは、結局そのまま、アングロ・サクソンの行動的治療法（行動療法）の先駆者と認められる。しかし実際にもたらされるのは、彼のビセートルの同僚であるモロー・ドゥ・トゥールの指導下にあったその時代のアリエニストたちによって表明される彼に対する敵意である。つまり「当時、その行き過ぎにもかかわらず、ルーレによって推奨された精神的治療法は、精神障害の心的因果律の中に位置しており、したがって精神医学領域に浸透しつつあった神経‐精神医学の器質論的言説に対立していた、ということである。彼は不幸なことに、精神科医と狂人の間の極端な暴力的関係に明示的な形で再び責任を持つことによってのみ、それ〔精神的治療法〕を行えたのだが、一方、公式の新たな言説は、解剖‐臨床的態度による見かけ上の「科学的」中立の仮面の下でそれ〔精神医学と狂人の関係〕を入念に覆い隠すことになる。言わば「博愛主義」による弁明が「医学的科学性」のそれに場を譲る。ルーレはただ一人、二つの弁明の間に留まっていた」[125]。

精神医学的器質論に反対し、精神的治療法の方向を保持するのは、哲学者で次いで医師となったシャルル・ラゼーグ（一八一六－一八八三）ぐらいだろう。集団的治療法の有効性をほとんど認めず（彼はそれを「管理的」と手ひどく呼ぶ）、彼は「個別的で」積極的な「治療」に全ての治療的価値を取り戻そうとする。「外科医の器具で行うように病気を取り除く」（ルーレのことを考えている）のではなく、病人自身の中に「治療の原理」[126]を見出す。その時代の分類への熱狂とは反対に（それについては後で検討しよう）、ラゼーグは、無限に狂気を多様化するよりはむしろ、「存続している理性の総体に従って」それらを分類しながらアリエネの「理性の程度」に専念することがより重要であると考える。また彼は医師自身の人格も問題にすることになるが、彼によれば、医師自身の性格の多様性が患者のそれと全く同様に問題となる。ルーレにおいては殆ど制御されていない逆転移の予見なのか？「彼が正しい道の上にいたのは確かである」とジャック・ポステルは結論するが、ラゼーグが司法医学へと自分の経歴を方向づけることで（彼は二三歳の間に、「アリエネに対するパリ警視庁の医師」——未来の「特別医務室」の医師となる）彼がそれほど

（124）J. Postel, «Naissance et décadence du traitement moral pendant la prmière moitié du XIXe siècle», dans *L'Évolution psychiatrique*, III, 1979.
（125）前掲。
（126）C. Lasègue, «Questions de thérapeutique mentale», dans *Annales médico-psychologiques*, 1846（III）et 1847（IX）（J・ポステル、前掲より引用）.

にも正しく垣間見ていた精神療法の道を辿る機会が殆どなかったことに注意を促す。

第五部　アリエニスム（精神病学）の黄金時代

第1章　アリエネに関する一八三八年法

精神医学は創始されたが、狂気とその収容は、現場では理論と臨床の間でのかつてないほどの全面的なずれの中で続く。我々は大革命が問題を無期限に延期し、危機的状況をわきに放っておくのを見た。誰もアリエネたちの収容を再び問題にしようとはしないのだが、その収容はもはや法的かつ行政的根拠を持たない。狂気の治癒可能性についての学問的な明確化に由来する、新たなジレンマが出現した――つまり、アリエネが（彼ら自身に対しても含め）害を及ぼすことを防止する必要はあるが、また彼らを治療する必要もある――そしてそれは全て同じ施設においてである。帝政下の一報告は明確に述べる――「気狂いの施設が救済院としてか、あるいはむしろ拘留施設として考えられるべきなのかを決定するのは非常に困難である。一方では社会を害しうる個人を閉じ込めることが問題であり――他方では病気の個人に治療法を提供することが問題である」[127]。一九世紀の最初の一〇年の間に、制度的な間隙が、態度を表明することを求められる当局間の対立を通して明らかとなる――司法権力、啓蒙期の治安〔ポリス〕総代理官から帝政下の知事まで、公的生活に関する全てのことを規制する使命を持つ（狂人に対しては、援

(127) Lafond de Labedat, Rapport du 9 septembre 1813.

助的側面と同時に治安的側面がある）行政権力、そして最後には最近登場したが、どのような時、人は狂人であり、どのような時、そうでないかを決定する権力を司法から奪おうとする医学的権威、の間の対立である。権力のこの混乱に、アリエネも含めた援助を絶え間なく苦しめる慢性的な財政的困窮が加わると、何故アリエネに対する法律がそんなにも遅れて登場したかが理解される。しかしどの点で、法律が必要なのか？

現場の状況

帝政末期と王政復古下の現場の状況がどんなものであるかを問題にする必要がある。それは芳しくないと言えば十分だろう。一八一八年の「救済院、捨て子、アリエネ、物乞い、そして監獄の状況に関する王への報告書」は、一つの総合評価を作成する ― 「人間を苦しめる全ての病弱のうちで、精神病は最大の関心に値するものである、というのはそれは人間からその全ての能力を奪い、あらゆる年齢、あらゆる階層、あらゆる社会的立場の者を襲うからである。しかしながら我々が救済を提供することに最も心を配らなかったのが精神病に対してなのである……病院制度においてなされた多大な改善は、アリエネの境遇のわずかな場所にしか及ばなかった」。いま一度イギリスの例が前面に出される。「フランスは後方に留まることは出来ない」。「アリエネの禁固」に関するある報告によると ― 二四の救済院と施療院、一五の物乞い収容所（多くの漏れがある、何故なら全てが調査に応じたわけではなかったから）、そして多くの不確定な小さな救済院、そして監獄には、八、〇〇〇名から九、〇〇〇名がいる。それに私立の施設を加えると、一言では言えないが、殆どアンシャン・レジームから引き継いだ収容の場の分散が見出される。シャラントンは、批判を免れないが、四三〇名から四四〇名の「気狂い」を数え、「大いなる改善」が注目されるサルペトリエールとビセートルは、それぞれ一、二〇〇名と五五〇名である。パリの大施設三つだけでフランス全土で収容されたアリエネの総計の四三％に達する。彼らに特別に割り当てられた地方の七つのアジルのうち、最も重要なものは、ナンシー近くのマレヴィルのそれであり、二五〇名を収容する。一八一四年にマレヴィルは創設され、ムルト県、アルデンヌ県、オート＝マルヌ県、ムーズ県、ヴォージュ県、モーゼル県、バー＝ラン県、オー＝ラン県、オート＝ソーヌ県、そしてドゥー県のための「アリエネに対する中央施療院」であった。しかし一八一八年の報告が非難するのは、とりわけそれらの収容所と救済院である――「殆ど至る所で、気狂いたちは最も辺鄙な、最も古い、最も湿った、最も不健康な施設に住んでいる。個室と呼ばれる独房は、換気がなく、狭く、道路と同じ石畳であり、しばしば地面より低く、時に地下にある。通常これらの住まいで開いているのは、扉と扉自体に作られた正方形の穴だけである――空気はそこでは入れ喚らない――食事と栄養は病人の状態には決して適さない。アリエネが散歩するために必要な場所がない。狂憤する者は常に監禁され、これらの不幸な者たちはしばしば職員の気紛れと冷酷さに委ねられるだけである」。

一八〇九年にひとつのある報告がソミュールのプロヴィダンス救済院から出ており、この悲惨な現場の状況を意識せず、自己満足的に、次のように答える――気狂いたちの個室は、「非常に健康的」と明言されているにもかかわらず、岩壁にうがたれたものである。「共用の部屋として使用されている巨大な地下室も事情は同じである――そこには施設の貧しい者たち、つまり白痴、麻痺者、盲人、てんかん者、それに幾人かの落ち着いた狂人が住む。各々約二〇からなる三列のベッドが、この地下室に縦に並ぶ――それらは事情が許す限り非常に適切に維持される。一見するとこの住居は不衛生に見え、そこを支配している暗さと奥行きだけで判断すれば、人はこの見解に従うかもしれない。しかし、この種の部屋の中に入れられた多数の人間の寄せ集めがもたらす支障に善処するためになされた処置を考慮すれば、抱かれていた先入見はなくなる」。それは最も嫌悪すべき場所であっても満足に値するとは思われる ― 「私が話したばかりの大きな地下室の傍らに、より小さな幾つかの別の部屋があり、そこに、危険なしには他の人の中に放っておけない何人かの狂人やてんかん者が住む ― これらの小さな住まいは実のところひどい臭いを放つがままにされる ― ところでこの臭いはそこに収容された者たちの不潔さによるもので、彼らは自分の排泄物を捨てるのに適切な場所を全く選ばず、簡易ベッドのまん中にそれを捨てる。しかし施設がこれらの人々を隔離し、しばしば彼らを洗浄し、時々外に出すためにとっている処置や、これらすべての集団的予防策は、このひどい悪臭が他人に感じられ、伝染性の病気が突発するのを防止する」[128]。

　このような報告は、収容の環境のおぞましさの慣れによって、ありふれたものとして、反抗へと駆り立てることも告発もしないという理由で貴重である。しかし最も数が多いのは、方法の欠如を明らかにする不安の叫びである。ある市会議員がアンジェ城（アンシャン・レジームでは旧王国の刑務所であった）への訪問を、一八三四年一〇月六日の『メーヌ゠エ゠ロワールとマイエンヌ』誌で報告する ― 「有罪宣告され拘留された人々を調査した後、私は狂人たちとの面会を要求した。私は廃墟を通って、長さ四〇数ピエ、幅およそ二〇ピエ〔約六・五メートル〕で、非常に高い壁に囲まれているため空気がほとんど循環しない一つの空間に案内されたが、そこは日々バケツで糞尿処理することに因る汚物の山によって汚染されているのが分かる。左手には五つの独房があり、その各々は長さ約一〇ピエ〔約三・二四メートル〕、幅六ピエ〔約二メートル〕である。高さは非常に低い ― 日光は扉の上部に開けられた小さな開口部から僅かにそこに入り込む。当時、独房には一一名が入れられている。夏も冬も、五日ごとに新しくされる僅かな藁とバケツが動産の全てである。これらの不幸な者たちは、ある者たちは完全に裸であり、またある者たちはボロをまとっており、ノミに食われ、汚染された小部屋に三名ずつ詰め込まれ、十分な藁の備えもない、何時も湿っている石畳みの上のゴミの山の中に横たわっている。彼らの内の時々狂憤する二名は、常に各々独房に閉じ込められ、太陽の光を奪われる。他の者たちは日中は自由に会話するが、そこには彼らを監視する監視人は一人もいない ― 弱い者は強い者のなすがままである。朝八時、彼らにスープが提供される。一リーブル半〔約七五〇グラム〕のパンが毎日彼らに与えられる ― 私は彼らの夕食に居合わせた。黒い不味いスープのようなもの、そこにはパンの上に広がったジャガイモの数かけらが浮かんでいた ― 私は監視人にこの食べ物は何なのかと尋ねた ― 『それはシチューです。おいしいですよ』と彼は答えた」。市会議員に質問されて、監視人はありきたりの憐みの欠如の光景ではなく、完全な精神の貧困の場面をざっと描ききる。「監視人は〔約四〇年来、城の中で〕、悲惨な人間と共にいることに完全に慣れているが、嫌悪や恐怖のような感情を抱いており、彼らが彼に引き起こしていた同情にも拘らず、彼の仕事のその部分を他の者に任せて、できるだけ彼らを巡回することを控えている、と私に告白した。彼の完全な善意にも拘らず、彼が最低限の改善でさえもたらすことは不可能である。この仕事には彼の下に、特別に割り当てられる者は誰もいない。彼にはどんな衣類を狂人に与えること

(128) Gaulay (fils), *Description topographique de l'hospice de la Providence de Saumur*, s. d. (1809).

も認められていない。彼は有罪宣告された者の衣類のボロしか彼らに与えることは出来ない。引き裂き、壊す者に対しては、彼らには悪意はないが、どんな抑制方法も予防方法もない ― 鉄具、相変わらずの鉄具である」[129]。

メーヌ＝エ＝ロワール県議会は、フランシスコ会の施設の廃止以来この「公的機関の支所」が完全に見捨てられたと嘆きつつ、県におけるアリエネの境遇を心配することになるが、もっともこの日を待っていたわけではない。一八〇七年からすでに、「路上や野原に新たに打ち捨てられ、市民生活や婦人たちの貞操を脅かす」狂人を心配して、県議会は県の施設、さらに複数の県による施設の構想を進めていた[130]。そこでは赤貧のアリエネと支払い可能なアリエネを同時に受け入れ、後者が前者の費用を埋め合わせるのである。

我々はエスキロールが、フランスにおけるアリエネの施設の状態を激しく告発するのを目にしたが、一八一八年の彼の報告の出版日と、一八三八年の彼の全集の出版日との間にはひとつの進歩の証拠がある。一八三五年にアリエネのアジルに関する県の視察長官に任命されたギヨーム・フェリュスの調書[131]は、大変慎重であるとはいえ、同時に多くの進歩を報告する。それでもフェリュスの報告において最も明らかになること、それは施設の多様性と、県ごとの格差である。とりわけ体制の絶え間ない変遷を理由として、フランスではずいぶん手間取るアリエネに関する重要法案を待望しつつ、最も緊急なことの打開策を講じる必要があった。王政復古の始まり以来、至る所で人々は再組織し、拡張し、建築し始めた。いくつかの県では、「あらゆることがなされなければならない」。それがとりわけブーシェ＝デュ＝ローヌ県の場合であり、そこではアリエネはマルセイユの二つの公的救済院に振り分けられる ― サン＝ジョセフとサン＝ラザールにであるが、それらにとって大革命はひとつの大惨事で、超過死亡率が一七八九年に一一四名の実人員数だったのを一八〇二年には四四名にぼやかす。(132)　一八三二年、収容者の数は二〇八名まで跳ね上がり、時には同じ個室に六名のアリエネを詰め込むほどの混雑を引き起こした。建物は壊れかかっている。救済院管理当局はパリへの報告で以下のように述べる ― 「院長はサン＝ラザール救済院の部屋についてのどんな記述もしないだろう ― そこの光景は痛まし過ぎるものだろうから」。

アリエネの多くはまだ監獄の中に、さらには物乞い収容所の中にいる。多くの県はかろうじて彼らの隣人たちと折れ合っている。満足だと評価することが、常にそうであるとは限らない。そういう訳でフェリュスが解説するところでは、アヴィニヨンのアジルは「この国で考えられるほどには完璧なものではない」。扉、窓、独房は「全て大量の鉄具によって強化されて」いる。

そしてパリの三つの大規模施設はどうか？　新たな区域にも拘らず、ラ・サルペトリエールはもはや

(129) ジャック・プティによって好意的に伝えられた原文。彼はそのうえ、革命と一八三八年法の可決の間のメーヌ＝エ＝ロワールにおけるアリエネたちの状況を詳細に記述していた――Jacques Petit, «Folie, langage, pouvoirs en Maine-et-Loire (1800 - 1841)», dans *Revue d'histoire moderne et contemporaine, octobre, décembre 1980.*『近世および現代史誌「メーヌ＝エ＝ロワールにおける狂気、言説、権力」』、一九八〇年一〇月、一二月。

(130) *Rapport au Conseil Général de Maine et Loire[…] sur un projet de Maison pour les aliénés*, Bibliothèque municipale Angers, manuscrit 1160（957, III）.

(131) G. Ferrus, *Des aliénés ― Considérations 1. Sur l'état des maisons qui leur sont destinés... 2. Sur le régime hygiénique et moral... 3. Sur quelques questions de médecines légales...*, Paris, 1834.

(132) 前掲、注42。

模範となる施設ではない。それでも人々は、「他の個室に光と空気を入れるために」二列の個室の一列を取り壊し、独房にガラス窓を開き、散歩道を設け、石畳の上に寄木張りの板を置いた。ビセートルでは、そこの医長であったフェリュスが患者自身に古く不衛生な個室を壊させ、それらを一つは冬の、もう一つは夏の二つの回廊［中庭］の間に作られた二列に並んだ二〇の個室で置き換えた。散歩道と野菜畑が古い庭に付け加えられた。一八二四年一二月三一日「夜に」、パリの二大施設はそれぞれ一、八四二名の女性と八三〇名の男性のアリエネを数える。シャラントンに関しては（一八二六年一月一日には四九二名のアリエネがおり）、フェリュスはそこでの非常に良好な管理を強調するが、合間に、治癒についてのエスキロールの統計の方法を軽く批判する。エスキロールが三名に一人の治癒を数えている所で、フェリュスはむしろ六名に一人の治癒を認めるが、その数字もまた全く疑わしい。そこには非常に重要な問題があり、我々は後で立ち戻る機会があるだろう。

たとえそれが、取り壊され新たに再建され得ないかつての典型アジルそのものだとしても、エスキロールは自分の施設に自己満足の証書を自ら授ける。実際には彼の計画は、一八二八年に建てられた女性のための新たな区域は別として、非常に錯綜し、エスキロールが他で告発することに欠かなかった幾つもの階のある建物を伴っていた。そこでもまた、限局的な改善はもたらされていた ― 暖房のなかった区域でのボイラー室、新たな便所（一八二一年）、新たな浴室と看護室、庭と中庭である。

これらの施設の相次ぐ建設は、アジルが拡大せざるを得ない必要に応じて、宗教的修道会が責任を持つ私立施設では全く個別的に実行される。修道会は、神の聖ヨハネ修道会と聖母被昇天修道会を始めとして、王政復古によって立ち直った。この時代のカーンのボン＝ソヴェールの歴史は、その良い例証である。その古い監獄が、フランシスコ会の古い修道院の中に住まう「秘密の」約一五名のアリエネと共に、大革命でどうにかこうにか生き残るのを我々は見た。それらの場所は酷く荒廃しており、工事は直ちに始められ、それはもはや止まることはない。ボン＝ソヴェールは、政府による新たな地位の認可をもって、一八〇九年には正式な存在を取り戻す。「ボン＝ソヴェールの修道女たちには目的がある ── 第一に、彼女らは狂人と狂女のための多くの療養所を保持しており、狂人と狂女らを可能な限りの慈善によって世話をすることである」。したがってそれ以来、両性に対するアジルが重要となる。売春婦は〔そこに〕いなくなったが、「若い未婚女性」のための宿舎と「保養所に住むことを望む年老いた婦人のためのアジル」が維持され、修道院への収入を保証する。しかし財政的困難は、カルヴァドス県の知事がボーリュー収容所を拘留の中心施設に転換する一八一八年の転回点まで、非常に大きいままである。したがってアリエネをそこから抽出しなければならない。初めは渋っていたが、宗教者たちは県との交渉を結局受け入れ、こうして彼らの財政的な問題は解決したように見える。ボン＝ソヴェールは当時、公的アジルの機能を持つ私立のアジルとなり、言わばそこでの滞在費を払うアリエネのほかに、それ以降、際限ない数の極貧の男女のアリエネたちが、県の負担で収容されることになる。五〇、〇〇〇フランが男性の区域（聖ヨゼフ修道会）を建築するために県から貸し付けられる。一八一七年から一八五三年の三六年間で、アジルでは三七名の女性アリエネから、一〇〇名の女性アリエネと七〇名の男性アリエネに増える。県によるもう一つの貸付が新たな拡大を可能にする（特に女性のための新しい建物である、聖母修道院）。施設と近隣の地所の計画的な購入政策がアジルの巨大な拡張を準備する。庭を持つ快適な別棟が、非常に高価な滞在費を払うことが出来るアリエネの滞在所のために導入される。ある意味で、富める者は、ル・ボン＝ソヴェールとなった大建築現場の中にいる貧者のために、支払うことになる。

クレルモン＝ドゥ＝ロワーズ県では、大革命はヌーヴィル＝アン＝エスのすぐ近くのノートルダム＝ドゥ＝

ラ=ギャルドのフランシスコ会修道院を閉鎖して、強制収容者を解放していたが、同時に気狂いたちを路上に放り出した。彼らのうちの六名は、単なる一個人であるトリブ氏によって、町の一家屋に引き取られた。こうして一九世紀フランス最大のアリエネのアジルとなる核が形成される（公的アジルの機能を果たす私立アジル）。トリブの後継者であり娘婿であるラビット博士が、一八三二年にオワーズ県と交渉した時にはまだ一六名の男女のアリエネしかいなかったが、その前の一八二二－一八二三年に、隣接した男性用と女性用の二つの部分からなる三三メートルの正面を持つ二階建て（エスキロールの教えに従って）の大きな建物を建てていた。加えて重要となる一棟の鶏小屋と一棟の牛舎が、広大な農業区域の開拓前線をなす。セーヌ=エ=オワーズ県とソンム県にもまた公的アジルは無かったので、請負契約は彼ら（トリブ、ラビット）に委ねられる。七年半の間に、そして新たに土地と建物を獲得した後、収容者の数は五〇〇名近くまで跳ね上がる。

エスキロールは、非常に遠方にあるこれらの私立施設を、彼が推奨する計画モデルを、それら〔施設〕の相次ぐ巨大化を理由に非難することを怠らない。彼の批判はとりわけ古い修道院に向かう――「修道院に建てられたアリエネの大多数の建物は、全体的な計画もなく、そこに住む者たちに適した配置もなく、世話のための設備もなく、監視のための利便性もない」。建物は非常に密集し、空間と中庭を欠いており、区分けは、アリエニストたちの判断よりも滞在料金を一層高く計算に入れる評価する……。

公的アジルの始動はなお一層困難である。内務大臣は一八三五年六月二九日の知事に宛てた回状の中でそれを釈明する――「管理上の困難は唯一の原因に由来する――確実で十分な財源の欠如によるのであり、これらの苦境は法律によってしか除去できない」。これらのアジルもまた殆どゼロから建てられたものではないことで苦しむ。しかしサン=ヨンでは、一七九二年に修道院は廃止され、続いて革命期の監獄、武器庫、留置所、軍病院、物乞い収容所となったのだが、新たな基準によるアリエネのアジルの建築が一八二一年に始められる。そのうえ、エスキロールとパリの市立救済院の院長であるバンジャマン・デポルトは、新たな建設に采配を振るうために個人的にルーアンを訪れた。古い宗教的な建物は総合的な部門に転換し、その周囲に近代的な五つの区域が建設される。にも拘らず共同寝室は外観の調和を犠牲にして昔の修道院の中に設置される。

ル・マンの新しいアジルは、一八二八年よりゼロから建設された最初のものであり、クラスで唯一の優等生である。エスキロールはそこの長所を褒めちぎる――「世話と監視とアリエネの幸福のために、これ以上に単純で、健全で、好ましい建築の処方箋を提供することは不可能である」。しかしここでもまた、さまざまな「病舎」には三つの等級があり、医学的分類と激しく競合する。

一八三八年法の可決以前から、早くもアジルはフランスの至る所で展開し始めたが、徹底的な無秩序の中においてであった。七月王政の初頭、およそ一〇、〇〇〇名のアリエネが、以下のあらゆる観点で種々雑多な一四〇ほどの施設に収容されている――設備、建物の状態と規模、行政的な地位（アリエネだけに対して定められた特別なアジル、病院あるいは救済院の中にアリエネの区域を備えるよう定められた混成アジル）、法的地位（私立、公立、公的アジルの機能をなす私立）、五倍にまで開く収容されたアリエネの一日の費用……。同時に、共同社会、救済院、そして家族がアジルの中に入れることができるのを待ち構えている極貧の約六、〇〇〇名のアリエネもまた考慮する必要がある。法律の採決は、多くの議員が財政の奈落の底の脅威を振りかざし続けるとしても、もはや延期されえない。

構想と議論

鷲の紋章〔フランス、ナポレオンによる第一帝政〕の失墜の後、王政復古は、アリエネについての法律に関すること、より正確にはその法律の欠如に関して、ゼロから再出発する。一八一五年一一月六日、一つの省令が、アリエネの費用を救済地の共同社会に、さもなくば県に責任を負わせる。しかしながら、エスキロールが一八一八年に内務大臣に提出した有名な報告と、信仰誓願に等しい詳細な教示にも拘らず、たとえ知事の役割がすでに主導的となることが予測されているとしても、長い制度的な断絶が一八二〇年代の一〇年間に再び始まる。こうして県の管轄となったサン＝ヴナンのアジルの一八二〇年の規則は、パ＝ドゥ＝カレー県知事自身によって制定され、「何らかの名目での、どんなアリエネの入院も、知事の命令によって決定された時にしか行われない」（第二項）と規定する。同様に「施設は、県当局と特別委員会の監視の下で、院長によって管理され、医療的部門に関しては医師によって指導されるだろう」（第六項）。

一八三二年にアリエネの問題が突如として持ち上がるのには七月王政を待たねばならないが、それは赤貧のアリエネの費用（永遠の問題）を都市の義務的費用の中に組み入れるという、政府によって提出された法律の草案を下院が拒否した時である。それが、一八三八年の法律の可決を苦労して導こうとする財政的な問題の端緒となる……内務大臣が一八三三年九月一四日に知事に照会した調査では、財政的な要請が医療的あるいは慈善的な全ての関心事を覆い隠す。未救済のアリエネたちに関する一つの統計が求められる。人数、年齢、性別、そしてやはりアリエナシオン〔精神異常〕の主要な原因（「知ることが出来る範囲で」）を除いて、提出された問題はほぼ全て財政的な次元である ― 誰が支払うのか（家族か、共同社会か、県か）？ 様々の施設の滞在費はどのくらいか？ アリエネたちに対して、どのくらいの金額が毎年県議会によって可決されるのか？ 公立アジルであれ私立アジルであれ、極貧のアリエネたちを収容するための費用はどのくらいか？ 最終的には、どうすれば「必要な資金を集めることが出来るのだろうか？」である。

アリエネに関する法律が議論される真の序章には、一八三五年六月二九日付の内務大臣（アドルフ・ティエール）の回状が相当しており、以下のように要約されうる ― 公共の安全は、自由な赤貧のアリエネたちによって危うくされ続けており、司法は「行政当局の協力」を求めている。ところが行政の苦境は何よりも財政であり、「もはや法律によってしか解決されえない」。将来、県に課せられることが明らかなその費用は、一八三六年の予算の採択のために見積られなければならないだろう。医学的な問題は、ある条文の項の変わり目に、限定的な形で、一度だけ現れる ― 「そこ〔医療〕から、極貧の気狂いに対してアジルを開くという手段を法律と社会に要求するという、行政当局にとっての義務というよりもむしろ権利が生じる。そのアジルでは、もし病気が治る可能性があれば狂人は治療的手当てを受けることが出来、逆の場合には、貧しい不具者と老人が我らの救済院の中で受けている手当と援助を受けることが出来る」。このように請願される県議会は、政府の増々激しくなる督促にも拘らず、何も行動を起こさない。調査は増加する。「フランス統計表」が新たに制定され、大きく立派な図表を要求し、社会－医学がついにひとつの地位を見出す ― アリエネの職業とアリエナシオンの原因であり、後者では身体的な原因（「加齢の影響、白痴、度外れた興奮、仕事の過剰、貧窮、自慰、皮膚の病気、打撲と負傷、梅毒、水頭症、てんかん、そして痙攣、熱、癆〔肺結核〕、心臓の病気、有害物質の発露、ワインとリキュールの乱用」）と心理的な原因（愛、嫉妬、陰気、政治的事件、野望、傲慢、間違って理解された宗教）が区別される。

アリエネが初めて記されることになる財政法の採決のひと月足らず前に、内閣の新たな調査（一八三六年六月二五日の回状）がもう一度この問題の輪郭をはっきりさせようとする。それは、帝政期以来アリエネの問題を解決する代わりに、明らかにしようとなされた長期にわたって苦労した一連の努力の最後のものである。当時、政府の見解は結局、次の問題の要点に十分に達した ― つまり県の様々な出費の中から極貧のアリエネの費用とすること（住民共同体の協力は別として）、非禁治産のアリエネの入院様式と割合、自由意志による収容の保証、財産の一時的管理、施設の性質、建築と構造についての要請、医療業務と医長が占めるべき立場についてである。統計表は、回状とフェリュスの視察にも拘らず、それに反してより不確実で、とりわけ収容および未収容の赤貧アリエネの総数に関してはそう〔不確実〕である。費用に関する情報はなお一層不正確である。誰も ― 国家、県、共同社会、あるいは家族も ― 支払いたくないのだろう。

議論は一八か月間続き（一八三七年一月六日から一八三八年六月一四日まで）、それは下院と同様に貴族院もその問題に無関心ではなかった証拠である。決して、計画の原則そのものに反対する声はない。財政的な問題を超えて、人間性と社会秩序の要請を調整することが重要である。行政は、知事自ら、全てを監督下に置きつつ、家族から発せられる収容の要請を受け入れるためであれ、職務による収容を自ら実施するためであれ、司法に取って代わらなければならない。しかしながら、まったく未熟な精神医学はそれらの議論を主導するにはほど遠い。一、〇〇〇ページ以上の調書のうち、ピネルは、五行しか参照される権限がない。なるほど医学的根拠が援用されてはいるが、例えばカバニスが「狂気はその性質において全く永続的ではなく、それは病人の診察がなされるその時にしか確認されえない。ある一人の気狂いは多くの場合、すぐに理性の機能を回復する ― それゆえ彼は完全な市民生活に復帰せねばならない」[133]と説明していたように、医師の観点からではない。しかしその場合、誰が彼〔気狂い〕の自由を求めることになるのだろうか?

その間に、当時の重要なアリエニスト、とりわけエスキロール、フェリュス、そしてファルレが意見を求められた。フェリュスは法律の草案に関して本来の意味での報告書は作成しなかったが、彼の著書である『アリエネについて』[134]の中で以下のように説明する……人は個人の自由を保持するという原則的な関心だけを考慮に入れようとするが、実際にはその関心が司法当局に決められた収容を擁護する唯一のもの、となる。医師自身も、唯一の医学的権威であるとはいえ、彼〔フェリュス〕には危険に思われる ― 「医師の独占的なこの権威は、私には常に法外なものに見え、私はそれに従事する際に感じる多大な困難さから、この見解をいっそう強くした」。

ジャン゠ピエール・ファルレ（一七九四 ‐ 一八七〇）は、ピネルとエスキロールの弟子で、ラ・サルペトリエールの白痴部門の医師であり、医学アカデミーのメンバーであるが、彼としても正式な報告書を提出した[135]。彼はそこで、教条主義的な禁治産の判決に医師たちが全員一致で反対していることを強調する。

（133）Cabanis, *Œuvres complètes*（t.II, chap. VII, *Des maisons publiques et charitables de fous*）, Paris, 1823 - 25.
（134）前掲、注131。
（135）J.-P.Falret, *Observation sur le projet de loi relatif aux aliénés*, Paris, 1837.

彼はフェリュスとは対照的に、司法ないし行政当局の便宜のために、「医学的知識」によって説明される例の少なさを激しく批判する。とくに行政当局は「医師と家族の間にある信頼の契約に介入し」、その理由から心理的治療法の成功を脅かす。下院で表明された内務大臣の提案理由説明の中で、「アリエナシオン〔精神病〕の治療に用いられる施設からはっきりと異なる施設に、不治と見なされるアリエネ」を収容すると表明された考えについて、ファルレは、主として不治なものを恣意的に他と離し、そうすることで医科学の進歩を遅らせる懸念を理由に、それに反対する。彼は、いずれにせよ、不治という名称は「人間性に対する侮辱」と見なす。他にも多くの批判がファルレによってなされ（例えば、専門施設の便宜のために、混合施設に反対する）、彼の報告は政府によって最初に提出された草案の廃止に明らかに寄与し、下院の委員会がそれを徹底的に変更するに至る。

エスキロールの報告(136)は一八三八年の初め、最終的な採択の数か月前にようやく発表されるので、ファルレの報告ほどには議論に対して影響を及ぼすには至らない。たとえエスキロールが、行政当局が司法当局よりも優位に立ちうることを喜ぶとしても、彼の批判は少なくはない。彼によれば、度を超した収容に対する多くの予防策は、施設の良好な運営とアリエネの治療の妨げとなるだけである。人々はイギリスにおいて確認される濫用の例に影響されていた。ところで、フランスではそのような危惧すべき例はない。フランスでは「我々の風習の穏やかさ、我々の性格の公平さが、我々にそのような行き過ぎを免れさせる」。批判は次のように降り注ぐ ― アリエネに対する公的施設は政府の指導の下に置かれてはならず、病院の指導下に置かれるべきである。私立の施設を認可するのは政府ではなくて、地方当局である。ファルレに倣ってエスキロールは、強制入院を宣告するのは、知事よりも（直ちにその者に報告することを義務とすると）より身近で判断するに適した共同社会の市町村長であると考える。アジルを視察するために呼び出される当局者はあまりに多過ぎる ― 「何と多くの視察か！　何と多くの視察官か！　皆が隠そうとする病気の秘密の中に、何と多くの人が視察を許されるのか！」。これらの視察官は病人の興奮を引き起し、「指導者」に彼らの「心理的影響力」を失わせることになる（ファルレも同じことを述べる)。アリエネの退院に関して、エスキロールは、ドイツの例を見習うことを提案する。当地では、最終的な退院は「知的、感情的な能力を試すための」家族の元への試験外出から始められる。そのうえ何故、自発的に入院した［実は家族によって入院させられた］全てのアリエネの即座の退院を、入院させた者がわずかでも要求しさえすれば、医師の正当な意見書を不可欠としないで可能にする権限を知事に与える必要があるのか？　その他の批判の多くはよりこまごましたもので、さらには予想外に見え、例えば毎月の医学的観察を含む各々のアリエネに関する情報を記録する登録簿の管理に関することがある（それは拙劣になされると無用となる、とエスキロールは断固として表明する)。その草案はよろしくない、とそのアリエニスト〔エスキロール〕は結論する ― 人々は家族の利益を十分考慮しておらず、非常に多くの義務が法律を適用不能としている。

別のある報告は、公式には意見を求められなかったリヨンのアンティカイユの救済院の前医師であるアデオダ・フェヴル[137]によるものだが、見過ごされる。それはパリの偉大なアリエニストたちの報告よりも批判的である。フェヴルが非難するには、条項の大部分は、誰にも脅やかされない個人の自由を守る

(136) É. Esquirol, *Examen de projet de loi sur les aliénés*, Paris, 1838.
(137) A. Faivre, *Examen critique du projet de loi sur la séquestration des aliénés*, Lyon, 1838.

という関心の中で起草されたが、同時にこれらの方策は入院を妨げ、家族の秘密や医療的秘密でさえ尊重しない。エスキロールと同じく、彼は強制入院と医師の証明を伴わない退院を単独で命ずる権限を知事に与える自由裁量を告発する。

簡単に言うと、我々は一八三八年の法律を、よくあるように、アリエニストたちによって指図される、あるいは少なくとも厳密に制御される法律の一つとして、語ることは出来ないだろう。確かに先ずそれは財政的法律なのだが（「私は医学的問題を議論するつもりはない、我々は法律をつくるのであり医療を行うのではない」と一人の議員は述べる）、それでも人々は、医療と医師の目立たぬ立場への格下げに驚くかも知れない。第一条はまさに「アリエネを受け入れ世話をするために特別に定められた公的施設について」（それはやはり最小限のものである）言及するが、しかしどこにも原則を確認する水準のものしかなく、精神的治療についても、アリエニスト医師の中心的な役割についても言及しない。そのことについてエスキロールは以下のように述べていた――「それ〔精神的治療とアリエニストの中心的役割など〕は言わば、病院生活の原則でなければならない。それによって全てが動かされなければならない」。アジルでの心理的治療法の利用は、極めて暗黙の条件だったので言及する必要がなかったのか？　あるいは逆に狂気の治癒性に対する並外れた信頼は、もはやあえて引き合いに出すまでもないほどに揺らいでいたのか？

*筆者〔原著者〕による強調

法律とその適用

その法律は貴族院の満場一致で可決され、下院では一八三八年六月一四日に議決され〔賛成二一六反対一六〕、六月三〇日に公布される。これほどにも待ち望まれた法律は何を語るのか？　各県は今後はアリエネ〔専用〕のアジルを一つ持つか、あるいは公的あるいは私立の他の施設で処遇する義務を負う。公権は公立施設の管理と私立施設の監視を行使することになる ― 私立施設は今後、認可が義務付けられることになる。知事、知事代理、内務省の調査官〔まだ保健省は存在しない〕、裁判長、王室検察官、治安判事、市町村長は、施設を視察する責任を負う〔私立施設には、王室検察官による少なくとも四半期に一度、公立施設には、半期に一度〔の視察〕〕。入院はそれ以後、次の二つの様式による明確な規則に従う ― 自由意志による入院と公権により命じられた入院〔やがて「強制」〔入院〕と言われる〕である。第一の場合、周囲の人の入院請求と、施設と家族になじみのない医師による医学的証明書が必要である。これらのことを記載した入院報告書が二四時間以内に、施設の医師の証明書とともに知事に送られる。知事は彼の側で、三日以内に王室検察官に通知しなければならない。施設の医師による第二の証明書は、最初の〔医師による〕ものを確認するか修正しつつ、一四日以内に知事に送付されなければならない。

明らかに自由意志による入院の効力範囲は立法者を悩ませたが、それは〔県、司法、医学の〕平衡を保っていると見なされていた三つの審級を介入させる。「強制入院」の場合は、禁治産者であろうがなかろうが、「アリエナシオンの状態が公的秩序や個人の保全を危うくする」全ての人間の入院を、正当な理由で命じるのは知事である。知事は二四時間以内に、救済院あるいは病院に義務付けられている仮入院の全例について裁定を下さなければならないが、仮入院はもはや「いかなる場合でも」監獄の中で行われてはならない。「各半期の最初の月」に、施設の医師によって作成される報告書が、「そこに留められる各人の状態、病気の性質と治療の結果」について知事に送付される。知事は一人ひとりについて判断を下し、その施設での入院か退院を言い渡すことになる」。

入院の様式が何であれ、一つの登録簿が、施設の視察の権限のある者の管理の下で、各病人についての管理情報の全て、入院証明書、少なくとも一か月ごとの医学的観察、退院か死亡かを記載することになる。自由意志による全ての入院は、治癒しなくても、事実上〔入院〕委託者がそれを要求した場合には退院することが出来る。もし退院が公的秩序と安全を危うくするように思われるなら、市町村長は知事に強制入院を要請することができる。アリエネの施設に入院させられた全ての人間、両親あるいは友人は、裁判所に退院の請願を上訴することができる。

しかし法律というものは、適用に関する通達がなければ無力である。それらの通達はとりわけ費用の点を明示することに執着する ── 支払うことを嫌がる県議会に対する共同体〔市町村〕の協力、救済院の協力、日々の費用の決定……などである。

それらの問題を超えて、法律の第三章（「アリエネの世話に対する費用」）に格下げされた二五条の短い文言は、その重要性にも拘らず見過ごされた ── それが「精神状態が公的秩序や人々の安全性を危うくしなくなったアリエネも、同様にそこに入院させられることになる」である。一八三九年八月五日の通達はそのことを説明する ── 「法律の二五条の第二項の規定は完全には理解されなかった」。大臣は、県の義務は一般的な安全性の要請に留まらないと説明する。法律は「単に治安だけの法律ではない ── それはまた慈善の法律でもある。アリエネたちが市民の安全を全く脅かさないとしても、社会が彼らを経済的に援助しないと、その状況が余りにも痛ましいアリエネたちがいる。とりわけ医術がそれらを一掃させうることが出来る病気の最初の発作の犠牲者は、科学と慈善による援助を受けることが認められなければならない。我々の国土全域において、病院は人間性を襲う様々な病気に対して開かれており、それらのうち最も耐え難い、精神病が、その恩恵を奪われることはありえないだろう」。アンシャン・レジームが危険な気狂いを閉じ込めるだけであると（つましく）主張したところに、生まれつつある精神医学の一九世紀は全く別のねらいを定める ― つまり、それ以後、一八三八年の法律によって目標とされるのは全ての狂人である。

一八三九年一二月一八日の行政命令は、ともかく施設の規定と機能に関することについて、その法律の効力を発生させる。既存の私立施設は六か月以内に認可を申し出なければならない。院長は、もし自身が医師でないならば、一人の医師を加えなければならない。公立施設に関しては、院長は大臣によって任命される。院長に「加えて（用いられているのはその言葉である）」、医長がおり、彼もまた大臣によって任命される。「精神病の治療はまさに特別な手当てと身体および心理的な養生法からなっており、そのことはいやおうなしに、医師が病人に理性を取り戻すに適切と判断するあらゆる措置を、ある程度の自立性をもって処方することが出来ることを、要請する」。しかしこの時期でも、中央政府はまだ各県の正確な状況をあまり認識していない。県の側でも、相変らず財政的問題を始めとして、法律の各々の問題点を明確にする必要がある。その結果、過度の規制が一八四〇、一八四一、一八四二年に相次ぐ。

だからと言って全ては終わってはいない。一八三八年六月三〇日法の第七条文は、アリエネの施設の内部規則が大臣に認可されなければならないことを想定していた。実際には、私立施設の大部分は何も送っておらず、公的施設はあまりに不完全な規約を規定するので、大臣はそれらを承認することが出来ない。こうして一八五七年三月二〇日の法令によって公布される規範文書の作成の理由がわかる。一八九の条文、一五の模範的図表、逐条的説明の通達からなる膨大なこの規則書は、何事も偶然に任せておらず、アリエネのアジルのバイブルとなって行く――管理、医療業務〔例えば七つの条文が薬剤師の職務だけに〔当てられている〕〕、時間割による日常生活、食事療法、アリエネの作業……についてである。大臣はそこで明示的に一八三八年法の補完を行う――「一八年の経験によって捧げられたこの仕事は、フランス政府が正当にも誇りとしうるものであり、外国の規則がそれを多く借用した」。

第2章　フランスにおけるアジルの急増

一八三八年法の採決は、暗に新しいアジル建設の問題を提出していたのだが、「新しいアジル」によって何を理解しなければならなかったのか?　狂人専門の病院がどうあるべきかについての考察は、一八三八年法可決のはるか以前、一七八五年の『気狂いの監督方法と彼らに用意されたアジルにおける治療法に関する指示書』によって始められていた。この時以来 ― したがってエスキロールと彼の「アジル、治療手段」よりもはるか以前に ― 「狂気の様々な種類を分類し分離する必要性」が強く主張されていた。ただし我々は、当時、分類基準は疾病学よりも行動に基づいて作成されていたのを見た。

一八三八年法の範囲では、分類区域は、とにかく理論においては、アジルの中の一つのアジルとして、建築的にも治療的にも閉ざされ、医学的に自律した一つの単位として理解される。これらの区域に一般的な病舎を加えてアジルが構成されるが、時には一方の性だけに、また時には男女両性用に充てられ、結果的に二倍となる。さらに人々が目にするのは、ル・マンのアジルの建設に関して、すでに疾病学的なものと行動的なものの間で隔てられていた分類が、財産の判断基準によってさらに複雑になったことである。一方は極貧者がおり、他方には〔支払える〕自費入所者 ― そして後者には、支払いの能力に応じて区別された二―三の分類がある。

他の重要な問題が一九世紀の初めに生じる。中でもアリエネのアジルの規模はどうあるべきか?　トゥノンあるいはカバニスなら、あまりに巨大な施設では治癒の可能性が疑わしいので、小さな規模の病院（一一〇から一五〇ベッド）を望んだだろう。しかし向かったのはその方向ではなく、逆の大きな施設、さらに非常に大きな施設であり、それは相対的に安上りで、分類区域の配置が前もって形成する建築上の頭痛の種を唯一解決することができるからである。アジルを全く望まない者について言えば、それは極めて稀だとしても、一七九一年にヴァール県の行政官のムールとかいう人物によって率いられた望みのない戦いについて[138]、ここで触れる必要がある。彼が言うには、〔治療は〕アリエネのアジルにおいてではない、何故ならそれらは治すどころか病気を助長するからである。確かに、この市民が係わるアジルは「前エスキロール的なもの」である。しかしながら心理的治療法の教訓の結果として表明される彼らの批判は、生まれつつあるアジルにすでに重くのしかかる批判そのものである。気狂いたちは、正気の時には、他の者の狂気の光景に恐れをなし絶望するしかない ― それは彼ら自身の狂気の中に再び陥らせるひとつの狂気である。同じ病院に閉じ込められた気狂いたちの数の多さに関して、各病人と有効に係わることが、つまり「病人の魂がまだ真実の光に開かれているこの幸福な時間を利用し、十分に頻回に病人と一緒にいること」が不可能であると署名入りで書く。これらの気狂いを家族に再び近づけながら、彼らを〔アジルではなく〕病院の中で彼はもっとうまく分散させるのが良いと言うのだろうか？　そして ― 今度はこの行政官が語るには ― それはより安上りだろう。

建築の原則

アジルの時代は、建築学的概念の真の熱狂の中で、議論の余地なく、アリエニストと建築家の出会いの時代であった。エスキロールは次のように書いた ―― 「アリエネのアジルの計画はどうでもよいことではなく、そして建築家だけに任せるべきものではまったくない」。実際、成功することになる計画は共同作業の産物なのである。

しかし非現実的建築家にも事欠かなかった。一九世紀初頭において監獄がフランスの機能主義的建築学の主要課題であるとしても、[139]病院、そしてさらにアリエネのアジルは、その両価的な合目的性のために、それらもまた、建築理論の、時には誇張された対象となる。理想的な本体部分のイメージである完全な左右対称の基本原則に、監視に基づいた建築の原則がつけ加わり、その最も有名な例が、イギリスの功利主義的哲学者で法律家であるジェレミー・ベンサム（一七四八―一八三二）によって構想されたパノプティコンモデルである。手短にその原則を振り返ろう ―― 「二つの建物（円形の）が互いにはめ込まれている。囚人の住居は、内側に開かれた部屋を持つ円環状の建物である……。一つの塔が中心を占める ―― それが監視人の住居である……。監視塔は、また透過性のある鎧戸で覆われた回廊によって取り囲まれており、それは監視人の視線が個室をよく見渡すことを可能にし、見られることは妨げる……。監視人が不在であっても、存在するという判断が、存在するのと同様に有効となる」[140]。ベンサムは、パノプティコン的施

（138）*Observations sur les insensés*…[1791], factum BN Te 66-2.
（139）Bruno Foucart, «Architecture carcérale et architecture fonctionnaliste en France au XIXe siècle», dans *Revue de l'Art*, no 2, 1976.
（140）Jeremy Bentham, *Panopticon or the Inspection House, Londres, 1791, présenté à l' Assemblée legislative et traduit aux frais du gouvernement : «Panoptique, Mémoire sur un nouveau principe pour construire des maisons d' inspection et nommément des maisons de force»*, Paris, 1791.

設として組織されうる施設の中に、狂人施設があることを明確に述べる。それでもやはり、閉じ込めだけが考えられている（我々は一七九一年にいる）狂気についての「前アリエニスト的」見方においてではあるが、彼は、中央の監視人の下にある分離された個室が「鎖と他の様式の強制具の使用を完全に不要とするだろう」と説明する。この利点に、お互いが全体的に透過性のある監視システムの中に囚われていると理解することで、同時に牢番の虐待から狂人を保護するという利点が加わるのだろう。

同時代、アル＝ケ＝スナンの王立製塩所に見られるような「放射状配置の中心に置かれることで誰もが監視から逃れない」[141]パノプティコンから彼自身着想を得ていたクロード＝ニコラ・ルドゥーあるいはエティエンヌ＝ルイ・ブーレーのような人の、精神的後継者である建築家たちは〔町の〕全体的建築の壮大な計画に乗り出した。カルヴァドスの建築家であるジャン＝バティスト・アル＝ロマンは、カーンの昔の物乞い収容所のあった場所に（パノプティコンに刺激を受けて）ボーリューの新しい中央施設を建築するまさにその時に、彼はまた修道院的な特徴を持つアリエネのアジルの計画を描く。唯一の狭い入口の門の上にこの文字がある —— *Hic non sane mentis*（ここに健全な精神はない）。

放射状のこれらの建築は、一八世紀の病院計画においてすでに見られるが、ビセートル救済院の医長であるフェリュスと政府の建築家であるピエール・フィリポンの共同によって提示された「精神病の治療のための施設」（一八二七年）の計画で明らかとなる。個別の監視を必要とするアリエネのための四方に伸びる翼棟がある。中心の建物に、世話係と「監視長」がいる。「この配置によって、怒り興奮したアリエネの管理を委ねられた世話係は、互いにより近くにいて、必要な時に助けを得ることができ、また病舎の全地点に赴くために駆けまわる距離はより小さくなる。全体の監視はより容易で活動的となり、援助のいかなる部分も失なわれない。興奮したアリエネに割り当てられた個室によって形作られる放射状構造の先端に、落ち着いた病人を受け入れるための別の建物が建築されるだろう」。

しかしながら異論のない放射状配置は ― リヨンの建築家モンロベールによる一八三五年のそれが、「生理学的計画」と大層な題がつけられているように ― お蔵入りになることが運命づけられる。実際、批判には事欠かない ― 集中監視のシステムは、それが監獄では第一義的なものとしても、病人を集中させその結果、興奮と喧騒を増強するよりも分散させることが重要なアリエネのアジルではむしろ二義的でしかない。分類がそこでは十分に再区分されていない。おまけに放射状配置の計画は、運用には好ましくない側面があり、収容数が非常に増加した場合には放射線を法外に延長し階数を増やすことを余儀なくさせる。ベルギーのアリエニスムの指導者でもある（時に「ベルギーのピネル」と呼ばれることもある）ジョセフ・ギラン（一七九七‐一八六〇）は、放射状形態に関して、「中心部では、それは空気の流れを促進する」と世界で最も熱心に付け加える。ヴォクリューズ県のモンデヴェルグのアジルは、一八四三年から建築が始まり、フランスの国外ではその影響力はより大きくなるのだが、それは放射状形式への譲歩でしかないだろう。

もちろんエスキロールは、アリエネのアジルがあるべき姿に関心を寄せ、それは市外の広大な土地に建てられ、四〇〇から五〇〇名を受け入れることが出来るものでなければならないと考える。彼は建築家ルイ＝イポリト・ルバに、パリ救済院評議会に対して巨大なアリエネのアジルの最初の計画を設計させ広めるが、それはおのずと当時フランスの多くの都市で着手され始めた建築のモデルとなる。中心軸に合

（141） C.N.Ledoux, *L' Artchitecture considérée sous le rapport de l' art, des moeurs et de la législation*, Paris, 1804.

わせて、つまりアジルという都市のこの街の軸にふさわしいところに、管理部門と援助部門（食事、入浴、作業場）が置かれ、もちろんあらゆる意味での中心部に、多くの場合は大規模な礼拝堂がある。両側には完全に左右対称の、右手に男性用、左側には女性用に分類された垂直に並ぶ区域が見られ、「ひとつひとつの方形の塊には、内部には回廊で囲まれた中庭があり、格子で閉ざされた四番目の側面からは大きな庭と畑を見晴らすことが出来るだろう……。かなり多くの個々の塊はその〔病人の〕特徴、病気の期間など……に従って病人を分類するためである。平屋建てのこれらの建物全体は、怒り狂ったアリエネ、危険でない躁狂者、大人しいメランコリー者、何時も騒々しいモノマニー者、痴呆のあるアリエネ、何時も汚れた者たち、てんかん性の狂人、偶発的な病気の者 ― 最後に回復期にある者に対して分けられた病棟を示しているのだろう ― 最後の者〔回復期にある者〕の居住区域は、彼ら自身が中央棟の射程内であるのと同時に、他の病人を見ることも聞くこともできないように、配置される必要があるだろう」……再び行動についての判断基準が支配する。

一八六二年にシャラントンでエスキロールの銅像の除幕式が行われようとした時、一八四八年以来、アリエネ部局の視察長官であったジャン゠バティスト・パルシャップ（一八〇〇－一八六六）は創立の父を称賛しつつ、「不滅の土台として、ひとつの医学的思想である基本的構想の上に、今後はアリエネのアジルの理想が基づく。この思想、それこそが、病気の性質、形、程度に従って、医学的治療の要求と便宜に適した明確な区域による病人の分類である……。アリエネのアジルの設立、建設、組織化に次々と導入された全ての改善が結実するのは、エスキロールによってはじめて提案され導かれた計画において実現される、建築の治療へのこの従属関係によってである」[142]と述べることになる。

たとえ彼がエスキロールのきわめて重要な教えを繰り返すとしても、一八二一年にパリ市民病院および救済院審議会において提案された、公的扶助の行政官であるバンジャマン・デポルトの計画が、一九世紀初頭のアジル建設原則を確立し終える、実施と配慮の詳細に果敢に踏み込む[143]。「精神病の治療に特別に割り当てられる病院は、フランスに欠けている慈善の記念碑となる」。ところで人々は、近隣の国々を模倣することは出来ないだろう、というのはそれら近隣国の施設は「壮大な実行」のために内部の準備を犠牲にしているからである。「この模範を示す役目はフランスにある」。そうしたアジルというものは、建築的な見栄によって際立つことはできないだろう ― 「不幸な者に捧げられたアジルの豪奢さは、各個人を快適にさせながら、そして健康的な方法で、各個人にもたらされる最大の幸福の中にある ― 建築家の才能は、容易に目で見渡せる厳密な比率、常に端正な輪郭、集合的配置だけで表してはならない」。その立地に関しては、エスキロールの原則が再び見出される ― 都市の外部の広大な面積（アリエネの固定した観念から彼らの関心をそらすと共に、他者の好奇心から彼らを切り離すのにふさわしい遠隔化という明瞭な考えによる）、きれいな空気、水の豊かさ……である。建物の向きはどうでもよいどころか、エスキロールが勧めたように東向きになる。またアリエネには「夏の南側の暑さ、冬の北側の寒さ……、彼らの想像の沸騰に寄与するその両極端」を避けよう。東側は健康によい空気の性質の他に「病人の精神の興奮を静める心地よい涼しさで」、病人たちが「朝日の光の恵み」を受けるのを可能とし、「各人の

（142）*Journal de médecine mental*, Paris, 1862.
（143）B. Desportes, *Programme d'un hôpital consacré au traitement de l'aliénation mantale pour 500 malades des deux sexes*, Paris, 1824.

安らぎに対して効果が強く、彼らの不幸が切に必要とする世話に抵抗することなく従う気にさせる」。

そのようなアジルには五〇〇名のアリエネが住みつくことになる――三〇〇名の女性と二〇〇名の男性は「可能な限り最大の隔たりで分離され」、「二つの大きな病院の中に二つの病院」を構成するほどであるが、それでも容易に一方から他方への移動可能性は保たれる。この二つの大区分の各々は、それぞれが分離された一二足らずの区域、つまり一二の実際の小さな病院を含み、それぞれは隔てられていて互いに何が起こっているかを見たり聞いたりすることは出来ない――〔それらの区域が〕「治療中の怒り狂った狂人――不治の狂憤した狂人――治療中の穏やかな狂人で、個室に入れられるべき者――怒ったてんかん性の狂人――穏やかなてんかん性の狂人――治療中の穏やかな狂人で、共同寝室に入れられるべき者――不治の穏やかな狂人で〔個室に入れられるべき者と〕、同じく共同寝室に入れられるべき者――メランコリー者――低能者――偶発的な病気の者――回復期患者」である。

分類による一二の区域は、つつましい予算が慣習的に計画の切望を妨げることになるので、実際に建造されるよりもはるかに多い。しかしデポルトはさらに下位分類を加える必要性があると考える――「アリエネには、医師たちが区別して分類出来るようになりたいと考えている微妙な違いがあり」、特にアリエネに彼らのものとは異なる種類の狂気を見せることを避けなければならない。こうして区域を増加させることは、同時に治療の方法を増加させることと同じことになるだろう。デポルトは、いずれにせよ分類の一二の区域は最小の構成であると考える。「より狭められた分類では、医師を成功のない治療の試みの危険に曝すことになるだろう」。

建物は、エスキロールの重要な考えに従って、地面がより衛生的な穹窿状の地形の上に、一階だけで建築されるだろう。デポルトが付け加えるには、残念なことに、この方式は土地面積を途方もなく増大させるが、まさに良いことは、それに伴い中庭、散歩道、庭を増やすことが出来ることになることである。中心軸〔部分〕は「公衆とアリエネの間にある監視の第一の障壁」を構成するだろう。全ての病院の古典的構成内容（礼拝堂、遺体置き場、食堂、製パン所、洗濯場、衣類整理室、忘れてはならないのが所謂管理棟）の他に、その〔中心軸の〕建物は二四の分類区域を見渡すことが出来なければならないだろうし、特に発展した水浴療法部を持つことになる。しかもデポルトは長々とした説明を、狂気に対する代表的な治療法である様々な水浴設備の必要性に割り当てる。

各々の分類区域は同一の構成からなり、共同寝室と個室、共同食堂、共同作業室、屋根つきの散歩道（回廊）、そして散歩道と庭、噴水、便所（デポルトはアジルのこの決定的な場所の構成について詳細に検討する）、部屋と病棟専用の庭を持つことになる。とりわけ管理者は個室か共同寝室かの選択に専念し、彼は個室を可能な限り少なくすべきであると考える。その他の寝室は二四のベッドがある共同寝室からなるだろう。隔離は収容そのものによって成立し、アジルの内部で隔離されるのは適当ではない——鎖の廃止による理論的帰結である共同体での生活は、社会復帰可能性の条件であると同時に保証である。とりわけデポルトもまた共同寝室の中に、（それ自体では殆ど安心させるものではないが）もう一つの利点を見る。それは「アリエネたちの世話をする下役との様々な関係から身を守ることである。この類いの者たちは、必要とされる資質を常に備えているわけではない——そこにいる者たちには感受性が強まることで時にその感受性を失い、非人間的となって終わるような者さえいる」。

偉大なピネルの息子であるシピオン・ピネル博士が一八三六年に『アリエネの診療体制についての完全な概論および彼らに割り当てられた施設の手引書』を出版するとき、いろいろな理由で、彼は初めて統合を行った人となる。その名前と同じく一定の時間的隔り（デポルトの計画はすでに一二年前のものである）が、あまりにも長時間議論されたこの問題に関してひとつの財政法の採択がようやく期待されるその時に、アリエニスムの具体的原則を明確に公式化することを可能にする。ところでシピオン・ピネルの概論の二重の書名は、その重要な主題をすでに強調する ― つまりアリエネの診療体制は、アジルという治療制度〔施設〕の中に完全に組み入れられる。シピオン・ピネルはひと目見たところではデポルトとエスキロールの計画を参照するが、有名な父の教えを忘れてはいない。彼はそこで、中央の建物と病人の区域を結合し、アジルにその統一性を与えながら、回廊によって三つの左右対称的要素を結ぶことで、すでに古典的となった計画の大筋を取り出す。三〇〇から四〇〇名のアリエネをそこに受け入れうるだろうが、「より大規模な集中化は余りにも深刻すぎる不都合をもたらす」。しかしシピオン・ピネルの計画は幾つかの独創性を示す ― その三つの主要な集合体は平面よりむしろ垂直に三つの一団を形成する。病棟の建物は庭の端ではなく中央に建てられる。最後に、病人の大きな身体から出た活発な二本の手足のように、男性には農園、女性には洗濯場－衣類置き場が、それらの病棟に付け加えられることになる。

シピオン・ピネルが詳しく検討する真に重要な問題は、区域分類の問題である。サルト県のルイ＝ジャック・モローが患者の分類について語るところでは、「患者は、様々な国々と同じように、多様な部門に、狂気の種類に従って割り振られる」。アンリ・ダゴネは彼としても言及し、「分類は、理論においてと同様に実践においても不可欠である」[144]。シピオン・ピネルは主要な下位の二区分とともに、六つの区域分類を提唱する ― 四つの区域が治療中のアリエネに割り当てられる（応急処置の区域、回復期の区域、穏やかなアリエネの区域、個室の狂憤者の区域） ― 別の二つの区域が不治な者に割り当てられることになる（一つは穏やかな者に、もう一つは興奮した者とてんかん者に対してである）。この二分類法〔治療可能性の〕は、その後、アジルにおいて絶え間なく告発されることになる問題を直ちに解消する――つまり慢性アリエネの抑え難い盗みの問題である。「要するに我々は、アリエネの病院は、狂気の積極的治療法だけでなく、また不治なアリエネの永続的な禁固重労働に用意されている、と理解した」とシピオン・ピネルは書く。何故、デポルトによって推奨された一二〔の区分〕の代わりに、ただの六つの区域分類なのか？　シピオン・ピネルはそのことについて、デポルトによって構築されたラ・サルペトリエールとビセートルの区域から得られた経験を援用しつつ説明する。大人しい不治な者と低能者の集合と、個室に入れて治療中の穏やかなアリエネの区域を削減し、それ以後、彼らを共同寝室に置くことになり、節約が実現されることになる。女性においても同じことで、個室の一つの区域は「色情狂、ヒステリー、あるいは汚物と裸に楽しみを見出すアリエネに対してだけ適用しうるだろう。これらの例は全体として一つの区分を形成するに足りるほど多くはなく、おまけに禁固重労働はこれらの患者の状態を悪化させることでしかない――事情が許す限り、彼女らを共同寝室にとどめることが必要であるが、やむを得ない場合には、独立した病棟の個室という手段を我々は持っている」。

興奮する不治の者とてんかん者の区域は、医学的にはほとんど正統ではない二つの範疇の患者の混合を避けるために壁で二つに区分けされる。この壁の問題、とくに外壁の問題はシピオン・ピネルを没頭

（144）H. Dagonet, *Considérations médicales et administratives sur les aliénés, mémoire à l'appui du projet d'un asile d'aliénés commun à cinq départements: Aisne, Aube, Ardennes, Marne, Seine-et-Marne, Châlons-sur-Marne*, 1838.

させないではいないが、ちょうどそれは、建築家であれアリエニストであれ、その後の何十年の間に、アジルを壁で取り囲む必要があるかどうかの問題に直面することになる、全ての者を没頭させるのと同様にである。全て〔のアジル〕がそれを築き上げているので、問題は純粋に理論的で、矛盾しているのは病院であると同時に監獄であるというアジルのイメージそのものである。そのイメージは密かなものでありたいという素朴さから、誕生しつつある精神医学は、せめてこれらのとっつきにくい壁を隠蔽することに努力することになる――「全てのアリエネは、おそらく病気とは無縁の理由で囚われの身であると考え、思い込んでいるようなので、壁を多くの草木、ポプラ、リラ、あるいは緑の木々によって隠して、監獄や禁固といった観念を出来る限り消滅させる必要がある」。

管理棟は中心部分にあり、とりわけそこには、かなり多くの病院機能が割り当てられるのが認められる――先ず水浴室の建物があり、その治療的な優先性は一〇〇年以上に亘って定着する――また面会室があるが、事務室と近接していることは、ただ単に区域を訪問することをすべて禁止する意図だけでなく、外部の者とのすべての交流の厳密な監視の意図を明らかにする――さらに職員と「理性のある病人」の両者のための娯楽－図書室がある――「教育を受けた病人は、彼らが回復期に入り、彼らが社会で取り戻すべき態度を少しずつ習慣とすると、これらの集いに入ることが許される」。それでもシピオン・ピネルは、一九世紀のアジルにはしばしば欠けている診察区域の代わりに、少なくとも受け入れ部門を相変らず中心部分に創ることを考えたことは注目に値する。「それは安全な収容の場所であり、アリエネは、翌日の回診で医師が思慮に富む診察の後にその病気の種類に適した区域に移ることを命じるまで、そこに留まらなければならない。もし彼の狂気の決定が疑わしい時には、医師は数日間その部屋に留めることが出来る」。

最後にシピオン・ピネルは、彼の先駆者たちと同様、風変わりで見せびらかすような贅沢な建築学的概念すべてを排除する。アジルの贅沢とはその秩序、調和、清潔さである。それでも一八四七年にローヌ県で発表されたもののように、建築的により斬新な計画が構想される。どうしてアリエネのアジルは「この壮大さを、つまり経済性を排除することなく良い趣味と簡素さによって好まれるこの優美さを、すっかり無くさないといけないのか ― 重要なことは、病人の精神から、監獄と矯正の場という全ての考えを遠ざけることである」。(145) そして実際、その計画は強い印象を与える ― 三つの主要部分を持つ古典的配置が、木々が植えられた小道によって区切られた緑の空間の豊富さによって言わば高められているように感じられ、そのフランス風の配列と放射状の左右対称は全体として、まさに荘厳な特徴を与える。上方の二つの角を二つの有料入所者の病棟が占めていることは、冬の間は閉じられて暖房される幅の広い回廊‐散歩道の豊富さとともに、計画の独創性を強調する。この集合住宅‐アジル〔二〇ヘクタール、九〇名から一二〇名の職員、六〇〇名から七〇〇名のアリエネ〕のその名にふさわしい最大のデクマヌス〔東西道路〕は、五〇〇メートル近くに及び〔幅五メートル〕、すべての部局を横切り、それらを分けると同時に形造る。それが「究極の限界」であるとその計画の考案者たちは予告するが、それは一九世紀末の巨大アジルを先取りする。

分類区域の割当ては、改修の可能性とそれに続く〔アリエネの〕増加に応じて、アジルごとに、そして同じアジルでも内部において、時代ごとにも異なるので、議論が止むことはない。有料／無料を横切

(145) J. Exbrayat et Dr A. Potton, *Plan et projet d'um hospice d'aliénés pour le departement du Rhône...*, Lyon, 1847.

る問題以上に、問題が生じ続けるのは治癒／不治癒の問題である。ただ不治なものだけに割り当てられるのがアジルであるという考え（「アリエネにとって、家族の感情と公共の道徳にとって、医科学にとって、最も有害な考え[146]」）は破棄される。人々はアジルの中に不治の区域を取っておくことに同じ嫌悪感を覚える。しかしながら、まさにそこにこれらの不治の者がいるのである ― 非常に多くの者が、興奮者の、痴呆の、進行麻痺の、不潔者の、区域の中に配分されるか、あるいはまた白痴と一緒になる。簡単に言うと、至る所にいる。しかしながら白痴、あるいはてんかん者は、彼らの側で特別なアジルを持つべきではないのか？　しかしむしろ、その展望の中で姿を現すのが、何にでも使えるアジルなのである。

有名なアリエニストはそれぞれ、自分の理想的計画を賭ける。ジョゼフ・ギランは、分類の問題を長々と論じながら、一八五二年に纏める[147]。彼は理論的様式（「それによれば、患者はその疾患の疾病学的種類に従って分類される」）に、「アリエネたちがお互いに及ぼし得る有害な、あるいは好ましい影響に基づいた、実践的、経験的」様式を対立させる。ギランは、前者〔理論的様式〕が破棄されることから始めると記す。例えばメランコリー者を集めることは、「それは、悲しみの雰囲気の中で生きることをまさに彼らに宣告することである」。中心軸上の放射形にごくわずかに譲歩しつつ、見事な構成のひとつの古典的計画の中に、ギランは以下の分類を提唱する ― 回復期にあるアリエネ、「周期的に明晰となるもの」、不具者、臥褥患者である ―〔第二が〕穏やかなアリエネで、「メランコリー者、恍惚者、穏やかな躁狂者、幻覚者、霊感者、落ち着いた痴呆者、静かな低能者」（ここで分類される状態の原則は、正気の人間に導かれ得ることである）―〔第三が〕興奮したアリエネであり、「不安なメランコリー者、絶望者、自殺しようとするアリエネ、徘徊者、しかめ面する者、盛んに身ぶり手ぶりをする者、饒舌な躁狂者、非難する者、歌う者、幻覚者、霊感者、錯乱痴呆者、意地悪な低能者、反抗者、長い間歇期のあるてんかん者である」（ここに分類されるためには、争ってはならないし、服を引き裂いてもいけない。とりわけ「共同寝室で夜を適切に過ごす」必要がある ― 簡単に言うと、「分別のある規律に従うことが出来るのに十分な知性を持つ」 ― 〔第四が〕喧騒で破壊的アリエネであり、「争い、家具を破壊し、衣服を引き裂き、危険で、復讐心が強い者、興奮発作に陥り易い者、愚鈍なてんかん者、危険で怒り狂う躁狂者、殺人者」である ― 〔第五が〕痴呆者で、「知的機能が非常に衰弱している病人、低能者、白痴者、躁狂ではなく耄碌でもないてんかん者 ― 〔第六が〕耄碌者である〔尿と大便の失禁という意味で〕」。そのように六つの大分類は、厳密に互いに分離される。

平屋建てというエスキロールの主張は、ギランが推奨するような混合方式を利する形で放棄される ― 〔ギランでは〕一階に耄碌した、騒がしい、危険なアリエネであり ― 平穏な者は上の階である。

一八五二年、ギランと同じ時期に、ファルレは、エスキロールの無視できない引用（アリエネの施設は治療の道具である）に加えて「アリエネのアジルの建築は、建築家の作品というよりも精神医学の原則の実現であらねばならない」という引用句をつけてアリエネのアジルについて彼自身の構想を公刊する[148] ―。〔その著作は〕フランスではこの主題に関する基本的な概論と考えられるが、人々はそこに長期に

（146）*Visite à l'établissement d'aliénés d'Illenau (près Achern, grnd-duché de Bade), et considérations générales sur les asiles d'aliénés ; par M. Farlet*, Paris, imp. de Bourgogne et Martinet, 1845.
（147）J. Guislain, *Leçons orales sur les phrénopathies ou traité théorique et pratique des maladies mentales…*, Gand, 1852.
（148）H. Falret, *De la construction et de l'organisation des établissements d'aliénés*, Paris, 1852.

わたって展開されたあらゆる問題と、ほとんど同じ回答を認める。共同寝室の導入はもはや議論とはならず、食堂や集会室の設置や、アジルの日常生活にリズムを与えることになる共同作業のように、共同生活の計画の実現に資する。全てのことが分析され、計量され、測定される ― 個室の面積（それは増大している）、階段と床の材質、窓の大きさについてである（ファルレでは三ページ以上にわたる） ― 「便所」については言うまでもない ― 「全ての人間の集合における、便所の問題はかなり重要であり、それはアリエネのアジルの中ではまた、不潔への全体的傾向の原因となるので一層重要である ― さらに〔便所での〕彼らの自殺と自慰の性癖は特別な監視を必要とする」。

さて、そこでの精神的治療法はどうなるのか？ ファルレは、彼の同僚たちと同様、乱用されたこの表現をもう用いないが、いずれにせよ、その結論の中で、どこでこの「一般的な治療法」、この「単調化」が精神病の根底に作用しうることになるのか、と自問する。そこで彼は、管理的な原則ではなく医学的思考に影響を受けた特別な範疇の施設、病人が互いに有益な活動、真の「相互的治療法」を実行可能とするような複数の小さな空間による施設、を夢見はじめる。

パルシャップはといえば、彼は一層現場の状況を考慮しており、より実際的であるように見える。彼は職務の実践においては厳しいが、教条的ではなく、「一般的にアリエネのアジルに押しつけるべき一つの形、一つの型を決定することが合理的であるとも、可能であるとも」考えない。さらにまた彼は「アリエネの分類の絶えざる改良」を信じており、そしてアジルの創設に関して採用すべき形について助言を求められた時に、次のように答える ― 「貴方の計画を教えてください ― 私に貴方の現場を見せてください」[149]。だからといって、彼が新しい考えを持っていないわけではない―ただし結果が後に続かない。彼が願うのは、裕福な者は「どうあっても私立のアジルに委ねられる」こと、男女は別々のアジルに分離されること、医師が施設の唯一の指導者であるべきこと、である ― 何故なら権力の分裂は、病人の幸福と治癒への影響力と効果に不利益に作用するからである。パルシャップもまた、ささやかな規模の共同寝室の賛同者であり、個室（分離による、幽閉による、強制による ― 最後のものは特別な装具が用いられる）が永続的な住まいになりうることを望んではいない。

建　設

だからと言ってフランスは、新しい模範的アジルで溢れてはいない。一八三八年法の波及効果は、相当大きな時間差をおいてからようやく起こる。アリエネのアジルの建設の真の発展が確認されるのは、県知事にさらに大きな自律性を与えた一八五二年三月二五日の法令（またも！）と、第二帝政と共に始まる経済的拡大の二〇年を待たねばならない。

一八七八年にアリエネ部局の視察長官（コンスタン、リュニエ、デュメニル）は「一八七四年版アリエネの援助に関する総合報告書」を、内務大臣に提出し、それは一八三八年法の採決以来、辿った道を評価することを可能にする。当時フランスでは、アリエネの施設は一〇四を数える ― 四六施設は当局の指導の下に置かれ、五八施設はその監視の下にある。後者は救済院の区域（一八）と、私立アジル（四〇施設で、その内一八施設が公的アジルの機能を果たす ― 他のものは赤貧者を受け入れない）がある。

(149) M. Parchappe, *Des principes à suivre dans la fondation et la construction des asiles d'aliénés*, Paris, 1853.

これらの認可された一〇四の施設に、法律に反してアリエネを受け入れ続ける病院と救済院が加わる。

アジルの多くはゼロから構築されたのではなく、それらは相次ぐ巨大化との関連で、したがって初めは全体計画の構想を理解することなく、かろうじて分類区域の整理に専心する。とりわけフランス最大のアジルの場合がそうである ― クレモン＝ド＝ロワーズは、一八七四年一二月三一日には一、四六五名の入院者を数える。それはオワーズ県のアリエネの他に、ソンヌ県、セーヌ＝エ＝オワーズ県、セーヌ＝エ＝マルヌ県のアリエネ、そしてセーヌ県のその一部を受け入れる。それは町の真ん中にある一か所の中央アジル（最初のアジル）と、田舎にある何か所かの巨大農業付属施設（フィッツ・ジェームス公の）からなる。後者は、古くからの建物に従属する中央アジルとは異なり、視察長官によって好意的に判定される。カーンのボン＝ソヴェールも状況は同じである ― 「このアジルは、不充分な基礎の地面に建てられ、ただし非常に好ましい要素を含む ― 三ないし四つの広大な中庭、快い共同寝室、非常に適切な〔有料〕入院者の居室がある ― しかしそれら全ては寄せ集められ、不揃いで、混乱し、その結果、実際にはアリエネのさまざまな範疇による分類も区別もない」。実際に女性では、不潔な者の区域が建設されるのには一八八〇年まで、さらに興奮した者の区域や医務室の建設は一九〇〇年まで待たねばならない。男性では、一九〇五年からようやく区域が次のように完全に多様化する ― 不潔な者、興奮者、てんかん者、回復期にある者、子ども、働ける者、そして医務室（同時に観察室として機能する）である。修道院に基づいて建設された私立アジルは、エスキロールと意見が一致する視察官たちには決して好意を持たれない。というわけでコート＝ドール県のアジル（ディジョンの古いシャトル修道院）は、多大な変更にも拘らず、以下のように非難される ― 「それは優れた施設としては考えられず、いつかそうなるのも疑わしい」。

実際、各アジルはそれぞれ独自である。シェール県のブールジュでは、まず手持ちのものの利用が試みられるが、入院者数が一八三九年に四〇名でしかなかったものが一八七三年には二三四名に増えており、それによって翌年には全く新しいアジルの建築が決定され（ボールガール）、一八八二年に稼動することになるが、当時はまだ建築中である。オルヌ県アランソンでは、アジルの再建築は見事な計画の下で一八四一年に始まるが、しかしその建設は中断される。老朽化した古い建物が保存される一方で、場所の不足は県内の様々な救済院の独房や個室の延命を助長する。一八七四年、全ては市外の用地でやり直すことになる。きちんとした水浴療法の設備が設置されるのには一八九三年まで待たねばならない（前年県議会のある委員会が仰天して報告しているところでは、ポンプは、暗く湿った檻の中で巨大な二つの歯車を回転させる四人のアリエネによって動かされていた）。

市外にゼロから建築されたアジルは、視察長官たちからはっきりとより好意的に評価される。それがとりわけリヨンから五キロのところにあるブロンの場合で、一八六八年から一八七五年にかけて、中央軸に対して平行方向と直角に交互に並ぶ分離された病棟が建築される。五〇〇名の限界を大きく超えた受入れ能力にも拘らず（一、一〇〇名から一、二〇〇名）、視察官がそれに難癖をつけることはないが、分類〔区域〕は以下のようにこのうえなく簡略である ― 落ち着いた者と回復期にある者、弱った者と老人、「興奮しやすい者」と不潔な者、半‐興奮者である〔四分類〕。エヴルーでは、四〇〇メートルの長さに及ぶひと続きの建物で、その建設は一八五八年に始まり、実際には一八七四年でも完全には終わっていない。視察官たちは、たとえ彼らが寄せ集められた建物の賛同者ではないとしても、それは「非常に立派な施設である」と評価する。ルーアンでは、二つの新しいアジルが並んで建設される ― 女性のためのサン＝ヨンと男性のためのカトル＝マールである。

リールから二八キロ離れたバイユールのアジルは、その工事の完了前の一八六三年に開設されて以来、たとえその計画が「巨大で、ある点から見ると巨大過ぎる」と見えるにしても、「最も立派なものの一つ、そして多くの報告では、我々の最も良きアジルの一つ」と考えられる。もっぱら女性のために用意されており、六二〇名の赤貧者と一四〇名の有料入院者を収容する。分類は、かなり多様で、それもまた以下のように全ての疾病分類学的基準に背を向ける ― 落ち着いた有料入院者、興奮し不潔な有料入院者、落ち着いた者と回復期の者、興奮している者、不潔な者、半ば静かな者、てんかん者である（そして特別に裕福な有料入院者のための別棟である）。施設の規模、その計画、その配置、全体的であれ部分的であれ建造や再建の日付における大きな差異は、現実のものであれ承認されたものであれ、各県の財力に依存する。

各々のアジルの歴史は、またしばしば人物の問題でもある。とりわけ一八五八年に完成したオセールのアジルがその例であり、それは医長ジラール・ド・カイユーと、一八五〇年にヨンヌ県の県知事に任命されたオスマンの緊密な共同作業の結果である。その二人は、活力、秩序への嗜好、社会的野心を共有し、互いを理解し合う。アンリ・ジラール・ド・カイユーは、全てのアリエニストと同様に、建築に最大の重要性を認め、それは「全ての患者の精神から、禁固労働という考えを遠ざけなければならず」、建物の整然とした配置によって分類を容易にするからである。オスマン男爵が『回想録』で語るのは、「その人〔カイユー〕の進取の精神と火のような活動性が、計画の成功に寄与する。彼には他の考えはなかった ― 彼はそのこと〔禁固労働から病人の精神を遠ざける〕を根気と粘り強さと忍耐をもって追求し、それによって固定した観念を持つ患者は ― 明晰な、あるいは理性的な狂人は ― 日々彼に実例を提示していた。人々は面白半分に彼を『アリエネの長』と呼んでいた」[150]。当時ジラール・ド・カイユーが発表した多くの著作は、治療に対する建築の影響に輝きを取り戻させる。二人の人間によって作られたこの建築の宣伝は、オセールの模範的アジルといういささか不当に手に入れられた地位を授けることになる。ただ女性のアジルだけが完全に新しい。男性の区域は、そこはやはり、元の物乞い収容所の、そしてまたその前の一般施療院の、さらにその前の古い救済院に由来する古びた建物に従属している。したがって全てのその場での再建が進められる。

地方におけるこれらの例を超えて、アジルの最大の建築現場はセーヌ県のそれであるが、パリ市の非常に激しい人口増と、より高い入院比率の増加の結果であって ― この重要な問題に我々は必ず後で立ち戻ることになる。一八三六年に入院した気狂いは二、三〇六名 ― 一八五六年には三、五〇六名……。ラ・サルペトリエール、ビセートル、シャラントンは、幾らか拡張されたにも拘らずもはや十分ではない。加えて、シャラントンはすでにもはやエスキロールの時代のように模範的な施設ではない。ビセートルとラ・サルペトリエールに関して一八七四年の『報告書』は、セーヌ県は今日「外国人に見せる」ためにそれらの区域〔ビセートルとラ・サルペトリエール〕しか持たないとすれば、「それ〔シャラントン〕はもはやこの点でかなり控え目な地位しか占めないだろう」と強調する。一八四四年と一八四五年には、週刊『イリュストラシオン』誌の都市のアジルに関する現地報告は、当然のことながら豊富な挿絵入りで（「我が病院の中のアリエネたち」）、新しい建物であるにも拘らず、ビセートルとラ・サルペトリエールを厳しく評価する ― 「人々は先ず、どちらの病院でも隔離室の外観が示す悲惨な光景に強い衝撃を受け」、そ

(150) *Mémoire du baron Haussmann* (t.I), Paris, 1890.

こはより注意深く見ると、なお一層悪い。その雑誌は、「古い建物の中に設置されたものではなく、アリエネに対して特別に建てられる病院」を要求する。

新しいアジルの建築を待つ間、セーヌ県は、地方のアジルへの〔アリエネの〕転送という費用のかかる政策に助けを求めねばならない（しかもそのことは決して終わることはないだろう）。しかし、ここでオスマンがパリ県知事に任命される。彼が『回想録』の中で殆ど謙遜なくに打ち明けるところでは、「私が大胆に率先するその改革以前、セーヌ県のアリエネの援助は、そのような県の名に値しない、その知事を深く侮辱するような状況で、行われていた」。予算上の理由から、建築が始まるには一八六〇年を待たねばならない。オスマンはその時、ジラール・ド・カイユーを思い出し、その結果、彼はセーヌ県のアリエネ部局の視察総監の役職を創設する。パルシャップは理論家であり、ジラール・ド・カイユーは体現者となる。

オスマンはパリ近郊に、六〇〇床の公立アジルを約一二か所以上建設することを計画していた。そのうち第二帝政下にその門戸を開いたのは、模範的計画に従った新たな三つのアジルである ― 一八六七年にサン゠タンヌが、それまでビセートルの農業的支所であったサン゠タンヌ農場の場所に ― 一八六八年には、パリから一六キロにあるヴィル゠エヴラール ― そして一八六九年にはパリ南二四キロにヴォークリューズである。その後一八七〇年の戦争が、長い間、建設の計画を中断させる（ドイツに戦争負債を払わねばならなかった）。サン゠タンヌは、パリ市内への進出そのものによって、教育と研究専用のアジルクリニック〔癲狂院病院〕の機能を果たす（少なくとも将来的には。なぜなら当時、そこのアンテルヌ〔内勤医〕は二名に固定されているからである）。サン゠タンヌは、シャラントンを押しのけて、外国から来る者たちを始めとして、医師、建築家、院長たちが定期的に見学する模範的アジルとなって行くが、視察総監たちはサン゠タンヌが田舎にないことだけを惜しむ。

入院の増加

アジルの建設あるいは再建築は、費やされた努力にもかかわらず、入院者数の増加に決して追いつくことは出来なかった。常に需要が「供給」を上回っており、機能こそが器官〔臓器〕を生む（たとえジッドが次のように記したとしてもである ―― 「だがその後、器官が機能を導く」[151]）。「殆ど全てのアジルは、その受け入れ能力の許容を超える人数を容れている ―― それらは一杯である。したがって別に建設するか、あるいはすでにあるものを拡張する必要がある」（一八七四年の『報告書』）。アンシャン・レジーム期、つまり神話的な「大いなる閉じ込め」の時代には数千名でしかなかったのに対して、一八三四年に一〇、〇〇〇名の大台に乗った。

入院者は一八八三年に五〇、〇〇〇名を超え、一九三一年には八八、〇〇〇名以上に達する。我々はこの数が一九六九年の入院者数一一八、〇〇〇名で頂点に達するのを見ることになるが、その後は現在まで長期の減少が始まる。一六九〇年から一九三一年の間に、人口から見た入院者の比率は（その数は当然一定のはずだが）、三〇倍に増大した ―― それは間違いなく桁外れで、地方の恒常的な〔アジルの〕欠乏

（151）*Journal*（16 février 1907）.

を説明する。しかしこの比率は、その頂点においても〇・二三六％を超えることはなく、四二二名の住民に対して一名の入院者となる（それに対してルイ一四世治世下では一三、三三三名の住民に対して一名の入院者で、一七八九年には五、二〇〇名に一名である）。比率だけを考慮すると、全くそれだけで一九世紀における大いなる閉じ込めは否定され得る。

年	入院者数	全人口に対する比率%
1690	約 1500	0.007
1789	約 5000	0.019
1834	約 10000	0.033
1851	21353	0.059
1871	37717	0.104
1883	50418	0.13
1931	88427	0.21

この増加は、絶対数では目を引くが、県ごとの〔入院〕機能の大きな格差を隠蔽する。〔入院者比率の〕程度が非常に低いものとしては、コルシカ島は一八七四年において住民一〇万人に対して一五・六名しか入院させておらず（そしてランド県、アンドル県、クルーズ県、オート＝ピレネー県、ソンム県、オート＝ザルプ県は〔住民一〇万人に対して〕四〇名以下である）、反対にセーヌ県は住民一〇万人に対して常時三〇四名のアリエネを入院させる（そしてローヌ県、ブーシュ＝デュ＝ローヌ県、セーヌ＝アンフェリユール県は一〇〇名以上である）。ただ単に大都市が相対的により多く入院させているだけではなく、それらは、しばしば同時にそこから遠く離れて住み、親戚や近隣に彼らの狂人を知られることから逃れさせたいと望む家族にとって、強力な引力の中心となる。入院費を十分に払うことが出来るこうした家族は（赤貧はと言えば、彼らは自分たちの県に留まる）、都市の施設の多大な名声にも同じく影響を受ける。こうして各アジルは、その県その

ものを大きく超えて引き付ける地域を持つ。カーンのボン=ソヴェールにとって、それはヘキサゴンの北西の大半である。パリ最大のアジルにとっては、アンシャン・レジーム期のラ・サルペトリエールとビセートルのイメージを受けて、全フランスになる（しかしこの時代には、これらの施設が最も安上がりだったからである）。

アリエネ部局に割り当てられた（建築以外の）通常費用の格差が再び見出される――やはり一八七四年には、コルシカ島では一一・六四フランであるのに対して、セーヌ県では入院者一〇〇名につき一七一・二五フランである。一方〔費用の〕増大は全ての県において一定であった（一八六四年から一八七四年の平均は四一％〔の増加である〕）。一部では、入院者数のこの激しい増加は、一九世紀の前半三分の二においては、利用できる場所の増加と、とりわけ都市環境における家族の〔入院に対する〕ためらいの減少が可能にした埋め合せ現象に由来する。

一八七四年に、フランスではアリエネのアジルが一〇四を数えるのが分かった。この数は二〇世紀の最初の数十年の間に一一五（公立七二、私立四三）の最大値に達し、もはや殆ど増加することはない。一八八〇年一月一日、フランスでの入院者は、二二、一〇一名の男性アリエネと二四、九四六名の女性アリエネであり（この女性が多いことについては後で触れる予定である――それは昔からの確信にも拘らず、女性の方がより気が狂っていることを意味しない）、山岳地方とサントル地方の県では〔入院者の〕密度はやや低い。人口密集との明確な関連性以外では、西部と北部の県はより目立つ。我々はその理由を、とりわけアルコール症の問題に見ることになる。

当然、アリエニストたちは入院の増加について自問する。「一八七四年の『報告書』の著者たちは、あらゆる文明はその発展に比例してアリエネをもたらしたと警告する。もし現在の世代が先立つ世代よりも多くの年貢をこの病気に支払うとすれば、それはつまり今日の社会をより良い、新しいあるいは未経験の方向へと突き動かす急速な流れは、単に実りの多い原則だけでなく、より多くの素因的原理や偶発的な原因をもついでに置いていくからである」。その時代の証言は、革命と政治、産業的および財政的危機、人口の移動、教育の進歩を雑多に〔その理由に〕追加するが、永遠の情熱を忘れることはない ― かつてないほど激しい。それがパリの場合であり、「あらゆる野望の対象、あらゆる虚栄と出会う場所、あらゆるうぬぼれの暗礁、あらゆる情熱、あらゆる快楽、あらゆる悲惨さの中心地 ― パリこそが、それら最大の割り当て分を狂気に結実させる、フランスの地域である」[152]。

県知事たちは、報告書の中で、より確かな理由に言及する。彼らの多くにとって、増大するのは狂気ではなく、入院の容易さと執意である。「共同社会から白痴の物乞い、てんかん者、ならず者、悪徳と放蕩による愚か者、多少とも無害だがその外見がとにかく痛ましい者全て、を追い出す目的で、市長閣下たちが差し出される要請を非常に安易に認めるのが、真相そのものである」[153]。〔増加の原因は〕市長たちだけでなく、家族もである ― 「かつては、理性を奪われた彼らの一員の負担を担っていた多くの家族、多くの共同体が、アジルが彼らのために開かれて以来、この不幸な者たちをそこに入れ、同時に入院が強いる出費を逃れようと努める」[154]。「自然が彼らに課している義務から免れる家族の利己主義」[155]が止むことなく引合いに出される。それ以後、危険性のみが、入院申請書を作成するために不可欠なものではない ― そして多くの知事たちは、彼らがそこ〔かつての場、家族や共同社会の場〕に留まっておらず、さらにそこに戻ることが出来ないことを残念に思う。「もし当局が、絶えず意表をつこうとする乱用者たちと休みなく闘わなければ、あらゆる性質の道徳的な虚弱者たちや、あらゆるの愚鈍な知性の者たちで遠からずアリエネの施設はいっぱいになるだろう。その者たちは社会に対して危険や問題を起こさないも

の の、これらの不幸な人間の当然の保護者たちにとって困惑と嫌悪の源なのだ」[156]。

結局のところ、殆ど全ての県知事は、申請者（家族やまた地方行政）が救済院としてアリエネのアジルを利用すると非難する。しかるにそれ〔救済院としての利用〕は、公的財政に有利とはならないのは確かである。こうしてカルヴァドス県では、一八四一年から一九〇五年の間のアリエネ部局の出費は県の予算の平均五・七％に達する ― それは、住民の税負担が四倍となるほどまで人口が減少したのと同じ時期であるだけに益々、重大なものとなる[157]。

アジルの急増は、余りにも目覚ましいので、フーコーと共に、あるいはフーコーの後で、寛大な、あるいは恣意的な入院に関して何を述べ得たにせよ、このように行政そのもの側からの歯止めに出会う。我々が見たように一九世紀以来、県知事は〔入院者を〕溢れるがままにすることに同意しない。市議会は、強制〔入院〕申し立てに対して、大抵の場合は市予算で分担額を支払うことを強いられることが分かり、支払いを嫌がる。家族は彼らの狂人をアジルへ送ることを望むが、一銭も払わずにであり、そのために

(152) *Paris-Guide par les principaux écrivains et artistes de France*, Paris, 1867.
(153) Rapport du préfet de la Dordogne au conseil général, session 1853.
(154) Rapport du préfet de la Haute-Garonne au conseil général, session 1854.
(155) Rapport du préfet de la Hérault au conseil général, session 1854.
(156) Rapport du préfet du Cantal au conseil général, session 1855.
(157) Philippe Plichart, *La Question des aliénés au XIXe siècle dans le département du Calvados, à travers les rapports et délibérations du Conseil Général*, Mémoire CES psychiatrie, Université de Caen, 1980.

自分たちの収入を偽る。赤貧のアリエネの日々の費用は一倍から三倍となり、支払い全般について不機嫌さがさらに高まる。精神保健の費用はすでに都市の役人たちを危惧させる。一八四〇年以来、すなわち一八三八年法の採決直後に、内務大臣は危険でないアリエネの入院について長々と弁解する。はっきりしたのは、それ以後、確かに全てのアリエネが法の対象となるが、県議会によって決定された条件において、ということである。一言で言うと、県によって承認された予算の限界内においてである。そのうえ、この形の〔恣意的な〕入院が強制入院と同一視され得ないことが明記される。それによって退院の請求が促進されなければならない。

知事や市長たちは入院の請求を選別することに没頭する。例えば、一九二一年にカーン近傍のルヴィニーで、その行政区に住みながら市民としての無能力に襲われた、クレソン売りの半ば浮浪者の女性が、後見人側からの入院請求の対象となる。アルコール中毒と行政区の庭での盗み、あばら家での哀れな生活が引き合いに出される。知事への書簡の中で、市長はこれら全てを認めるが、しかし公的治安には危険はなく、「彼女を入院させる場所はない」(158)と考える。この型の回答が一九世紀後半と二〇世紀の最初の数十年全体に亘って多数となる。

それでも拡大した（男系）田舎の家族から限定的な都会の（核）家族への移行と共に、狂人たちの家族の中での場所は段々と小さくなる。エルネスト・ルナンは彼の『小児期と青年期の思い出』（一八八三年）の中ですでに「トレギェの我らの狂人たち」が過去のものであると語る ―― 「彼らを閉じ込めることからは程遠く、人々は彼らを一日中放浪させていた。人々は彼らを愛し、そして彼らはお勤めを返していた」。それらの狂人の一人は司祭であると空想し、一日を教会で過ごしていた ―― 「大聖堂は午後ずっと鼻声のつぶやきで満ちていた ―― それは哀れな狂人の祈りであり、それにはひとつ別の価値があった。

人々はするがままにさせる趣味の良さと良識を持っていて、神の前に跪きに来る単純な者〔薄弱者〕と貧しき人々とのつまらない差別をしない」。セギュール伯爵夫人の小説の中で、グリブイユ〔まぬけ、本名バビラ〕の姉は、彼女に対して課された圧力にも関わらず、一八三八年法を彼女の頭の弱い弟を閉じ込めるために「適用すること」を拒否し、見捨てることを決して宣言しなかったために、彼女は自分の立場を失う。ドストエフスキーの警句では、「人が自分自身の良識に納得するのは、隣人を閉じ込めることによってではない」。ああまさに！　まさにその通り。

第二の風

建築されるや否や、アリエネのアジルは、一八三八年法とまったく同様に、すでに多くの批判の対象になる。我々はアジルへの異議申し立ての長い展開過程に立ち戻ることにしよう — ジャーナリズム、文学者、元入院者による過激な批判だけでなく、次第次第に多くのアリエニストたちが、これらの大きな美しく、費用がかかり、それ自身に閉ざされたアジルがもたらす治療成果が僅かであることに衝撃を受けることになる。人々は、アジルが、それだけで精神的治療に「なる」はずであったこの治療施設が、エスキロールが予言したような治療の道具ではなく、一種の倒錯した入院の論理によって、不治者製造の道具となったことにすぐに気付く。

(158)　AD　Calvados X 990.

第二帝政期以来、非拘束の賛同派と反対派の間で論争が生じる。人々が再び参照するのが英国のモデルであり、ハンウェルの巨大アジルでは一八三九年以来、アリエニストのジョン・コノリー（一七九四－一八六六）が全ての拘束方法 ― 拘束衣、強制椅子、様々な〔縛る〕帯を廃止した。非拘束は誕生しており、英国人はフランスのアジルの拘束制度とそれを、いくらかの軽蔑をもって対比する。この真の革命はアリエニストの世界を熱狂させる。モロー・ドゥ・トゥールは、この「まったく英国流の考えは、実際、精神障害についてのすべての考えを歪める偽心理学的－学説から直接血を引いている」[159]と厳しく非難する（モロー・ドゥ・トゥールが、精神病についての器質因説の先導者であることを思い出そう）。「英国でのアリエネたちは、我が国の者ほどには興奮しておらず、あまり興奮しやすくもない別種の性質の者なのか？」[160]。幻想と虚偽である、とモロー・ドゥ・トゥールは続ける。躁狂者の狂憤発作の場合には、それを抑制するためには幾人かの監視人が必要であり、拘束衣を用いるよりも手厳しくなる。さらに冷笑的で純真なモロー・ドゥ・トゥールは、拘束衣の使用は職員の不足を緩和すると追け加える。実際に、非拘束がフランスで定着し始めるのは、ようやく一九世紀の終わりの数十年、とりわけサン＝タンヌでヴァランタン・マニャン（一八三五－一九一六）によってであった。

さらに、アジル自体、すなわち「石の拘束衣」[161]が自由化されないならば、非拘束は何の役に立つのか？一八九六年、ヴィル＝エヴラールのアジルの医長であったマランドン・ドゥ・モンティエルの論文は、譲歩することなく治療的収容の約一〇〇年について総括する ― 「ピネルがアリエネの鎖を断ち切った時、彼はそのことで彼〔アリエネ〕を自由にしなかった。彼は、そして彼と共に最近に至るまで彼の後継者たちは、回復を得るためには特別な衛生〔管理〕に彼〔アリエネ〕を置くことが不可欠であり、この特別な衛生管理が隔離による衛生管理である、と見なした。アリエネのために建築されたアジルは高い壁で囲まれて……。彼の精神が浸ったそれ〔環境〕とは異なる環境にアリエネを入院させ、より正当でそしてより穏やかな全ての情動の避難所にアリエネを置く必要がある、と人々は堅く思い込んでいた。[162]したがってアジルは消えゆく運命なのか？　そうではない！　隔離による衛生管理を自由な衛生管理で置き換えることで十分だろう ― 「もはや内側にも外側にも壁はなく、もはや閉じられた回廊もなくソ＝ドゥ・ルー〔小さな空堀〕もなく、公園の中に散らばった、あるいは村の形で集められた館であり、入院したアリエネの六〇％に対しては門と窓の開いた館で、自由に歩き回らせるには危険の可能性のある者に対しては、簡単な鍵と格子によって閉じられた館である。どこも通常の生活を思い起こさせる環境である」。[163]面会は随意に ― 休日にである。

実際、自由化の実験はすでに試みられていた ― 田舎の養育家族へのアリエネの預け入れ、つまり共同社会アジルの創出である……。しかしながら一八七四年の『報告書』はそれについて、失敗の証明書を作成する ― 「この方式は、ローヌ県、ヴォージュ県、および他のいくつかの県で小規模に試みられ

（159）*Notes sur les établissements d'aliénés de Siezburg, Halle, Dresde, Prague, Berlin, et Vienne. Réflexions sur la médecine psychiatrique en Allemagne*, Paris, 1854.
（160）*Le Non-Restraint, ou De l'abolition des moyens coercitifs dans le traitement de la folie*…, Paris, 1860.
（161）*Journall of Mental Science*..., 1865, t.I.
（162）Marandon de Montyel (Dr E.), «La nouvelle hospitalisation des aliénés par la méthode de liberté, et son application à Ville-Évrard», dans *Annales, médico-pychologiques*, t. I. 1896.
（163）同書。

た ― しかしそれはすぐさま断念されねばならなかった。アリエネであると判るや否や、大部分の養育者は託された者を急いで厄介払いした ― 他の者は彼らを家畜のように扱ったので、養育家族から彼らを引き取らなければならなかった」。

そこで人々は、農業コロニーに進路を見出す。我々は一八四七年以降、クレルモン（オワーズ県）のアジルで、フェリュスの古い思想に基づいてフィッツ＝ジェームズの農業コロニーが創設されるのを見た ― つまりひとつのアジルに所属する農業生産組織の内部でアリエネたち全員を生活させるという思想である。他の多くのアジルにおけるのと同様、農場ではあるが、アジルそのものである。一八六一年に、フィッツ＝ジェームズを「コロニー化」の模範とすることに貢献する一つの著作が登場する ― 「その著者の記述によれば、医学的観点から施設の最も好ましい条件は、原則としてアジルから隔たることである……。したがってコロニーは回復期患者と、穏やかで治癒可能な者に彼らの改善を促す最も迅速な方法を提供するに違いない ― コロニーは、彼らがそこで出会う仕事の賢明な適用によって、身体的な力に、健康な活動性を与えなければならず、それらの仕事の魅力によって彼らの精神障害の特性に好ましい変化をもたらさなければならず、そして彼らがそこで知る大幅な自由によって、少しずつ私的生活の習慣の中に彼らを復帰させなければならない」[164]。しかしその点により詳しく注目すると、農場でのこの生活はアジルにおけるのと同様、全く強制されたものであることに気づかれる ― ただ有料の入院者だけが気晴らしの仕事の権利があり、一方、赤貧者は生産的な仕事を義務付けられる。より悪いことに、人々は今度は疾病学的分類を考慮に入れながら様々な仕事を専門化する。ベクレルには、アジルの洗濯のすべてが行われる別館があり、騒々しい錯乱者は共同洗濯場で洗濯ベラでたたく ― メランコリー者は衣類を広げる ― 穏やかなモノマニー患者はそれを畳み、一方、低能者と白痴は運搬を担当する。したがってここでは、ほとんど隷属的な目的でアリエネを利用する ― そして狂気の型をこのように利用する事実は最も議論の余地がないように見えうる。フィッツ＝ジェームズの主導者はその点について逡巡しない。重要なこと、それは「不治の者が、その組織の主要な要素である訓練と生活の規則正しさの中に、整理と仕事の習慣を見出すことであり、それにより従順で勤勉な労働者が作られる」ことである。

その思想は、いずれにせよ、アジル－拘束衣からアジル－田園への移行である。一九世紀の最後の数十年に根本的に変わることになるのは、アジル制度そのものではなく、その内部組織と建築である。それが門戸開放である。そこでもまたその思想は（敢えて流行とは言わないが）英国から来る。たとえアジルの門ではないとしても、少なくともアジルの内部の扉は開くように。アジル－兵舎は終った。田舎に巨大施設が建築されるように。「それらを構成する建物は強制施設ではなく、住宅の特徴を持たねばならない。目に快く上品で便利なこれらの山小屋と別荘には、地平線を遮る壁の囲いは無く、庭と畑で囲まれ、まさに拘束と禁固労働の思想を退ける。これらの建築物全体は、その絵画的な集合によって、病院というより小さな村という概観を与える」[165]。

もちろん、変わらなければならないのは単にアジルだけではなく、その制度そのものである。個室での隔離は「患者の観察には有害である」[166]。発作の時以外には、アリエネたちは施設の中を移動することは

(164) G. Labitte, *De la colonie de Fitz-James, succursale de l'asile privé d'aliénés de Clermont (Oise)*… 1891.
(165) S. Pozzi (Dr). «En Argentine, les fous en liberté (open-door)», dans *Aesculape*, 1911.
(166) G. Boïno-Rodzewitsch «L'Isolement des aliénés». Dans *Archives de Neurologie*, février 1905.

自由である。彼らはまた許しを得て、数日間外出することさえも可能である。こうしてついにアリエネは病人の地位に引き上げられる。

実際、二〇世紀の夜明けには、閉鎖アジルは理論上非難されるだけである。財政的理由から（全てを作り直す必要があり、それも国家レベルだった）、そして習慣の力によって、完全に閉ざされたアジルがフランスで消えゆくのはきわめてゆっくりとでしかない。非常に長期にわたって、前衛的活動としてのみ存続することになる。第一次世界大戦後、一九二一年に、サン゠タンヌに「その状態が一八三八年六月三〇日法によって規定された形式では入院させる必要のない状態である、精神病質者の治療のための病棟」を最初に開設したのがエドゥアール・トゥルーズ（一八六五－一九四七）博士である。たとえこの歴史的行動に署名したセーヌ県の県議会が、その第三条にフランス人らしい条項 ― 「いかなる新たな出費もこの創設のために組み入れられてはならない」と急いで付け加えるとしても、最初の開放病棟が生まれたのである。この先進性は再び抵抗と無関心に出会うことになる。第二次世界大戦前、冒険に身を投じるアジル（それは一九三七年に「精神科病院」となる）は数少ないだろう。

通俗医学雑誌『治癒 Guérir』に発表され、「アリエネを自由にしないといけないのか」と雄弁に題された論文の中で、〈患者の〉回転が他の疾患の見地からするとはるかに乏しいことから精神保健の費用は多大である、とトゥルーズ博士は説明する ― 「アジルの中に押し留められているアリエネは余りにも多い」（一九三八年に一一〇、〇〇〇名）。そのうえ「アジルは非常に長い間、有料入院者たちを抱えている」。「狂気であるという厳かな証書」が、アリエネの入院と管理のためのすべてを組織しており、「どのように病人が社会の中へ立ち直るかを知る気遣いもなく」、先のことは何も準備されていなかった。再び外に出なければならない！「世論に反して、アジルはそれを受け入れることなく、彼らの犠牲者たちを永久に引き留める」。そしてトゥルーズ博士は、「管理的な観点からは、それが最も危険が少ない方法だからである」として精神障害者をアジルの中に押し留める非常に多くの彼の同業者たちを非難する。端的に「監獄のように壁で囲まれ、隠されたアリエネの古いアジルは、通常の病院で用いられているものとは別の手続きなしに入院するような、正真正銘の開かれた病院に変わらねばならない」。

常にアジルの飽和状態と闘うという観点から、人々は治癒し回復期にあるアリエネの保護共同体を設立しようと試みた。その考えは新しいわけではなく、ジャン＝ピエール・ファルレは、特に赤貧の回復者、つまり再発のおそれのある者に割り当てられたこのタイプの組織を、一八四三年にラ・サルペトリエールに創っていた。一つのアジル－共同作業所が一八五六年に創られる。他の保護施設がナンシー、バイユール、カンペールに開設される。実際にはドイツやスイスで大規模に実践されたものに照らして、とりわけ一八八〇年初頭に非宗教化が宗教的修道会に置き代わることを求めていた時でもあり、保護施設はフランスでは殆ど発展しない。端的に言うと、「セーヌ県の治癒したアリエネの保護共同体」が一八九六年に創設されたにも拘らず、その実験は失敗する。それでも公衆保健〔衛生〕を企画する一九〇二年法の結果、医療行為と援助策の共同が始まる。ミラノでの一九〇六年の第二回アリエネに対する国際支援会議の会期中に、初めて精神科無料診療所の概念が明言された。しかしそれに対しても、フランスでは一九三七年を待つ必要があるだろう。

これら全ての草分け的試みにも拘らず、古典的アリエニスト精神医学と全く同様に、幅をきかせ続けるのが厳格なアジルである。さらに前者〔アリエニスト〕が後者〔アジル〕を支え、その逆もある。二〇世紀の夜明けに、政府の建築家であるジャン・サンドレは「新しい」アリエネのアジルの建築原則を提示する(167)が、それは以前の配置をほとんど断ち切っていない。分類は常に同じものであり、先ず行動、年齢、そして財産で区別する。推奨された計画は左右対称性とその古典的配置を保持する。新たなものへの唯一の譲歩は ― 病舎の明白な分散である。入院の最大数は六〇〇名に固定されるが、サンドレは、良き建築家として、率直に費用の問題を示す ― もし県が六〇〇名以上のアリエネを受け入れねばならない場合には、どうするのか？　アジルを二つ建設するのか？　しかし六〇〇ベッドの二つのアジルは各々五、四五四、〇〇〇フランの費用がかかるが、一方一、二〇〇ベッドの一つのアジルでは七、六〇〇、〇〇〇フランしかかからないだろう。

同種の現実主義を示し続けながら、この政府の建築家は個室の問題に取りかかる。「著名な幾人かのアリエニスト」による非難にも拘らず、「それらは至る所で建築され続ける」。それらは過去のものよりも確実に大きく（三・四〇×二・八〇ｍと天井まで三・五五ｍ）、永続的使用は決して従来より少なくないに違いない。サンドレは続ける。個室はそこに閉じ込められたアリエネの興奮の原因になるとの議論に関して、怒れる狂人の共同寝室での就床が、今度は他の病人たちにとって興奮の原因とならないか？　実際には問題は「個室を何処に」移すだけでしかなく、その選択は、個室かそうでないかではなく、徐々に不人気となった特別な独房区域であるか各区域の中の個室であるか、である。いずれにせよその後、その用語は乱れる。という次第で隔離室と呼ばれることになる。

しかしながら人々は新たな世代のアジルへと向かうが[168]、それについては一九〇七年にセーヌ県における第七番目のアリエネのアジルの建築計画はより細かく観察することを可能にする。相当大きな計画であり、ありきたりのアジルの「破壊」とは全く正反対である ― 五つの医療大病棟（女性の三病棟、男性の二病棟）に分かれた二、〇〇〇名の病人がおり、二〇世紀初頭のことではあるが、四〇〇名の病人に対してただ一名の医長だけである。全体計画は、もはや分類区域同志を結ぶのではないが、伝統的な左右対称に留まっているため、結局は秩序立った中に最大限それらを溶け込ませるという新しい傾向を確認する。伝統の中心線は、幾年か前に（一九〇〇年）実現されたメゾン・ブランシュにならって、「中立化された」二つの緩衝地帯によって拡大されており、今や廃止された壁で男女を物理的に分離することなく、「男女が混合することを避けるための、あらゆる所からの監視を」可能にする。しかしながら外部の壁は、不可欠であると考えられる。

五大病棟それぞれに対して、それらに割り当てられる臨床的な多様性に応じて、建築そのものによって特徴を持つ八つの病舎があり、それらは空間と木々で互いに独立し、視界は壁によっても他の建物の外壁によっても制限されない。五〇名の患者のための第一病舎は平屋建てであり、入院者のために、あるいは持続的観察のために割り当てられる（この二つの要素は分けられている）。六つの隔離室が新入院者専用である。二つの部署それぞれに食堂、集合室、面会室がある。五〇名の患者用の第二病舎は、やむをえず二階部分を含んでおり、医務室に用いられる。第三病舎は三〇名の患者用であり、二階を含む。それは、錯乱者との接触で害を被る、明晰な神経衰弱者に割り当てられる。二階建ての第四病舎は五〇名の患者用である。それは回復者のためのもので、そこでは「平常の状態に近づけつつ、退院への患者の適性を判断することを可能とする寛大な規則」が準備されている。第五病舎は同じく二階建てで約五〇名に割り当てられ、働ける者と落ち着いた患者の病舎である。第六病舎は平屋建てだけだが、区別され

(167) J. Sandret, *Construction des asiles d'aliénés*, Paris, 1900.
(168) Pactet et Loiseau, *Projet de construction d'un nouvel asile d'aliénés…*, Préfecture de la Seine, 1913.

た二つの部署が、衰弱した患者と呆けた患者に割り振られる。その収容能力は一〇〇名程度が予定される。非常に多くの共同寝室は、同様に特殊な分類を実現することを可能とする（例えば興奮した呆け老人の共同寝室を持つなどの）。第七病舎は五〇名の患者用で所々二階があるが、半興奮者のために準備される。そこではまた「興奮の伝染」を回避するために、夜の居室は出来る限り再区分される。第八病舎は二階建てで二部署を持ち、約六〇名の患者に準備され、興奮者に限られる。小さな共同寝室に隣接する多数の部屋は、さらにその内部での区分けが可能である。集中的な独房区域は存在せず、各病舎に「隔離室」があり、各病舎には食堂と分散配置された浴室が見られる。

それでも人々は、神聖不可侵な病舎、水浴療法の荘厳な病舎を放棄することを決心出来ない。それは祭の部屋として、厳格な規則への配慮と、男女の厳格な分別の対象である。さらに、祭の部屋がアジルの入り口近くに設置されるべきであろう。何故なら入院した病人に「彼らに開かれている門は、地獄の門ではないという考え」を持たせるためであり、そしてまた家族が招かれた際に、家族が誰も立入り禁止区域をあまり近くから見ることがないようにである。

たとえこのセーヌ県の七番目のアジルが、一九三五年にレニエ博士とロジエ博士によってひとつのモデルとして提示されたものの(169)、結局は建築されなかったとしても、そこに見なければならないのは時代を超越した予算の欠乏状態であり、それでもなおその方針が精神医学アリエニストの最も確実な基礎であり続ける建築学的な基本方針の放棄ではない。その証拠は、「アジル－兵舎」（左右対称性と、その見た目の美化）を破棄する分散した病舎を持つ村落型アジルの新しい理論がやっと前進した時に、もう一つ別の新しい建築学説が一九二〇－一九三〇年の間に生れるからである —— それが領域〔ゾーン〕型アジル理論である。村落型アジルでは、監視と管理を複雑にし、結局は中央集中のままの体制の中で、動線を延長する建物の分散が非難される。領域〔ゾーン〕型アジルでは、一八三八年法の規定に従った閉鎖病棟を構成する医療領域が先ず区別される。この最初の領域は二部門に分けられる ― 治療、看護専用の病院部門と、慢性患者、呆け老人、アリエネのてんかん者専用の救済院部門である。簡単に言うと、根本的に治癒しうる者と不治者を区別することが計画される（そのことはそれまで、常に拒まれていたが）。第二の領域は、最初の領域とは完全に異なっており、開放病棟に割り当てられる（もはや一八三八年法の規定にはなく、一八九三年と一九〇五年法の入院体制の下で制定された自由治療である） ― 子ども、精神薄弱者、気難しい老人、非アリエネのてんかん者、非アリエネの精神病質者、神経衰弱者……。この領域の中には精神科診療所が計画される。この二大区分に加えて、より小さい諸領域がある ― 特殊病棟の小領域（異常児、犯罪あるいは倒錯的アリエネのための保安病舎）、付属の医療病棟領域（外科、託児所など）、有料入院者の領域（どちらかといえば平均的な懐具合の者のために、山小屋型の個別の住居を余儀なくする）、管理領域、当然、最後には労働区域の近くに「経済的病棟が集中する特殊領域」（工業部門や農業開拓）がある。そこでは面積当りの患者数は大きく下がる ― 一一・五ヘクタールに一〇〇名の病人である。つまりもう一度言うが、不十分な予算が極まることになる。

実際に第二次世界大戦直前には、閉鎖アジルは数十年の年月につれてすでに旧式のアジルとなっていたが、フランスのほとんど至る所で主流であり続ける。これらの制度的および建築的な先進性を、それ〔閉鎖アジル〕はほとんど利用しないが、それに逆説的に新しい正当性を与えるようにすら思われる ― ア

（169） J. Raynier et J. Lauzier, *La Construction et l'aménagement de l'hôpital psychiatrique et des asiles d'aliénés*, Paris, 1935.

ジルのままであり続けるというアジルの正当性である ― そのようなアジルを、人々は依然として必要とする。

第3章　アジルの壁

七月王政と第二帝政の公式報告書や保守派の出版物を読むと、アリエネたちは、精神医学の父たる創始者たちによって主張されたアジルの中で、彼らに常に欠けていた注意深い世話をようやく見出した、とある。アジルの母国への訪問者たちが、感嘆した話をする時代である。「我々はビセートルとラ・サルペトリエールを長期間訪問した」[170]と彼らの一人が記す。「我々はほんのわずかの〔拘束〕帯付きの椅子や肘掛椅子に拘束された人たちを目にしたが、他の人は皆まったく穏やかに様々な仕事に専心していた――もし我々の念頭からこれらの不幸な人々の心の状態についての辛い思いを除くならば、我々はありふれた工場の仕事場にいると信じただろう」。我らが旅行者はナイフとフォークを手にして食堂での食事に参加した。「我々は部屋隅々に完全な秩序と静寂が支配するのを見た」。良質のパン、良質の肉、良質の肉スープ。衛生的に整えられたベッドとても暖かい布団のある完全に清潔な共同寝室。「時代はなんと見事に変わったことか！」。野外の散歩、日々の仕事、夕べの歌と音楽、そしてここで「固定観念が徐々に脳か

（170）ロンシャン氏による『パリの街の病院、救貧院、慈善施設への訪問』*Visite dans les hôpitaux, hospices et établissement de bienfaisance de la ville de Paris*, par. M. Longchamp（s.d.）［1846］.

ら消えゆく」。治癒は保証される、「しかしながら例外的な幾人かを除いてであり、というのは、あらゆる病気において、あまりにも重篤なので治癒が奇跡であるような例があるからである」。誇張してはならないが、それでも……。

当時、熱狂的な旅行記がまかり通る ― 「全ての病人は、例外なく、穏やかであろうが興奮していようが、野外を、太陽を、空間を、そして彼らのデリール〔妄想〕の性質、治療の制約、施設の良き秩序と規則に慎重に適合しうる全ての自由を、享受する。同じ条件のもとで、彼らは家族と連絡をとり、彼らの両親や友人の訪問を受ける」。空間、緑、「素晴らしい共同寝室、心地よく清潔な食堂」、有用な活動と楽しい娯楽、「仕事による健康的な気晴らし」「一言で言うと、家庭生活の通常の状態に可能な限り一致するイメージである ― それが、あるアジルの忠実な描写である」(171)。

アジルの現実はまさに別物と疑われていたが、一九世紀中葉では治療的アジルへの確信があまりにも強かったので、それほどに牧歌的な姿（「アジルとしての忠実な姿」）が描かれ得たのに違いない。信任状を与えられて派遣された訪問者の一人は「どこに狂人たちがいるのか？」と問うまでに好意を駆り立てる。しかしながら彼ら狂人は確かにおり、二〇世紀との境目の、アリエニスムがその最適持続速度に達した時代において、人々が日常的に見るアジルの高い壁の後側に彼らはいる。我々は後で、医学的に言うと、もし万一彼らが治癒しているとしても、あるいはもし長い間収容されているのだとしても、彼らがいたことを見ることになる。ここでは大時代のアジルがどのように彼らの日々の生活を組織していたかを見るだけで十分である。

「ゆるぎない秩序と不変の規則正しさ」

アジルは空白を恐れる。アジルは日常生活の一瞬たりとも偶然に委ねることなく、常に狂気を誘導し、狂気から自発性を全て奪う。アリエニストたちは皆それに同意する ―― 「施設の全ての歯車に、ゆるぎない秩序と不変の規則正しさがある。この規則正しさは、一度据え付けられると休むことなく動き進行する大時計の動きのように、厳正でなければならない。このように日常の全ての時間には、その用途と課題がある」(172)。

起床は夏六時で冬は六時半である（時間割はアジルごとに少々異なる）。監護人と修道士が共同寝室と隔離室の扉の閂《かんぬき》を外す。アリエネの起床は些細な仕事ではない。夜間の損害を即座に調査する必要がある ―― 引き裂かれた衣服と寝具、家具や道具の破損、汚されたベッド。「藁［藁床］の検査」があり、「藁

（171）『フランスの主要な著述家と芸術家によるバリ案内』［「アリエネの公的施設」についての紹介記事は、シャラントンのカルメイユの以前の門弟であるエメ＝ジャン・リナ博士の筆による『フランスの精神医学の過去、現在、未来について』の一八六三年の著作］ *Paris-guide par les principaux écrivains et artistes de la France* [la notice «établissements publics d'aliéné» est due à la plume du Dr. Aimé-Jean Linas, ancien élève de Calmeil à Charenton, auteur en 1863 de *Le Passé, le présent et l'avenir de la médecine mentale en France*]. Paris, 1867.

（172）Pinel（Dr. Scipion）, *Traité complet du régime sanitaire des aliénés ou manuel des établissements qui leur sont consacrés*, Paris, 1836.

一本」ベッドに残ってないことを確認する必要がある。不具者と不精者がベッドから出るのを助け、出てこない者は医務室に転送されるべき者であって、反抗者ではないことを確認しなければならない。職員は各人が服を着るのを手助けするが、全ては「優しく、毅然として」である。いずれにせよそこでは規則が強調される。半時間が朝の身繕いに当てられる。自分で洗面所に行く者もいるが、それでも彼らを監視し混雑と口論を防止し、洗うふりをする者を見つける必要がある。監護人の役割は二〇世紀はじめ以来、意味合いの上品さから看護師となり、その役割は非常に重要である。彼らは病人に、どこも洗い忘れずきちんと身を洗うことを、手荒にではなく強いなければならない ― 口、耳（「ある患者は耳道に様々な汚物を入れる習慣がある」）、目、生殖器をである。寄生生物の点検は忘れてはならない。「病人たちを世話するやり方によって、良い看護師かが見分けられる ― もし病人の手が汚れ、指の間が垢だらけで、生殖器が不潔ならば、それは看護師が怠けており、彼自身不潔だからである」[173]。

アリエネたちが食堂へ導かれる間に、大量の水で共同寝室と個室を洗い、ごみを除去し、湿ったマットレスと衣服を乾かし、手桶と尿瓶を空にして洗い、便所を消毒し、常につきまとう悪臭と闘おうと試みることが残っている。また、衣服が汚れてもおらず破れてもいないことを確認する必要があるが、布類と衣服の消費は膨大である。「一九世紀中葉の報告が証明するところでは、毎日、シーツ、長ズボン、靴下を替える必要があり、しばしば一日に数枚のシャツが必要であり、そして大きな損害を引き起こす者が多くいる ― 彼らはアルコーヴを破壊し、窓ガラス、自らの木靴、短靴を壊し、衣服を引き裂き、壁を越えてパンや彼らの衣服を投げ捨てる」[174]。

全く特別な監視が便所において実行されなければならない ― 「少なくとも一人の女性監護人［マレヴィルのアジルの女性病棟で」は、病人たちが共同寝室を出て行こうとする時、便所を特別に監視しなければならない、何故ならこの時、混雑の傍らで、しばしば患者たちの間の口論や厄介な結果をもたらしうる小突き合いが起きるからである。一日のうち一瞬たりとも、便所への視線を失ってはならない。何故ならそこはしばしば自殺企図の場となり、幾人かの患者に、例えば自らの便を食べるといった特殊な傾向へと向かわせるからである」(175)。

昼食（現代の朝食はまだ昼食と言われる）は朝の祈りに先立つのであるが、祈りはたいてい食堂で行われる。それは一人の患者か監護人によって大声で唱えられ、毎食事前と就寝時に繰り返される。しかし、たとえ祈りがよい結果をもたらすとしても、事情はミサや聖体拝領とは全く異なる。それに関しては二つの時期が区別される。七月王政と第二帝政は断固としてカトリックであり、その時代にはラ・サルペトリエールの医長であるファルレが、宗教を心理的治療法の最も強力なものになりうる「てこ」として優先させる。それには全く反論はなかったのか？　第三共和制が非宗教的で反教権主義的となる時には、（大部分は宗教的な）私立アジルは宗教を日常生活の中心に置き続ける一方で、公的アジルはしばしば無駄に終わるにせよ世俗化を試みる。「謹厳な幾人かの医師たちは、アリエネの救済院で礼拝堂や祈りについて語ることを認めない……」。まだカトリック的権威に深く従っており、そしてこの理由によって宗教

(173) Rodiet (A), *Manuel des infirmiers et infirmières des hôpitaux et asiles…*, Paris, 1928.
(174) Rapport de l'asile du Bon Sauveur de Caen, s.d. [vers 1840-1850].
(175) Paris (Dr A), *Les Pricipaux devoirs des gardiennes du service des aliénées*, Nancy, 1890.

的モノマニーが奇妙で神秘的な数限りない形で産み出されるこの国において、寺院の影響と祭務を担当する者の存在がしばしば強く有害でありうることは疑い得ないだろう」[176]。

礼拝堂の内部では男女各々が厳密に分けられ ― アリエネたち自体が他の参加者から隔離されていることを頭に入れつつ、礼拝に出席できる者かどうかを決めるのはいずれにせよ医長である。神秘的デリール〔妄想〕のために入院させられた多くの司祭たちや修道女たちは、手紙の中で、検閲されるにも拘らず、ミサにあるいはさらに聖体拝領にも参加出来ないことに不満を述べる。また施設付き司祭が患者たちや職員を巡回し秘蹟を授けるが、医長が司祭に神秘的妄想者だと指定したアリエネたちに話しかけることは控えられる。

昼食は各区域で給仕される ― パンとカフェオレ、時節と地域に応じて時々スープかチーズである。そこでもまた監視に気をつけなければならない。口論を予防し、全ての食事を拒否するアリエネに食事を摂ることを強制し、そして反対に、窒息するほどの大食いや他の者の取り分を横取りする大食いを防止する必要がある。また身体障害者に食べさせ、寝たきりの者に皿を運び、紛失して致命的な結果になる食器類を数えに数えなければならない。

夏は七時、冬は七時半……それはまさに仕事に出る時間である。そもそもは心理的治療法の見地から、狂気を「逸らせる」ことが重要である（狂気を分離し、剥ぎ取り、少なくとも狂気から距離を保つという意味で）。カバニスは仕事を「心理的本性の真の制御装置」とし、「それを拒否する者に仕事を強いる目的のために恐怖」[177]を利用することに気遣う必要はないと考える。それほど過激ではないが、シピオン・ピネルは全てのアリエニストたちが言う以下のことを語る ― 「絶え間ない仕事は邪悪な観念の鎖を変え、彼らに訓練を与えながら理解力を定着させ、アリエネの集団に一つの秩序を保つ……」[178]。

しかし数十年の歳月のうちに、治療的労働は単なる労働で重労働となる ― 一日に一〇時間まで（二〇世紀前半には八時間）である。狂気の性質がどんなものであれ、入院者の大部分は施設の中で実際の仕事に従事する（後日言われるような「作業療法」ではない）。一八六七年、カーンのボン＝ソヴェールでは男性の六八％、女性の七八％がアジルにおいて常勤で働いている。一八九三年には、六一、〇〇〇労働日が達成され、その仕事の三分の一は清掃作業、もう三分の一は病棟内作業である ― 台所、洗濯場、衣類整理室。最後の三分の一は外部の職員によってしっかりと指導され、工場と農場に振り分けられる。そこでは治療的作業だけが問題となっているとは誰も信じないだろう。ボン＝ソヴェールの農場、より正確には農園群では、一九二六年には、とりわけ二八トンのジャガイモ、七〇トンの他の野菜（キャベツは不可欠である）、八五トンの果実酒用リンゴ、三、〇〇〇ダースの卵、一〇五、〇〇〇リットルの牛乳、一三・五トンの豚肉である ― そしてこれでもなお、巨大なアジル、一八七五年には一、〇二三名を入院させているフランス第三のアジルの食料供給には十分ではない。

また、どのアジルもおろそかにできない庭園と緑地を維持するためにも多くのアリエネたちが必要である。パン製造、靴屋、修理工房、限りのない建物の修理には男性の手が必要である。女性のアリエネに関しては、より多くの者が清掃作業、野菜の皮むき、食器洗い、洗濯、あるいはまた時には様々な仕

(176) Scipion Pinel, 前掲、注172。
(177) P.J.G Cabanis, *Rapports du physique et du moral de l'homme*, Paris, 1862.
(178) Scipion Pinel, 前掲、注172。

事場で編み物、繕い、仕立て、レース編みの仕事に従事する。ラ・サルペトリエールでは一八五三年、女性アリエネの六九％が働き、五〇万点近くの既製品を製造する ― シャツ、キャミソール、靴下、フィシュ〔婦人の三角形の肩掛け〕、ペチコート、ハンカチーフ、布巾、エプロンなどである。アリエネ労働者に支払われる給与の安さから言うと当然なのだが、アジルの予算はこれほど大量の労働力なしでは成り立たない。いずれにせよ二〇世紀最初の数十年までに、この比率〔労働の〕は減少し始めるが、特に「隷属的な」目的をもったアリエネの利用が非常に明白となったからである。一九世紀の頑強な世間に反する態度はもはや「政治的に正当」ではない。

仕事へと駆り立てるためにアジルがアリエネたちに加える圧力はそもそも非常に強い。それを拒絶する者は多くの不愉快に身をさらす ― ある程度自由な往来の剥奪、タバコや食料の追加やワインの廃止、さらに制裁がある。一八八〇年に記された一人の女性アリエネの抗議の手紙は、この点に関して幾らか一方的であるとはいえ、有益と思われる ― 「私が第二病棟［オセールのアジル］にいた時、私は布類の繕いで働いており、日に三枚の新しいシーツを仕上げ、ナイトキャップを作り、女性用のシャツや枕カバー、ナプキンや布巾の中で働きましたが、職員は私の仕事を決して解いてくれませんでした。［第四区域では］シスターRが畳み方を指導していて、そこで私にシーツの折り畳みに従事するように求めて来ます。その仕事は立ったままで七時間近くかかって、私には非常に骨の折れるもので、折り畳みはプレスするのですが、繕うものは丸めるようにと二〇〇枚近くのシーツが私に手渡されます。四月中に私はシスターRに非常に足が痛く、もうシーツを折り畳めないと伝えました。シスターRは私を繕いに配属しました。［カーンのボン＝ソヴェールへの移動で、「そこで私たちはとても元気を取り戻しました」］。私はシスターMによって指導される四〇名から五〇名が働いている広間で過ごしました……私は靴下を何足か繕って私の時間を過ごし、その時、私はこの仕事が強制的だと分かりました――私はそれを断りました。シスターMは私が興奮しかけていると私に言います。私はそうかも知れないと答えました。私は興奮病棟へ行って職長のV夫人のために四〇m近くのレース飾りを作りました」。日常生活を正確に伝えるこのような形の手紙は、残念なことに！　非常に稀である。彼らの手紙に、ないしそこに認められることの中では、アリエネたちは、彼らの世界、彼らの妄想に閉じこもったままで、稀にしか具体的な生活を伝えない。

仕事への適性は、患者が社会復帰することが出来ることを証明する退院の客観的基準である（今一度言うと、社会的行動が少なくとも「精神医学的」診断基準と常に同様に考慮されている証拠である）。逆に言うと、仕事に不適格か拒否する赤貧のアリエネには退院の機会は殆どない。それは、一八四八年のカーンのボン＝ソヴェールの、次のアリエネも同じであり、彼のことを医長は以下のように皮肉を込めて書き留める――「彼は自分が完全に治っていて、完全に仕事をする準備ができていると考えている。彼はなんらかの職を要求するが、それは知事にほかならなかった」。

仕事ができる患者を指名するのは、原則として医長でありまた彼一人であるが、日常の現実は全く別である。医師の回診は原則的には作業に出る前に毎日行われるにも拘らず、証言はすべてこれらの回診が駆け足で行われることを一致して指摘する。医長は監護長や彼のアンテルヌ、そして必要な場合には補助医を引きつれて、壁に沿って一列に並んだアリエネを検討する。マキシム・デュ・カンが、アリエネのアジルを詳しく研究したパリに関する大調査[179]の中で記述するように、「患者たちの声に耳を傾けよう、彼らは馴染み深い一言、変わらぬ言い回し、を我々に教えてくれるだろう――彼らは言う――医師は通り過ぎる――医師は通り過ぎようとする。実際医師は通り過ぎ、他のやり方は殆どできない。何故なら彼には立ち止まることは許されないからである」。デュ・カンはセーヌ県の各アリエニストは回診すべき患者を二六一名抱えていたと算定する。ところで一八五七年三月二〇日の内部規則書は、この回診は毎日行われなければならないと明示する。アリエニストたちはこの怠慢を遺憾に思う最初の人たちである。「我々はアリエネを患者の尊厳の地位に断固として引き上げることを望んでいるのか、いないのか？」と一九〇五年に彼らの一人が書く。[180] もしそうなら、「患者には、医師が必要である！」。このアリエニストは、医長が慢性患者をなおざりにしつつ、新入院者（彼は義務的な証明書を提出しなければならない）と急性の症例にしか注意を向けないのは仕方ないことである、と嘆く。「ところで彼自身少しずつ、アリエネが治らない可能性に納得するに至る、というのは彼は治るのを一度も見ていないからである」。マキシム・デュ・カンの筆のもとで、すでに次のような恐ろしい言葉が見出されていた ―― 「我々には第一級の学者がいるが、もし彼らに学問があるとしても彼らに信念があるかどうかは疑わしく、存在する最も高貴なものの一つである彼らの術を確信していないように見える」。

二〇世紀中葉にも医長は相変わらず素早く「通り過ぎる」ように見える。彼自身医師であり、その時代の大ベストセラーとなった『白衣の人』の著者であるアンドレ・スービランは、サン＝タンヌ精神科病院を、そしてさらにとりわけ有名な、一八七二年に創設された「特別医務室」、そこにはパリ警視庁が「精神異常障害が疑われる人物」を当然のこととして観察下に置くのだが、職能上の資格で詳細に見学することができた。スービラン博士はこの滞在から一篇の小説を物した[181]が、その筋立ては冴えないもののその記述はこのうえなく貴重である。特別医務室ではアリエネたちはもちろん独房にいる。アンテルヌ、監護長、そして二名の監視看護師に守られて医長の回診が不意に行われる。「はじめに錠をはずす音があり、そして一つの質問がある ―― 『大丈夫かな？、変わりはないかね？』と病人ではなく監護人に向けられる。監護長の返答とアンテルヌの処方の時間の後、扉が閉じられるバタンという音と、ほとんど同時に新たな錠の音が続く。回診はこの素早いリズムのもとで続けられた」。

正午、一般食のアリエネに対する「食卓給仕」が始まり、「上流階級」の有料入院者の食事は少し遅れる。カーンのボン゠ソヴェールでは五階級を数え、五番目は県の患者の階級である。他の四階級に対しては、援助の職員、部屋の快適さ、様々な食事メニューを根拠として入院費は様々に階層化される。上位二階級の入院者は、彼らの部屋、あるいは彼らの「スウィートルーム」で給仕される。食事を皆でとるのは第三階級からだけである。「しかし彼らの食卓はふんだんに用意される」。第四階級に関しては「彼らの食物は多いが、洗練されてはいない」。それでも人々が興味を持つのは「一般の」、つまり第五階級の患者たちが食べる、あるいは食べると見なされるものだろう。一八五七年の規則書は極端な正確さでメニューと量を定める（金曜日と土曜日は肉抜き、週の他の日は肉あり）。理論上メニューは、とりわけ外で労働する人々が食べる物に関しては十分に思われる ― 昼食には肉の一皿と野菜、卵あるいはチーズのもう一皿の二皿 ― 夕食はスープあるいは煮た牛肉（毎日肉二五〇g）と新鮮あるいは乾燥野菜の一皿 ― 昼食と夕食にパン（毎日六〇〇g）とワイン（毎日六〇cl〔センチリットル〕と男女の労働者に対しては二五clの追加割り当て）。アンシャン・レジーム下と同様に、パンと肉が食事の主要なものであり

(179) Maxime Du Camp, *Paris, ses organes, ses fonctions, et sa vie dans la seconde moitié du XIXe siècle*, t. IV, Paris, 1873.
(180) Dr. E. Coulonjou, «Personnel médical des asiles d' aliénés», dans *Archives de neurologie*, février 1905.
(181) André Soubiran, *L' Île aux fous*, SEGEP, 1955.

続ける。ワインについても同様なことが言えるであろうが、その量に驚かされるかも知れない（ブドウ畑の国においては、有料入院者は自分用のワインを取り寄せる）。このおおらかな寛容さは、我々が後で見るようにアルコール症が入院の主要な原因の一つであることが、説明される。何故ならその時代の人々は、精神病患者に活力を取り戻させるのに適した「エネルギーの糧であり」、「健康によい飲み物である」ワイン（他の地域においてはビールあるいはリンゴ酒）と、ただ有害と見なされるだけの「アルコール飲料」（強いアルコール）とを、微妙に区別するからである。この危険な基準が揺がされるには二〇世紀後半を待つ必要があるだろう。当時、水（井戸の）が危険な飲み物で、チフスとコレラの媒介物であることを忘れてはならない。

グラム単位で規定されたこれらメニューのすべてが、病人に提供されたかどうかは疑いが残る。視察総監たちはこの問題にかなり疑いを表す ―― 「我々の巡回の際に非常に頻繁に、アリエネが十分に肉を与えられていないことを指摘した時、職員は我々に、彼らにはおそらくそれは多すぎます、何故なら彼らはそれを残すか一部を捨てているからです、と答える。肉が良い品質で、十分に焼かれうまく味付けされている時には、そんなことはかなり稀である」[182]。（それは、購入の段階と、調理場で行われうる「中抜き」の段階での、流失の問題である）。もう一つの視察では、有料入院者の食卓の残り物が一般収容者に給仕される、と嘆く。しばしば、最も遠く離れた区域の食堂と調理場との長い行程が、人々がそこで暖かいものよりも冷めたものを食べる原因となる。アリエネたちは事実上検閲済みの手紙の中で不平を述べる。また「戻ってきた」者たちもいるが、我々はすでに遺憾に思ったのだが、そうした証言は稀である。とりわけ彼らはどの点で彼らの入院が「不当」であったかを語るが、ここで我々の興味をひくのは、彼らがアジルの日常生活について述べる細部である。一九〇二年に最終的にアリエネではないと認められるまで、シャラントンに五七日間収容された彼らのうちの一人は（いずれにせよ彼はそこに居たのだが）、施設の「おぞましい日常」を以下のように記述する ―― 「いつも変わらぬ陰鬱な食堂。調理場の悪臭は息苦しい空気を飽和させる。石鹸液と焦げた脂由来のむっとする強い臭い。ああ嫌だ！　見つからずに出て行ければなあ……。皿はない。一人分の食事は私が見たこともない非常に粗末な食器に、巨大な縁のある丸い小皿の形で提供される。私の前には緑がかった白い液体の中に黒い混ぜ物が浮かんでおり、それは火災直後のシャリテ市場の残骸に似ている。もう一つの皿には重なり合ったリボン状のマカロニがあるが、私には薬局のガラス瓶に保存されている条虫を思い起こさせる。パンの一片には醜い物がついており後でしか味見したくない。ともかく私は、その中身が樹脂のようで皮が革のようなパンを食べようと努力した。私は小さな小デカンタにいっぱいのワインを飲んだが、それは酢を流しこんだインクのような味がした……。堅い肉は筆舌に尽し難い味である。羊か子牛の肉か区別することは不可能である。神経の断片とねばねばした骨のかけらは、白あるいは褐色の謎めいた混ぜ物で覆われ、その臭いと見た目は味と同じく吐き気を催させる。野菜は、大抵傷んでおり、脂の浮いた水の中に浸っている。週に二度、デザートとして怪しげな洋ナシかリンゴが出る」[183]。公式メニューで、及第点をとることは不可能である。

食堂の雰囲気もまた考慮する必要がある……確かに多くのアリエネたちは恐ろしい程の混雑に身をゆだね、自分の割り当て分を食べていない。激しい興奮者と麻痺患者は咀嚼することが出来ず、牛乳、ポ

(182)　一八七四年の『報告書』。
(183)　C. Bertie-Marriott, *Moderne lettre de cachet*, Paris, s.d.［1905-1906］.

タージュ、ブイヨン、あるいはピュレを飲ませる必要があるが、簡単なことではない。反対に大食いのアリエネは、彼らの食べ物が盗まれることをとても怖れるので、窒息するほどに一気に飲み込もうとする。それは非常によくあることなので、監護人は気道を塞ぐ食事の塊をよりたやすく取り除くことが出来る曲がった鉗子を所持する。さらに彼らは極めて素早くそのことに気付く必要があるが、死亡事故となることは稀ではない。その他に、多くの者が食事を摂ることを拒絶する。ある者は食べ物に毒が入っていると信じるからである ― 他の者は死を確信するからであり ― 別の者は感覚性の幻覚者で、彼らの腸は閉塞しているか、胃が破裂しているからであり ― さらに他の者は、激しく意気消沈しているためにスプーン一匙ですら口に運ぶことが出来ないためである。監視があるにも拘らず彼らの生命は危険に晒されており、そのうえ多くの者が飢餓性衰弱で死亡する。

それでも食事を摂ることを彼らに強制するためにあらゆる策が講じられる ― 懇願、脅し、最後に暴力である。一九世紀中頃には職員は、てことなるヘラで顎を強制的に開けることを避ける「口籠型吸い飲み器」を用いる。問題の吸い飲み器は、舌を強く固定する一種の木製の漏斗で、ゴム製の紐で後頭部で固定される。「アリエネは閉じられた浴槽の中に入れられ、頭部は後方に反らされる。口籠が差し込まれ、そしてもし病人がすぐに飲もうとしなければ、職員は口籠の中心に金属製の導管を差し込み、それによって液体は喉頭蓋の上まで到達する ― そこで職員が鼻を塞ぐと、病人は彼の意志に反して飲み込むことを強いられる」[184]。パリの有名な療養所の院長で、社交界好きのアリエニストであるブランシュ博士はこの野蛮な手法に反対し[185]、一八七四年の報告書は彼の立場から、たとえ稀だとしても、ゾンデを通すために一本ないし数本の歯を抜き去ることがあると嘆く ― 「それは我々が同意できない野蛮な方法である」。しかし、たちまち至る所で幅をきかせるのが食道ゾンデである。職員は、鼻腔から喉頭の開口部の下まで、時には胃までさえゾンデを挿入する。ゾンデへの恐れだけで食事を受け入れるアリエネは非常に多い。しかしながら食事を強制された者が、その後、便所へ吐きに行くのを防げるものはない。要するに食べようとしない者は栄養を摂れない。そのことの死亡率への影響がどんなものかを我々は知ることになる。

その後の休憩と娯楽の時間は一時間三〇分続いた。一三時三〇分である。アジルでは食器の音が鳴り響き、最も裕福な有料入院者は庭の散歩に出掛けるか室内遊戯で自分の時間を過ごすのだが、労働するアリエネたちは彼ら各々の仕事場に戻る。彼らに関して、仕事に適応しないアリエネは共同部屋へと戻される（昔からある「暖房室」、すなわちより以前の時代には暖房のある唯一の部屋であった）。「三〇名の人間がそこで日に一二時間、精彩のない時間を過ごす……。ある時、我が仲間たちはテーブルの上に、彼らが熱中する小道具のすべて、下敷き、色のついた箱、雑誌、タバコを丸める道具を並べていたが、すでに彼らは作業に取りかかっていた。我々はマッチを配られる権利を持たないが、ガス灯が一日中灯っており我々はタバコに火を点けることが出来る。遅れることなく精神薄弱者が押しかける ― 彼らはそこで、彼らの筆記用下敷きを適当な紙で張り替えるというような極めて重要な仕事のために、糊を暖め、汚れないようにその上にもう一枚の紙を貼るのであるが、同じ理由でこの最後の紙の上にもう一枚を張る結果になる。他の者は痰壺の吸い殻を放熱器の上に並べていた。他の者たちは子ども用の雑誌をいかめしい顔付で一緒に見ていた」[186]。

（184） *Annales médico-psychologiques*, 1850（II）.
（185） Blanche（A.E.）, *Du cathétérisme œsophagien chez les aliénés*, Thèse Médecine, Paris, 1848.
（186） アンドレ・スービラン、前掲注181。

夏は一八時、冬は一七時。全ての病院と同じく、それは夕食の時間であり、昼のしきたりが繰り返される。その後の娯楽時間はより長い。それは相対的に平和な時間であり、共同寝室に入る前に最も穏やかな者たちはカードゲーム、チェッカーボード、あるいはドミノを始める。賭け事は厳しく禁止され、全く同様に監護人と賭けることも禁じられる。男性ではパイプや紙巻きタバコに火をつける者もいる（というより火をつけるのは監護人である ― マッチやライターは、厳禁物に属する）。女性の中には刺繍や編み物をする者もいる。より教養があると見なされる有料入院者は読書する。彼らの娯楽もまたより高尚である、というのは彼らはビリヤードやピアノを自由に使えるからである。シャラントンは、その始まり以来、図書室を誇る。しかしながら幾つかの証言を信じるとすれば、その場所は静粛どころではなく、多くのアリエネが大声で読み、また朗唱し、他の者たちは椅子や本を倒しながら口喧嘩する。

夏は二〇時、冬は一九時、全てのアリエネを寝かせねばならない。短い祈りが一日の最後のこのしきたりに先行する。それは監護人にとってもう一つの手ごわい時間であり、彼らは「彼らの病人たちを出来るだけ穏やかに寝かせ」ねばならない。衣服は注意深く調べられ鍵のかかる場所にしまわれる（夜のシャツで逃げることはあまり容易ではない）。戸と窓に入念に差し錠がかけられる。ベッドから聞こえるのは止まない口論である。鉄製の簡易ベッドがどこにでも設置される前には、文字通り病人を包みこむ深い箱型の木製ベッドが全盛の時があった。そのうえ幾つかの私立アジルではこのベッドを夜の間、鍵で閉じられる格子のある一種の収容庫に転換し、このようにして共同寝室の内部に独房と同じようなものを作り直していた。この方式は、「換気を妨げ、監視を困難にする」アルコーヴにカーテンを用いる方法と同様に、視察官たちによって異口同音に非難される。

アリエニストたちは、彼らの研究を多数の医学雑誌で報告し、創意工夫を競う。ラ・サルペトリエールのレリュ博士はてんかん者のために特別なベッドを考えた。そのベッドは金属製で非常に深く（「飼料槽のようである」）、病人をよりたやすくそこから引き出し、寝かせるために、その頭部と足の部分は取りはずし再び戻すことが出来る。「職員は、分厚いクッションを格子状の箱のこの空間内部の四壁面に設置し、そこで病人に最小限の危険を引き起こすこともなく、最も暴力的な痙攣に身を任せるがままにさせることが出来る」。(187) 耄碌《もうろく》した者の寝具に関して、おびただしい医学的文献がそれらに捧げられる。底部に多くの樋でできた溝のあるベッドが最も頻繁に採用され、〔樋の〕傾斜は開口部まで導かれていて、尿を亜鉛製の箱まで流出させることを可能にする。なににもまして非常に繊細な藁でできた底部は、「藁で病人が傷つかないように、ごつごつした藁でない」。(188) もちろんこれらの設備はただ尿失禁に対してだけ対応する。

共同寝室の大部分は、医務室を除いて暖房されない ―― 「一五から一六度を超える必要はけっしてないが、出来る限り温度計は一二度以下に下がらないことが必要である」。(189) 規則書は監護人に、アリエネたちが服を脱ぎ「常に有害で危険な寒さに身を曝す」ことを防ぐように注意を促すが、それはある面ではその当時のフランス人が共有していた暖房の欠如の証拠である。一九一七年でもなお、ある有料入院中のアリエネの姉が、一〇〇フランの追加によって冬の間中、暖房された部屋を彼に割り当ててもらえた

(187) *Annales médico-psychologiques*, 1843 (I).
(188) *Annales médico-psychologiques*, 1843 (II).
(189) *Rapport* de 1874.

ことで、カーンのボン＝ソヴェールの院長に感激して礼を述べるのが見られる。中央暖房設備がある場合には、それは明らかに特別な保全の対象である。ダニエル・ヴィエルジュによるラ・サルペトリエールの「現地報告」の息をのむような版画は、巨大な格子に囲まれたそれ〔暖房設備〕を我々に提示する。アジルでは悲劇は遠いものではない。たとえば一九〇〇年、ヴィルジュイフで、一人のアリエネの女が格子の扉を開けることに成功し、夜のシャツのまま真っ赤に焼けた巨大なストーブの上に座り、生きたままそこで焼かれることになる。[190]

日々の日課は厳格であり、週、月、年間の時間割もまた厳格である。五月一五日からは夏である ― 一〇月一五日からは冬である。戦争も革命も、日常生活のしきたりを何も変えることなく、アジルの壁の前を過ぎてゆくだろう。物事や時間の秩序が、精神の不調に最も重要な解毒剤である。金曜日、職員はアリエネの顎鬚、髪の毛、爪の手入れをする。土曜日と祭の前日に職員は週の下着（肌着）と日曜日の衣類を配る。画一化された服装は監視を容易にし、とりわけアジル毎に異なる独特の被り物によってである。こちらには帽子かフィシュー〔三角形のスカーフ〕がある。あちらには庇《ひさし》付き帽子か婦人の被り物がある。足には木靴よりはむしろ短靴であるが、木靴は興奮するアリエネの手に渡れば、突然、恐ろしい武器となり得るからである。

土曜日には二回に一回の割で、患者たちは手紙を書くことが出来る。「濫書狂者」はもちろん、その日を待てず彼の長い妄想を紙に書き留める。検閲係は、それほどの苦労なしにそれらの手紙全てを回収する。おまけに検閲係は、適法な手紙についても容赦のない監視を行う。家族を心配させないことが重要であるが、そうした介入はしばしば失敗に終わる。とりわけ家族が彼らの患者から不正に渡された手紙を受け取る場合で、患者は完全に治ったと主張し、出来るだけ早く迎えに来るように要求する時である。検閲は、実際には秘密の手紙を防げない。まさに小包の検査により、面会の際に家族がしばしばその共犯者となる密輸が明らかにされるのと対当である。

面会はしばしば病人にとってひどい結果をもたらす ―― 「それまで改善していたが、家族全員の無遠慮な面会の後に、夫人は昏迷、無関心、緘黙に陥り、そこから全く彼女を抜け出させられない。彼女は職員から何の世話も受けることなく、老ぼれる」（ボン＝ソヴェール、一八六二）。さらに、これらの面会の結果しばしば興奮があり、そのため医長は最大限、面会を認めるのをしぶる。面会は監護人の監視の下で、もっぱら面会室か快い季節には庭で行われる。面会は、病人を混乱させ始めると直ちに中止されねばならない。

同じ考えから、ましてや外出の許可（もっぱら家への）は出し渋られ、二〇世紀初頭になるまで殆ど見られない。そのような特権を得るためには、病人は退院間近である必要がある。その期間はとりわけ極端に限定され、殆ど常に日中に限られ、許可書所持者はその夜には病人をアジルに再び戻すことを強制される。より長期の許可は実際には仮退院である。全ての場合において、責任を負うべきは家族の一員で、外出許可書は最も拘束力の強い書面である ―― 「私は院長殿に、本日、私の義理の父であるＸ氏を私たちとともに一日を過ごすために外出させることをお願いいたします。私は彼の監視を約束し、彼に関する全ての責任を施設に負わせません。そのうえ私はその日の夕暮れの六時前に彼をアジルに再び

（190）ヴィルジュイフで一八九八年にアンテルヌであった、ルマルシャン博士（一〇三歳）の一九七四年一一月のインタヴュー。Interview en novembre 1974 du Dr Lemarchand（103 ans）, interne à Villejuif en 1898.

連れてくることを約束します」。しばしば許可書の裏には完全な人相書きがあり、明らかに逃亡の場合の警官に用意されている ― 年齢、身長、目と髪の色、服装 ― 「使い古された灰色のパルトー、使い古されているが良質の青色の長ズボン、皮の脛当てのある労働紐靴、藁製のカンカン帽」（この場合カンカン帽は、平日の服装を晴れ着にする）。

ただ単に外部（もっぱら家族）との交流に厳しい枠がはめられていただけでなく、外部との交流は全く権利とはなっていない ― ある男性アリエネはまさに何か月、何年、何十年もの間、外部との関係を全て容認されないという目にあうことになる。「外部」とは、魔法の言葉であり、アジルの壁の向こう側に住む者にとっては遠い惑星である。

狂人舞踏会

アジルでの日常生活の厳格な規則の付随テーマとして、恐らくは中世の愚者祭の遠い反響である狂人舞踏会が、一種のシュールレアリスム的な悪魔祓いとして現れ、そこでは狂気自体が見世物となる。一八八〇年代末の何点かの版画もまた我々に「ラ・サルペトリエールの狂女たちとヒステリー者たちの舞踏会」を見せる。それらのうちの一つでは、大ヒステリー患者（大とは言葉の二つの意味がある ― 重大なと、勿体ぶったである）が鼓笛隊隊長の一種の杖を振り上げながら、壮大に舞踏会の列の先頭を切る。他の版画では、舞踏会は楽しく整然と始まった。奥では、彼女らの被り物と白いエプロンをつけた女監護人が会場を見張る。医師たちもそこにおり、トック帽と白いエプロンによってそれと分かり、ルダンゴト〔体にぴったりした婦人用コート〕の上に着ると何となく宗教的なスルプリ〔長衣の上に着る膝丈の祭服〕のようである。前景の右側に二人の女監視人がひどく興奮した狂女を連れてくるのにかろうじて気づかれるが、彼女はふさわしい状態に留まっていて、鼻先に親指を当て他の指をひらひらさせ、見物客をからかうことで我慢する。

このことは純粋な慣習についてのひとつの図像学的主題であり得るかも知れないが、そんなことはない。一八一二年、狂人舞踏会がシャラントンには本当に存在しており、その時代の攻撃文書が辛辣にそれを告発する[191]――「木曜日ごとに行われる舞踏会はといえば、それは私には何にも例えるものが無いほど無茶である……。病気の原因となった熱情を和らげる必要がある病院の中で、男女の集合によって、音楽の幻想によって、ダンスによって、接触や、不自然な姿勢などによって、それら〔熱情〕を高めるおそれはないのだろうか！　そして踊らされるのは、神経の興奮が最も活発である女性たち、つまりヒステリー患者たちや色情狂者たちである！」。ラ・サルペトリエールの「女性の」舞踏会と違い、シャラントンのそれは無頓着に男性と女性を混ぜる。一九〇〇年にシャラントンの院長はこれらの舞踏会が続いていたことを我々に知らせる――「外部の者は、非の打ちようのない衣装、踊り手とその相手役の入念な配置に驚かされるだろう。急性発作による稀な小事件を除いて、全ては極めてきちんとした形で進行する」。[192]誰もこれほどにも牧歌的な様子を見ることはない――「ピアノの前に座った一人の婦人はシャッ

(191) Colins (H. de, ancien officer de cavalerie), *Notice sur l'établissement consacré au traitement de l'aliénation mentale, établi à Charenton près Paris*, 1812 (ms Archives de la Seine X3 édité en annexe de Sade, *Journal inédit*, Gallimard [avec un certain nombre d'inexactitudes]).

プ式高所信号機のように腕を動かす。彼女はポルカを演奏し、数少ない痴呆患者が、調子に合わせて回り出す……。それは、死の舞踏会のように同情に値する光景である。ワルツを踊っている者の何人かが激しく飛び上がる。回転するたびにそのうちの一人の顎が打ち当たって、不気味な音が鳴る。別のある男性患者は、ちょうど彼の「貴婦人」に甘い言葉をかけながら、怒り狂った目を左右にキョロつかせる——おそらくは熱情による……。何本かの粗悪なガス灯の揺らめく青白い光の元で、部屋は物悲しい。私は、狂人たちが病んだ精神であればあるほど、増々彼らは楽しんでいることに気づくが、一方で大人しい耄碌老人が——もっともサロンではそれが大多数なのだが——見るも痛ましいほど活気のない姿勢でいるのに気づく。女性の狂人たちの大多数は黙っている。ベンチに二列に座って、狂人たちはミサにいるような様子である。誰かが、連祷《れんとう》を唱えるかのように小声で会話を止めることなくつぶやく。踊っているものは取り乱したような様子であり、それらの眺めは極めて驚くべきものである」(193)。

マキシム・デュ・カンもまたラ・サルペトリエールでの狂人舞踏会を思い出す——「かつて一度、私は女狂人たちのために催された仮装舞踏会に参加したことがある——職員は彼女らのために衣装庫を開き、狂女たちは自分の好みに従って侯爵婦人、牛乳配達人、あるいは女ピエロに扮装する。一般的に女性の狂気は男性のものよりもはるかに興味深い——男性は殆どいつも人付き合いが悪く、閉じこもり、鈍感である。——男性は狂気においてさえ理屈を言う——女性は皆共通して感情を表出する存在で、その役を誇張し、話し、身振りをし、語り、最初から彼女の錯誤の神秘のすべてに着手する。私はその夜の、狂気の服を着た佝僂《くる》病の女夜警のことを思い出す——彼女は行ったり来たりし、明らかに色情狂で、そこにいた二、三名の男性の周りを回りながら、必死の表情で彼らに痩せた腕を差し伸べる。それ以外は万事順調だった。一人の女性患者が拍子をとって下手なピアノ演奏をする——雑役婦とアリエネたちは一緒になって踊り、権威の徴の羽毛の帽子を被せられた一人の狂女にきちんと従っていた。彼女は自分の役目と白いマラブー〔禿鸛《はげこう》の羽毛〕を誇らしく思い、必要とされる所のあちこちで、指図する」[194]。

一八九二年の地方新聞の読者欄でのアリエネの妻のように、家族は苦情を言う ― 「問題の記事によれば、七月一四日に、狂人と狂女の舞踏会が、アジルの有料入院者よりも確実に狂っている何人かの特権者、何人かの上流の者を喜ばせるために行われることになると言います。院長様、私の夫はその施設の有料入院者なのですが、この記事を読んで、私の苦痛と同時に憤りがどんなものだったか、貴方はお分かりでしょう。これらの不幸な者たちを、そして特に私の夫を、嘲りの対象としようとしている人たちの考えに対して、私の憤りは高まります。したがって私は忌まわしい光景に含まれることから夫を守ります……」[195]。地獄は善意で舗装されている〔善意も時にあだとなる〕。

アジルのアリエニストと院長たちは「祝日での退屈と無為」を残念に思い続ける[196]。田園や海への小旅行がそれを緩和するために試みられる。各々のアジルは散歩のための乗合馬車を所有している。乗合馬車の中で病人たちは盛装する ― 屋上席には綺麗な制服を着た監視人か女性監視人がいる ― 手綱は監視人 - 御者が持ち、鞭は高く保たれる。拘束衣は、「不測の発作によりそれが必要となる場合に備えて」

(192) Strauss (Charles), *La Maison nationale de Charenton*, Paris, 1900.
(193) C・ベルティエ＝マリオット、前出、注183。
(194) マキシム・デュ・カン、前出、注179。
(195) Florence Boucard, *L' Asile départemental d' aliénés du Cher* (*1838-1914*), Thèse archiviste paléographe, mars 1989.
(196) AD Eure, 6M 1103.

馬車の中に秘かに滑り込ませてある。

人々は等しく一年が何らかのお祭り的な催しによってリズムをつけられることを望む。そのうえ宗教が、ラ・サルペトリエールではパリ風の行事と見なされる聖体の祝日の行列のように、重要な役割を演じる。さらに演劇がある。それはある時にはヴィル＝エヴラールにおけるように、本職の役者によって演じられる小喜劇である ― 幾つか奇術の演目もある。またアリエネによって演じられる芝居のこともある。コート＝デュ＝ノール県のベガールのアジルにおけるように、それはしばしばちょっとしたことである ― 「修道院長様と司祭様の祭は、患者にとってもお祝いの機会である。これらの者〔病人〕は雑役婦の協力を得て、小喜劇を覚えて演じる。これらの気晴らしの催しは常に歓迎される。役者にとっても聴衆にとっても、それはこれら気の毒な不運な人々に、喜びと同時に幾らかの忘却の時間を与えるひとつの娯楽である」。

シャラントンでは、芝居はある観点から見ると、アンシャン・レジームの矯正院とサドにさかのぼる正真正銘の制度である。こちら〔サド〕は卑猥な作家として封印状という奇妙な過去の遺物によって収容されていたが[197]、帝政下では、その時代の院長であるフランソワ・ド・クールミエが特別に気に入っていた演劇表現の演出家になっていた。エスキロールはアリエネたち自身が演じない場合でも、その上演をはっきりと禁じている ― 「常に疑り深いメランコリー者は、彼らの感覚に強い印象を与えること全てに自分を合わせ、それを彼のデリール〔妄想〕の糧として役立たせるであろう ― 躁狂者は、熱情の描写によって、会話の激しさによって、役者の演技によって興奮するだろう」[198]。エスキロールは、シャラントンでは「何らかのデリール〔妄想〕の暴力的な爆発によって、あるいは何らかの〔病気の〕ぶり返しによって際立たない上演はほとんど無かった」と付け加える。

シャラントンの医長でありクールミエ院長の公然たる敵であるロワイエ＝コラールは、一八一三年にこれらの見世物（また舞踏会も同じく）の禁止令を得るが、一九世紀末には芝居は、役者によって演じられるものであれ、アリエネ自身で演じられるものであれ、そこで再びもてはやされる。一九〇〇年、シャラントンの院長はそのことを弁護する ―「これまで、いかなる『再燃』も、『興奮の発作』も上演に続くことはなかった。有料入院者は、芝居の夕べの後、単に満足感だけでなく、また近い再演の希望を表明する。もしそうでなかったなら、医師たちは、皆に真の祝祭と考えられるこれらの上演の再演に固執しないだろう」[199]。そしてシャラントンのその院長は「その起源は一世紀近く遡る誇大化された伝説、侵すべからざる伝説」（彼はもちろんエスキロールのことを語る）であると公然と非難する。そして変装することで想像力を競い合う「有料入院者」の楽しみを称賛する。「いかなる施設も、見世物、祭、様々な演題によってそれら〔娯楽〕を増加させることに工夫を凝らしていたその国立療養所〔シャラントン〕ほどには、娯楽への配慮を行ってはいない」。シャラントンは新たなクールミエを見出した。

これらの論争全体において、音楽は独自の地位を享受する。古代以来、人々は魂に対するメロディーとハーモニーの相乗的な優れた効果を褒めそやさないか？　アリエニストへの正統な過程の中で、エスキロールはまず「古代人は、多くの事柄を誇張したのと同様に、音楽の効果についても誇張した」と言

(197)『王の名において』、前出、注50。
(198) Esquirol, *Dictionnaire des sciences médicales*（article «folie»）.
(199) ストラウス、前出、注192。

うが、だからと言ってそれを無視すべきではないと付け加える。いずれにせよアリエニストたちは皆、確実な治療効果は無いとしても、音楽がアリエネたちに「気晴らしと健康に好い」効果があるとの意見で一致する。実際、全てのアジルにはブラスバンドと音楽教室があり、ビセートルではデジレ・ブルヌヴィユ（一八四〇－一九〇九）が白痴と低能者の音楽隊を創る。幾つかのアジルはそれが名物となり、例えばカトル＝マールでは演奏する時に楽器演奏者は元気になる――「ある者では、その眼差しはより輝きを増し、より知的となった――他の者は、足で拍子を規則的にとり、身体の姿勢はより真っ直ぐとなり生き生きとし、精神がリズムの優しい影響を受けていることを証拠立てていた」[200]。

もちろん、一八七四年の『報告書』が再び想起させるように、音楽と宗教は完全に組み合わさる――全てのアジルに礼拝堂が存在するとしても、それは単に病人が彼らの礼拝を実践できるためだけではなく（そして我々はいかに慎重にそれをアリエネたちに許しているかを見たのだが）、「祈りの実践が、とりわけ、それらが音楽と歌を伴う場合には、かなりの人数のアリエネに有益な影響を与える」からである。「また、大多数のアジルでは、礼拝堂には少なくともオルガンがある」。

中庭

しかし、これらのアリエネは誰なのか？　医学的に言えば（要するに、彼らはそのために入院させられているのだが）、まもなく彼らを検討する機会はあるだろうが、先ずどのように彼らがアジルの中に身を投じるのかを観察しよう。芸術とは見えるものを再現するのではなく、見えるものにすることであると述べたパウル・クレーにならうと、ごくわずかな作家がアジルのアリエネを「見えるもの」とする。

一八五六年一〇月四日土曜日、〔作家〕ジュール・バルベー・ドールヴィイは朝早く起床した。カーンのボン゠ソヴェールの医長であるヴァステル博士が彼に「狂人たちを見せ」ることになっていた。とりわけ騎士デ・トゥーシュ〔反革命派の英雄〕をである。彼〔バルベー〕はその騎士の物語を書くことを企てていて、彼はそこに入院させられていた。バルベーは男性区域のいくつかの中庭を横切る ― 「人類において偉大なる熱情が稀であるように、怒り狂う狂気は狂人の中で最も一般的ではない。私にとって最も衝撃だったこと、最も心に浸みたこと、私に忘れられない印象に思えたことは、それは悲しげな狂人たちである。他の陽気な者、呆然とした者、おしゃべりな者、猛然とまくしたてる者全ての中で、幾人かは絶望と落胆の、天空が彼らの頭の上に落ちたような、表情を見せ、それが私にダンテの『地獄』の詩の何行かを連想させた ― 悲惨な出来事の中でも、これまで私はそれ以上の悲惨さを見たことがなかった。彫刻家にとって研究すべき、なんと驚くべきポーズだろうか！　なんと異常なカリアティード〔女像柱〕か！　なんという浮彫か！　なんという墓石だろうか！　それらはすべて、私は形容しようとするが、今見たばかりのようには表現できないひとつの特徴、すなわち超人的な強さの苦痛で刻印されている。実際、人間離れしている。何故なら人間性はその支配の下に留まり続け、知的で明晰な部分が損なわれる。なんと物憂げな表情か、胸の上でなんと捻じれた首か、頭の上でなんと絡み合った腕か、地面の上に座るか、壁にはめ込まれるか、あるいは手か膝の間で顔を支えるのは、なんという有り様だろう！

(200) Pallas Michel, «De la musique instrumentale dans les asiles d' aliénés（une visite à Quatre-Mares)» dans *la Chronique de Rouen*, Rouen, 1860.

……とうとう我が英雄に会った。もっぱらその人物のために私はB…S…にやって来たのだ。古い修道院の雰囲気のあるB…S…の施設に設けられた回廊のアーケードの下の石の腰掛に、彼は座っていた。医者は彼の名前を呼びながら彼の所にやって来た ― そこで彼は立ち上がり、我々と非常に丁寧な挨拶を交わし、そして医者は彼に話しかけながら、銃撃を逃れた頭がこうなったこと、それ故、共和派の銃弾の方が実際の人生よりもましかもしれないことを私に示そうとした。外観は完全に狂人であるが、白痴というには体質的に頑健過ぎる……。我々は錯乱者を後にしたが、彼は洗練された飾り気のない正確で当を得た話し方である ― 教育の習慣が狂気に対して古い言葉遣いを強制する。彼は我々から礼儀正しく立ち去ったが、我々に近づいた時と同じように、アーケードの下の石の腰掛に戻った。私は後でもう一度彼に会うために戻った ― 彼は落ち着いていたが、彼の胸は再びかき立てられていた ― 彼の目は、静寂、嵐、霧の中で眺める海のように青い。これらの目は全てを感じ取っていたが今は何も知覚せず、ぼんやりと庭の赤い花の花壇に留まっていた。その目には何も見ている様子はない！

……この度の訪問で私が持ち帰った最も衝撃的な残像のひとつは、私にとっては非常に興味深いのだが、その姿、態度、その穏やかで感じ取れないような狂気、太陽が無いのに庭の中で空に向かって壁を背にして座るまだ若い主任司祭の狂気というよりも夢想である。空は私の好きな灰色で、庭の花々と同様に、この穏やかな人の顔と調和しているが、彼の顔はほんの少し長く、黒いベルベットの小帽子の下でほとんど薄青く、諦め顔で、少し錯乱し、物思いにふけっている……何を考えているのか？　それが主任司祭M…である。壁を背にして非常に詩的で愛想よく微笑んでいるこの主任司祭の狂気について、私は医者に尋ねようとは思わなかった。彼の聖務日課書は、彼の傍らで白くやつれ、青く貧相な静脈が浮き出た手の下に置かれていた……。私にはこの主任司祭の守護天使が腰掛のもう一方の端にいて、天

使の涙を流しながら彼を見つめているように見えた」。(201)

別の記録簿では、セリーヌ（医師であった）もまた「見るべきもの」を提供する――「晴れた日にわが狂人たちが散歩する場所を取り囲む大きな庭園ゆえに、概要紹介でそれは「療養所〔健康の家〕」と名づけられていた。彼らは頭部のバランスを肩の上でとるには困難な、奇妙な恰好で散歩していて、狂人たちはふらつきながら、まるで頭の中身を地面にまき散らすことを常に恐れているかのようであった。頭の中では、彼らが恐しいほどに執着していたあらゆる種類の滅裂で奇妙な物事が、衝突し合っていた……。どんなことがあっても、人々はここにいるこれらの人間の頭からそれらを追い出せなかったろう。狂人とは、通常の人の思考でしかないのだが、一つの考えに閉じ込められている。……時には狂人たちは通りに面した食堂のいくつかの窓のところに来て、遠吠えし近隣住民を扇動したが、しかし彼らにとって恐怖はむしろ内部にあった。彼らはそのことに没頭し、我々の治療的企てに対して人によっては幾らかの恐怖を保持していた。それが彼らをこの抵抗のとりこにさせていた」（『夜の果てへの旅』）。

これらのアリエネたちは、入院の最初の時点から、大いに〔心的〕外傷を被った。恐らくそれは最悪の瞬間であり、何故なら狂人はその時に他の狂人たちを見出すからである。そこでアリエネと見做されることを怖れ、ある意味で自らの固有の狂気を見出しつつ、あるいはむしろ、そのようなものとして職員が彼を識別するという事実、それら全てが彼を怯えあがらせる――錠前と鍵の音、ごった返し、叫び声。一八五四年にカーンのボン゠ソヴェールに入院させられた一人の司祭は書く――「私は何時も、私が見る

（201）Jules Barbey d' Aurevilly, «Mémoranda», dans *Œuvres complètes* (t.V), Paris, 1927.

ているもの、私が聞く叫び声に悩まされている。この喧騒と騒ぎ全体のただ中で、どうしたらいいのか？」。そして再入院させられねばならなかった別の者は、「私が最も恐れること、それは自らの妄想の中で愚弄している不幸な者たちと一緒にされることである、等々」。そ

多くの者は自分を狂人とは思わず、彼らがそこで成すことを訝《いぶか》らない。「何故ならアリエネの施設は、彼らが成すことを完全に自覚している者を収容するために作られていないからである」(202)。「私は一〇〇人程の男たちの中で生きている。ある者は完全に白痴で、ある者は狂人であり、彼らは泣き叫び、身振りし、遠吠えしており、そうでない者を狂人にするような大騒ぎである。それは私の居場所ではない」(203)。

しかしそこで問題になるのは、彼らの周囲を自覚しうる入院者だけである。多くの者は入院時の問診が明らかにするように、デリール〔妄想〕の真只中で到着する。――「私は天からのものを何も畏れない――私は悪と同様に神の恩寵をも支配する」。他の者は「自分が神であり、永遠なる父の息子であり、キリストの兄弟であると信じる」。彼はバイユー通りで裸になり、二人の憲兵に抱えられてやって来た。ある者たちはおぞましい状態である――「その身体は衣服の切れ端をまとい、苦痛から守っている――手入れしない彼の顎鬚は臍まで達している――髪は乱れ、異常に長く、外套のように彼を覆っている。ずい分前から彼は外で寝起きしており、住所不定である」(204)。他の者たちは青あざで覆われて到着する。興奮した者たちは余りに強く縛られたため、皮膚が剥がれている――それが、入院係の医師らが、すぐさま注意深く、思いやりを持ってでないにせよ、アジルの義務から解放されるために急いで書き留めることである。今やこれらのアリエニスト医師が、各々の入院者において必ずしも真のアリエネを見ていないことを指摘しよう――「この若者は完全にろくでなしで、横柄で、怠惰で、うすぎたない人物であるが、その精神においては非常に健全である」。

形だけの診察の後、入院者たちは医師が彼らに割り当てた区域に入れられる。一八七九年、カーンのボン゠ソヴェール（一、一二九名の入院者）では、女性は六六六名の入院者でより多い。ノートル゠ダムの大病棟は四二三名の女性アリエネと四一名の修道女を数え、少なくとも一〇の区域に配分される――おとなしい者（三区域）、半‐興奮者、興奮し耄碌した者、興奮し怒り狂う者、てんかん者、回復期の者、病人（医務室）、廃疾者、そして子どもである。有料入院者の二病棟は、落ち着いた者、半‐興奮者、そして興奮者に限った分類を再導入しようと試みる。男性は、五二名の監護人と二六名の修道士とともに四六三名おり、有料入院者の二病棟に加えてその配分はほぼ同じであるが、興奮している者のための一区域と、病人の他に廃疾者を回復させる医務室の一区域がある。

各区域には庭か中庭［開放回廊に囲まれた庭］がある。その庭ないし中庭は往々にして猫の額ほどである。とりわけそこで狂気の光景が演じられる。「看護人に先導され、私が閉じ込められている所よりもよりひどい状態で、あまりよく手入れされていない別の回廊、別の中庭を通り抜ける。その中に集められた人間の残骸がうめき、しかめ面をし、無秩序な動きの中でぶつかり合う。腰掛に倒れ込んでいた二人あるいは三人では、目は固定し、凶暴な顔付とうつろな、あるいは荒々しい声で、はっきりしない動作と共に一貫性のない言葉を声高く吐く。第四区域の片隅で我々の通行は狂人と看護人たちの乱闘で阻止される。一人のアリエネが他の一人によって殴られ、四分の三ほど打ちのめされて地面に横になって

(202) Archives Bon-Sauveur de Caen［1908］.
(203) 同書［1911］。
(204) 同書。

倒れる。その相手は見えない。白衣を着た八名の男たちがその者を覆い隠し、彼に激しく襲いかかり、次いで地面に打ちのめし、強制衣をさっと着せる」[205]。

「中庭に入ると一見して、人々は自分がどの区域にいるかをわかるので、落ち着いた病人かあるいは興奮した病人の前にいるのかを監視人に問う必要はない ― 庭だけで十分な印である。落ち着いた狂人の庭はきちんとしており、芝生は緑を保ち散歩する者が踏まないように大事にされている……。病人たちは彼ら同士でおしゃべりをし、本を読み、タバコを吸い、通る人に挨拶する ― ……。半‐興奮者たちの区域では、庭はより荒れていて花は稀である ― 人々は芝生の上に勝手に寝転がっている ― 興奮者の区域では、全てが無秩序である ― 足で蹴散らされた散歩道の砂が回廊に広がっている ― 檻の中の獰猛な動物のように、朝から夜まで留まることなく、常に同じ線の上を歩く散歩狂に冒された不幸な者がつけた道筋が、芝生の上で交差する ― 饒舌の発作によって襲われた幾人かが大袈裟な抑揚で話し、同じ文言を絶えず繰り返す。幾名かの者は、頭を下げ、陰鬱で、腕は拘束衣によって胸の位置に固定されている」[206]。

歩くことが好きな狂人は、確かに別の一つの範疇を構成する ― 「何かが、私を追い抜き、尾行し、部屋の角で速度を緩めることなく方向転換し、競争を続け、別の角に達すると、角を右へと新たに方向転換し、角から角へと終わりなくこの行進を続けた。このように前進する人間にはぎょっとさせられた。年齢の底から発する勢いで、彼は歩いていた ― その歩調はしなやかで、捕われた野獣が檻の端に達して最早、遠くに行けないことが分かった時にすぐに引き返すのに似ていた」[207]。

これらの歩き好き〔散歩狂〕は、言葉の正確な意味で、「熊の穴」の回廊の中にいる ― 「見たまえ！熊の穴は一杯だ、と私の仲間が言う。私は『熊の穴』と言った、だけど注意しろよ！　医長か看護人の前で冗談はだめだ！　君が外の空気を吸いに出るのを望むなら、こう告げることだ――『私は庭に出ます』もっといいのは『私は外に出ます』。庭は、それもなお一つの監獄である……。約二〇名の入院者が縦横に歩いていた。二人の監視人は病室に留まらなければならなかったが、一方、他の二人は、悲しむべき病人の群れの中で、その白衣と栄養のよい顔つきという引き立て役を引きずって歩いていた。全ての者がカーニヴァルの仮装のような雰囲気だった。古着の色はほとんど一様であった――多少とも色が薄くなり、多少ともくすんだマリンブルー、しかしその影法師たちの中でおどけた倉庫係がその激情を思うままに発現させていた……。こうした灰色の人間の間に、私は死んだような、あるいは輝く眼差し、不気味な眼差し、見かけは人の好さそうな眼差し、ぞっとさせる作り笑いを見出した。この中庭の他のどこで、私には賢明そうに見える人と出会ったとしても、これらの目立たない外見の施設の中で乱痴気騒ぎが行われているのと同様に、この仮面の背後にもまた、どんなに恐ろしいデリール〔妄想〕が隠れているのだろうかと、私は自問していた」(208)。

どのアリエネも他のアリエネに似ていない、というのも、どのデリール〔妄想〕も同一ではないからだ。あまり分類しようとし過ぎると、各人に庭と区域が必要となるだろう。「我々は三〇人の孤立した者のま

(205)　C・ベルティエ＝マリオット、前出、注183。
(206)　マキシム・デュ・カン、前出、注179。
(207)　アンドレ・スービラン、前出、注181。
(208)　同書。

までであり、確実な一つの集団ではない ― 三〇名の痛ましい狂人たち、用心深い憎悪の中で孤立し、各々は、その者の顔つきや醜さが示すように彼のデマンス〔痴呆〕と悲惨さの中に閉じ込められたままだ」[209]。

今度はこちらの静かな庭があるが、そこではメランコリーで、被害妄想や、神秘妄想を持つアリエネたちが、孤独を求めており、居場所を変えず、働きもせず、彼らに職員が厳命した時にしか食べない。女性の中の一人は「雌牛の番をしているという口実で庭でいつもうずくまる」。他の者は「丸一日中、腰掛の上に寝ころんでいる ― 彼女は医師が入るのを見るやいなや、駆けつけてきて、脈絡のない言葉を非常に素早く、ぶつぶつ言いながら医師について回る」。男性も女性も、多くの者は話をしない影法師のようにうろついて、時折、見えない存在と会話しつつ、しばしば回廊や庭の一定の地点に張りついて、そこから決して離れない。ある者たちは地面にある小さなものを拾い集め、それらを大切そうに蓄える。他の者たちは脱走するために出入り口近くに何時も留まる。（一人の男性アリエネは、何時もその場面〔脱走〕のふりをしたので、監視人の警戒心を非常に弱め、職員はそれを真剣に受けとらなかった……彼が実際に脱走する日までは）。大半の者は、たとえ職員が彼らに話かけても、断固として黙っている。最も静かな者は、自分は死んだと信じる者たちである。

多くのアリエネは、そこに適応している者を含めて、自分たちの状況について完全に無理解である ― 「その者は、自分がいる場所を自覚しておらず、お金を要求することなく彼を住まわせ食べさせてくれる善良なな人たちに絶えず感謝する」（一八七四年 ― 七〇歳）。「彼はホテルにいて」、と別の四八歳のアリエネの医長は述べるのだが、「そこでは彼は、私が用意する船がインドに向けて出発する時まで逗留しなければならないと信じる」。ボン＝ソヴェールに入院している四八歳のアリエネと言えば、それが「瀟洒な田舎の別荘である」と思っている。

デマンス〔痴呆〕患者たちは大抵の場合、静かで無害なこうしたアリエネたちに属したが、一定の年月の経過によって、アリエネのアジルよりもむしろ老人救済院の方が彼らに適している場所であろうとアリエニストたちが言い続けるほどである。このことは常に当たる訳ではない。「大部分の者は悪化してゆく身体障害に応じた木製の大きな肘掛椅子に座っており、全てのことに無感覚で、各々の段階が苦しみであったその長い道のりを経て乳児に戻っても、彼らはまだ生きている ― それが言えることの全てである。もし偶然に予期せぬ一時的な活力の回復が彼らに起こり、もし彼らが失った力の幾らかを取り戻すとすれば、それは彼らの藁布団に火を点けたり、監視人の首を締めようとするという結果になる。この状態においてすら、狂人は危険である。それは痛ましい光景である ― 魂は決定的な死の前に死ぬのか？……数年前に私は一つのアジルを訪れていた ― 私は、足を止め、かつては一人の女性であった何かある物に目を凝らした ― それは衰弱し、大きな肘掛椅子に崩れ落ちているようであった ― それはわずかに動いていた ― 垂れた下口唇から唾が流れたままで、ほとんど持ち上がっていない瞼はその眼差しが消えた眼球を覆っていた ― 剃られた頭部は骨の輪郭を浮き出させ、皺だらけで黄ばんだ皮膚でほんの僅かに被われ、痩せ細った骸骨であった ― 時に哀れなしわがれ声が言う ― 『あー、あー！あー！』」[210]。

白痴と低能者もまた、救済院がより相応しいだろう、と多くのアリエニストたちは見なす。マキシム・

(209) 同書。
(210) マキシム・デュ・カン、前出、注179。

デュ・カンがビセートルの若き白痴者たちに関して記すところでは、「人々が彼らをじっと見る時、創造の誤りの現行犯と捉え、永久的な非‐存在の中に閉じ込められたままでいるこれらの創造物に何故、存在が課されるのかを自問する」[211]。しばしば非常に若くして入院させられ、彼らはアジルでの長期入院記録を打ち破る（時に半世紀）。三〇年近く物干し場の「守護聖人」の称号を持つボン＝ソヴェールのその白痴のように、彼らの多くはそこで「特権的な」地位を獲得するに至る。彼の移動の自在さはほとんどアジル全体に広がっており、監視人を上回り、もはや監視人は彼を見張らない。その後からは自由のはしごは素早く降りる ― 静穏者の区域のアリエネたちは午前と午後に働きに行くためにだけ、外出する ― 決して彼らの区域を出ることのない耄碌者、てんかん者、大デリール〔妄想〕を持つ者 ― 決して隔離室から出ない激しい興奮者、である。〔自由の範囲が〕数ヘクタールから数メートル四方までである……。

たとえ、てんかん者あるいは耄碌者の中庭が大抵の場合は静穏であるとしても、そこで特別な監視が必要である。前者は絶えず「てんかんによって倒れ」ひどい怪我をしうるのであるが、発作前およびとりわけ発作後に襲う彼らの衝動について〔特別な監視が必要なの〕は言うまでもない。耄碌者はと言えば、彼らの失禁が最も多いのは夜であるが、昼もまたあり得る。この世で最も静かに、壁を自分の糞便で汚し書きなぐって遊ぶ「不潔行為」もまた存在する。二〇世紀初めの幾つかの医学論文では、耄碌と言う用語は「括約筋活動の障害」で回避される。

自分の幻覚のとりこになっているアリエネが見出されるのは、半‐興奮者あるいは興奮者の中庭においてである。神秘妄想者たちは跪いて彼らの幻に祈り、あるいはその出現に答える。この七三歳のデマンス〔痴呆〕患者は「彼のところに話しに来ている神様がしばしば彼を慰め導くと主張する ― 同じく彼は聖母の声も聴く ― その夢想の中で、彼はローマと通じている。彼はコンタツ〔ロザリオ〕を手に一日中、祈りをぶつぶつつぶやく」。三七歳の別のアリエネは「神は、彼に一緒に来るように仰ったと信じる」。――「彼は敷布に身を包み、暖炉の中に忍び込んだ」[212]。

幻覚はさまざまであるが、最も多いのは聴覚性のものである。三九歳の女性アリエネは、その状態に慣らされており、「夜に声を聴き、夜と同じく日中にも彼女に話しかける鳥の鳴き声を聞く。彼女は手で口を塞ぐ。何故ならこれらの鳥たちが口に入らないようにするためである」。また隣の中庭から話しかける声もあり、それは罵り、脅し、この女性アリエネに彼女の夫と子どもたちは溺死したと告げる。多くの者は、彼らをギロチンへ連れてゆくために迎えに来た死刑執行人の足音を聞く。鐘が他の幻覚者の名前を一斉に告げる――それは決して陽気な調子ではない。

幻覚はまた感覚性でもある――「職員が彼を夜に散歩させるが、今や彼と共に移動するのは医務室の建物全体である」。奇妙な物体が天空を通過する。「彼女の父親が施設の中にいる――彼女は父を見て、彼と話す」。怖がらせ夜間に生じる幻覚は、しばしばアルコールと関連づけられる――「動物たちが天井から降りてきて、彼女の足を食べる――ある者が柩の蓋を釘付けする――ある者が死人を切り分ける」。他の者は口を留め針でいっぱいにして、休みなくそれを吐き出す。別の一人では誰かが口に鎖蛇を入れた。彼はもはや食べられない。誰かがこちらの者には床を通して悪臭を、あちらの者には放電の一撃を送りつける（二〇世紀初頭には、電気は特に好まれる主題である）。「誰かが電気と化学によって彼に働きか

(211) 同書。
(212) Archives Bon-Sauveur de Caen [1866].

ける ― 彼の迫害者は病室の下の大きな地下室に住みついている」。

持続的にあるいは挿話的に興奮するのは迫害妄想患者が最も多く、彼らの妄想主題は無限に多様である。悪魔、死んだ両親の亡霊、フリー・メイソン、イエズス会士、隣人、配偶者は、ことごとく妄想者の喪失と関連した人物であり、彼らの嘲笑で彼につきまとい、夜には天井の穴を通って彼らの部屋に侵入し、彼らを叩き、彼らを焼き、ゆっくりと彼らを死に至らせる。「誰かが彼を恨んでいる ― 誰かが彼につきまとう ― 彼は、絶えず自分の背後に声やガチャガチャという音や唾を吐く音を聞く。絶望の虜となったこの商人は叫び続ける ― 「私はお終いだ、お終いだ、お終いだ！　全ヨーロッパ中で私と同じほど駄目になった人間はいない！」」。こちらの六九歳の女性入院者は、長い間、彼女の背中に彼女の死んだ妹を背負っていると苦痛を訴える。彼女は「治癒」して退院するが、三か月後にぶり返す。今では妹は彼女の頭の中にいる。一八八一年に入院した二九歳のこの男性アリエネでは、「他人が彼の中におり、それが彼に話しかけ、彼を興奮させ、彼を困らせ、そこで彼を弄ぶ」。一九二二年、別の女性アリエネ例では、「彼女を苦しめる一人の小さな人間が身体の中にいる」。

また誇大あるいは富裕観念に冒されたアリエネたちも存在する。「彼はオペラ座のテノールである。彼は将軍であり、皇帝であり、黄金の玉座に就くことになる」 ― 「彼は神である ― 彼は大地の全てを所有する」 ― 「ビスマルクは彼の取引相手である ― 彼はビスマルクからロシアを買ったので、彼に一億フランを送らねばならない」。主題は常に誇張されており、何十億もの金で皇帝たちを手玉にとるが、時には一八九〇年に入院した四一歳のアリエネのように奇妙なずれを伴う。彼は「数十億フランと上等な深靴を一足」を盗まれたという。同様に、この例では、誇大妄想と被害妄想は容易に結びつく。一八八〇年に入院した四〇歳の男性アリエネの例では、自分をミケランジェロと見做すことに加えて（彼の職業は彩色ガラス画家である）、「自分は世界の支配者である。いずれ皆そのことを知ることになろう。自分が全能の神であることを認める必要があろう」と言う。一方だれもそのことを認めないので、被害妄想が始まるのだが、それは消極的で悲しげなものではなく、活発で復権要求的な迫害となる。こうして騒がしい者の大系統に加わる「被害‐迫害者」という古典的な類型が出現する（監視人にとっては、アリエネには二つの範疇しか存在しない　―　騒がしい者かそうでない者である）。

幻覚者たちは、幻覚を認めるのを拒否する時でさえ、幻覚に答えながら叫び、盛んに身振りする。彼らは自分の寝具をひっくり返し、自分の妄想対象を探しながら藁布団を引き割く。彼らは藁のくずの中か、季節によっては泥の中で丸まっている。悪魔が彼らを地獄に送ろうとして追いかけて来ると叫びながら、彼らは廊下を突然に走り回る。何よりもゾッとするような叫び声をあげる。アジルの近くを一九五〇年代の初頭に通りがかった人にとって、そのことでそこが狂人たちのアジルであると分かるのだった　―　時には単発で、時には連続する騒がしい叫びである。

騒がしい狂人たちは一つの区域から別の区域へと移動し、彼らの中で最も興奮した者は拘束衣を着せられるか独房に行きつくことで終わる　―　いわゆる一般的に「精神的訓練」の名称の下に控え目に包括される様々な処罰法を初めて体験することで、終わるのである。ある種のアリエネたちはまた別のアジルに移動されられることもあり、たとえそこがすでに厄介者たちを抱えていて、厄介者を背負い込むのをあまり望まないとしてもである。驚くべき例が、一八七二年にカーンのボン＝ソヴェールで、二〇歳の若い娘が入院した時に生じる。情愛深い感覚は、アリエネたちには消滅していると見なされる　―　彼女らの家族の頻回な訪問に彼女らは無関心であることがそれを明らかにしている。ところで若い娘の母親もまたボン＝ソヴェールに入院しており、これら二人の女性は落ち着いた者たちの庭で再会する。この再会は我々にとって選集に収める価値のある報告である —— 「すでにBSで母親と出会っていたこの若い娘は非常に稀な特徴を示した、すなわち情愛深い感覚が母親にもその娘にも消滅していないということである。日々愛情ある光景が決定づけたことは、その施設に動揺をもたらした。このことでベガールへの彼女の移送が決定されたのであった」。実際に、愛情のゆえにこれらの二人の女性を独房に隔離することは困難であった。

「精神的訓練」

「アリエネを罰することは、まず何よりも正当で、おまけに理にかなっているのか？　アリエネには自らの行動についての意識はなく、したがって責任もなく、それ故に罰されてはならない。この絶対的な規則のアジルでの適用を望むのは、行き過ぎになるだろう。確かにアリエネたちが行った行為に対して彼らに重い罰を課すことは、常軌を逸しており、少なくとも非人道的だろう。これらの大半の例で、大部分の職員は、いつ痛い目に合わせるかを完全に心得ていた。もしそのことをアリエネたちに分からせているならば、精神的治療法も考えられ得る訓練もいらないだろう」[213]。読者は「精神的治療法」という非常に遠慮がちな表現の再登場に気づくだろうが、その表現は、その手法が多様で厳しさが段階的である訓練と結びつけられる。先ず叱責があり、タバコや散歩、提供される食事の幾つかの「菓子」、規則や面会、作業での幾分かの特例を認めることの取上げがある。反抗的なアリエネの落ち着いた者の区域から興奮者の区域への、さらには耄碌した者の区域への移動は、かなり頻繁に実施されるが、それは訓練ではなく、医学的であろうとする分類の原則に全面的に矛盾しない訳ではない。それは確かに恐ろしい罰であるが、誇大妄想に侵されたこの六八歳のアリエネは例外である（一八八一年）――「彼は興奮者の中でしか満足しない――少なくとも、彼が言うには、ここでは人が喋っている！」。

これらの方法がすべて使い尽くされた時に、ようやく職員は厳密な意味での抑制手段に移行する。そのようなアリエネは突然怒り狂い、監視人や医師を罵り、彼らの仲間に飛びかかる。また露出狂者、夢中に自慰をする者もいる。直ちに何か手をうつ必要があり、その何かとは至る所での拘束衣となる。それは非常に硬い麻布の、後ろが開いたシャツであり、長い袖は前方で交差し背部で固定される。したがって腕は動かすことが出来ないが、脚はそうではない。首の高さで輪に固定された綱で、拘束衣をベッドあるいはプレオ〔中庭の屋根つき場所〕につなぎ留めることが出来る。拘束衣の使用には害がないわけではない。硬い布との接触による皮膚の深刻な損傷の原因となり、時には呼吸をひどく妨げる。たとえフランスのアジルでは拘束衣がよく用いられるとしても（非拘束ではあるが、より多くの独房によって補われるイギリスのアジルとは違って）、過剰に長期間、拘束衣を持続しないこともまた規定される。多くの場合、拘束衣の脅しだけで十分である。またその派生用具もある――拘束袖とマイヨである。前者は手の使用だけを禁ずる小‐拘束衣である。後者は全身を覆う複合的な服装で、重い防護服に例えられるもので、絶えず腕〔の動き〕を妨げることができる。美的かつ羞恥心への入念な配慮によって、「女性用のマイヨには、そうした装具で彼女たちが奇妙に見えるのを避けるために、スカートが付け加えられ

（213）*Rapport* de 1874.

（214）マニャン、「拘束衣」の項目、『医学的科学百科事典』（編集ドゥシャンブル）Magnan, article «camisole», dans *Dictionnaire encyclopédique des sciences médicales* (dir. Dechambre), Paris, 1869-1880.

る」[214]。また強制肘掛椅子があり、それは時には感じよく「鎮静椅子」と呼ばれる。その穴あき版では、日中の長時間、耄碌者や不潔者を保持することが可能である。狂人たちが創意工夫に富むとすれば、アリエニストたちもまた同じである。その証拠に、常に自らの靴を近くの中庭に放り投げようとして、あるいは武器としてそれを用いようとして、絶えず靴を脱ごうとする者には、別の足の固定法がある ― 靴の紐を解くのを防ぐ小さな鍵である。

灌水浴は冷たい場合もそうでない場合も、水浴は長い場合もそうでない場合も、懲罰、ないしはより恭《うやうや》しく「精神的訓練」の古典的手段として存続する。第二帝政下、一人の入院患者が何通かの手紙の中でポーのアジルの状況を証言する ― 「愛しき人よ。私を最も苦しめる試練の一つを被ることから抜け出ます。それは「強制水浴」と呼ばれ、それはかつて異端審問のひどい時代に用いられていたものよりも一層、苦痛を与えうる形の水による拷問であると想像してください。沸騰した、あるいは凍った水で満たされた鉄製の細長い箱、そこに職員が貴女を五、六時間置き去りにすることを想像してください……そこに貴女を気にかける監視人はいますが、貴女をそこへ投げ落とし、貴女の上に、ギロチンの跳ね板に使用される恐ろしい板のような、半月型の切り込みのある鉄の覆いで貴女を押さえ、そこから出られないようにすることを〔想像してください〕……。それに、貴女と傍らで貴女と同じ体罰を被っている犠牲者たちの怒号が加わるのです」[215]。

一八五三年に入院した二五歳のアリエネの例では、彼は「一言も発することなく呆けていたが、「入院の」数日後に試みられた冷水浴と灌水浴が、直ちに彼を適切で表情豊かにさせた」[216]。三七歳の女性アリエネの例では、「施設で日夜もめ事を起こしていたが、灌水浴と冷水浴が彼女を大人しくさせ、彼女を怖がらせる」[217]。冷灌水浴が三〇歳のアリエネ例に引き起こす恐怖（そしてアジルにおける灌水浴が意味することがそれであるとわかる）は、「彼に幾らかの従順さを得させる唯一の手段であることだ」。

まだ一日中、独房に留め置くことが残っている――その場合、そこは時には暗闇にされ、より多くの場合には夜の暗闇にされる、というのは鎮静剤の到来までの間、より多くの眠りを保持せねばならないからである。それは数日間、さらにそれ以上になりうる。水浴の体罰の不満を述べていたポーのアジルのアリエネは、「知性の墓場〔ペール＝ラシェーズ〕の運命を取り仕切っている」監視長とひと悶着起こした後の「独房への」留置について次のように述べる……。「これらの穴倉の一つに居る時に私を最もひどく苦しめること、それは寝具の全てとしてわずかの藁と馬用の毛布しかなかったことだけではない――それは太い鉄柵のついた天窓を通して、本当にわずかな天の切れはししか垣間見えないことだけでもない――それはまた、そこで苦闘している怒り狂った者たちが私の近くの独房で、私の傍で夜も昼も叫び、吠えるのを聞くことではない――そんなことではない――それは、そこに閉じ込められたケダモノたちがそこで積み上げるあらゆる種類の汚物によって日々汚染され、悪臭を放つ腐敗した場所から放たれる、吐き気を催すむかつくような臭気である」[218]。

一八七四年の『報告書』の視察官たちは「我々は、独房、厚く覆われた独房の中に彼らを閉じ込める

(215)『フレネジー』誌の中で公表されたカール・デ・モンの手紙 Lettres Karl des Monts publiées dans la revue *Frénésie*, nos7,8,9（1989-1990）.
(216) カーンのボン＝ソヴェール誌。
(217) 同書。
(218) 前出、注215。

よりも、拘束衣か袖カバー〔拘束袖〕によってプレオの中で興奮したアリエネを動き回らせたい」、と記述する。しかしそれでも、とりわけカーンのボン＝ソヴェールの一九三〇年八月一九日と二〇日の視察報告が証言するように、非常に長い留置を含めて、独房は無くならない。人間とはそうしたものである。「独房の区域は興奮した者の区域と混同される。それ〔独房の区域〕は時代遅れで最も不完全な八部屋からなる……。それらのどれもが終日使用されることはなく、ある種の特殊な例で、絶対的に必要な場合に、夜間一時的にだけ用いられることが望ましい。さらに最善はそれを用いることを完全にやめることだろう。私が視察した時、これらの独房の三つが終日占有されていた。その一つでは藁布団の上に寝ている非常に暴力的な患者が数年来そこにおり、コルケ博士によると、彼はそこから出ることを固く拒む。その医師によれば、彼を他の患者と混ぜることは不可能だそうだ。近くの独房には、同じく非常に難しい病人が、試しに彼に与えられた藁布団を全部引き裂き、藁を山のように集め、寝床として役立て、その藁の中に隠れる」。一八七五年の日付の他のある記載は、それが現実離れしているとしても、多くのアリエネがそこに恒久的にとどまると証す ―― 「その者は独房にとても満足しており、藁で編んだ衣装を巧みに作る」[219]。

それを語るだけで戦慄を覚えるが、一九三〇年の視察官は、布や革の綱を引きちぎる方法を見出した者たちに対して足首や手首にはめる鋼鉄の小さな鎖を見せられた。アジルの院長と医長は、確かにアリエネたちは移動するのに跳ね回ることを強いられるが、彼らは他のものよりこの方法を好む、と指摘する。視察官は他のアジルでもそれを目にし、嘆く。ある意味では、鎖の再来ではないのか？

拘束の奇妙な方法は一九世紀の最初の数十年においては誇るべきことであったが、最終的に放棄された。シャラントンには、興奮したアリエネを寝かせたままにし、彼の頭だけがこの一種の柩から飛び出しているような柳製の檻ベッドがあった。垂直な型として、ベルギー人アリエニストのジョセフ・ギランは、同時代の大時計ーキャビネットを引き合いに出す。同時に彼はドイツにおける二種類の綱を引用する。それは一方は水平に他方は垂直に繋がれ、アリエネを二つの壁の間で手を交差させて立ったままにする。人々はまだ「騒がしく頑固なアリエネたちが、せいぜい八ー一二時間こうした姿勢で過ごした後には、しかるべき姿に戻る」[220]ものと信じている。ロマン派精神医学の同時代、白痴の垂らす唾液を受け取るための容器を顎の下につけたブリキの仮面が、一八四二年のベルギー、ティルルモンのアジルではまだ用いられていた。「ある不幸な者は六年間、いつもそれを付けていた」[221]。また口を開けるのを妨げ、喚くアリエネを黙らせるかぼんやりとした唸り声に変える硬い革製の一種の仮面である口籠も存在していた[222]（ハンニバル・レクターマスクが思い浮かぶ）。

アンシャン・レジーム期の終わりに、自慰に捧げられたティソ博士の著作の成功がどんなものであったのかを、我々は見た。一九世紀においては、それはアリエニストの固定観念である。男性であれ女性であれ、自慰は狂気の原因の一つと思われている。その予防法は数多く、宗教と教育から、体育やスポーツ、さらには冷水浴にまで至る。ではどうして拘束、つまり「自慰に対する慈悲の外科的用具」がいけない

（219）カーンのボン＝ソヴェール文書（ヴィアール Wiart 医師）。
（220）J・ギラン、前出、注147。
（221）*Rapport de la Commission chargée par Mr le Ministre de la Justice, de proposer un plan pour l'amélioration de la condition des aliénés en Belgique, et la réfrorme des établissements qui leur sont consacrés*, Bruxelles, 1842.
（222）ギランにより引用、前出、注147。

訳がない。かくして若い男性と若い娘に対する重装備の自慰抑制着と、寝ている男女の腕の自由を奪う特別なベッドが、一九世紀の最初の数十年のうちに現れる。「他の数多くの場合と同様にこの場合にも、医学は人間を慰め、破滅の淵にいる者たちを押しとどめる神性の発露として現れなければならない」[223]。それでもその目的に達する者たちには、どんな不幸が待っていることか！　怠惰、虚脱、記憶の喪失、るい痩、知覚の倒錯、茫然自失、痙攣、そして最後に狂気である ― メランコリー、てんかん、最も予後不良なデマンス〔精神荒廃〕である。そのような自慰する者たちは余りにもやつれるために、彼の大脳が「頭蓋の中でぐらつくのが」分かる。女性では、「子宮の憤怒」に陥り、「それは彼女から恥辱心と理性を同時に奪い、最も淫蕩な野獣の水準に置き、絶望的な死によって彼女らの苦痛と恥辱を根こそぎにするまでに至る」。「もし必要性が彼女らに求められ、差し迫った死の危険がある場合には」、最後の手段として陰門封鎖〔少女や少年の性器に輪っかや留め金を用いる方法で、後者〔少年〕では勃起を不可能にする〕か、「そもそも苦痛の少ない手術である」[224]陰核切除術、に頼ることになろう。

およそ一世紀後、二〇世紀の最初の数十年には、アリエニストたちが、異様であり野蛮でもある手法を拒絶するのは当然である。しかし我々がそれを〔後に〕治療の問題で見ることになるように、たとえ昔のままではなくとも、常軌を逸したやり方は存続する。独房、それはアンシャン・レジーム期の独房の時代にはおよそ数メートル平方であることを残念にも思い出させるものだが、それへの収容を避けるために、隔離はベッド拘束に置き換えられた。一八六〇年、ハンブルクのルートヴィヒ・マイヤーは、*Bettbehandlung* すなわち「就寝療法」によって急性精神病を計画的に治療することを提唱する。その方法はドイツで評判となり、その後一八九七年にマニャンによってフランスに導入される。三年でフランスのアリエニストたちは新しい方法に魅了される。「〔強制〕就寝が独房の区域を病人の部屋へと変える。

それはアリエネの尊厳を高め、アリエネを成長させ、心臓病患者や結核患者とアリエネを同等にする」[225]。持続的ベッド拘束、ないし寝台療法は、急性精神病の人々に必要な栄養を大脳にもたらすものと見なされる。それはまた観察の方法でもある。結局それは「集団的隔離」の方法である、というのは持続的就寝はまたひとつのベッド拘束なのだから。一九〇一年、その時代のアリエニストの一人は、ベッドで動けなくして興奮者やうるさい患者を中庭から取り除いたこと以外は、不十分な結果であることに言及する。したがって、少なくとも「彼女らは悪天候にあまり曝されなかった」。マニャンの元「有料入院患者」の一人であるマルク・ステファンは〔強制〕就寝について、それは「永遠の無気力である」と述べる。

安静を要する者たちが、彼らのベッドに縛られねばならないほど興奮すると早速、その方法は複雑になる。マニャンがそれを定着させていたサン＝タンヌの場合、〔強制〕就寝についての二つの証言は、静穏と栄養を示唆するこの言葉からはかけ離れた印象を我々に与える。まずもって我々は特別医務室にいる――「私は、遠吠えの聞こえる森のような、この喧騒の中に入った……。私の周りには、二列に並べられたベッドの端から端まで、悲しげなあかりの下に、全員が動けなくされていた。動作はなく、ほんの少しの震えがある。叫び声は、そこから湧き出るのではなく、ベッドの端では押し付けられ疲れ切った、

(223) Jalade-Lafond, *Considérations sur les hernies abdominales, sur les bandages herniaires renixigrades et sur les moyens de s'opposer à l'onanisme*, Paris, 1822.
(224) Clerc Alexis, *Hygiène et médecine des deux sexes*, sd [extrême fin XIXe siècle].
(225) Pelas (A.), «Le Repos au lit dans le traitement des aliénés», dans *Annales médico - psychologiques*, 1900.

列になった顔に文字通り重くのしかかるように思われた。輪郭のない黒い口を除いて彼らの顔には何の生気もなかった ― それら〔口〕は、薄明りの中で、抑え難い怒りの爆発によって開かれた傷口と同じように見えた。横たわっている者たちをよく見るうちに、私はついに彼らの生気のない激昂の理由を理解するに至る。多くの者たちはきわめてぴったりと拘束衣を着せられていたので、ほんのわずかな動きも絶対的に禁止されていた。彼らはまさにそのフレネジー〔発熱狂〕の中で、もはや叫ぶことしか出来なかった……。私の周りの全ての者が拘束衣を着せられているだけでなく、一方の腕を左に、もう一方の腕を右に、一方の足を左に、もう一方の足を右に、短く縛られていた。分厚い布の帯がそれらをベッドの角に括りつける。ある者では項《うなじ》が、同じく帯で支柱に固定され、彼らが姿勢を立て直すのを妨げる……。朝の四時に番人が交代した。私を出迎えた三名の看護人と再会する。彼らはベッドメイキングを始めた。シーツの殆どは汚されていた。男たちは平然とそれを替え、拘束衣を着せられた病人を持ちあげて、解いた後、病人をひっくり返して、次のベッドに移る前に再び結びつける ― ところで彼らが〔シーツの交換を〕している間に時々言う、君はまた悪いことをしたのか？」(226)と。

一九三二年、入院した友人の面会に行ったのが、ポール・レオトーである。我々は変わらずサン＝タンヌにいるが、しかし落ち着いた者たちの区域である ― 「両側に、六‐七台のベッドがあり、椅子はない。これらのベッドの一台に、美しい顔、美しい目、頑丈な体格の非常に美しい少年がおり、彼は喚《わめ》き、時には微笑んで、時には威嚇してあちらこちらを祝福しながら、ミサか聖歌の断片を歌って時を過ごすが、別の時には自分の胸を拳で激しく殴る ― 「俺は神の息子だ、神の名だ！　お前たち、糞くらえ！」」。そして歌が続く ― アニュスディ〔神の子羊よ〕、オー救いの……よ、アレルヤ！　主は汝らと共にと、その不幸な少年はベッドの上で暴れることを止めない。後で母親であると私は気付いたのだが、まだ若い一人の女性が彼のベッドの脚にしがみついていた。彼女が近づいた時である――〔彼は言う〕「お前はまだいるのか、あばずれ、雌牛、淫売。お前は客を引くために来たのだ。俺に近づくな、俺はお前をぶん殴るぞ！」。そして彼は聖歌と祝福を再開した。……別のベッドには狡猾な顔の小柄な爺さんがおり、髭を全て剃り、頭は卵の様に短く刈られていた。およそ一五分ごとに、彼はシーツの一つの端を持ち上げ、ベッド中に唾を吐き、シーツを下ろし、抜け目なく喜んだ様子で医務室の方を眺めながら、吸い取らせるようにその上を手で小さく叩く。それは見るだけで十分不快であった。このことはこの患者で目立っていた。看護人が彼のベッドに近づくと、腕の仕草は、殴られかけの子どものように身を守ろうとする。このことは、周りの目がない時に行われる得ることを反映している。他の者たちは、頭の上からシーツを被っていて、殆ど見えない」[227]。

「彼らが巧みになればなるほど、彼らは私を怖れさせる」

つまりアジルにおいては、アジルそのものを除けば、治療法は存在しないと言うことなのか？　いや、もちろん存在する！　我々が見て来たように、水浴療法は常に重要な位置を占める。水浴、そしてまた水浴である……「狂気において、水浴は治療の一つの強力な方法である――よく考えられた施設はあら

(226) A・スービラン、前出、注181。
(227) Paul Léautaud, *Journal* [1932], Paris, 1941.

ゆる種類の水浴を、豊富に備えなければならない……」[228]。第三共和制の初めには水浴療法の三大重要型が区別できる ― 誘導、刺激、あるいは逆に鎮静である ― 要するに全ての種類のアリエナシオン〔精神異常〕を治療することが出来る。狂気のうっ滞型では、骨盤と下肢に向けられた強力な誘導性の灌水浴が繰り返され、脳の混乱を解消する。抑うつ型では、刺激性で短時間の灌水浴である。痙攣性で拡大性の型では、冷たい水浴で、濡れたシーツに中に包まれる。全てが体系化されている ― 水の温度、頻度、水浴の時間であり、時間は延長されうる ― 食事については時間の変更は論外であり、その場合には水浴の間に入れられる（生理的欲求についても同様である）。カジミール・ピネル（大ピネルの甥）、彼としては、ある者では〔水浴は〕二四時間にまで至るが、平均の持続時間は三－四時間である。また薬効性のある入浴もある ― アルカリ、塩、硫黄、芥子入りである……そしてまた蒸し風呂、乾燥風呂もある。

熱くても冷たくても、水浴であれ灌水浴であれ、水浴療法は常に万能薬の価値がある ― そしてそれは古代以来のことである。マニー、産褥性狂気、神経症では「冷たい灌水が、自然な、そして輝かしい成功によって是認された適用を見出す」[229]……。「冷水浸水」は、デリール〔妄想〕、振戦せん妄、舞踏病、女性色情狂、「てんかん発作」、そしてヒステリーにはもちろんのこと、最もよい治療法と考えられる ― むしろ最後〔ヒステリー〕の場合では、冷たい灌水浴は、頭部を除いた全身に噴射状に打ちのめすように適用される。ジョセフ・グラセ（一八四九－一九一八）が一八八〇年代に警告したのだが、注意すべきは、それは専門家によってしか使用されない「真の医療行為である」ということである。背骨に沿って、そして腹部へと向けられた冷たい灌水浴によって、耄碌老人に至るまで治癒が期待され得ないことはない。そういうわけでベネディクト＝オギュスタン・モレルは、一八五〇年に、一時間に五〇名から六〇名の耄碌老人を治療するに至る ― 横に並べられた六名の病人たちは予め湿った海綿で摩擦され、次いで消防用散水と同様な方法で灌水浴を受け、病人たちは循環を活発にするために激しく摩擦される。第三帝政初頭には、より素早く進めるためであるとはいえ消防用散水ホースの利用が同業者に衝撃を与えるとしても、耄碌老人の灌水浴による治療法は讃えられつづけ、「それに満足しない医師はいない」(230)。稀に、何にでも役立つこの水浴療法に疑いを挟むアリエニストの声がある。「精神異常者への水浴療法の役割は適切に決められていない」と一八七四年に彼らのうちの一人があえて記す(231)。

灌水浴が自分たちを罰する目的と治療する目的があることを、アリエネたちがきちんと見分けているかは、疑わしい。いずれにせよ彼らはその苦痛を訴える ―「愛するお母さん、職員が私に耐え難いことをします ― 彼女は耐え難いシャワーを私に浴びせます ― 私を死なせます」(232)。「それは私が今まで見たことのない様なシャワーです。恐ろしい四つのシャワー ― 彼女は私に一層強くシャワーを浴びせます」。冷たく激しい灌水浴には、一八世紀の終わり以来、日の目を見ていたショックによる治療法という意図が常に存在している。一九世紀初頭、イギリスのアリエニストであるメイソン＝コックスは、狂気の治療において用いられる治療法の大半が「何も特別な効力を持たないと言うよりも、その評判が病人に

(228) シピオン・ピネル、前出、注172。
(229) ドゥシャンブル事典、前出、注214（「灌水療法」の項目）。
(230) ドゥシャンブル事典、前出、注214（「耄碌老人」の項目）。
(231) Beni-Barde (Dr.) *Traité théorique et pratique de l'hydrothérapie*..., Paris, 1874.
(232) Archives Bon-Sauveur de Caen [1919].
(233) Mason-Cox (J.), *Practical observations on insanity*, Londres, 1804.

感じさせる、苦痛で不快な感覚のお陰ではないのか」[233]と自問する。

この同じメイソン＝コックスは、奇妙な治療法を引き継ぐにふさわしい地位に身を置いており（しかし狂気の治療法において奇妙でないものがあるのか？）、そこで彼はまた「連続旋回」とあだ名される回転椅子を採用する。この方法は、一八世紀に登場するのを見た「振動椅子」とは異なり、ダーウィンの言うところを信じて狂気は神経線維の無秩序な運動から生じるとすれば、多少とも急速な身体の回転がこの混乱を修正するだろうという考えを、恐怖とショックの最も単純な治療法に付け加える。アメリカのアリエニストでありカレンの弟子であるベンジャミン・ラッシュ（一七四五－一八一三）は、異なった理論、つまり回転は大脳の血流の集中を押さえるという有益な効果があることから出発して、ジャイレイター〔旋回椅子〕を推奨する（彼はまた、外的刺激から患者を保護するために、患者の頭部を中に入れる箱を上に乗せた、重装備の拘束椅子であるトランキライザー〔安静椅子〕を考案する――電気椅子との類似が際立つ）。メイソン＝コックスはイギリスで連続旋回〔回転椅子〕を利用し、そこに暗闇と途方もない雑音を加えることを計画する。エスキロールは、実験という名目であるが、フランスで最初の回転椅子を制作させる。しかしすぐに人々は「そのいくつかの不都合」を理由にそれ以上には望まない――嘔吐、鼻の出血、眩暈、失神、さらに卒中である。明らかに連続旋回は恐怖の方法と考えられた。メイソン＝コックスは、実際それを大いに用いたが、二二番目で最後の観察の中で、一人の女性アリエネについては禁じる――「もはや五日ないし六日ごとに回転医療に頼る必要は無かった。職員が彼女に望むことを達成するには、彼女をそのことで脅すだけで十分だった」[234]。

電気、それは将来大いに有望である。それは本来、最も衝撃を生じさせやすいものではないのか？　我々は一八世紀にそれがショック療法として始められたのを見たが、最初の電気ショックが実施されたのは、一八〇四年に一人のメランコリー患者が「ガルバニ電池作用」を受けさせられた時である。先ず手に試みられ、後に頭蓋に至った。実験を続け、ショックを増強し、完全な成功を得たと言う――「それはもはや暗く沈んだ人間ではなかった――温和な快活さが彼の顔全体に広がっていた」。[235] 電気ショックのかくも古い起源に我々が驚かされるとしても、最も明白な「成功」を収めるのは[236]一三〇年も後のメランコリーの治療においてである。電気は電気ショックとしてしか役立たないが、当初は「電気化」と呼ばれる全体的な電気療法として用いられる。一八四五年に、ドゥー＝セーヴルのアジルの医長が、ガルバニ電池作用を「神から恵まれない不完全な生体〔低能者〔痴愚〕と白痴〕」に試みる。[237] マレヴィルの職務で、打ちひしがれた者を無気力状態から引き出すために、そして興奮者を鎮めるために、両者に同様に電気をかけ続ける。それはいずれも懲罰に関する小さな電気ショックに対立するものではない。

まもなく電気化はとことん利用されるが、それは精神医学が経験主義であることの証拠である。

(234) 同書。
(235) Aldini (Giovanni), *Essai théorique et expérimental sur le galvanisme, avec une série d'expériences faites en présence des commissaires de l'Institut National de France, et en divers amphithéâtres de Londres*, Paris, an XII [1804].
(236) この主題に関してブルギニョン Bourguignon (A.) を参照のこと。«La Découverte par Aldini (1804) des effets thérapeutiques de l'électrochoc sur la mélancolie», dans *Annales médico-psychologiques*, juillet 1964.
(237) Teilleux L., *De l'application de l'électricité au traitement de l'aliénation mentale*, Paris, 1859.
(238) 我々はアラン・ルフェーヴル Alain Lefebvre に従っている。*La Folie et son traitement à Pau au XIXe siècle* (l'asile Saint-Luc de Pau), TER Université de Pau et des Pays de l'Adour, 1981.

一八五九年、オズーィ博士はポーのアジル[238]において、アリエナシオンの全ての型に対する「経験」を語りつつ、その総合評価を行う。彼はそこで次のように結論づける。「電流は白痴に強い印象を与えず、低能者〔痴愚〕にはかすかに刺激し、そしてデマンス〔痴呆〕患者では、それ〔電流〕が生み出す感覚はそれら〔デマンスの〕精神的崩壊に応じており、彼らの精神医学的病変の段階がより低下すると一層、激しい痛みは少なくなる。モノマニー患者とマニー患者は、発作の時を除いて、彼らにとって非常に苦痛である電気衝撃を、激しく感じ取る。モノマニー患者は妄想的な無分別に強く固執しているとは言え、彼らが電気化の影響の下に置かれる時、一時的にそれ〔妄想〕を放棄する。肉体的苦痛が彼らのデリール〔妄想〕に一つの休息をもたらし、一時的に彼らを現実感覚へと導く。このように私は、数年来その時まで、どうしようもない意志的な緘黙を余儀なくされていた病人たちの一部に反応を得ることができた。しかしながら、電気化が最も豊かな結果を産み出したのは昏迷を併発するメランコリーによるリペマニー患者〔深いメランコリーによって特徴づけられる抑うつ状態〕においてである……。彼らは最初のうち電気－磁気刺激に対して多少とも無感覚であるが、しかし少しずつ、電流の影響に逆えなくなり、何クールかの後には激しく体を振り動かすことで終わる。衝撃が彼らに知覚され、苦痛な表情を導いた時には、我々は我々の努力の良い結果を予想し、それを続けるだろう」。幾らかの種類のソフトな電気ショックについては……。

一九世紀の終わりには、ヒステリーと電気が出会わないことはあり得ない。ヒステリー患者に試みないことがあろうか！　ラ・サルペトリエールにおいてもまた、神経衰弱者は様々な方法で電気をかけられる――電気風呂、電気化された風のそよぎ、ある時は鎮静性の、ある時は刺激性の火花とブラシ電気、などである。例えばセリーヌはその作品でパラピンヌという「ヴィニー＝シュール＝セーヌ」の療養所の医長を我々に描き出す。──「ちょうど定刻に、週に二度、彼は、非常に狭くて暗い部屋の中に特別に集められたメランコリー者の頭の上に、本物の磁気嵐を発生させた」（『夜の果てへの旅』）。

だからと言って電気ショックは忘れられることはない。一九〇三年、シャルコーの助手であったババンスキーは、不治に分類され、説得、水浴療法、阿片、高容量のベラドンナの全てがすでに試みられた一人のメランコリー患者に、「大脳電気ショック」を処方する。「頭部へのボルタ電流」の一連の作用がひとつの結果を導くが、それについてババンスキーは慎重に提示している──「この作用が大脳の方向づけを修正し、一つの起動を生み出し、平衡を回復した、と私は曖昧に述べておこう」[239]

一時期の無関心の後、相変わらずのショック療法の方向性と「痙攣療法」の新しい用語の下に、電気療法は一九三〇年代に大挙して再登場する。もっとも痙攣療法は、一九四〇年にアメリカにおいてウィリアム・マラマッドが、アセチルコリンのクモ膜内投与によって分裂病患者に無菌性髄膜炎をつくり出そうとした時のように、必ずしも電気である必要はない。リペッツとコージェルは、彼らの側で、アリエネに純粋窒素を吸入させつつ、大脳無酸素［最も酸素に感受性が鋭い器官への、酸素供給の欠如］によって、痙攣を、さらには昏睡を誘発するのであるが[240]、これは蘇生技法がまだ非常に未発達な時代のことである。奇妙な治療法はアンシャン・レジームやロマン主義時代だけの専有物ではないことになる。

（239）Babinski (J.), «Guérison d' un cas de mélancolie à la suite d' un accès provoqué de vertige voltaïque (Société de neurologie de Paris, séance du 7 mai 1903)», dans *Revue neurologique*, 1903.

（240）Pahmer (M.), *Les méthodes et autres traitements physio-pharmacologiques dans les maladies mentales* (*travaux américains de 1940 à 1946*), Paris, 1946.

電気ショックほど有名ではない他のショックによる治療法が、相変わらず経験的にであるが、一九二〇年から一九三〇年にかけて実践される ― 空気ショック法（気脳法）、古典的コロイドショック法（時には重篤なアナフィラキシー症状をアリエネに起こす様々な注射）、最後にインシュリンショック法である。この最後の方法は、間もなくザーケル（それを発明したスイスのアリエニストの名前）療法という名で知られるが、インシュリン投与によって血糖値を下げることで低血糖性昏睡を生み出すことからなる。「治療」が続く六－八週間の間、患者の〔心理的〕退行的疲憊《ひはい》によって、治療チーム（語彙が変化しつつある）と患者とのひとつの「密接で長い母性的な関係」を確立することが出来ると見なされる。ザーケルの治療法は神経遮断薬の登場まで、またその後もアジルで維持されることになる。

ショック療法「以上」に、雑草を抜き去るように、外科学は病を根こそぎにすると主張した。相変わらず経験的にだが、その精神科治療学は頭部を負傷したアリエネの偶発的治癒の観察から出発していた。体系的な一九世紀は、主にてんかん者に穿頭術を行いつつ、この道を追求する（特に英国人とアメリカ人の間で）。一九〇七年、一人の外科医が睡眠心理学会で、知恵の遅れた子どもに「実践され得た唯一の手術は脳切除術［脳穹窿《きゅうりゅう》の一部の摘出］である」(241)と主張する。考え方は、脳により大きな空間を与えることである。反対に、骨相学の最後の後継者たちは、この脳に、結果として脳を包む頭蓋に、きっちり枠をはめることを目標とする。この場合は狂気を治療することが重要なのではなく、多くの接触によって圧を調整することができる「知識と知性」の「頭部コルセット」を幼児の頭蓋に押し当てつつ、狂気を予防することが重要である。このコルセットは「脳の全体的な形と活動を改善する」(242)ことになるに違いない。たとえ学会が疑い、また嘲笑するとしても、彼、頭部コルセットの創始者は、「知的および精神的器官と同様に自由意志を強化し」、道徳と宗教に計り知れないほど有用な手助けを果す彼の装置が全世界的に使用されるのも遠くない時代であると予告する。

最も無謀な医師たちは、脳それ自体の実質を侵襲することを恐れない。精神外科学が登場するのは、スイスのアリエニストであるゴットリープ・ブルクハルト（一八三六－一九〇七）が、「大脳の中の局在要素」によって心的生活が構成されるという原則から出発して、大脳皮質の一部を切除することで、ある種の不治のアリエネたちを治療することを考え出した時である。彼は外科医でさえないのだが、一八八八年に、幻覚があり衝動的な五四歳の女性アリエネの右側頭部から約五ｇの灰白質を取り除くことを躊躇しない。同患者は二年間に三度の別の手術を受けることになる。他の五名のアリエネも同じように手術され、その後ブルクハルトは一八九〇年のベルリン学会でそれらの手術について報告し、次のような安心させる結論を表明する――「たとえ知性が回復しないとしても、知性が著しく減弱することはない」[243]。医学界で多くの抗議の声が聞かれる。フランスではアリエニストであるルネ・スムレーニュは問う――「この外科的な狂乱の限界はどんなものだろうか？　病人が足で蹴るということで、下肢の運動中枢を病人から取り除くことになるのか？」[244]。半世紀後の一九三六年、現代的な精神外科が最初のロボトミーとともに実際に生まれるが、それは病因となる情動的で植物神経的〔神経〕インパルスからそれ〔前頭前野〕を

（241）Doyen (E.), «La Crâniectomie chez les enfants arriérés», dans *Archives de neurologie*, juillet 1907.
（242）Don Mariano Cubi i Soler, *La Phrénologie régénérée en véritable système de philosophie de l' homme considéré dans tous ses rapports...*, Paris, s.d. (1re éd, Barcelone), 1860.
（243）Muller (Ch.), «Gottlieb Burckhardt, the father of topectomy», dans *The American Journal of Psychiatry*, novembr 1960.
（244）Semelaigne (R.), «Sur la chirurgie cérébrale dans les aliénations mentaltes», dans *Annales médico-psychologiques*, 1895.

保護するために、前頭前野と下部脳中枢（視床、視床下部）を切り離すことからなる。この手術は、本質的には慢性精神病と取り去れない不安状態に関するものであるが、約二〇年の間に、特にアメリカで成功を収めることになり、アメリカではとりわけ性犯罪者に実施されることになる。しかしながらぶり返しの頻発と同時に、提起された医療倫理的な問題が、多くの留保条件を出現させることになる。さらに誕生途上の精神薬理学はまもなく精神外科学を凌駕する。精神外科学は、フランスでは放棄されるが、アメリカでは維持されることになる。

これらの「先端技法」は、その言葉は当を得ているのだが、アリエネたちの生殖器官に関心を持たないではいない。一九世紀後半には、男性アリエネの去勢と女性アリエネの卵巣切除に対する賛同者と反対者が対立するのが見られる。アメリカ人、カナダ人、イタリア人、ベルギー人は賛成である。フランス人は反対である。一八八六年、ベルリンのシュラムは「卵巣の、しかも健康な卵巣の切除を、ヒステリー性てんかんのひとつの治療法としての高い地位へと、引き上げる」[245]。一八六九年、英国の外科医であるアイザック・ベイカー゠ブラウンは、「とりわけ寡婦の」、特に常習的自慰行為がてんかん発作と精神障害を引き起こしている例で、「陰核切除術」を推奨する。その手術は「ガルバニ電流焼灼ナイフ」によって小陰唇を切除することで、都合好く完全なものとなる。それでもこの見事な理論は、その著者にロンドンの産科学会からの除名をもたらすことになる。

古典的治療法に関しては、その種類の幅が広くなった鎮静剤を始めとして、それらは完全にその地位を保持する。鹿子草《かのこそう》は一九世紀前半に絶頂期を迎えるが、振戦せん妄の治療において高用量投与され「睡眠と、その後の治癒をもたらす」[246]ジギタリスチンキに、その地位を譲る結果となる。高用量の大麻もまた、「一つの幻覚が他のものを追い出す」という奇妙な考えによって投与される ―― 「患者はさしあたり、彼を支配する新たな感覚によって古い記憶までも完全に失ってしまう」[247]。反対に、そしてやはり幻覚に対して、他の者たちは同じく麻薬を推奨するのだが、それはホメオパシー〔同毒療法〕的な用量である。二〇世紀初頭のアメリカではホメオパシーの流行は著しく、一九一三年に二、〇四六床を数えるニューヨーク州のミドルタウンのアジルのように、少なくとも六つのアジルがこの方法だけでアリエネたちを治療する。

一八二六年に発見されるや否や、臭化カルシウムがてんかん発作に対して用いられる。臭化樟脳は振戦せん妄の視覚性幻覚と闘うために使用される。実際、新奇物質は化学の進歩のテンポを早める――コデイン、モルヒネ塩酸塩やパパヴェリン塩酸塩〔阿片アルカロイドの一種〕、クロロホルム水薬、クロラールシロップ、等々である。だからといってこれらの新奇物は伝統的な鎮静薬を排除せず、一九世紀末には、幾人もの臨床医たちが、彼らが自由に使える製薬品の多さに苦情を述べる程である。二〇世紀におけるバルビツール酸の登場は、睡眠療法を期待する間に、てんかんへの直接的な応用を見出す。この睡眠療法は、その安心させる名称にも拘らず、一九二五年の統計が三一一名の連続治療例で一五名の死亡を記

（245）ドゥシャンブル事典、前出、注214（「てんかん」の項目）。
（246）ドゥシャンブル事典、前出、注214（「振戦せん妄」の項目）。
（247）Ball (B.), «Hallucinations de la vue et de l'ouïe. Intermittence. Traitement par le haschisch-Guérison», dans *Gazette des hôpitaux civils et militaires*, 1856.
（248）Monnier (M.), *Le traitement des psychoses par la narcose prolongée ; sa technique actuelle ; ses résultats*, Congrès des aliénistes, Zurich, 1936.

録することから、害のないものではない。睡眠療法は、その変形〔六日から一〇日の深い睡眠、ついで一九五二年からは三週間の軽く断続的な睡眠〕と共に、神経遮断薬の発見まで、アジルでなお長期間定着し続けることになる。(248)

たとえ往時のようには強壮薬があまり用いられず、鎮静薬より数が少ないとしても、一九世紀末によ うやく精神医学の薬局方から消失したキナ皮のように、それらは常に手近にある。伝統的強壮薬の他に、神経衰弱を治療するために、高栄養療法が一九世紀末の数十年の間アメリカで流行する。数日間の牛乳食の後に、徐々に大量の、脂に富み、アロエと鉄を振りかけられ、肝油で強化され、モルトの抽出物、シャンパン、コーヒーそしてブランデー〔最後のものは「それでも少量だが」〕をかけられた食事が開始される。強壮の流行はアジルの壁を越え、第四共和制の子どもに肝油を押し付け、大人にはキナ皮の「強壮食前酒」をもたらす〔そのカントニン〔キナ皮を基にしたエリキシル〔エタノール水薬〕〕は、何時でも薬局買え、長い間人々は一三度の赤ワインに混ぜ、この貧しき食前酒に医学的な信用を与えた〕。

排出法も相変らず存在する――下剤、催吐剤〔ヘレボルスは土産物屋にさえ加わる〕、メッザヴォーチュで〔声を抑制して〕幾つかの適用を保持し続けている瀉血である。エスキロールは瀉血を公然と非難したのだが。「大量の血が流される。アリエネのそれ〔瀉血〕は、気を失うまで彼らに出血させることで彼らは治ると信じられただけに増々、容赦されなかった」。メランコリーだけでなく若者の急性デリールのうっ血型はヒルと観血的吸角が処方されるのが見られる。シャラントンの医長であるカルメイユ〔一七九八‐一八九五〕はそれらを勧める――「顔が赤く、頭が重く、あるいは多少ともしつこいという他の徴候が、我々にリペマニーに血液の喪失が必要であると信じさせる場合、肛門、側頭部、あるいは耳の後ろに蛭を張り付けることが、数世紀の間、非常に頻回にそして非常に大量に用いられていた瀉血よりも、我々には好ましいように思える」。[249] 瀉血の異常な徹底論者は、ジャイ、レイター〔旋回椅子〕とトラン、キライザー〔安静椅子〕の人であるベンジャミン・ラッシュのように、全血液量の五分の四に達しうる量の瀉血を提案してさらに人目を引くことになる。

刺激剤は、排出法に帰属させうるのであるが、打膿法のように、不充分な排泄法を補助するために投入される。一九世紀を通して、アリエネには焼灼法、串線法《かんせん》、発疱薬、刺激的摩擦、芥子泥《からしでい》、腐食薬が適用される。常に創意に富むライルは、熱い封蝋を処方する。ベルギーのピネルであるギランは、「バラの実と俗に言われる植物性物質を」アリエネの衣服にまぶすことを提唱する。[250] イギリスの諺が言うように、君がとても不幸だと思うなら靴の中に小石を入れなさい、である〔痛みは本人にしかわからない〕。渋々でしか消滅しない過去の体液学説は、常に体液を循環させることを主張するが、その学説を超えて狂気の古い治療的経験主義は相変わらず存続する。

「発熱療法」〔発熱の治療的使用〕は、ある種の刺激物による治療法（中でも、非常に重要なドゥシャンブルの医学事典はヒステリー性麻痺に対するイラクサによる叩打法《こうだ》を提唱する）に由来する。いつものように、その着想は偶然の観察から生れる ― 発熱性併発性の罹患時に精神障害の寛解という偶然である。二〇世紀の黎明期、硫黄油の皮下注射が発熱発作の反復を起こすことを可能にする。それでも発熱療法をその頂点へと導くのはマラリア療法である。進行麻痺患者におけるマラリア発作突発の数十年にわた

(249) ドゥシャンブル事典、前出、注214（「リペマニー」の項目［1876］）。
(250) Guislain (J.), *Traité sur l'aliénation mentale et sur les hospices d'aliénés*, Amsterdam, 1826.

る経験の後に、ウィーンのアリエニストであるユリウス・ワーグナー・フォン・ヤウレック〔一八五七－一九四〇〕は一九一七年に、彼の診療科に入院したばかりのマラリアに罹患した軍人から採取された血液を、三人の「ＰＧ〔進行麻痺患者〕」に接種する。マラリア療法の誕生である。それは「ＰＧ」患者に三回、一連の発熱発作〔丸二日の突発性発熱〕を引き起こし、それをキニーネによって抑制することから成る。その発明者は一九二七年のノーベル医学賞に値するものとされ――かつてアリエニストに与えられた唯一のノーベル賞である――、この治療法は桁外れの成功を収め、第二次世界大戦直後のペニシリン療法の到来まで不可欠であり続けることになる。

この驚くほど雑多な物が並ぶ場所に、一度は決定的に忘却されたと信じられていた治療法が突然登場する。それが特にアリエネの論理の中に入るという古くからある試みで、エスキロールによって厳しく断罪された働きかけである。アリエネをそのデリール〔妄想〕の中にしっかりと根を下ろさせ、それを保証するのは、最良の方法ではないのか？「彼の啓示と幻影の現実に人々が同意するならば、彼は狂っていないだけではなく、彼がそう思い込んでいる存在、つまり救世主となる」[251]。シャラントンの院長であるシャルル・ストロースは、ベルエポック〔一九世紀から二〇世紀初頭〕の初めにだが再びその原則を擁護する。「我々は、異常性に対して、その特別な状態にいくらか適した特別な一つの存在を創り出そうと努めることは、有益だろうと考える――耳を澄まし、この状態を読み取り、彼らの思考の奇妙な不調和に見合う外見を演出するとしよう。……。一言で言うと、我々の願いは、患者の幻想に一致し、調和した、幻想環境を脚色するという意図である〔ストロースはフィリップ・ピネルの一文を引用して拠り所とする――「ある状況の中では、人々は彼の信用を得るために策略を用い、巧妙な虚偽に頼り、徐々に彼をそこで癒すためにほんの少し彼の夢の中に入ることが許されるだろう」〕。……一人の女性は、怒り狂う狂気の発作の最中に、その死が激しい不安に陥れた子どもの名前を叫んでいた――リティ博士は、産着を着た人形と揺りかごの購入を勧めることを運よく思いついた――その発作は間隔が空き、穏やかとなった――哀れな婦人は腕にその赤ん坊を抱き、キスを浴びせ、小さなベッドに優しく赤ん坊を寝かせるのである」[252]。

入院しているアリエネは、その状況や医師の気質に応じて、これらの治療法の一つか別の一つだけを処方される、むしろ課せられる、と信じることが出来るかも知れない。ところで逆に、少なくとも不治と考えられない限り、同じ一人の患者に対する過剰な治療法に驚かされる。この躁狂患者には――隔離、温い水浴と冷たい灌水浴、瀉血、催吐剤、下剤、阿片、そしてジギタリス、臭化物、食餌療法である。このメランコリー患者には――あらゆる形の水浴、摩擦、刺激薬、そして催吐剤、娯楽、運動である。このてんかん患者には――臭化物、バルビツール酸、穿頭術、そしてまたクラーレである。そしてこのヒステリー患者に対しては、大勝負である――ガルバニ電流と金属療法〔皮膚に金属片を貼り付けること〕、鎮痙攣薬、鎮静的水浴療法、催眠術、強壮剤、そして肉体的運動、刺激薬、麻薬……。簡単に言うと、全てか、あるいは殆ど全てである。

もちろんこれらの治療法は入院の時期に応じて調節される。一八四八年にカーンのボン＝ソヴェールに入院した三三歳のアリエネ（彼のデリール〔妄想〕はルーアンで起こった暴動の最中に爆発した）には、「極

(251) Louis-Francisque Lélut [1804-1877], *Du démon de Socrate*, Paris, 1836.
(252) ストロース、前出、注192。

端で絶え間なく興奮を伴う、持続的で非常に激しいマニー〔躁狂〕」の診断の下に、全身的および局所的瀉血、下剤、日々の水浴、「高容量で長期持続的な」ジギタリスが処方された。どれも彼を鎮静出来なかった。次に彼は一か月間隔離され、彼の項に串線法が適用された〔膿傷を維持するために皮下に綿のガーゼが差し込まれる、つまり人工的潰瘍が局所的化膿を引き起こす〕。三か月が経過しても興奮が持続し、水銀治療が処方された。改善はない。次いでもう一つ別の治療法が試みられうる前に、あるいは断念されうる前に、一八四九年七月、コレラがこのアリエネの命を奪った……。

第二帝政末、一人の元入院患者が思い出を披露する――「私は外科学の不可欠で有益な野蛮さが受け入れられ讃えられるように、善意によるこれらの残虐さでさえ、受け入れられ讃えられることを受け入れます――しかし私はそこに緊急の条件をつけます。つまりこれらの残忍さの先には、治癒の確信、あるいは少なくともその可能性があるだろうということです」。アリエニストに関して、元入院者ガルソネは最後に次の言葉を述べる――「彼らが巧妙になるほど、彼らは一層私を怖がらせます」[253]。

狂人たちの監視

狂気の驚くべき治療法一式にも拘らず、アリエニスムの黄金世紀において重要なのは、患者を治療するよりも狂人を監視することである。他者から守り、そして彼ら自身から守ることは、彼らを単に監視すること以上のことである。入院したアリエネらが日常的に接触するのは、先ず監護人である。彼らは常にそこにおり、第一番目で、唯一の者であり、入院患者と医学部門および行政部門の管理者との接触を選別し、規則や労働、「精神的規律」を軽くしたり重くしたりする単純かつ恐るべき権力を意のままにする。監護人は医師よりも前面におり、そして往々にして医師以上の者である。

患者よりもずっと早く起き、彼らの後に寝て、我々が見て来たように、監護人はアジルの日常生活の各時間を取り仕切る。時間割りを不可侵に尊重させ、清潔さと品位に注意し、口論を押さえ喧嘩を予防することが重要である。どこでもアリエネは監護人の視線の外にあってはならない。最も予見しがたい行為の可能性は常にあり、それに最初に対応しなければならないのは何時もそこにいる監護人である。監護人に対して特別に定められた多くの規則は、彼らが「召使でも、番人でも」ないことを想起させるが、看護師（その言葉自体は一九一〇年から一九二〇年においてようやく登場する）業務を超えたところで、彼らはまたそれ〔看護－見守る－師〕でもある。

それでも二〇世紀の最初の数十年まで、彼ら〔監護人〕は管理者や医師団の間での評判は悪い。絶え間なく彼らを脅す懲罰がそのことを雄弁に語る。きわめて些細な過ちに対して、例えば区域の無数の扉の一つの鍵を閉め忘れたり、あるいは彼らには認められていないアジルの場所を通行することで、罰金が雨のごとく降る。即座の給金無しでの除籍に関して、以下のことが明らかにされる ― アリエネを侮辱すること、手荒に扱うこと、あるいは叩くこと ― 盗むこと ― 酔っぱらうこと ― 「当局に反抗すること」 ― 通信や禁じられた取引を優遇すること ― 許可なく特に夜に離れること、である。一八九三年、シェルの知事に宛てられた報告の中で、ブールジュの県立アジルの医長は、特別に厳しい言葉で「監視の職員」を酷評し、その量と特に質における不充分さを告発する。「私が選ぶことが出来る者たちは実際、

(253) Garsonnet (E.), *La Loi des aliénés - Nécessité d' une réforme*, Paris, 1869.

四つの範疇に分類される — アジルの渡り者、すなわち浮浪者、放蕩者、泥棒、飲んだくれ、不従順な者たちで、私はどんな代価を払っても望まない — 定住せず、その取柄が自負に匹敵しない脱落者 — やむを得ない手段としてしか、そしてその価値以上の役目を待つことにおいてしか、監護人の境遇を受け入れない野心家、そして田舎の人々、仕事の無い野良仕事人、その年齢あるいは身体障害のために民間の工場や軍工場を解雇された労働者である。最後の者たちはより良い者たちである — 全体的に優しく誠実な人たち、とりわけ農民は、彼らはアジルに留まり、時にはそこを離れない — しかし彼らの無知、彼らの無気力、彼らの知性は、人々が想像しうるすべてを超える」[254]。

正確には彼らはどういう者なのか？　彼らは、四〇歳以下のどちらかと言えば独身者たちで、非常に簡略な教育を受けて田舎から出てきている。彼らは県立アジルが雇うことを知っており、しばしば数名でやって来た。彼らの賃金は恐ろしいほど安い — 一九世紀の大部分の間、一年に二〇〇フランであり、一方、同じ時期に雇われた指物師は三倍近く稼ぐだろう。興奮者とてんかん者を担当する者に対しては、さらに二〇フランが追加される。それに昼の食事と、日に一リットルのワイン、一年の終わりには一足の靴を加えよう。監護人は病気の時には無料で治療を受け、時には洗濯して繕ってもらえ、年に二度許しを得て三日間家に帰ることができる。もし彼はそこに寝泊まりし、多くの者は低賃金にも拘らずむしろ町に部屋を持つことを好むとしても、アジルから出ることは厳しく制限される。一八三八年法の前から、アリエネのアジルの主席視察官であるフェリュスは、この状況に心を動かされる。「しかしながら彼らは若く、頑丈で、人間味があり、そして彼らの世話に託された不幸な者たちに彼らの存在を全て捧げなければならない — 昼も夜も何時でも、彼らは我が病人の叫び、怒号にさいなまれており、またしばしば彼らの生命が危険にさらされることすらある。それほどの疲労と不安に対して、一か月の報酬は、彼らが受け取る食事と衣服をそこに加えるとしても、最も割りの悪い日雇い労働の賃金額にも達しない」[255]。

一八七四年の『報告書』は他のことは述べない ― 「善良な人物がいるとして、より良く苦痛の少ない職を見つけるための必要な時間以上に彼がアジルに留まることは稀である……。邪悪な者、ないし非常に邪悪な下僕はすぐさま解雇される ― その結果、業務の均質性に対してと同様アリエネ自身にとっても、残念なことに絶え間ない入れ替りという結果となる」。同じ『報告書』は、監護人に宗教の枠組みがあるアジルでは状況はより良好である、と付け加える。

やる気をなくすにせよ、解雇されるにせよ、監護人は極めてわずかな期間しか同じ場所に留まらず、多くの場合六か月以下である（もっとも、運命の六か月を越えると賃金は二五〇フランとなる）。その状況は非常にゆっくりとであるが進展して行く。その名にふさわしい監護人の家系が芽生えつつあり、息子が父を継ぐ（そのことは勤め人にとって、より当てはまる）。一九三〇年頃に素人による写真にポーズをとっているのがそれである。長い作業衣、その上に狭く折り返されて高くボタン留めされた黒い葛城織の胴着が際立っている ― ネクタイ、飾り紐をつけた制帽、特に腰の長い紐の端には印象的な鍵一式である ― 明らかに彼らの職務の象徴であり本質特性でもある。その姿勢と眼差しの中に自尊心がある。すでに一つのギルドである。

アリエニスムの黄金世紀の全体に亘って、監護人は、歴史家が到達することが困難な「アジルの真実」

(254) Nadia Rochefort - Sallé de Chou, *Histoire de l'asile départemental de Bourges au XIXe siècle*, Thèse médecin, Paris, VI, 1976.
(255) フェリュス、前出、注131。

における主役である。記録文書はすべてを語っておらず、語られていないことはアリエネと唯一直面している監護人たちだけのレベルで行われるのだが、結局のところ彼らは一つの文化社会的観点から遠く離れてはいない。アジルの中に無数のアジルを存在させているのが、医師というよりも彼らなのである。一八九六年、ポーのサン＝リュックのアジルの拘束衣の廃止に秘められた理由の一つは、監護人はアリエネを彼ら自身で罰する権利を持たないにも拘らず、彼ら自身の主導においてそれを利用し、乱用するからである。[256]

日常の細かな不正取引について、それが郵便に関するものであることを我々はすでに見て来た――もしもぐりの郵便が通るとすれば、誰かがそれを通させたのである――監護人か職員である。また監獄の中や全ての禁固労働の場所におけると同様に、アジルにおいても、アメリカの社会学者たちが自由な場と名付けたものが存在しており、そこでは規則が一時的に無視される。その例が仕事場の奥に隠された秘密の軽食堂の例であり、そこでは監護人と、認められた患者たちが互いに顔を合わせる。第二帝政の終わり、リールの神の聖ヨハネ兄弟団のアジルの中には、完全に認可された居酒屋さえあり、「白鴨」の看板のあるそこでは患者に「ビール、ワイン、コーヒー、ブランデー、そしてタバコなど全てが安く」[257]売られていた。それでもこの奇妙な「軽食堂」の内部規則は、それぞれの場合に応じて原則として上限が設定された購入物と、購入者の名前を、記録係が記録しなければならないことを規定する。そのうえ、「白鴨」は「施設の職員に適当な気晴らし与え」、その利益は、その常連全てに定期的な饗宴を提供するのに役立つ。

アジルにはいろいろな人がいるが、もちろんラ・サルペトリエールのシャルコーの看護師長であるボタール嬢が「白鴨」の常連だったということはない。一八九一年には、公的扶助局はラ・サルペトリエールの大講堂で、マルグリト・ボタールの勤続五〇年を祝う「非宗教的祝宴」を企画する。この痩せた長身の女性は、厳めしい顔つきをしているにも拘らず、それでも医師たちによって「ママ・ボタール」、あるいは「ボボット Bobotte」とあだ名され、宗教の支配体制に対する過激な闘いの時代に世俗看護師の模範となり、一八九八年に大臣ルイ・バルトゥー自身によってレジオン・ドヌール勲章を授けられる。彼女は七九歳で引退し、一般施療院の時代にマザランによって、二〇年以上勤務した者すべてに承認された規定が彼女にその権利を与えるとおりにラ・サルペトリエールに隠遁する。

この模範的なボタール嬢は階層構造〔ヒエラルキー〕に、特に軍隊において重要となる中間集団に、属する。アジルでは「下士官」は監護長と呼ばれる。彼は監護人に対して権限を有しており、一日のその時間には人けがないと見なされる場所を始めとして彼の区域を休みなく巡回する。彼は仕事のリストを点検し、しばしば実際、作業場か仕事場の監督者の役割を担う。彼は全員の検査の手続きに加えて新入院者の所持品検査を行う。彼は面会室を監視する。最後に何にもまして、彼は管理当局と医師たちの仲介者である。医長と話したいアリエネは、大抵の場合はまず時宜を得ているかを判断する監護長に申し込まなければならないことは、アジルのささいな矛盾ではない。日常の回診はないのか？　しかし読者はどのようにその回診が繰り広げられるかを見て来た。監護長が支配者であり、彼と妥協することを拒む医長は幸福な日々を送ることを期待できない……。

(256) アラン・ルフェーヴル、前掲、注238。

(257) Vanverts（Dr.）, *De la nécessité de conserver les asiles d'aliénés et des distractions comme moyen de traitement*, Lille, 1865.

そしてこの全体の中での医長とは？　何冊かの大きな概説書にその名を留め、あるいは精神医学の疾病単位にその名を与える大先生たちは、著名人は、アリエニストの氷山の沈んだ部分、学会と時事の熱気から遠くはなれたアジルの中に閉じ込められた無名の人たちを、忘れさせてはならない。たしかに後者が理論を進展させるのではないが、アジルを機能させるのは彼らである。さらに悪いことがある。たびたび姿を見せることはなくても、医長がアジルのピラミッドの頂点におり、その異論なき主人であると、人々は思うかも知れないが。全くそんなことはない。

確かに医長は入院と退院を決定し、それは重要なことである。さらに入院者は尊敬をもって監護人と、そして特に監護長と話し、彼ら自身も最大の尊敬をもって医長と話す。それもまた重要なことである。いずれにせよ彼は公立アジルで高給を得る ― 彼の経歴に沿った五階級に応じて、年に三、〇〇〇－六、〇〇〇フランである（監護人の給金が思い起こされる）。しかしそれに加えて気苦労がある。まず医長（一九世紀前半ではこうした例がしばしばであるように、彼が一人の時でさえ〔医長と〕呼ばれる）は、管理者あるいは宗教施設の修道院長（より多くの場合、女性修道院長）とその権力を分担しなければならない。一八五二年の命令は私立アジルの医長の任命を県知事の同意に従わせ、県知事は彼を罷免できる。一方、公立アジルでは医長は大臣によって任命される。現場では、このことは、もちろん二つの機能〔私立と公立〕が混同されている場合 ― この頻度はかなり高い（一八七四年には、三二の県立アジルが当てはまる） ― を除いて、大きな違いとなる。私立アジルでは、医師たちは、医長であっても雇われ人に過ぎず、もちろん報酬を受け尊敬されるが、丁重に交代させられ得る。アジルが公立であれ、私立であれ、公的業務を行う私立であれ、医長は止むことなく口うるさく押しつけがましい行政と闘わなければならない。カーンのボン゠ソヴェールでは、修道女たちが、確かに医師の指示のもとにであるが、自分で選んだ文体と用語で有料入所者の健康状態を報告書に書き込んでいる。現場のアリエニストである医長は田舎の彼のアジルの奥にいて、改革や「パリ風の」独創に殆ど関心はなかった ― 彼は、まだ成功してもいない改革を、彼の診療部門に導入することを望むだろうか。こうした者たちにとって、実際のところ大半なのだが、「医療人礼賛」（ミシェル・フーコー）を語ることは困難に思える。

最後に、「狂人を監視すること」には危険がなくはない。監護人と医師は決して攻撃から守られてはいない。一九一一年の論文(258)の中で、ヴィルジュイフの一人のアリエニスト医師は、誇張気味に、アジルで医師と監護人が犠牲となった約五〇件の殺人と重傷例を列挙する ― しかしそれは二〇年に亘るものであり、全世界についてのものである。同様に、主要なアジルはアリエネを取り押さえる用具一式を進んで陳列する ― 暴力行為は、他のアリエネに対するものも含めて、非常に稀であるにも拘らず、短剣、錐、棍棒である。暴動に関しては、新聞記者が殺到する程のものは、一層きわめて例外的である。一八九〇年五月、ビセートルの興奮区域の全員が食事に不満を言うために屋根によじ登った時、消防の放水だけで追い払われたが、それは抑圧の方法として初めて用いられた ― 居合わせた一人のジャーナリストが、政治的示威行為の中にその使用を面白おかしくほのめかす。当然のことだろう。

たとえ医長が本来の意味での精神医学に殆ど没頭していないとしても、その代わりに彼は他の無数の報告書を作成する ― 入院時と二週間目の証明書、回診簿（そして署名すべき薬の帳簿）、半年に一度の

(258) Marie (Dr. Auguste), «Sur quelques risques de la profession médicale dans la société contemporaine», dans *Aesculape*, 1911.

報告書、統計記録、逃走や自殺は言うまでもなく、特別な例についての知事からの常に緊急の問合せに対する回答である。長い間、アジルの医師は、私立であれ公立であれ、町の一般医としての他の仕事に時間を割く。彼はアジルには住んでいない。医師の駐在は病人の観察には不可欠であるが、アンテルヌ（内勤医）の役割を果たす補助医の創設の後でしかもたらされないだろう。

精神医学の病院医公募の最初の地方選抜試験は一八八八年に初めて行われ、最初の統一（国家）選抜試験は一九〇二年からである。こうして設定された選抜試験は一九〇八年に最初の女性を認定する。合格した候補者は補助医に任命される。彼らは往々にして医長となる前に多くの年月を待たねばならないだろう。一九二二年以来、補助医の職務は廃止され、選抜試験はアジル医公募選抜試験となり、次いで一九三七年には精神科病院医公募選抜試験となる。しかし、だからと言って、こうして登場する精神科医という職業は、医長をアジルの絶対的支配者にしようとするのではない。アジルの絶対的支配者、それはクロノスのように自分の子どもを貪るアジルそのものなのである。

第４章　西洋におけるアジルの「様相」

アリエニスムの黄金世紀は、たとえそれが少なくとも第一次世界大戦の直後まで続く極めて長い一九世紀について語られるとしても、予期されるように、フランスに特有のものでもなく、他の国ごとにちょうど同じ年代に亘る訳でもなかった（一八三八年は、「フランス人のみに関わる」事件であるが）。ピネルと共に始まった共通の理論的起源を超えて、この長い期間全体に亘って豊かさがどんなものであったかについて我々は後で述べることになるが、単に西欧世界に限るとしても、制度的な対応は同じではなかった。

いくつかの理由でフランスに近似し、一八三〇年以降、独立しているベルギーは[259]、アリエネの問題に関する委員会を設置し、とりわけ施設の開設認可を抑制する一八五〇年六月一七日法に到達した。当時この国では、五四か所以上のしばしば小規模の施設を数える。ヘール〔ゲール、ギール〕の家族コロニー colonie は相変わらず存在しており、事実上幽閉されていたアリエネたちを住民の元に住まわせ続ける（ベルギー人は「厄介払いされた人たち colloqués」と呼ぶ）。一八六二年にコロニーは国家の所有となり、そ

(259) 我々はジャック・レイ Jacques Ley に従っている。*Nouvelle histoire de la psychiatrie*, 前出、注４。

こに無料外来診療所、次いでアジルが付け加わる。一八七三年一二月二八日法は先例を修正し補完する。医師は、それまではアジルの院長によって選ばれていたが、保健大臣ではなく法務大臣によって直接任命される。自由の項目については非常に煩瑣であるが、新たな法律条項は、まさにフランスに先立って、開放的支援への発展を可能とする。これらの「自由病棟」は、ずっと以前からすでに有料の患者に対して存在していたが、それを非合法のアジルと見なす行政当局と対立していた。第一次世界大戦後、ベルギーは大人だけでなく子どもに対しての多くの精神科無料診療所を開設し（そして一九二〇年からは子どものための最初の閉鎖施設）、ここでもまたフランスに先立って、一つのセクター〔地区〕政策の方へと向かう。

オランダでは事情は非常に異なる。(260) 一八四一年法はアリエネの問題を最小限に管理し、可能な限り規制を少なくしつつ、地方にアジルを建設することを強制せず、医師の役割を極端に限定する。一八八四年法はもはや殆ど強制的ではなく、地方は再び宗教的施設に戻すことを選ぶ。同じ一八八四年に、アリエネと神経症者へのキリスト教的扶助のための協会が設立される。このプロテスタントの組織は、家族モデルを元に組織された小さな単位のただ中で医学と宗教を混合しようとする。そういうわけで病棟長は「家族の父」（あるいは「家族の母」）と呼ばれる。道徳性の意味での精神的治療法である……。カトリック教徒はそのアリエネの施設にとどまることはできず、愛の兄弟姉妹団や慈善姉妹団のような修道会の庇護の下で彼ら自身の施設を設立する。たとえ今度、精神医学と宗教が分離されるとしても、医師たちは聖職者の厳密な監視の下にとどまる。

スカンジナビアの国(261)（アイスランドとフィンランドも含めて）は、実際、異なる発展を経験する。ノルウェーでは、この時代にはスウェーデンに併合されているが、精神病者の治療と保護のためのノルウェー法が一八四八年に可決される。最初のアリエネのアジルはオセールのアジルを模範として一八五五年に建てられる。三つの他の施設が続く数十年の間に開設される。スウェーデンでは、救済システムの全体を担っているのが一つの慈善組織、セラフィム騎士団であり、それは一八七六年まで続く。この時代、ロシアの支配下にあったフィンランドでは、反対に、国家だけがアリエネの入院に責任を負い、それに伴い一八四一年に最初の施設が、ついで一九世紀後半に他の三施設が建設される。デンマークでもまた、一八二〇年に最初のものが、そして一八五二年から一八八八年の間に別の五つの病院が開設され、国立の病院である。精神科病院とは異なる精神遅滞の病舎が一八五五年に創立される。アイスランドに関しては、一九〇七年にようやく最初の精神科病院がレイキャヴィークに開設される。これらの全ての国は、ドイツ精神医学に非常に強く影響されているという共通点を持つ。

一九世紀までドイツでのアリエネ[262]の負担引受けは、先ずもって共同社会の問題であった。神の宿各々は独房の区域を有しており、最初の私立施設がブレーメン近くに開設されるには一七六四年まで待たねばならない。ナポレオン戦争の後、いくつかの国での教会財産の国有化は、国家を精神異常の問題を引き受けることへと導く。一八〇五年、「精神病者のための療養所」がバイロイトに、一八二〇年にはアジルがシュレースヴィヒに建設される。しかしながら建設が増加するのは一八五〇年以降でしかない。

(260) 我々はハンス・ビンネンフェルト Hans Binnenveld に従っている。同書。
(261) 我々はニルス・レッテルストル Nils Retterstol に従っている。同書。
(262) 我々はペーター・ベルナー Peter Berner に従っている。

一八九九年にはドイツでは少なくとも二七九のアリエネのアジルを数える（そのうち二五四施設が完全に新しい）。そのうえ、一〇六の私立アジルが一八四〇年から一八六九年の間に建造される。小さな建物から始められ（ライルは一二〇から一五〇ベッドを推奨した）、フランスと同様に、需要が供給をすぐに上回ることとなった。アジルは一九世紀中葉には平均して三〇〇名の入院者を受け入れ、一九〇〇年の見通しはそれ以上である。一九一一年に開設されたクレーヴェのアジルに関しては、二、二〇〇名の精神病者のために用意される。ドイツは原則的に、治るものと不治な者を同じアジルに入れないことを特徴とするが、実際において、そして家族の感情を傷つけないという配慮から、治癒しうる者から不治な者へと移行した非常に多くのアリエネは、彼らがいたそのアジルに留まる（「相対的構成」と言われるアジルである）。治療法はフランスと同様である。それどころかドイツに特別な法律的規定は存在しない――それは一九四九年まで待たねばならないだろう。

ドイツの一九世紀前半は、魂の病気という概念を取り戻そうと欲するロマン主義精神医学に浸透される。その主要な代表者がヨハン・クリスチャン・ライル（彼についてはすでに述べた）と、ヨハン・クリスチャン・ハインロート（一七七三－一八四三）である。後者は彼の時代から遅れてもいるし同時に先駆けている。遅れているのは、確固たるルター派である彼が、狂気の構想の中に罪の概念を再導入する時である。先取りしているのは、彼が、本能と感情を含めて「サ〔エス〕」から「モア〔自我〕」と「我々を越えて」（*über-Uns*）と記述された――それは超自我（*über-Ich*）とは異なる――審級を区別し、精神分析学の先駆者として登場する時である。彼は初めて「心身症〔精神身体的〕」という用語を用いる。しかし、ロマン主義から実証主義的で学究的となるドイツ精神医学の最大の転換点を記すのは、主としてチュービンゲン、キール、チューリッヒ大学の内科学の教授であり、死の数年前にベルリン大学の精神医学と神経学の教授であった、ヴィルヘルム・グリージンガー（一八一七－一八六八）である。そのうえ彼は神経精神医学の創始者の一人でもある。この誕生しつつある大学精神医学は、我々は先で見ることになるが、精神障害の疾病分類学的システムの一つ（むしろ幾つか）を構築する試みに到達することになる。グリージンガーは、とりわけアジルに非－拘束法や、さらには農業コロニーを導入することで、ドイツのアジルを改善する。

多くのドイツ人アリエニストたちの中で、その悲劇的な最期のゆえに思い起こされるのが、ジークブルク（ボンの近く）、次いでイレナウ（バーデン）のアジルの補佐医であったヨハン・フォン・グッデン（一八二四－一八八六）である。一八五五年に彼は、非－拘束の方法を利用したドイツの最初の施設であるヴェルネック（ヴュルツブルク近く）のアジルの指揮をとる。一八六九年にチューリッヒ大学精神科病院の部長、次いで一八七二年にオバーバイエルンのガーバーゼーのアジルの院長、ミュンヘン大学精神科講座の正教授となり、彼はバイエルン政府によってベルク城に閉じ込められた「狂王」、ルートヴィヒ二世の療養の責務を託される。一八八六年六月一三日の夕方、王と彼の主治医はシュタルンベルク湖周辺の散歩から帰らない。二人の溺死体が発見される。精神科医の死体には絞首の跡がある。明らかに巨漢であった狂王が、自殺の前に彼を殺害したのだった。

一九世紀のオーストリア精神医学[263]は、とりわけ実りの多いものであったが、しかしその科学的発展は特にアジルの外側で展開していた（読者は次章「理論のるつぼ」でそのことを再び見出すだろう）。アリ

(263) 我々は再びペーター・ベルナーに従っている。

エニスムだけに留まるとしても、一七八九年に開かれた有名なウィーンの「狂人の塔」(*Irrenthurm*)が引き立て役になるのに注目することは興味深い。厳密に円形のこの巨大な建物が不愉快な印象を与えるのは事実である。エスキロールはそこを訪れる――「ヨーゼフ二世がこの七階建ての棟を建てさせた。個室は環状の回廊に開かれている――全ての十字枠の窓は直径三トワズ〔約六m〕にもならない中庭の中央からの日の光を引き入れる。この建物は救いようがない」[264]。「すでに我々から遠い時代の記念建造物であり「そして」ゾッとするような館である」と、モロー・ドゥ・トゥールは、ウィーンの塔をローマの不気味なサン＝タンジェロ城に対比して大袈裟に述べる。オーストリアのアリエニストは他のことは言わない。有名過ぎるこの塔の医長の一人であるB・ゲオルゲンは一八一六年に、ウィーンの市外に落ち着いた狂人たちを受け入れるための小さな施設を創り、そしてまもなくその塔は不治で赤貧のアリエネだけを閉じ込めることになる。ライルの思想に忠実に、彼は一八一九年に、裕福な精神病者のための最初の私立施設を創立し、その治療は音楽、ビリヤード、カード、そして馬術を基礎とする。一八二〇年以来、人々は狂人の塔(三〇年しか経っていない)をアリエニスムの新しい原則に一致した巨大施設で置き換えることを考える。狂人の塔のもう一人の医長であるM・フォン・ヴィサニックは一八四三年にフランス、ドイツ、スイスの施設を見学する。

その名に値する全てのアリエニストが、自国外のアリエネのためのアジルを多少とも大層な(見学旅行という イギリスの意味で)「周遊旅行」を実行しなければならない時代である。それはイギリス人とアメリカ人にとって義務的な実習であるが、様々な制度を有益に比較することを可能とする。フランス人が参加することは遥かに少ない。モロード・ドゥ・トゥールは、さきほど見たようにウィーンの狂人の塔を訪問し、「治療旅行記」を彼の師であるエスキロールの依頼で実現する、例外的な数少ない人物である。

彼は一八三〇年の博士論文のすぐ後、スイス、次いでイタリアを訪問する。一八三六年には、エジプト、ヌビア、パレスチナ、シリア、そして小アジアを横断する三年がかりの旅行に出る。彼はそこで大麻を発見し、一八四五年に『大麻と精神異常』を発刊し、インド大麻の中に「精神病因物質の探索に関する有力ですぐれた手段」を見る（幻覚剤による実験的薬物精神病に関する将来の研究を先取りする）。

オーストリアに戻ると、七〇〇名のアリエネを収容する施設が広大な公園の中に姿を現すのは、一八五三年まで待たねばならない。一八二二年に創設されたプラハのアジルを例にとると、幾つかの部屋が手仕事に基づいた治療法に割り当てられる。一九世紀後半になると多くのアジルが創設される。一八六三年には二一か所の公立、七か所の私立〔アジル〕を数える。法律は、郡かコミューンの公務員医師の証明書なしにはどんな収容も禁止する。緊急の場合には、この措置は二四時間だけ延期し得る。治癒してもいなくても、アリエネたちは、家族がその監視を確証するという条件で、アリエネたちの希望に基づいて自由にされなければならない。

ドイツと同様に、二つの概念がオーストリアでも対立しており、一つは精神‐人間学的概念で、もう一つは身体的概念である。ある観点から見ると、一八世紀末以降、前者はメスメル、後者はガルがこの対立を例証する。しかしながらまさにその両者とも、彼らの理論がその時代の道徳的および宗教的考え方に反するがゆえに、ウィーンから去らねばならなかったのは共通する。エルンスト・フォン・フォイ

(264) エスキロール、「アリエネの施設」の項目（一八一八）、前出、注117。

ヒテルスレーベン（一八〇六－一八四九）は、オーストリアロマン主義精神医学の最も重要な代表者である。二五年間に四〇回再版され、主要なヨーロッパ言語に翻訳された彼の『魂の衛生』の中で、我々は各自の中にある狂気の芽と絶えずそして容赦なく闘わなければならない、と教える。彼はウィーンで精神医学を教えた最初の人であり、精神衛生の先駆者である（それ〔精神衛生学〕が第二次世界大戦直後のアメリカにおいて評判となる遥か以前である）。次いで、ドイツと同様に、そして特にグリージンガーの影響を受けて、臨床観察と記述の時代が到来する。とりわけヨセフ・ディテル（一八〇四－一八七八）は、『精神障害の臨床解剖学』（一八四五年）で、それ〔精神病〕を大脳の局在障害に結びつけようとする。「思弁」から離れて、今後は精神障害の診断を客観化することが重要となる。しかしウィーンの「客観主義」学派は今度は、解剖学学派と病理学学派に分裂し、後者の最も重要な代表者がテオドール・マイネルト（一八三三－一八九二）であり、彼は一時期フロイトを弟子とし、病因論をより中心に据える記述学派に属する。かくしてリヒャルト・クラフト＝エビング（一八四〇－一九〇二）は、ウィーンのアジルに付属する大学臨床精神科の開設講義の中で、「現在の精神医学は第一に記述的で非説明的科学として自ら宣言しなければならない」と強調する。

実のところ、理論的な用語では、とりわけオーストリアと同じくらい開かれた国においては、固有の国民精神医学は存在しない。そのことは多くの医師にとっても事実である。例えばマックス・ライデスドルフ（一八一八－一八八九）はウィーンで学業を修め、次いでドイツ、フランス、イギリス、ロシアに滞在する。彼はサンクトペテルブルクのアリエネのアジルの医長の職を務め、その後、もっぱらオーストリアでの固有の経歴に取りかかり、そこで私立療養所の運営と大学での精神医学教育を結び合わせる。

スイスは、その狭さにも拘らず、非常に地方分権的であり、そのアリエニスムにおいても同じことである。一八四八年のヘルヴェティア憲法の後でさえも、カントン〔スイスにおける州〕は財政、教育、公衆衛生に関して、その独立性を保持する。一八三〇年から一九〇〇年の間に、一〇万人以上の住民を持つカントンは二〇〇ないし三〇〇床のアリエネのアジルを建設する。それにしばしばてんかん者用の宗教的施設が加わる。スイスの独創的な点は、アジルの院長医師たち自身が精神医学の教育を託されているに見なしており、実践と理論の間に乖離がないことである。反対に、そしてそれも独創的であるが、精神医学と神経学（それは内科から起こる）の間には非常に明瞭な分離が存在する。アリエニストはしばしばドイツから来ており、チューリッヒ大学臨床精神医学講座、ブルクヘルツリーの教授の座に就く。一八七九年にその指揮をとるのが、ヴォー州〔カントン〕のオーギュスト・フォレル（一八四八－一九三一）である。彼もまた自国外で経歴を始める、というのはチューリッヒとウィーンで学業を修めた後、五年間ミュンヘン大学精神医学講座の助手であったからである。一八九八年以来、ブルクヘルツリーでの後継者であり弟子である（フォレルは蟻の研究を始めとして、他に多くの興味の中心を持つ）オイゲン・ブロイラーは、我々が見るように、間もなくこの場所に世界的な名声を与えることになる。

そしてさらに東方、奥深きロシアではどうか？[266]　そこではアリエネへの援助は社会それ自体よりも早く

(265) 我々はクリスチャン・ミュラー Christian Müller に従っている。*Nouvelle histoire de la psychiatrie*、前出、注4。

(266) 我々は、『精神医学の新しい歴史』*Nouvelle histoire de la psychiatrie* の再版、Dunod, 一九九四年のシリル・クペルニク Cyril Koupernik に従っている――同様に、『精神医学の新しい歴史』*Nouvelle histoire de la psychiatrie*, Privat の伝記辞書の中のピエール・モレル Pierre Morel に従っている。

進歩することはないだろう。新しく設置されたゼムストヴォ（有力者による地方議会）がアリエネのための農業コロニーをつくり始めるのは、農奴解放による一八六一年でしかない。またオーストリア以上に、ロシアのエリートはスラブ主義と西洋主義の間で引き裂かれていたことで複雑になっており、科学的研究はアジルの外部で発展する。サンクトペテルブルクとモスクワのロシア精神科医が注目するのは、西洋の方向である ― フランス、そして特にグリージンガーのいるドイツに注目する。ロシアの最初の精神医学講座は一八五七年にサンクトペテルブルクの軍医学校に創設される。それにはイワン・バリンスキー（一八二七－一九〇二）が貢献しており、彼は一八六一年にペテルブルク精神医学会を設立する。一八六九年以降、彼はアリエネのアジルを多くのロシアの都市に設置することに取りかかる。ウラジミール・ベヒテレフ（一八五七－一九二七）は彼の後継者の一人である。サンクトペテルブルクで医学の学業を修めた後、彼はドイツの様々な医局とサルペトリエールのシャルコーの下で研修した。一八九三年にサンクトペテルブルクの精神神経病講座の教授に任命され、そこに彼は臨床教育を再編しながら二〇年間とどまり、一九〇七年に脳研究所を設立する（死の少し前、彼は、天才であった人間の脳を保存し研究する一種の「脳解剖学の神殿」を創ることを計画していた）。ベヒテレフは、ロシアの他の多くの精神科医や神経学者と同様に、つまり病院臨床よりも研究にはるかに強い興味をひかれる。フランスと同じくロシアでも、偉大な精神科医はアジルの日常に立ち向かうことに殆ど関心はない。それは研究の領域でどちらもが世界的に有名となるイワン・パブロフ（一八四九－一九三六）、あるいはセルゲイ・コルサコフ（一八五四－一九〇〇）にも当てはまる。後者は、先でその有名な症候群に触れることになるが、それでも精神医療制度の改革を推進することに尽力する。同じくウラジミール・セルブスキー（一八五五？－一九一七）は、本来の大学での活動に加えて（彼はモスクワ精神医学および神経病理学会の活動に積極的に参加する）、司法精神医学に専念し、それ故に、精神病者についての専門医の保証書を獲得しようと努める。

　イタリア[267]では、一八世紀後半と一九世紀前半を含む初期の長い期間が際立つ。急性の精神異常はオテル・デュで手当てされ続けるが、大都市と公国の首都には慢性の者のためのアジルが開設される。例えばルッカのマニコミオ〔精神病院〕は、一七七三年に誕生し、しかも、そこでは医療的な治療は排除されない。そこでは最初の数か月に二四名の男性と三三名の女性を数える。一八八一年には、この数は次第に増加し四六〇名に達する。[268]鷲〔神聖ローマ帝国〕の失墜の後、〔アジルの〕創設が続く――パルマ、シエナ、教皇領の中のペルーズ、レッジョ・エミリア（モデナ公国）、パレルモにである。しかしながら法的不均一は様々な面に亘る。唯一トスカーナは、入院と退院を司法の同意の下に置くという、アリエネの収容に関する特別法を公布した。他の所では全ての収容を知事に伝える義務しかなく、さらにヴェニスあるいはヴェローナのパッツァリー（アリエネの部屋）ではそれすらない。初期のアリエニストはフランスにおけるよりも一層悲惨である。例えばカンパニア州のアヴェルサでは（ミュラの法令によって一八一三年に設立された）、狂人の医師には門番と同程度の給料で、一か月に九デュカで、一方「狂人の主人」（監視長）が二五デュカを得るのはその重要性の証拠である。

　アレクサンドル・ブリエール・ドゥ・ボワモンは、そのアリエニストの経歴の初め、栄光の三日間の直

（267）我々はL・デル・ピストイア Del Pistoia とG・バチスタ=ジョルダーノ Battista-Giordano に従う。同書。
（268）E. Billod, *Les aliénés en Italie - établissements qui leur sont consacrés...*, Paris, 1884.

後、イタリアの数か所のアジルを訪問する。ジェノバのそれは、精神病患者の入院についての当時の観念からはほど遠いと彼には思われる。彼もそうであるが医師にとって全てが「嫌悪と憐憫の対象」である。[269] 狂人たちは縛られ、鎖で繋がれさえしていた。男性の四人部屋と女性の二人部屋には何の区別もない。「我々はこの施設についてひとことも付け足せないだろう ― 病人たちは告白した後でしか退院できないのである」。ミラノすぐ近くの慈善院セナヴラの施設はかろうじてより好意的に評価される。一八五〇年、テオフィル・ゴティエは、医師としてではなく記者としてイタリアを訪れる。彼はヴェニスの潟湖の島に、一七三三年に創設されたサン・セルヴォーロ・アジルを訪問する。建物は彼には非常に画一的に見えた。「修道士の部屋を狂人の独房に変えるのに大工事は必要なかった」。反対に狂人たちは彼に強い印象を与える ― 「何にもまして不気味で不可思議である。船は羅針盤なしに航行し、炎はランプを離れ、そんな生活に私というものはない。狂人のぼんやりした魂は死んだ後でしか正気を回復しないか、それともまさに永遠に狂った魂があるのか？　……他の狂人たちは、リド島側で島の先端を形成している壁に囲まれた乾いた庭の空き地で静かにボール遊びをしている ― 急ぎ足で散歩している二、三名の狂人は恐ろしい幾つもの幻覚に追われている。他の一人は痩せて乾き、頭は風にむき出しであるが、沼地のほとりのサギのように動かないままで、疑いなく、彼がその様子を真似ているその鳥であると信じている」。[270]

フィレンツェのサン＝ボニファッツィオ・アジルでのキアルージの原則を思い出すのが困難なほどの、この長い時代遅れの期間の後、一九世紀中葉に大転換が、今度は全体的な計画の下に始まる。医師たちが有力となり、それ以降、計画を担うのは彼らである。ミラノのセナヴラ、ついでオテル・デュの院長となるアンドレア・ヴェルガ（一八一一 ― 一八九五）は一八六五年以来、精神医学を教え、一八七三年に「イタリア・フレニアトリック〔精神病〕学会」を創立するが、それは一九三五年に精神医学会という名称になる。彼は元老院議員として、一八七六年にアジルの法律の必要性を主張する。ヴェルガ、ローマのタンブリーニ、フィレンツェのタンツィ、ジェノバのモルセッリとその他の者たちが、フランスの一八三八年法と同様な一九〇四年二月一四日法の創設の父となるが、しかし一つの違いがある――管理者は常に医師であるということである。その代わりにこれらの反教会主義者たちは、カトリックの国における精神科的援助の完全な世俗化を空しく夢見ていたのだろう。一八七五年、アリエネについての最初の国家的調査の日に、イタリアは四三の施設（一九一四年には一四〇施設）と二一、九一三名の入院者（一九一四年には五四、三一一名）を数える。医療と看護の人員に関しては、常に最小限に制限されることになる。

想像されるように、「アリエニスムの黄金世紀」はヨーロッパの国それぞれで非常に異なる。スペイン(271)でも、またこの分野についての黄金世紀を語ることは非常に困難である。しかしながら、アラブ－スペイン医学の遺産として（ヨーロッパにおけるアリエネの最初のアジルとして、一四〇九年のヴァヤドリドのマ・ニ・コ・ミ・オ〔精神病院〕が引き合いに出される）、スペインにおける啓蒙の前衛であったアリエネの管理は、独立戦争（一八〇三－一八一三年）による破壊の結果、崩壊するが、それはヨーロッパの残りの国においても程度はさまざまで、当時の傾向である。収容するには医師の証明書が全くなくとも、一人

(269) A. Brière de Boismont, *Des établissements d' aliénés en Italie*, Paris, 1832.
(270) Théophile Gautier, *Voyage en Italie*, Paris, 1852.
(271) 我々はルイス・モンティエル Luis Montiel『精神医学の新しい歴史』*Nouvelle Histoire de la psychiatrie* に従っている。前掲、注４。

の裁判官によって監督される地方当局の命令で十分である。フランスを模範とした一八二二年の援助法は、相次いで繰り返されたにも拘らず、その改革を命ずるに至らない。バルセロナのサント＝クロワのアジル（そこでは行政官が医師よりもはるかに優位に立っている）の建造のような単発的な試みを除いて、アリエネの公的扶助は、袋小路に嵌る。公的扶助が無いので、私設アジルの建設による中継ぎが最も広がるのは、すでに他の地方に大いに先んじていたカタルーニャでしかない――リュレッド・ダ・マール（一八四四年）、サン・ボイ・ダ・リュブラガート（一八五四年）、ノエヴァ・ベレン（一八五七年）……のトーレ・ルナティカ〔狂人楼〕である。医師団だけの手による「革新」様式を明確に示す精神病者施設が一八六三年に創設されるのも、同様にカタルーニャである。一九一一年にバルセロナに最初の精神医学会が生まれる。一八七七年にマドリードに最初の私立アジルが創設される。他の地方では、神の聖ヨハネ修道会のアジルが、不十分であるが赤貧のアリエネを受け入れる。伝統的精神医学からフランス学派へと向かう教育については、当初は法医学の一分野としてしか大学に含まれておらず、定着するのはようやく一九世紀のずいぶん遅くになってからである。

ポルトガル[272]もまたヨーロッパの模範を探し求めようとするが、しかし異なる変遷においてである。一六世紀から一八世紀までアリエネの援助は、一五九五年にポルトガルで生まれ、慈善および救済の修道会の開祖であるサン・ジャン・ドゥ・デュー〔神の聖ヨハネ〕の人物像によって影響を受けていた。我々がアンシャン・レジームの監獄について見たように、この修道会は全ヨーロッパに、特にフランスでは慈善兄弟団の名の元に分派して広がった。その教会の救済施設は、ポルトガルとスペインを始めとして、アリエネたちを常に特別に受け入れることを定めていた。しかし一八四四年に医師ベルナルディーノ・アントニオ・ゴメスがヨーロッパを一周してアリエネのアジルを訪問した後に鳴らした警鐘は（彼にとって最良に見えたのはドイツの模範である）、公的扶助に関して為すべきことは全て残されたままであることを立証する。その当時、実際にアリエネの区域を持っているのは、リスボンで唯一の大病院であるサン・ホセしか存在しない。同じ時期にそこを訪問するフランスのあるアリエニストは、建物は酷い状態であるが、施設は清潔で医師は献身的であると認める。(273)……このアジルの欠如に関しての情報に、そのアリエニストは興味深い幾つかの説明を行う ― 入院者二八一名の四分の三はリスボンからの者で、「村々にも、町々にも、そしてリスボンにおいてさえ、路上でいるのを黙認されている無害なアリエネたちがいて、それは彼らを受け入れることが出来る施設がないためである」。「有害か危険な」アリエネに関しては、移送の困難さが「地方当局に彼らを監獄か病院の中に暫定的に閉じ込めることを強いる」。「裕福な」アリエネに関しては「彼らは自宅で看病されるか、外国に送り出される」。一八四九年に正真正銘のアリエネのアジルであるリラフォレスがリスボンに開設され、そこでは治療可能で赤貧でないものだけが入院を許される。もちろん四分の三の者が不治となることに変わりはない。一八八一年ポルトに、コンデ・デ・フェレイラアジルが開設されたにも拘らず、八、〇〇〇名のアリエネたちが村々で見捨てられるか投獄されている。彼らは入所を待つが、そのためには法律が不可欠である。J・マリア・デ・セナ博士は、彼の著作とシャラントン、ウィーン、そしてミュンヘンの見学を通して、それに大きく貢献する。一つの法律が一八八九年七月一五日に公布され、ついに国家レベルでアリエネへの助力を準備する。二つの「閉

(272) 我々はドゥアルテ・ミモーゾ＝ルイス Duarte Mimoso-Ruiz に従っている。同書。
(273) G. Marchant, *Note sur l' état des aliénés au Portugal, à Madère et à Ténériffe*, Paris, 1844.

鎖病棟」（*enfermarias*）、つまり重罪犯の男女アリエネに用意された別棟を有し「精神科臨床の教育を可能にする」六〇〇名収容の巨大アジルがリスボンに建築され、コインブラとサン・ミゲル島（アゾレス諸島）にはより小さなアジルが二つ建てられる。それ以降、リラフォレスの古いアジルとポルトに建設されることになるもう一つのアジルは、てんかん者、白痴、無害な男女のデマンスを専門に受け入れることになる。

ブラジル[274]との比較は、古い国と新しい国の間にあり得る考え方の差異のすべてを、推し量ることを可能にする。一八二二年のその独立の日まで、ポルトガルの巨大な植民地は狂人たちを修道院、特にサンタ・カサ・デ・ミセリコルディア病院の狂人小屋（狂人のための小さな家）の中に収容した。独立以来、ブラジルはヨーロッパの医学、さらに特にフランスの医学に関心を向ける。アリエネの援助のために一つの運動が一八二九年に設立された内科外科学会の中で推進される。一八三〇年、ダ・クルス・ジョビン博士は最高衛生委員会を前に怒りの報告を行い、その中でサンタ・カサ・デ・ミセリコルディア病院に収容されているアリエネの悲惨な境遇に言及する ―― 「リオデジャネイロで、我々の誰もが犠牲となり得るその不幸を軽減すべく定められた施設で、それ程までの野蛮さに出会うとは殆ど信じることが出来ない」。アリエネの最初の施設はフランスをモデルとして、一八五二年にリオデジャネイロに創設され、それは一八九〇年に国立病院となる。何カ所かの建設が一九世紀後半に続き、その中で一八九八年のサンパウロのアリエネのアジルは南アメリカ最大のものとなる。最初の精神医学講座はフランス学派を基盤として一八八四年に設置され、その後二〇世紀初頭にドイツ精神医学に転向する。法整備は非常に遅れる、というのは入院の様式を定めた最初の法令は一八九三年まで、そしてアリエネの援助を全面的に管轄する最初の法律は一九〇三年まで、待たねばならないからである。

アルゼンチン[275]では、特にそのかつての本国と比べると、なお一層活動的であるのが明らかになった。自治制以前には、アリエネの四分の三は入院や、さらには収容を免れる。一八一六年に独立したアルゼンチンは、特に医学に対して大胆な大学政策を実行に移す。一八二七年以降、ディエゴ・アルコルタ（一八〇一－一八四二）は南アメリカで最初の精神医学の学位論文（急性マニーに関する）の公開審査を受ける。彼はピネルの思想に倣うが、病理学的解剖学における探究の欠如という点でピネルを非難する。ブエノスアイレスの一般施療院のデマンス〔痴呆患者〕の区域に収容されたアリエネの状況は、一九世紀初めまで依然として悲惨なままである。一八五四年、アリエニストであるヴェンチュラ・ボッシュ（一八一四－一八七一）と政治家であり慈善家であるトマサ・ヴェレス・サルスフィエルドの主導によって、ブエノスアイレスにアリエネ専用の最初の施設が開設され、その三つの病棟のうちの二つは「ピネル」と「エスキロール」と名づけられる。入院者の数は六八名から二〇世紀初頭には二、〇〇〇名に増えることになる。一般施療院に収容されていた者については、一八六三年には新しい施設であるサン・ブエナヴェンチュラ（一八七三年以降はメルセデス）救済院に移動させられる。アジルの設立は一八八〇年代、移民の大きな波の結果、新たな勢いを得る。ルシオ・メレンデスは、医学部に（一八八六年に）創設されたばかりの精神医学講座の教授に任命され、この時代に名前をとどめる。彼はまた、どんな国でも非常にまれな

(274) 我々はエレ＝マリー・デルガド Eleny-Marie Delgado に従っている。『精神医学の新しい歴史』*Nouvelle histoire de la psychiatrie*. 前出、注４。

(275) 我々は、『精神医学の新しい歴史』*Nouvelle Histoire de la Psychiatrie* の再版、Dunod, 1994 のＪ＝Ｃ・スタグネロ Stagnero に従っている。前掲、注４。

ことだが、教育とアジルの実践の融合として、メルセデス・アジルの医長でもある。ドミンゴ・カブレー（一八五九－一九二九）は彼の二つの役職を一八九二年に引き継いで、彼の仕事を継続し、アルゼンチンのアリエネのアジルを農業コロニー（アジロ－コロニア）とオープンドア〔門戸開放〕へと導く[276]。彼もまたフランスとドイツの巨大アジルをひと巡りした。彼は、知恵遅れの教育におけるビセートルでのブルヌヴィルの方法に着想を得る（そしてアルゼンチンに世界で最初の児童精神医学講座が一九二〇年に創立されることになる）。二〇世紀初頭、アルゼンチンの精神医学的支援は南アメリカで最も進んでいる。

最後になるが大事なこととして、我々が見て来たように、一八世紀にヨーロッパ全体の目から、フランスからでさえ模範と見なされていたイギリスはどうであったか？　このアジル〔ヨーク保養所〕（一九世紀の境目の約四〇名から一八四〇年の一〇〇名以下まで[277]）や、さらにベドラムと聖ルカ病院のアジルが実際にはほとんどアリエネを収容していないだけに、イギリスのアリエニズムを〔ヨーク〕保養所の例に還元することはできない。一八〇八年、「州アサイラム法」が、州に赤貧のアリエネのアジルを建設する権限を与えた。しかし費用は住民持ちであり、それゆえお粗末な結果となった。一八四一年にイギリスの五二州（ウェールズ公国を含めて）には一五の公的施設しかない[278]。一八二八年には一つの法律が、時代遅れの王立医科大学委員会を、新しい視察官団体であり強大な権力を付与された「狂気に対する主要都市委員会」に置き換える。結局一八四五年に、「狂人アサイラム法」がアリエネのための公的アジルの存在を各州に義務化する。たとえ一八四一年のアリエネのアジルと病院の医官協会の創立が、すでにアリエニストに職業的なアイデンティティを与えていたとしても、医師たちはここで再び彼らの役割が一層強化されたことが分かる。同時に彼らの権限は法的領域においても認められる。一九世紀中葉、F・B・ウィンスロウ（一八一〇－一八七四）はイギリス社会を、法廷に精神医学の専門家がいることに慣れさせる。ジェームズ・プリチャード（一七八六－一八四八）は一八四二年に一著作を出版し（『司法との関連における、狂気の様々な形について』）、その中でアリエネの刑事責任能力に関し、司法と同じく医学にも課せられる常に困難な問題について検討する。彼は一八三五年の彼の概論[279]の中で導入した背徳症の概念をそこで再び取り上げ、それは知的障害なしに道徳感覚と社会的行動に限定された不調から成る道徳的狂気である（ピネルは「デリールなきマニー」の名の下にそれを漠然と捉えていた）。

一八四四年、「首都地区」（大ロンドン）に認可されたアジルは三六を数え、その内の三三か所のアジルは有料の入院者しか受け入れない。地方の地区では一〇〇か所のアジルを数え、その内五五か所は有料入院者のためのものである。これらのアジルは六、一〇五名（そのうち二、六八三名が赤貧）を入院させる。我々が見て来たように、ジョン・コノリーの経歴はまさに時代の大精神病医〔アリエニスト〕を代表するものであるが、これら全てのアジルが、彼によって創始される非拘束の時代を生きているわけではない。シェイクスピアの故郷であるストラトフォード＝アポン＝エイヴォンのアジルでの最初の職の後、彼はロンドンの「ユニヴァーシティ・カレッジ」で教えるが、そこでは彼は医学学習の中に精神障害の教

(276) S・ポッツィ Pozzi、前掲、注165。
(277) John Turnam, *Observations and essays on the statistics of insanity*..., Londres, 1845.
(278)『医学－心理学年鑑』『英国のアリエネ施設についての全体的考察、フェリュス博士氏による』より引用、Extrait des *Annales médico-psychologiques, Considérations générales sur les établissements d' aliénés de la Grande-Bretagne. À Mr le Dr. Ferrus*, Paris, 1847.
(279) J.-C. Prichard, *Traité de la folie et des autres désordres qui affectent l' esprit*, Londres, 1835.

育を導入するには至らない。一八三〇年に彼はウォーリック州のアジルの視察官に任命される ― 次いで一八三八年にバーミンガムに移り、その翌年にはロンドン近郊の、イギリス最大のアリエネのアジルであるハンウェルのアジルの医長になる。彼よりも先に別の人物（特に「リンカーン・アサイラム」のチャールズワースとヒル）がそれを実行していたのではあるが、五年を通じて、そこで彼は非拘束の方法を創始する。それは精神病医〔アリエニスト〕の世界の心をとらえたひとつの革命である。「単に安全性のためだけでなく計り知れない利点があり、力による拘束が廃止されえないアジルは世界中に一つもない」とコノリーは主張するが、一八四四年にはその職を放棄する。

だからといって非拘束はイギリス全体で義務化されない。ある外国の観察者を信じるとすれば（それは常に批判的である）、幾つかの赤貧のアリエネのアジルでは「アリエネの身体の様々な部分を縛る縄と鎖の過剰な使用が今もまだ存続する」。[280] この同じ訪問者は、ブリストルのアジルの一区域で暴力的で反抗的なアリエネたちが、換気のための穴を除いて隙間なく閉じられた小さな食器棚に閉じ込められていたことを書き留めた。反面、「噛みつく癖のあったアリエネたちを革帯で繋ぎ留めていた革マスクの使用は完全に廃止された」。しかしながら「悪習〔拘束〕」は、現在のロンドン委員会のメンバーの活動によって、日々減少している」。そのうえ一九世紀中葉以降、大人しいアリエネを預け入れるためにアジルへの監禁に代わる解決法が、単発的につくり出される（しかしながらその数は多くはない）― ヘール〔ゲール〕に着想を得てアジルから遠く離れた、村の中に受け入れる「ファミリー・システム〔家族的制度〕」（とくにスコットランドで）― アジルの近くで、家族の中に受け入れる（しばしば従業員の家族）「コテージ・システム〔下宿所制度〕」である。つまり二〇世紀後半のヨーロッパで発展することになるシステムの草分けである「中間施設」が入院施設と住居の間で分化する。

他の国と同様にイギリスでもアジルは一杯である。そこの院長であるアリエニストたちは、臨床と研究を犠牲にして、兵站および管理業務に没頭しなければならない。何人かの若いアリエニストと精神科医はこの苦境から脱出しようと試みていた。それがヘンリー・モーズレイ（一八三五－一九一八）の場合で、外科医としての最初の職の後に、まずマンチェスターのアジルの精神病医となる。彼は、精神障害を適応の神経過程の挫折と考え、精神障害について身体的視点を保ち続ける（『精神の生理学と病理学』一八六七年）。彼は精神医学に生理学、心理学、そして病理学を適用しようとする。彼はロンドンの王立内科医会会員およびユニヴァーシティ・カレッジ大学の法医学の教授となり、一九〇八年には研究と教育に捧げられた真の精神科病院の建築のために、総額三〇、〇〇〇ポンドを遺贈する。こうして創立されたモーズレイ病院は、とりわけ第一次世界大戦の精神的外傷者を受け入れることになる。

新興の合衆国に関して、アングロ－サクソンの正史の中でイギリスとアメリカの精神医学の歴史を比較することが習わしとなっているが、共通点は多くない ― イギリス／アメリカの観点において主に理論の流布を促進する共通の学術用語という点を除いて。実際、そこでもまた施設〔制度〕の展開は異なっていた。独立以前に、最初の一般施療院が一七五一年にフィラデルフィアに創設されていて、フィラデルフィアは当時、イギリスの一三の植民地のうちで一番の知の中心地であった。同じく一七五一年にフィルフィアの「ナンバーワン」であったベンジャミン・フランクリンは、「貧しい病人を受け入れることに向けられ……狂人を住まわせ治療するための」特別な病院を建設するための請願書を州議会に提出

(280) Henri Curchod, *De l'aliénation mentale et des établissements destinés aux aliénés dans la Grande-Bretagne*, Lausanne, 1845.

した。[281] そこにアリエネの部門が設置された、というのは「精神の障害で理性の能力を奪われた人間の数が、止むことなく増加した」からである。一七七三年には、アリエネのための最初のアジルがヴァージニア州ウィリアムズバーグに誕生した。贅沢に設備を整え、混み合うこともなく、それは共同アサイラム（最初は私的な出資のおかげで建設されたために、このように名づけられる）を先取りしており、一八世紀末と一九世紀の最初の数十年において東海岸で増加することが必要となる。その精神療法についてのモデルはテューク家の保養所で、アリエネの鎖を外させたピネルを背景としていた。

独立後、アメリカの〔アサイラムの〕医師たちは、大西洋の向こうの彼らの同業者よりも一層、アサイラム・ドクターを名乗る前に入会儀礼も同然の「周遊」を実行し、イギリス、フランス、ドイツのアジルを巡る。彼らの社会的地位はまだ不安定で、病院規則の一連の修正（ルナシー〔癲狂院〕改革）の後、彼らは同時にアジルの医師であり院長となる。それでもまだ、そこで彼らが欲することを行っていることを意味しない。一八八四年、アメリカ精神病者施設長協会の正式機関紙である『アメリカ精神疾患雑誌』が創刊される。

新しいアメリカ社会は古いヨーロッパよりもより「収容的で」あり、それは移民による恒久的貧困と「瘴気」への恐怖と共に（売春、アルコール中毒、犯罪、狂気）、工業化と急激に増大する都市化に比例した、狂気に対して増大する不寛容を顕わにする。道徳療法は、この社会的政治的文脈において、プロテスタントの宗教－文化と結びついて、かつてないほど「道徳的」であり、一八七四年に「慈善と矯正活動のための中央会議」の誕生を見る。それは二〇世紀に、新しい時代により適した名称である「全国社会援助協会」になる。実際のところ、西洋の至る所と同じく、狂気の治癒への希望は急速に悲観主義にその場を譲る。社会学者でありアメリカの保健衛生についての歴史家であるデイヴィッド・メカニック[282]は、ヨーロッパよりも際立つこの幻滅の重要性を正当な理由で強調する。彼は逆説的ではあるが興味深い考えを進める。それは、精神科医の専門職化が、難解な知を構築したことで、確かにアジルの起源であった慈善家の前に一種の障壁を建て、結局はアリエネの効果的な治療の抑制となったというのである。

とにかくその仕組みは動き出す。最初の公立アジルであるウースター州立病院が一八三〇年にマサチューセッツに開設される。収容者は一八三〇年から一八四〇年の一〇年余りで急速に増大する。ニューヨーク、ブルーミングデールのアジルは一八二四年から一八三六年の間に、赤貧の者ではなく大部分は有料の一、六〇〇名のアリエネを入院させ、そのうち少なくとも二三%にアルコール中毒のアリエネが数えられる。他ではもっと多い。三つの私立アジルと一つのボストン市立のアリエネのアジルがあるにも拘らず（総計二、六三二名のアリエネ）、マサチューセッツ州政府は一八五四年に第三の州立アジル（ステイト・アサイラム）を建設すべく準備する。それは、フィラデルフィアに一八四一年に開設された精神病者のためのペンシルヴェニア病院の医長であり管理者［学長－総長］であるトマスS・カークブライド（一八〇九－一八八三）の医学－建築学理論が大成功を収める時代である。カークブライドは、一九世紀最初の数十年のフランスのアリエニストにとって貴重であった建築の原則を、復活させる。先ずもってアジルは、単にアリエネだけでなくその家族と見舞い客をもまた安心させるために、監獄に似ていて

(281) 我々は主に、『精神医学の新しい歴史』*Nouvelle Histoire de la psychiatrie* の中のバーバラ・ローゼンクランツ Barbara Rosenkrantz、前掲、注4――そしてアンドリュ・スカル Andrew Scull、前掲、注96に従っている。

(282) David Mechanic, *Mental Health and Social Policy*, Etats-Unis, 1969.

はならない（「安全を適度に確保する手段は、隠されていなければならない」[283]）。模範的な計画は当然、左右対称で、同時に直線的であり、新古典主義の中央病棟の両側後部の段壁と連続し、その奥にはかつてないほど重要な礼拝堂が鎮座まします。それは二五〇名の「患者」（ペイシェント）用である。分類の区域はフランスのモデルよりも単純であり、主として行動に基づく。通風に多大な配慮が払われる――そのことはアジルが田舎に建設されることを前提とする。例えば一八七二年の精神病者のための北イリノイ州立病院のように、一九世紀全体にわたって多くの州立アジルがこの構想に基づいて建築されることになる。カークブライドは精神病者のためのペンシルヴェニア病院の報告書を毎年発刊しており、それによると一八五七年に三六四名の入院者が、一八六八年には五九五名に増える。彼はそこで軽い体操（ライト・ジムナスティク）と読書室を推奨する。彼は患者が自分たち自身で組織する趣味（？）室を夢見るまでに至る。

アリエニスムのこのユートピア的時代は一八八〇年以降、崩壊して終わる。この時の連邦政府の調査は、五、〇〇〇万人の住民に対して、州立アジルに四一、五〇〇名のアリエネと、救済院にその二倍を記録する。この比率はヨーロッパよりも高いが、人口の〇・三三%[284]（同じ時代、例えばフランスの入院者はその人口の〇・二三%）である一九五五年のアメリカでの五五九、〇〇〇名の入院者たちよりも少ない。しかしながらフランスやその他の国と同様に、治癒の希望はそれよりずっと前に消え去っていた。一八八〇年代には、不当な入院に対して多くの訴訟が起こされた。神経学者たちは下心がないとは言えないが、アリエニストに対して激しい論争を爆発させ、「精神医学という科学を進展させるために彼らに与えられる機会を捕らえようとせず、国民の信用を裏切っている」と非難する。われわれは精神外科によって、さらにはアメリカの神経科医によってまさにその行き過ぎが（「手つかずの題材」[285]を研究するという問題ではない）、彼らが納得させたいと思っていた公衆の見方での信用を失うことで終わるのをすでに垣間見た。

この同じ一〇年間にアリエネの保護と狂気の予防のための全国協会が誕生する。アジルが「泥のような慢性患者でいっぱいに」「（Ｂ・ローゼンクランツ）埋まっているのに、何故それら〔アジル〕の数を増やさねばならないほどにアジルを〔慢性患者で〕満たし続けるのか？（一九世紀の終わりにアメリカにはすでに二〇〇のアジルがある）。一八七四年以後、アメリカの全国会議の時に、慢性患者の将来の問題、およびいかにして彼らを経済的に援助するのかという問題が提出された。一九世紀末、アジルの劣化は急速である。人員過剰、道徳療法を始めとする治療の挫折、慢性化と関連した驚くほど高い死亡率が、アジル政策の放棄へと導き得たかも知れなかったが、そうではなく、逆説的に入院者人口の目覚ましい増加へと導いたのだろう — それは二〇世紀中葉を、さらに少し越えるまでである。「建築とマネージメントによる秩序と統制の原則とは逆に、アジルの生活の方向は常に無秩序と崩壊へと向かっていた」（スカル）。それでもその誹謗者たちにも拘らず、アジルは生き残った。スカルは続ける。「それは生き残った、それはアジルは最も効率が悪いとしても、それでもそれが家族にとって最後の手段としての解決法であったからである」。こうしてアリエネのアジルは、「頼みの綱の施設として、決して患者を欠くことはなかった」のである。

(283) Thomas Kirkbride, *On the construction, organization and general arrangements of hospitals for the insane with some remarks on insanity and its treatment*, Philadelphie, 1854.

(284) 我々は『精神医学の新しい歴史』*Nouvelle Histoire de la psychiatrie* の中のＢ・ローゼンクランツ Rosenkrantz、注４、前掲、の数字を引用している。

(285) スカル Scull より引用、前掲、注96。

第5章　確実性の時代における理論のるつぼ

ともかくフランスでは、理論的考察がアジル施設とその実践から次第に切り離されたことがこうして理解されるだろう。それは、例えばドイツと違ってフランスでは、臨床研究がサン゠タンヌに、とは言わないまでも首都に過度に集中するだけにあてはまる。それ以降、サン゠タンヌには最高のアリエニストたちが採用され、「最良の」患者だけが保護される（不治の者は都市辺縁部か田舎の養老院へと追いやられる）。

それでもアジルを基礎付けていたこと（アジル、治療装置）から精神的に切り離された、一九世紀後半と二〇世紀初頭の精神医学は、分類を増やしながら（実際のところ大教科書ごとに一つ）、てんかんや特にヒステリーのような古くからの概念を深めつつ、新たな疾患単位 ── 進行麻痺（すでに一九世紀初めより区別されていた）、変質、神経症、そして、なかでも精神病を生み出しながら、いわば新たな確実性に活力を与え主張することが出来た。診断を定めることで、精神医学は「ただの一撃で、その二つの不安の源泉 ── 狂気についての無知と、狂人との関係、を干上がらせる。というのは狂気が名付けられるや否や、その病気は例の手慣れた自律的なものとなって、それによって人は狂人を経験する必要なく、その病気と直接付き合いはじめるからである」[286]。

進行麻痺

我々は、大多数の精神疾患の器質因信奉者が、「麻痺性痴呆」あるいは「進行麻痺」に関するベイルの理論を、どのようにしてその得意の議論としたかを見た。それ以来、進行麻痺は精神疾患の歴史の中に「叙事詩的地位」を得て（G・ランテリ＝ロラ）、「狂気の領域の、神経学による併合の歴史的出発点」となる。[287]誰もが「進行性全身麻痺」の疾病分類学的単位の特異性について合意しており、それは四五歳から六〇歳の男性に見られ、アジルを埋め尽くす。病気の第一段階は、富裕と誇大観念、憤怒の発作を伴う行動の障害、言語障害〔言語蹉跌〕、運動困難、そして瞳孔不同によって際立つ―第二段階は身体的および精神的荒廃の悪化によって特徴づけられ、しばしば耄碌とてんかん発作を伴い、数か月で致死的結果に至る。例としてここに一八八七年に入院した三二歳の男性を挙げる―「病人は以下の状態の時期の進行麻痺に冒されている―妄想は持続的で脈絡がない―妄想観念は誇張、誇大、富裕、多産などのあらゆる徴候をそなえる、など。運動性は障害され、発語は言い澱み、舌は震え口の中に留まることが出来ない―顔面の筋肉は病人がまさに話そうとする時に線維性痙攣と同じような現象を呈する。手は不

(286) Bourguignon(A), «L' antidiagnostic», dans *La Nef*, janvier-mai 1971.
(287) 我々はジャック・ポステル Jacques Postel「進行麻痺」La Paralysie générale、『精神医学の新しい歴史』*Nouvelle Histoire de la psychiatrie* に従っている。前掲、注4。

器用で歩行は不安定である。めったに眠れず、興奮が持続性である」。一九〇九年に三七歳で入院した別の者では――「完全なデマンス〔痴呆〕で、失禁状態で、非常に不明瞭な話し振りで、瞳孔不同、半ば裸でズボンを下げ、ボタンは外れ、不潔で、周囲のことに気づかない」。

それに反して当初、「PG〔進行麻痺〕」の病因は知られていない。長期に亘り、マニャンはその病気の直接的で重要な要因としてアルコール中毒説を擁護することになる。しかし一八五七年以降、エスマルヒとイェッセンが初めて梅毒がPGの原因であると主張する。続く数年のうちに他の研究者によって支持されるが、その説は、梅毒が原因ではないとする「偽性進行麻痺」（またもやラセーグ、一八八四年）説によって打ち負かされ、認められない。一八七九年以降にようやくアルフレッド・フルニエ[288]の研究が、長期間、精神科医においてと同様、神経科医においても全般的な不信を掻き立てながら、この誤った識別を打ち破るべく専念することになる。そういうわけで一八八八年にサン＝タンヌでは、マニャンは一〇〇名の進行麻痺のうちで、梅毒は四名の確診例と五名の疑診例しか認めようとしない。主要な〔梅毒説の〕反対者の一人でかつてフルニエの弟子であったアリックス・ジョフロアは、一九〇五年にも再び次のような驚くべき公式を立てることになる――「私は梅毒患者における進行麻痺の存在はもちろん知っている、しかし私は梅毒性の進行麻痺は認めない」[289]。しかしトレポネーマは確実に存在しており、PGの梅毒病因がもはや異論の余地がなくなるためには、たとえ一九〇六年のボルデとヴァッサーマンの血清学検査を、さらに一九一三年に進行麻痺患者の大脳内にトレポネーマが発見されるのを、待たねばならないとしても。それはまさに第三期梅毒の髄膜‐脳炎なのである。

変質理論

一九世紀中葉、変質理論[290]が狂気についての包括的説明の試みの初めてのものであることから、顕著で持続的な成功を収める。精神医学の領域にこの古い概念を定着させたのは、先ず、マレヴィルの、ついでサン゠ヨンの医長となるベネディクト゠オギュスタン・モレル（一八〇九－一八七三）の業績[291]である。モレルは精神疾患についての一つの分類を提唱するが、それは「知性とその病んだ器具、つまり身体との間に生じる異常な関係」を強調しつつ、症候よりも原因に固執するものである。彼にとって問題は、神が創造した完全な人間のひとつの病的変質である ― 原罪が変質の第一の原因として登場する。しかし

（288）Fournier（A）, *Syphilis du cerveau*, Paris, 1879.
（289）C・ケテル Quétel,『ナポリ病』*Le Mal de Naples*... 前掲、注16、参照。
（290）我々は特にフランソワ・ビング「変質理論」La théorie de la dégénérescence, dans『精神医学の新しい歴史』*Nouvelle Histoire de la psychiatrie* と、同じ著作の中のピエール・モレル Pierre Morel による紹介記事、B・A・モレル Morel とV・マニャン Magnan、前掲、注４に従っている。
（291）*Études cliniques: traité théorique et pratique des maladies mentales*..., Nancy et Paris, 1852-1853 ;
――*Traité des dégénérescences physiques, intellectuelles et morales de l'espèce humaine*..., Paris, 1857 ;
――*Traité des maladies mentales*, Paris, 1860 ;
――*Traité de la médecine légale des aliénés*...Paris, 1866.

この「種の病的偏倚」の原因はいったい何なのか？　それはある時は素因であり、またある時は決定因である。全く身体的なものであれ精神的なものであれ、個別のものであれ、一般的なものであれ、素因は、決定因的原因が出現する時に、遺伝特性によって狂気に導く。そしてモレルは精神疾患を二つのカテゴリーに分類する ― 決定的な臨床的局面を持つ偶発的なものと、遺伝的体質的なものである。最初のものは中毒による狂気である ― ヒステリー性の、てんかん性の、心気症性の狂気、交感性狂気（親和性による）、そして特発性狂気〔他の疾患の症状ではなくそれ自身によって存在する〕である。第二のものは、モレルによると最も数が多く、遺伝的狂気からなり、彼はそれを、「神経気質の単純な誇張」から絶対的な白痴までの四つの群に区分する。

一九世紀末に、マニャンとその弟子たちは精神疾患の分類において、一方ではその器質的関連性を理由に精神医学と全身病理学とに同時に由来する複合状態と、他方では変質者の狂気をはじめとする精神病を区別する。白痴と低能の古典的分類に加えて、「突発性デリール」（ブッフェ・デリラント〔急性錯乱〕の新しい概念）を伴う、「高等変質者」という新しい範疇が登場する。しかしながら変質の明らかな徴候〔スティグマ〕を示さない患者については、彼らの潜在的欠陥が間欠性狂気、あるいは「慢性体系化妄想」（厳密に組織化され、多形性ではない）の素因となる。

これらの理論は、狂気との関係における素質と犯罪についての新しい考察に影響を与えることになる。我々はすでに、紀元前五世紀にプラトンとエンペドクレスが二つの狂気、つまり悪い狂気と霊的で神性な良い狂気を区別していたことを見た。マニャンと彼の後継者たちにとって、天才は大抵の場合、ひとりの「高等変質者」に過ぎない。この概念は、同時代に強固に定着し第二次世界大戦前夜まで続く「遺伝性梅毒」[292]という神話の中に、つまり通常は変質性発育不全者であるが（「知性の障害者」）、時として天才の持ち主であるという神話の中に、認められる。一六世紀末、スペインの作家たちはすでに「梅毒」は肉体の敵であるが同時に魂の友であると考えていた。レオン・ドーデは医学も医師たちも信用せず、一九世紀を「愚劣なる世紀」と呼ぶのだが、それでも次のように熱狂する――「恐ろしい病気の病原体、トレポネーマは、天才と才能の、英雄的行為と知性の鞭打ちとなると同時に進行麻痺、脊髄癆、そしてほとんど全ての変質の鞭打ちとなる。ある時には興奮させ刺激し、ある時には活動を鈍らせ麻痺させ、脊髄細胞と同様に大脳の細胞を穿ち変質させつつ、うっ血、マニー〔躁狂〕、出血、新大陸発見、そして硬化症の主である遺伝性トレポネーマは、梅毒家族の間での交雑によって強化され、古代の運命のその人に比肩しうる役割を演じたし、演じるし、演じることになるのだろう。それは見えないが存在する登場人物であり、ロマン主義者を、精神異常者を、見かけは崇高な常軌逸脱者を、衒学的かあるいは暴力的な革命家を、動かす」[293]。レオン・ドーデについては、確かに挑発を考慮に入れる必要がある。間違いなくゾラはルーゴン・マッカール叢書（『パスカル博士』、一八九三年）の中で何度も同じお得意の話題を持ち出す時、一層「信奉者」になる。チェーザレ・ロンブローゾ（一八三六－一九〇九）はパビアで精神病理学の教育に当たり、マニャンの理論を体系化するのだが、彼は――「思想の巨人は、変質と精神病によってその偉大なる知力に報いを受ける」[294]と記述する。まさにそのロンブローゾは「生来性犯罪者」[295]の概念とともに、犯罪と

(292) 参照、『ナポリ病』*Le Mal de Naples* 前掲、注16。
(293) Léon Daudet, *L'Hérédo, essai sur le drame intérieur*, Paris, 1916.
(294) Cesare Lombroso, *Genio e follia*, Milan, 1877（nda, 丁寧にフランス語により『天才人』*L'Homme de génie* として翻訳される）。
(295) Cesare Lombroso, *L'uomo delinquente*, 1876.

変質との関係についての研究で有名になる。

フランスでは変質理論が半世紀に亘って、教義として機能し、はるか先の二〇世紀に入るまで部分的に存続することになる。ドイツではそれは先ず好感をもって受け入れられた（グリージンガー、クラフト＝エビング）が、一八八〇年以降はその図式主義の故に反対される（クレペリン）。それでもそれは、とりわけアメリカにおいて、優生学に影響を与えることになり、てんかん者、アルコール中毒者、そして梅毒患者の結婚を禁止する法律が加わる。フランスも「民族」の保護と増強に関するこの合意に不参加ではない。

てんかん

古代以来、てんかんの地位は常に独特であった。その発作は、不顕性であれ重篤であれ、一過性であれ持続性であれ、精神－病理学的障害としばしば結びつくのだが、それ自体は精神病ではなく（たとえ幾人かの研究者 ― ピネルを筆頭としてまたクレペリンも ― が反対意見を述べるとしても）、その〔精神病の〕併存の本質についてはは議論の余地を残す。[296] さらに、てんかん、より正確にはてんかん群は、機能性か器質性か、本態性か症候性か、偶発性か持続性か、の多元的な病因を認める。一九世紀中葉、ルイ・ドゥラシオーヴ（一八〇四－一八九三）は、症候性てんかん（大脳病巣による）、特発性あるいは本態性てんかん（証明可能な病巣が無い）、交感性てんかん（大脳外の原因による）という分類を提唱する。ジュネーヴ出身とされるテオドール・エルパン（一七九九－一八六五）は、一八六〇年代に抗痙攣薬（臭化物）が登場するまさにその前に、「軽い偶発症状」を認識することが出来、その初期に治療されるという条件の元で、てんかんは大多数の例で治癒しうると主張する。[297]

しかしながら一八六一年以降、現代てんかん学を創設するのは、精神科医ではなく神経学の先駆者であるイギリス人のヒューリングス・ジャクソン（一八三五－一九一一）である。彼は初めて電気活動の障害が発作の突然の出現とその進展を決定するという物質的説明を行う（脳のある部位の灰白質の、突然で過剰で急速な放電［急激な活動］）。局所放電というこの概念は、解剖－臨床学時代を引き継ぐ一九世紀最終末の臨床神経生理学の勃興後も含めて、価値を保ち続ける。大脳皮質機能の直接的な探求は、一九二〇年代から一九三〇年代の間に、重篤で薬物療法に抵抗性のてんかんの外科的治療法に到達する。一九二九年にはドイツの生理学者ハンス・ベルガーが最初に脳波図を実現したが（実際には一九五〇年代に発展する）、それはジャクソンの仮説を確証しつつ、てんかんの診断と同様にその経過と治療の観察を可能とする。

(296) 我々はジャン・バンコ Jean Bancaud,『精神医学の新しい歴史』*Nouvelle Histoire de la psychiatrie* 前掲、注4と、オージー・テムキン Owsei Temkin『倒れ病、ギリシアから現代神経学の始まりまでのてんかんの歴史』*The Falling Sickness, A history of Epilepsy from the Greeks to the Beginning of Modern Neurology*, Johns Hopkins UP, 1945（一九九四年再版）に従っている。

(297) Herpin (Th.), *Du pronostic et du traitement curatif de l'épilepsie*, Paris, 1852.

神経症とヒステリーの問題

今日では神経症は精神病とははっきりと区別される。前者〔神経症〕は、後者とは違って、人格を根底からは変化させず、病的状態についての苦痛でしばしば誇張された自覚を伴う（何故ならいずれにせよそれは〔苦痛と誇張は〕、一つのものだから）。アリエニスムの世紀には、神経症という用語ははるかに広く全体的な意味を含む ― あらゆる「神経の」病気で、そこには様々な精神異常の範疇が含まれる。[298]すでに見たように一七六九年にカレンがその用語を創った。当時、彼はグラスゴー大学の生理学講座の正教授であり、疾患の定着と進行において神経系に第一義的な重要性を与えていた。ピネルは彼の『哲学的疾病論』（一七九八年）の中で、とりわけカレンから影響を受けて、神経症の膨大な一覧表を作成し、それを四つの領域〔目《もく》〕〔ピネルはリンネの分類法にならった〕に分ける。最初に来るのが「ヴェザニア〔狂気〕」で ― 心気症、メランコリー、マニー〔四種類 ― デリールを伴わないマニー、デリールを伴うマニー、デマンス〔痴呆〕、白痴〕、夢遊症、恐水症である。第二目は「局所神経」の異常で、やはり七属を数える（ここではそのうち、神経痛と、そのそれぞれが多様な「性的神経症」 ― 射精障害、男性色情症、持続勃起症、女性色情症、に分けられる）。第三目に次いで、第四目すなわち最後の領域は昏睡性障害で ― 卒中、カタレプシー〔硬直症〕、中毒（酩酊による）、窒息である。

その時から、広範で人工的で変動する追加部分を持つこの疾病分類学的枠組みは「多かれ少なかれ雑多な寄せ集めとなり、一九世紀に登場する医学概論一般をすべて締めくくる」（J・ポステル）。病理解剖学は、その方法論が当時、不可欠ではあるが、何ひとつ見出さない。「神経症の全ての分類は否定概念に基づいて築かれた ― それは、病気を器官の変化によって説明する責務のある病理解剖学が、その存在理由の枠に収まらない幾つかの病的状態と直面した時に、誕生したのである」[299]。

実際「何にでも使える」神経症という用語は、ポール・ブリケ（一七九六－一八八一）のヒステリーについての業績とともに、範囲が限定され始めた。彼によるとヒステリーの大脳由来の性質が決定的に必要であり、〔ヒステリーは〕「情動的な印象と感覚を受け取ることに定められた大脳部位の神経症」として考えられた。「ブリケによると、ヒステリーは、被感動性の病理として現れる傾向がある」[300]。一八五九年に彼は『ヒステリーの臨床および治療概論』を出版し、そこで彼は八群に及ぶ広範な症候学を確立す

（298）我々は主に以下のものに従っている
――Étienne Trillat, *Histoire de l'hystérie*, 前掲、注21 ――

――Henri F. Ellenberger, *À la découverte de l'inconscient*, Villeurbanne, 1974（アメリカの *The discovery of the unconscious* 1970 の翻訳）、再版、Fayard 1994 ――

――Jacques Postel, «Les névroses», dans *Nouvelle Histoire de la psychiatrie*, 前掲、注4 ――

――Claude Prévost, *La Psychasthénie et Pierre Janet*, 同書――

――Jacques Corraze, *La Question de l'hystérie*, 同書――

――Pierre Morel, les notices «Babinski, Bernheim, Briquet, Charcot, Dejerine, Freud, Gilles de La Tourette, Janet, Liébeault, Raymond, Richer»、紹介記事「ババンスキー、ベルネーム、ブリケ、シャルコー、デジュリーヌ、フロイト、ジル・ドゥ・ラ・トゥレット、ジャネ、リボー、レーモン、リシェ」同書。

（299）J・ポステル Postel より引用――Alexandre Axenfeld, *Traité des névroses*, Paris, 2e éd, 1883（1re éd. 1864, *Des Névroses*）.

（300）Paul Bercherie, *Genèse des concepts freudiens*, Paris, 1983.

る――知覚過敏、知覚脱失、感覚倒錯、痙攣、麻痺、〔筋〕収縮の異常、そして興奮と分泌の変化である。ブリケは性的欲求不満の役割について異議を唱え、病因を激しい心痛の側面、あるいは個別の「感受性」ないし遺伝による素地を持つ主体に長引く情動の側面、に向ける。さらに彼は、たとえ女性二〇名に対して男性一名しか〔ヒステリーを〕数えないとしても、他方では女性に特異的とするヒステリーの定説を拒否する。こうして道はシャルコー、ベルネーム、フロイト……の研究へと開かれる。

ヒステリーの「機能性」障害を明確にすることに取り組むのは、とりわけジャン゠マルタン・シャルコー（一八二五－一八九三）である。彼は一八六二年に、ラ・サルペトリエールに赴任し、そこは「資料が膨大な一種の生ける病理学博物館である」と述べることになる。一八七二年、彼は病理解剖学の正教授となり、その後一八八二年に彼のために創設された世界初の臨床神経病学講座を開講する。ラエンネックの臨床解剖学的手法を、まだ殆ど研究されていなかった神経系障害に適用して、シャルコーは患者群についてスケッチを伴った（彼自身優れた素描家である）厳密な観察を収集し、それらを例外を考慮せずに類型を設定し記述し、組織切片を証拠として分類する。一つの解剖学的博物館と一つの写真術の工房（そこで今も貴重な「ラ・サルペトリエールの写真図譜」が生み出される）がシャルコーの革新的精神を証明し、その臨床講義はフランスと諸外国の医師たち、また政治家、文学者、そして芸術家を魅惑する。それは、サン゠ジェルマン大通り二一七番地［現在のラテンアメリカ会館］での「火曜日の夜会」も同様である。彼がヒステリーに「出会う」時には、すでに多くの神経学の研究論文が彼の権威を確立していた。一八七〇年に、ラ・サルペトリエール当局は補足的診療部門、つまりアリエネではないてんかん者とヒステリー患者を含む「単純性てんかん者」の病棟を彼に託す。シャルコーはブリケのヒステリーに関する研究を読んで記憶に留めており、この新しい研究領域に熱中することになる。「彼はよく知っていた領域、つまり神経系の器質性障害の分野を去り、リスクの高い領域での冒険に乗り出す。シャルコーはヒステリーを〔神経病の〕隊列に組み入れようとする。ヒステリーはそれまで、病的で気まぐれで規律のない存在で、その多形性で人を欺くような出現によって捉えがたい存在と見なされていた。御し難さを減らすためにどのように手をつけるのか？　どのように厳密な規則を、プロクルステスのベッドに入れるように〔無理矢理、規則に従わせること〕、品行方正の規則に従うように強いるのか？」（E・トリラ）。

シャルコーはヒステリー性大発作の一般法則を定めようと企てる。それは「いつでも、どの国でも、あらゆる人種に通用し」、次の四つの連続する病期を伴う――アウラ〔前兆期〕は意識を失うことなく病人が興奮し始める時期で発作に先行する状態である――類てんかん期は顔面蒼白、興奮、意識の喪失を伴う――〔手足の〕歪曲期、いわゆる「道化」期は、熱情的態度を伴う――消退期は涙、笑い、さらには錯乱によって特徴づけられる。同時にシャルコーは、意識と無意識の分断を容易にする類催眠状態である「小催眠術」の法則と、より深い催眠状態であり、その間には暗示によってヒステリー症状を再現しうる「大催眠術」の法則を公式化する。シャルコーの下で催眠術が導入されるのは一八七八年以降であり、彼自身は実施せず、助手や弟子たちに任せる。彼らは、少数の「花形」のヒステリー患者で次第に公開展示される女優から、「師匠」が見たいと思うものを見せようとしがちである。「私はシャルコーのところで働いていたのよ」と後日、彼女らの一人は自慢することになる。

ドーデ父子は、このよく知られた、有名過ぎる講義に相次いで出席した。父であるアルフォンスは、シャルコーの病棟の花形ヒステリー患者の一人であるダレを我々に描き出してくれている――「三〇歳がらみの長身の娘で、頭は小さく、髪はウェーヴがかかり、蒼ざめ、やつれている……。彼女は胴着を着け、首にスカーフを巻いて、ラ・サルペトリエールを我が家としている。「お眠りなさい……」と教授が指示する。その長身で細身の女性の後ろに立ったアンテルヌが、一瞬その両手を彼女の両目に押し当てる。溜息、それだけである。彼女は硬直し直立したまま、眠る。痛ましい身体は人々が彼女に与える全ての姿勢をとる ― アンテルヌが腕を伸ばさせると、伸ばしたままとなり、筋肉は軽く触れられると、開かれたままじっとしているその手の指を代わる代わる動かす。それはより素直で、よりしなやかな工房のマヌカンである。「我々を騙すことはできない、彼女は我々と同じくらい解剖学を熟知している必要があるだろう」とシャルコーは断言する。物悲しく、我々の椅子の輪の中で立ったままの自動人間、全ての指示に従順であり、顔には命じられた動作に相当する表情が生じる！ 指をブーケのようにして口元でキスのふりをすると、直ぐに唇は微笑み、顔が輝く ― 脅しによる身震い状態では、拳を握り、額に皺を寄せ、鼻の孔は煮えたぎる怒りで膨らむ。「我々はこんなこともさせることが出来る……」と、教授は彼女に右手で愛撫する身振りをしつつ、〔左の〕拳を振り上げ殴ろうとする。まさに表情はその時、怒りと優しさの二重の意味の中で顔をしかめ、泣きながら笑う子どもの表情である……。「彼女を疲れさせてはいけない」と大先生が述べ、「バルマンを連れてきなさい」と。しかしアンテルヌは一人で戻る。本当のところ、バルマンは自分より前にダレが呼ばれたことに腹を立て、来たくなかったのである。これら二名のラ・サルペトリエールで第一級のカタレプシー〔硬直症〕患者の間には、スター、花形の嫉妬心が存在する ― そして時には言い争い、洗濯場での罵り合いが、専門語で盛り立てられ、寝室全体を狂乱させる」[301]。

レオン・ドーデは、彼の目で、辛辣に、その指導者と弟子たちを捉える。先ずは先生について ― 「大先生の到来、それは毎朝の小さな出来事だが一大事であり、謂わば、夜会でのボナパルトの宮廷客間への登場を小型にした様である ― 「皆様、皇帝閣下でございます！」。シャルコーは実際、平たく大きな顔面に、端正に深く刻み込まれた見事に均整のとれた厳めしい顔付きをしており、この威厳、この形容し難い雰囲気を人は権威と呼ぶ。彼が医長には指を二本差し出し、アンテルヌの各々に指を一本差し出し、助手たちを冷たくあしらうようにぐるっと見回し、紹介されたトルコ、アメリカ、ドイツ、イギリス、日本などの外国から来ている同僚たちに向けて漠然とした微笑みを浮かべる。(302) さてシャルコーのヒステリー患者、「彼の」ヒステリー患者は次のようである ― 「パリ、あるいは地方の同僚によって送られてきてラ・サルペトリエールに入院していた女性たちは、ある者は神経質でへとへとに疲れた下女の部類に属し ― あるいはお喋り好きなコンシエルジュ、三面記事の読者 ― あるいは若い娘たち ― あるいは気を引こうとするちょっとした『ボヴァリー気取り』のブルジョワ女である。彼女らは発行部数が多い一部五サンチームの新聞で流行の病気が語られるのを知っており、自分が『なによりも』卒倒しなければならないことを知らないではなかった。しかし彼女らが入院するとすぐに仲間が、腕を曲げながら倒れて叫び声を上げるだけでは十分でないことを教えた ― 地面に『弓なりになり』、涎を垂らしながら地面に転がり、頭を後方へ投げ出すことも必要である。それこそがカタレプシーであった。ところで、突発性のカタレプシー患者は（知らずに第一段階を通過するのだが）、すぐさま、次の段階、つまり嗜眠性段階が真に興味深い主題のカテゴリーに入るのを可能にすることを知る ― 夢遊症性の第三段階により出発点に戻るのだが、申し分のない人には、約束されたたくさんの甘い物を受け取る権利が与えられた。

（301） Alphonse Daudet, «À la Salpêtrière», dans *La Chronique médicale*, janvier 1898.
（302） Léon Daudet, *Paris vécu*, Gallimard, 1929 - 1930.

入院患者の一人にアンテルヌの一人が両方の拳で腹部（すなわち卵巣）を圧迫するやいなや、泣きうめきながら、次第に落ち着つかなければならないことは、よく知られていた。この芸当、それは芸術の黎明であった。女性患者たちは見事にそれをやり遂げてていた」（レオン・ドーデ）。

ブルイエの有名な絵画、「ラ・サルペトリエールでの臨床講義」は、シャルコーが栄光の絶頂期にあった、一八八七年のサロンに出品された。作品の左側半分には大勢集まった医師や助手たちが座って厳粛に目を凝らす。右半分にはシャルコーが、そしてその後継者のババンスキーが立っている。彼らは、大発作に襲われた花形ヒステリー患者の一人、ブランシュ・ヴィトマンを支える。右端の担架近くには、恍惚となったその体へとそっと手を差し出すのが総看護長、ボタール嬢で、この〔ヴィトマンの〕半分はだけた胸に光が集中するが、じっと見つめるこれらの男たち全体には届かないのだろう。二年後、フロイトが神経症の性的本質についてのひらめきを得ることになるのはシャルコーの教室においてである。

レオン・ドーデは説明する ― それは一層もっともらしいのだが ―、シャルコーは「何百もの本や図譜の中で妥当性を確かめられた、この巨大な欺瞞」に捉われた最大の人であると。しかしどうしてか？純真さと傲慢な強情さの中にいるから、とドーデはためらわない ― 「シャルコーは威厳があり高慢な人だった。彼は自分が素晴らしいと確信していた」。ある回想録の中で、このアリエニストの昔の弟子だったスウェーデン人医師のアクセル・ミュントは同じことを言う ― 「彼は、彼が間違っていると敢えて遠回しに仄めかして言う人間に対して、一つの誤謬や不都合も決して認めなかった」。ミュントはとりわけラ・サルペトリエールの舞台に設定された「この度外れた茶番」の罪を告発する。読者は、レオン・ドーデの目（彼は内科アンテルヌ試験に失敗していた）に気に入られるラ・サルペトリエールの唯一の人物は、ボタール嬢であることに途中で気づくだろう。彼女は「一種の世俗の聖人で絶対的献身の人であり、私の賞賛に値した。彼女は多少とも本当に調子がおかしくなったこれらすべての哀れな仮病人に寄り添い、そして彼女らに対して、信じられないほど忍耐強く、そして注意深かった。ボタール嬢は地上の天国に達していたと言えるだろう！」。

シャルコーにとって、ヒステリーは催眠の絶対不可欠な条件であり、それらの研究は不可分で、それだけ批判の余地が無いものに見える。彼が小および大ヒステリーの法則と同じく、小および大催眠の法則を公式化したことを科学アカデミーに発表する一八八二年に、その学説は聖別されるように見える。それは事実上、医学会を掻き乱すことになるより激しい論争の一つの出発点でしかない――ラ・サルペトリエール学派とナンシー学派の熾烈な戦いである。ナンシー学派は、催眠によって治療し、ペテン師という評判を受けなくもない医師である、オーギュスト・リエボー（一八二三－一九〇四）とともに誕生する。一八八二年に彼はナンシーで仕事を始める。イポリート・ベルネーム（一八四〇－一九一九）は、「リエボー博士のクリニック」の成功を不思議に思い、彼に相談に来て、そこで抵抗性の座骨神経痛が治ったという。いずれにせよベルネームは「ナンシー学派」の理論家となり、流体および磁気説を拒否する。しかしとりわけ彼は、催眠あるいは誘発性の睡眠は全ての個人において獲得され得る生理的状態であり、そこで作用している機制は暗示である、と主張する。それはシャルコーの理論の絶対的な否定である。ラ・サルペトリエールの有名な講義については、「ベルギーのあるアリエニストが不満を述べるように、多くの人たちは私と同様に、真に一様の条件下でそれを作り出すことは決してできなかった」[303]のである。べ

（303）J. Delbœuf, «Une visite à la Salpêtrière», dans *Revue de Belgique*, Bruxelles, 1886.

ルネームは「ラ・サルペトリエールの催眠はひとつの人工産物であり、誘惑の結果である」と言い放って筆を置く。知覚－感覚性の無感覚症に関して、それらは「全て医学探究的な暗示によって産み出される」のである。

論争は、一八九三年に突発するシャルコーの急死以前から、彼の全業績を疑念で汚しつつ二〇世紀初頭まで続くことになる。もっとも死の直前にシャルコーは、彼の秘書であるジョルジュ・ギノンの言を信じるなら、「ヒステリーに関する彼の概念は時代遅れで、神経の病理学のこの章全体を一変させることが必要となるだろう」と認めていたように思える。それ以後、ヒステリーでありうることを守ることが彼の後継者たちの役目となる。しかしながら、たとえ「ヒステリーの解体」を経るにせよ、その遺産は到底無視できない。シャルコーの才気煥発な後裔であり、ベルネームの手強い敵対者であるジョセフ・ババンスキー（一八五七－一九三二）の表現は、まさに最終的に彼らの概念を互いに歩み寄らせているように見える。彼自身、ヒステリーの用語を「好都合に置き換える」ためにピティアティスム〔自己暗示症〕という用語を提唱する時、彼自身は暗示に準拠していないのか？　ラ・サルペトリエールの同僚たちの大きな反撃によってこの提唱は拒否され、ババンスキーは孤立することになる（しかしながらピティアティスムの用語は、仮病の婉曲表現として、〔第一次〕世界大戦間とその後に、束の間の華々しい復活をもたらす）。シャルコーを引き継いだフルジャンス・レイモン（一八四四－一九一〇）と、そしてとりわけピエール・ジャネ（一八五九－一九四七）、彼らは、神経症の成因と心理学的病理学へと向かう。

哲学者であり、また心理学者であるジャネは、非常に早くからアリエニストの世界で仕事を始め、一八八九年には「心理学的自動症〔無意識によって支配されたものという意味で〕——人間活動の下位の形態に関する試論」という博士論文を提出した。彼は次いで医学の勉強を始め、一八九三年に博士論文──「ヒステリー患者の精神的偶発事の研究への寄与」で修了する。当時彼は、シャルコーの病棟に足繁く通うことなど予想していなかったが、シャルコーは彼のためにラ・サルペトリエールに実験心理学研究室を創設した。「シャルコーとベルネームの騒々しい学派から離れて」、ジャネは第三の道を開拓し、ヒステリーの心的性質と心理学的観察方法の必要性を強調する。彼は常に精神医学と心理学の統合を企図しており、「ひとつの心理学的還元を行うためだけに、精神疾患の心的次元に取り組んでいるに過ぎない」（クロード・プレヴォー）とアリエニストたちを非難する。一九〇一年以降、彼はもう一つ別の大神経症を定義づける──精神衰弱症（不安、強迫、疑念、抑制、そして心的マニー〔躁狂〕、「決断力の欠如」、「意志的解決の、信念の、注意の欠如」）であり、それは彼が神経衰弱症を置き換えるため生み出した用語である。それゆえ「機能の発展における障害あるいは停止」として彼が定義する神経症の網羅的な分類の中で（一九〇九年）、彼は精神衰弱症を「ヒステリー性の心的状態」とは別に置くが、その二つの神経症は同じ一人の患者において併存しうるのである。

ジュール・デジュリン（一八四九－一九一七）は一九一一年にレイモンを引き継ぎ、その年に『精神神経症の機能性症状と精神療法による治療』を出版する。机上のヒステリーはもう終わった。「大ヒステリーを特徴づける症候」は、後日デジュリンが言うには、「私の病棟では決して一週間以上持続したことはない」。強調点はそれ以降、神経症の心理学的起源に置かれ、「精神神経症」の新しい名称が最終的にヒステリーを神経学から切り離し、その結果、神経症はもっぱら精神的なものとなる。ポール・デュボア（一七九九－一八七三）、所謂ベルンのデュボアは、その立場から一九〇四年に『精神神経症とその精神療法』を出版していたが、それは実際には、「合理的精神療法」の原則は患者が苦痛を訴える病の「不合理な」性質を病人に説得することからなる、精神療法への予期せぬ回帰であった。しかしデジュリンはそのようには精神神経症を理解せず、カーソルを患者の主治医への安心感、信頼へと移動させる。精神神経症の発症におけるのと同じく治療においても、「すべては情動の中で行われる」（トリラ）のであり、彼はその中にヒステリー、神経衰弱症（それを彼は強迫症状をめぐって組織されるジャネの精神衰弱症から区別する。神経衰弱症は機能性障害を基盤としているのに対して〔精神衰弱症はそうではない〕）、および神経性無食欲症〔拒食症〕を数える。

ラ・サルペトリエール学派に直面して、ババンスキーが「村の大学」とあだ名をつけたナンシー学派はどうなるのか？　それは治療への反応に関心を持つ多数の医師たち、特に外国人医師たちを引き付けるが、その治療の成功は暗示に基礎づけられてはいるものの、神経システムやあらゆるヒステリーの全ての「脆弱性」とは無関係である。この暗示は患者の注意を彼の身体の様々な部位へと移動させることを可能とする。ベルネームはさらに先へと進むことになり、催眠というものは結局のところ誘発性の睡眠によって、またそれによらない場合でも、つまり催眠なしでも、被暗示性の動員に過ぎないと断言することになる — 当時、催眠術は他の治療法と同様に精神療法の一つの方法となっている。ナンシーに赴いた医師たちの中で、とりわけジグムント・フロイト（一八五六－一九三九）の名が記憶にとどめられることになり、彼は「催眠の技法を完成するために」と自分自身の回想録の中で言及しているように[304]、一八八九年の夏の数週間をそこで過ごしにやって来る。

フロイトはまた一八八五年一〇月から一八八六年二月までシャルコーの教室に所属していた。彼は、彼が言うには「その魅力にさらされて」その大家に深い感銘を受けた。この研修の二か月後、ウィーンで自分の診療所を開く。彼の最初の研究はヒステリーに関するもので、一八八六年一〇月一五日には男性ヒステリーに関する講演を行っている。ヒステリーの発見は彼に精神病理学への扉を開く。「全ての精神分析学の理論はヒステリーから生まれた」(トリラ)。ウィーンでフロイトは生理学者のヨゼフ・ブロイアー(一八四二―一九二五)と親密な関係にあった。一八九五年に彼らは共同で『ヒステリー研究』を出版し、それはアンナ・O(ベルタ・パッペンハイム)の病歴を開示したものである。彼女のヒステリー性症状はブロイアーによって暗示の枠外で治療された結果、「自己‐催眠状態」へと進むことになり、それを患者が自分自身で「お話による治療」とか、「煙突掃除」と名付けていた。ヒステリー性症状は、その最初の現れに伴っていた状況に光が当てられるにつれてしだいに消失する。「カタルシス〔浄化法〕」が考案されたのである(アリストテレスのカタルシス〔浄化〕が想起される)。そこには、心的外傷を被った時点での、主体の精神ならびに神経状態、あるいは心的外傷が受け取られたその様式の、決定因が何かを知ることを始めとして、それを理論的に還元することが残っている。ブロイアーは前者〔精神〕の用語〔カタルシス〕をとり、フロイトは後者〔精神〕をとる。フロイトにとって重要なこと、それは主体とってその出来事が表している意味である。

周りに知られておらず自分自身も知らずにいた何らかのことを患者に悟らせるために、[305]フロイトは催眠下での暗示を放棄する――「不確実な方法であり、何か神秘主義的なものがある」と彼は一九〇四年に打ち明けることになる――、しかしとりわけ催眠は、意識野内での記憶の再統合を妨げる「抵抗」を完全に無視し、「抵抗」を把握することを許さないからである。彼はその時以来、催眠よりもカタルシス

(304) *Ma vie et la psychanalyse*(マリー・ボナパルト Marie Bonaparte 訳). Paris, 1928.
(305) S. Freud, *Contribution à l'histoire du mouvement psychanalytique* [1914].

的技法や彼が「自由連想法」と名づけた技法の方を好む（フロイトは後日、「本来の意味での精神分析学の歴史は、催眠の放棄からなる新発見の技法の導入の日に始まる」と見なすことになる）。[306]彼は、（容認し難い表象を意識から排除しつつ）「自ら防禦している」主体の心的葛藤が持続的な身体的症状（無感覚、麻痺、拘縮）を生じる場合に、「防衛によるヒステリー」（転換）という用語を用いる。この「防衛」、この「抑圧」の性愛的性質は、ブロイアーとフロイトの一八九五年の論文においてすでに確認されていた――「ヒステリーの病理において決定的な役割を負うのは性欲である。つまり心的外傷の源であり、ある表象の意識外への排斥と抑圧を動機づける要因である」。この道を追求しつつ、フロイトは小児の性欲を特別視し、そこで彼は原初的心的外傷を探求する。「精神分析学の全ての理論はこの豊かな時期に萌芽があり、それを培養土とするのがヒステリーである」（トリラ）。後日フロイトは性的外傷の現実性についての考えを放棄するが、しかしその「心的現実」はそこ〔性的外傷〕に残している。「主体によって現実の深みを与えられたその幻想が症状を誘発していたという事実は、まさに「心的現実」の力、重み、支配力を証明する」（トリラ）。

生成途上の精神分析学に次第に奥深く入り込みながら、フロイトがもはや神経症全体への関心を失うと結論づけてはならないだろう。ひとつの症候学に達するために（症候学はヒステリーを診る臨床家にとっての出発点であるのとは逆に）精神神経症における「防衛」の概念を起点として、彼は三つのグループを区別する――ヒステリー、恐怖症および強迫神経症、精神病である。最後のもの〔精神病〕では「自我は相容れない表象から自分を引き離すが、その表象は現実の断片に分かち難く結びついている――たとえ自我がこうした行動を実行しながら、全体あるいは一部が現実から分断されていたとしてもである」。[307]さらに一八九五年にはフロイトは、彼が「不安神経症」と名付ける[308]神経症の一群を神経衰弱症から分離することを目指す臨床的研究に没頭した。

一九〇〇年の『夢判断』〔出版〕の後、一九〇四年に、「ヒステリー性の症状はフロイトにとって、残遺物、ある出来事の象徴、記念碑的象徴である……。暗号化されたメッセージ〔症状〕を発しているヒステリー患者はその意味を知らないが、それはヒステリー患者が症状を作り出し得ることの意味を知らずにいるからである。もし彼がそれを知るとしたら、そしてもしこの意味が自我によって受け入れられるとしたら、もはや症状の必要性はなくなるだろう。それが、調停者かつ解釈者を演じ、症状の隠された意味を自我に認めさせる治療者の役割であり、症状は何の役にも立たなくなって消えるのである。その時、ヒステリー患者はもはや敵の領土にはいない ― 彼は自我と和解させられるのである。この地点に到達すると、ヒステリー患者に属することと精神分析学理論に属することに区別はない。「病気」は理論の中、精神分析学の歩みの中に溶け込む。ヒステリーは精神分析学となったのである」（トリラ）。

（306）*Ma vie et la psychanalyse*, 前掲、注304。
（307）S. Freud «Les psychonévroses de défense» [1884], dans *Névroses, psychoses, perversion*,Paris, 1973.
（308）S. Freud «Qu' il est justifié de séparer de la neurasthénie un certain complexe symptomatique sous le nom de "névrose d'angoisse"», [1884], 同書。

精神病

一八四五年にエルンスト・フォイヒテルスレーベンによって作り出された「精神病」という用語は、一九世紀末に決定的に価値が認められる前、「神経症」とは対照的に、その精神障害が終始一貫しており、人格を全体的に冒す（デリール）ことを先ず意味するための非常に広い語意を持っていた。この多形で便利すぎる総体から、厳密なカテゴリーが引き出されることになるが、それについて本書では最も重要なものだけを取り上げることにする。[309]

精神疾患を四つの主要なグループ ― 白痴、デマンス〔精神荒廃〕、マニー〔躁狂〕、そしてモノマニーに還元したエスキロールの疾病学から始めよう。最後のもの〔モノマニー〕はピネルのメランコリーから分離されたもので、独自の理論的寄与をなす。それら〔モノマニー〕は、愉快なあるいは陰鬱な、単一の対象に限定された（そこにその名称が由来する）慢性の部分的なデリール〔妄想〕によって特徴づけられる。エスキロールはそれらをさらに知性のあるモノマニー（そのうちの一型が「リペマニー」あるいは「悲哀、意気阻喪、および抑圧された情念によって持続させられる慢性の部分妄想」を伴うメランコリーであり）、次に、感情的で理屈っぽいモノマニー、そして衝動性モノマニー（それはその後の倒錯をひっくるめている）に小分けする。同時にエスキロールは、幻覚について〔今も〕その価値を失っていない次の定義を与える ― 「ある感覚を刺激するのにふさわしい外界の対象が彼の感覚の範囲には全くないにも拘らず、現実に知覚された感覚について根本的な確信を持っている人は、幻覚の状態にある」（簡単に言うと、対象なき知覚である）。一九世紀を通じてずっと幻覚の概念について、とりわけ妄想と錯覚の共通の特性と対比させながら、活発な論争がなされることになる。

一九世紀前半の全てのアリエニストたちは「体系化された妄想病」の概念について熟考し出版する。一八五二年にラセーグは迫害妄想病をそこから抜き出す。この理論はマニャンの疾病分類学の基軸の一つとなる――「体系化された進展を示す慢性妄想病」である。マニャンの弟子であるポール・セリュー（一八六四－一九四七）は一八九〇年に、二〇世紀まで保持されることになる一つの分類を提唱する――それが（幻覚なき）被迫害者－迫害者精神病、幻覚性体系迫害妄想病、妄想的解釈を基礎とした非幻覚性体系迫害妄想病、幻覚を伴う、あるいは伴わない誇大妄想病である。迫害性の慢性妄想病の一つの特別な形は、すでに一八六〇年にバイヤルジェによって明らかにされていたものだが、「二人組み精神病」（あるいは「共感性精神病」）で、シャルル・ラセーグとジュール・ファルレ（ジャン・ピエール・ファルレの息子）が一八七七年に記述する。

（309）我々は特に以下のものに従っている。
――Michel Collée et Claude Quétel, *Histoired des maladies mentales*, Paris, 1987 ;
――Georges Lanteri-Laura et Martine Gros, «La paranoïa» dans *Nouvelle Histoire de la psychiatrie*, 前掲、注４。
――Jacque Postel, «La Démence pécoce et la psychose maniaco-dépressive», 同書。
――Jean Garrabé, *Le Concept de psychose*, Paris, 1977 ;
――Jean Garrabé, *Histoire de la schizophrénie*, Paris, 1992 ;
――伝記的注釈の大部分について、我々はいつもピエール・モレル Pierre Morel,『精神医学の新しい歴史』*Nouvelle Histoire de la psychiatrie*, 1re éd, 前掲、注４に従っている。

ジュール・セグラ（一八五六－一九三九）とジルベール・バレ（一八五三－一九一六）が一九一一年に慢性幻覚性精神病を記述するのは、彼らもまた体系妄想病について研究している時である。バレの研究に影響されて（クレランボーは一度も彼を引用しないが）、ガティアン・ドゥ・クレランボー（一八七二－一九三四）は一九二〇年から、精神自動症の理論（自動症を基礎とした精神病）を発展させ、そこで彼は「思考の停止」と、主体に「強烈な印象を与える記憶の無言の繰り言」から成る小精神自動症と、主体の行動が「批判され」、彼の思考が先を越されているという印象を持つ大精神自動症を区別する。次に来る幻覚の中では、デリール〔妄想〕はもはや一つの結果に過ぎない。ガティアン・ドゥ・クレランボーは精神病についての心理学的解釈を完全に拒否し、精神病を大脳神経細胞の小部分の「不調」の結果による器質的過程に基礎づける。

古代人は躁病エピソードとメランコリーエピソードの交互の繰り返しから成る狂気に気づいていた。一九世紀中葉、ジャン・ピエール・ファルレとジュール・バイヤルジェ（一八〇九－一八九〇）は、つまり前者の「循環性狂気」と後者の「二重型狂気」とで概念の発案者資格を争う。しかし両者とも少し前に（一八四五年）グリージンガーが以下のように記述していたことを無視しているように見える――「マニー〔躁狂〕とメランコリーの移行と、この二型の交代は非常にありふれたことである――しばしば非常に規則的に変わる二つの型の循環によって、その病気の全体が構成されていることを目にするのは稀ではない」[310]。最終的に、『精神医学概論』の中で「躁うつ病」という用語を一八九九年に導入するのが、エミール・クレペリン（一八五六－一九二六）である。

パラノイア〔偏執病〕はすぐには確立されなかった。その用語は一七七二年にドイツ人のフォーゲルによって創られたが、それは幻覚を伴わない体系化された妄想を意味するまで（メンデル、一八八一年）、一世紀以上の間、ドイツでは妄想性狂気と同義語に留まる。クレペリンは、パラノイアに対し、以下のより限定的で長く維持されることになる定義を与えた最初の人である――「限定的、持続的、訂正不能な妄想体系であり、それは思考、意志、そして行為において明晰さと秩序を完全保持しつつ確立される」。フランスでは、二〇世紀初頭、あまり組織化されておらず、あまり際立ってはいないものの、自我の肥大、猜疑心、判断の誤りによって人目を引く「パラノイア性格あるいはパラノイド〔偏執狂様〕性格」の概念が、そこ〔パラノイア〕から引き出される。エルンスト・クレッチマー（一八八八－一九六四）は彼の側でパラノイアの特別な型、「敏感性パラノイア〔敏感関係妄想〕」を記述し、それは傷つきやすく細心で疑い易い主体に出現し、迫害妄想（被迫害者－迫害者）に至るものである。クレッチマーはまた〔環境を除いた、病気に侵された個人だけに属する〕個人の形態的構成と、「内因性」大精神病との間の全体的な関係性を組み立てる。彼は一九二九年に『天才人間〔天才の心理学〕』を出版し、そこで人種の混交の積極的な役割を主張する。一九三三年にナチが権力を獲得した時に彼はドイツ精神病理学会の会長であったが、あらゆる妥協を拒否して辞任する。カール・ユングが彼を引き継ぐことを受け入れるが、ユングについて我々は後で取り上げることになる。

精神病の最も重要なものが残っている――つまり早発痴呆から精神分裂病に至り、後には精神医学的

（310）ジャック・サムエリアン Jacques Samouelian による引用『医学－心理学年鑑の一〇年間（一八六二－一八七一）のフランス精神医学』*La Psychiatrie française à travers dix années des Annales médico-psychologiques (1862-1871)*, Mémoire CES psychiatrie, Marseille, 1978.

疾病学のるつぼの中に、しかし急速に併合主義に至る精神病である。一八三二年以来、ベネディクト＝オギュスタン・モレルは、彼のアジルが「若くして痴呆に陥った非常に多くの男女の若者を」受け入れており「――若年性の痴呆の呼称が、老年性痴呆のそれと殆ど同じぐらい頻回に我々によって使用されている」と指摘していた。『精神疾患概論』（一八六〇年）の中で、彼は「早発性痴呆」の用語を用いる。それは、躁うつ病と同様に一つの内因性精神病で、「感情生活と意志の顕著な障害と、徐々に欠陥性の様相を帯びながら、人格の完全な解体への進行性の発展によって特徴づけられる様々な病的状態」として定義され得るものである（ポステル）。

ドイツでは、カール・カールバウム（一八二八－一八九九）が『精神疾患の分類』を出版し、そこで彼は、思春期に出現し急速に精神荒廃で終わる――彼が与えた「へベフレニー〔破瓜病〕」（思春期の狂気）の名称はそのことに由来する――新しい精神疾患を記述する〔へベフレニーはヘッカーが記載したとされる〕。数年後、カールバウムは運動性の症状を特別に伴う「昏迷」状態を記述し、それを「緊張の狂気」あるいは「カタトニー〔緊張病〕」と呼ぶ。二〇年後、クレペリンは、精神疾患の分類の指針を与えるはずのものは「終末状態」への進行性という特徴であるという考えに基づいて広範な統合を行う。一八九八年に彼は「早発痴呆」の用語のもとに破瓜病、緊張病、そしてパラノイド性〔妄想性〕痴呆をまとめる。これらの全ての研究は当初、ドイツ人嫌いが知的世界に広く浸透し、モレルにその概念の発案者資格のすべてを帰することに固執するフランスでは、ほとんど反響はない。読者は一九一五年の『医学－心理学年鑑』においてそれが事実であることを読みとることが出来る――「ドイツは我が領土を侵略する前、はるか以前から、観念の世界を侵略し、彼らの〔ドイツ〕文化と呼んでいたものに我が領土を服従させることを考えていたことに、我々は気付いた……何故なら、まさしくドイツ精神医学というものと、フランス精神医学というものが存在しているからである……。ドイツ人はありとあらゆる断片で彼らの新学説を打ち立てた。彼らはあらゆる事において、疲れを知らない剽窃者であった」[311]。

一九一一年には、一八九八年以来、チューリッヒのブルクヘールツリの院長であったスイス人のオイゲン・ブロイラー（一八五七－一九三九）が、早発痴呆（判断基準での）の概念を、分裂というより力動的な概念で置き換え、精神分裂病（ギリシア語の分離する、裂ける）という用語を提唱する。「私は早発痴呆を精神分裂病と名付ける、何故なら私が明らかにしたいと望むように、さまざまな精神的機能の分裂こそが最も重要な特徴の一つだからである」。ブロイラーは永続的な症状と二次症状とを区別する ―「連合と情動の障害は、そこに自閉を含めて、〔病気が〕はっきりしている如何なる例においても欠けておらず、その病気の部分そのものを成すと思われる ― そういうわけで我々はそれらを基本症状と呼ぶ。基本症状とは別に、ある時には存在しある時に欠如する二次症状が存在する ― それが幻覚、妄想様観念、緊張病症状、カタレプシー〔硬直症〕、昏迷、ハイパーシネジー〔運動過多〕、常同症、衒奇症、拒絶症（内的あるいは外的な全ての要請に対して、能動的あるいは受動的な病的抵抗）である」。……ブロイラーの弟子であったユージェーヌ・ミンコフスキー（一八八五－一九七二）は次のように記す ―「彼〔精神分裂病者 ― 統合失調症者〕は自分がどこにいるのかはよく分かっていても、彼が占める場所を感じない ― 彼は自らの身体において感じないのである……我ありは彼にとって意味を持たないのである」[312]。明

（311）V. Parant, «Le Retour à la médecine mentale française», dans *Annales médico-psychologiques*, sept-oct, 1915.
（312）Eugène Minkowski, *La Schizophrénie*, Payot, 1927, rééd 1997 et 2002.

らかにこのことは、すべて学派間の論争なしに進まない。とはいえ、その新たな概念は急速に外延性の特徴を帯び、〔病気の〕定義不十分な輪郭の境界線に乗じて、絶え間なくその境界線を押し広げることになる。ブロイラーがすでに「潜在性精神分裂病」について語り、それが最も頻繁な型であるとしながらも、その診断がなされ得るいかなる基準についても厳密に述べることがなかっただけに、数多くの非定型的な状態がより安易に付け加えられる。

とりわけアメリカでは精神分裂病は女帝の座を占める。スイス人のアドルフ・マイヤー（一八六六－一九五〇）はそこで極めて重要な役割を演じる。アメリカで活動しながら、彼はクレペリンの疾患－単位、つまり疾病分類学の概念に反対し、社会因的観点から精神障害は様々な刺激への不適切な反応様式（反応型）であると、主張する。したがって病人が最良の適応を発見することを援助することが必要である。こうしてその概念の極端な拡大へと、ミンコフスキーに次のように言わしめるまで扉が開かれる ―「精神分裂病は、それが得た拡大の結果、狂気と同義語となったと言われるまでに至った。「狂人」は狂人を意味しそれ以外の何ものでもないが、一方「精神分裂病者」は ― 我々によって理解され、導かれる可能性がある……ことを意味し、相違点があるのは確かである。そういうわけで、我々は精神分裂病が精神医学において真の一段階を画していることを信じるのである。精神分裂病は単にアリエネだけでなくアリエニストをもまた鎖から解放した。その鎖は、デマンス〔痴呆〕の概念によって、かくも長きにわたって彼ら両者に強いられていたものである……。現実との〔生ける〕接触の喪失の概念は、完全にであれ、少なくとも部分的にであれ、〔生ける〕接触を再確立する可能性についての思想を含むのである」[313]。

児童精神医学に関しては[314]、その概念そのものが、一九世紀後半に非常にゆっくりとしか姿を現さなかった。実際に長い間、全体として知恵遅れの子どもは教育の問題でしかないと見なされる。それはとりわけ、第一帝政下で「野生児」（正しくは頭の狂った子どもではなかったのだが）、つまりアヴェロンのヴィクトルに関わった、ジャン・イタール（一七七四－一八三八）の叶わぬ夢であった。エデュアール・セガン（一八一二－一八八〇）とイポリト・ヴァレ（一八一六－一八八五）も、彼らの側で、重い知恵遅れの子どもの教育と関わりについての日常的な実践に、焦点を合わせることに取り組んでいた。デジレ・ブルヌヴィユは同じことを第二帝政下で行った。しかしながら本当の意味での精神医学的な取組みはポール・モロー・ドゥ・トゥール（一八四四－一九〇八、前出の息子）が一八八八年に、児童精神医学についての最初の概論である『子どもにおける狂気』を出版した時を嚆矢とする。二〇世紀初頭、イタリア人であるサンテ・デ・サンクティス（一八六二－一九三五）が一九〇五年に、クレペリンの若年患者における早発性痴呆との類似を通して、「最早発痴呆」を記述し、広く議論されることになり、小児の精神病状態を識別する最初の試みの一つとなる。児童精神医学の誕生を主導するその他の主要な研究は、小児痴呆に関するテオドール・ヘラーの一九〇八年の研究と、一九三〇年から一九三七年の間に、ニューヨークの精神医学研究所で小児精神分裂病を最初に記述したジュリエット・ルイス・デスペルの研究である。

（313）同書。
（314）参照。ティエリ・ギネスト Thierry Gineste, «Naissance de la psychiatrie infantile（destins de l' idiotie, origine des psychoses）», dans *Nouvelle Histoire de la psychiatrie*, 前掲、注4。

主要な教科書

確実性の時代は同時に主要な教科書の時代でもある。ある程度の名声を得たアリエニストで自らの教科書を出版したいと思わない者はいない。一九世紀の前半はフランス学派が君臨しているが、その世紀末以降、その地位をドイツ学派と入れ替わらねばならない（ドイツの教科書の大多数がフランス語に翻訳されないことを考慮に入れると ― それは第二次世界大戦を越えても同様だが ―、不承不承の地位である）。

我々は間違いなく、最も多様化されたフランス式分類の迷路に立ち入ることは出来ないだろう。物事を極端にまで推し進めながら、各々のアジルは、統計的な見地から、自前の分類を有する[315]。主要な全書だけに留めるために、エスキロール[316]とモレル[317]の全書を蘇らせることから始めよう。……両者の分類は、共通して、世界的な名声に加えて、独創的な図像的アプローチを行う ― アリエネの様々な型を再現することを任せられるのは素描画家である（当時、同じ実践に没頭していたイギリス人たちが精神疾患の人相学と呼ぶものである）。最初にエスキロールが一八一八年に、ジョルジュ＝フランソワ＝マリー＝ガブリエルの手で、シャラントンのアリエネの一連の貴重な肖像画を実現させる。「アリエネの人相学的研究は軽薄な好奇心の対象ではない ― この研究は妄想を抱える病人の思考と感情の特徴を識別することに役立つ。このような研究から興味深い結果が得られないことがあるだろうか？　私はこの目的で二〇〇名以上のアリエネを素描させた ― おそらく何時の日か私はこの驚くべき主題についての私の観察を発刊するだろう」。鉛色の顔の七〇枚のデッサンが我々の元に伝わっている[318]。説明文はごくわずかで簡潔である――「穿頭術を受けた軍人、メランコリー者となった」――「ユゴー、詩人の弟、白痴……」。表情に関しては、人が狂気を心に描くには大変な熱意が必要である――それは全てデッサンであれ写真であれ、「静止画像」の問題である。一八三八年の『全集』の中で、エスキロールはアンブロアズ・タルデューによって刻まれた別の二七枚の連作エッチングを出版する（そのうち有名なベドラムのノリスについては、すでに言及した）。……そこでの〔アリエネの〕姿はより示唆的であり、何よりもその場にふさわしい――強制椅子のアリエネ、拘束衣の女性アリエネ……。審美的な先入観が臨床的観察と競い合う。ロマン主義的精神医学の時代である。一八二〇年頃、ジョルジェの依頼によって、ジェリコーは一〇枚連作のアリエネの肖像画を制作し、今日伝わる五枚には「ラ・サルペトリエールのハイエナ、あるいは嫉妬偏執狂者」[319]とある。

モレルのアプローチも同様であるが、ロマン主義精神医学の枠外であり、その素描は一層説得力に欠ける。重要なのは疾病学的類型の一覧表を作成することである。ここにジャン＝バティスト・Ｔの例がある

(315) M.Desruelles et P. Schutzenberger, «Les Classifications des maladies mentales dans les Asiles d' après les rapports médicaux», dans *L' Aliéniste français*, juillet 1934.
(316) *Des maladies mentales*, Paris, 1838.（再版、フレネジー版、一九八九）。
(317) *Études cliniques. Traité théorique et pratique des maladies mentales*… t.I 1852 et t.II 1853.
(318) 国立図書館、版画および写真部に保持されている（cote Jf29）。
(319) リヨンの美術館。

り、彼について我々に伝えられることは「体系的な思考を構築する能力をいまだ有している低能者である、ということである。一種の宗教的モノマニーが扇情的な傾向と結びついている。本能的破壊者。チックと独特な話し方」。説明文は観察へと変わったが、もちろん、そこからは何も見えて来ない。人々は「医学的」写真術の到来によってもそれ以上のことは見えないだろう ― あるいはむしろ人々はアリエニストがそこで示そうとしたものを目にするのだろう。（控え目に）写真によると名乗れるフランスにおける最初の教科書は、ダゴネの『精神疾患論』であり、それは一八六二年から一九一四年にかけて三版を重ねることになる。このうぬぼれの強そうな表情のアリエネについて、彼が誇大妄想を病んでいることを表すためにはやはり少なくとも三個のメダル〔賞牌〕が要る。同じく一九三〇年代には、この「旅回りをするアリエネ」が「臨床精神医学会」の一論文の中で、自分の自転車の後ろで満足そうにポーズをとる。実際、狂っているように見えるのは、彼の背丈の低さに比べて信じがたいほど車高が高く、自動車用のクラクションを備え付けたその自転車であり、その車輪のスポークに釘付けにされる人々の意見である。臨床的には殆ど説得力がないのに（どうしてそうありえるのだろう？）、アリエネの類型についての図像学的流行は、第二次世界大戦の前夜まで途切れることなく全ヨーロッパで同じく維持されることになる。その後、精神疾患の図像学的類型学についての偽‐科学性を理由として、その信頼性の急速な崩壊が始まった（「人種の変質」に関するいくつかの写真シリーズを始めとして）。

一九世紀末、つまりドイツとの「ライバル争い」の時代、フランスの重要な教科書はどんなものであったのか。まず第一に、パリのアリエニストであり、その時代の精神医学的知識を統合することに関心がある『精神疾患講義』を一八八三年に、そして一八九〇年にその第二版を出版する、バンジャマン・バル（一八三三‐一八九三）が挙げられるだろう。私立病院の医長の一人であるエマニュエル・レジ（一八五五－一九一八）は『精神医学の実践手引書』を著し、それは一八八五年から一九二三年にかけて途切れることなく刊行され、頁数も六〇〇ページから一、二〇〇ページへと徐々に増え、その第五版では、当時「フロイト学説」と名づけられていた精神分析学が初めて登場する。一八九五年にはジュール・セグラの『精神疾患臨床講義』が出版され、際立って簡潔で統一感のある著作は精神疾患の真のセミオロジー〔症候学〕を確立し、長くフランス学派に影響を与えることになる。

実際には、その時代のフランスの偉大なアリエニストを全て挙げなければならないだろう。しかしながら〔ここでは〕ジルベール・バレを取り上げよう。彼の『精神病理学概論』（一九〇三年）は当時の精神医学の有名人を全て集めている。〔第一次〕世界大戦前には、オーギュスト・マリー（一八六五－一九三四）の指導の下でフランスと諸外国の共同執筆者たちが一堂に会した（フランスにおいては初めての）記念碑的な（三、〇〇〇ページの）『病理学的心理学の国際的概論』が思い出されるだろう。これらの教科書や手引書やその他の概論の命脈は、大戦間においても持続し拡大するが、精神医学の確実性の揺らぎの結果、次第に枯渇することになる。

フランスの全ての教科書の共通点は、それぞれ独自の理論的な寄与によって際立つのではなく、精緻な全書を構成していることである。一八七〇年戦争の後に出版され始めるドイツの教科書は事情が全く異なるが、そこには二つの流れが区別されうる ―― 一つは、モレルに続いて変質理論に特権を与えるものである（例えば一八七九年のリヒャルト・クラフト＝エビングの『精神医学教科書』である）――もう一つは、カール・ウェストファール（一八三三－一八九〇）に次いで新しい精神－病理学へと向かうものである。しかしながらドイツ学派について、さらにはヨーロッパの（すなわち世界の）精神医学疾病学について考えるとき、エミール・クレペリンは異論のない大家であり続ける。彼は一八八三年に『精神医学教科書』を出版し、それは一九一五年まで八版を重ね、ほぼ各版ごとに、新しい理論の一群を提供する。当時出版されたその他の多くの教科書のうち、一九一一年から一九一三年に出版された集大成的著作である『アシャフェンブルクの教科書』を挙げる必要があり、そこでは早発性痴呆に関するブロイラーの創始者としての論文が掲載される。心理学者であり哲学者であるカール・ヤスパース（一八八三－一九六九）はと言えば、一九一三年に『精神病理学総論』を出版し、それは精神医学の諸概念の根本的な批判の中で、精神疾患の原因の理解よりも病的自我と世界との意味関連の了解に一層専念する、精神疾患への現象学的アプローチを提唱する（P・モレル）。その著作は二〇年後にようやくフランス語に翻訳されるが、一方、ドイツ語の教科書の大部分はイタリア語と英語に翻訳され、これらの国の精神医学に大きな影響を与える。

新たな領域

勝ち誇った精神医学は、分類への愛着とそれらの理論的深化に加えて、止むことなく打ち込むべき新たな領域を探求する。ある種の患者たちはアジルにおける彼らの存在の重要性のために、精神医学に不可欠となる。特にアルコール中毒の場合があてはまる。我々はさらにその収容に関する影響を、もっと先で評価し、議論するだろうが、ここでは結局は飲酒癖、次いでアルコール中毒を精神医学に引き入れた精神病理学理論に留める。そもそもアルコール性の狂気、より正確には「酒飲みの狂気」の概念は、一九世紀初めの数十年においても完全には見逃されてはいない。振戦せん妄は一八一三年に記述されており、そのアルコール性の病因は一八一九年に明らかにされる。レヴェイエは一八三〇年に『酒飲みの狂気の歴史』を出版する。それまでは飲酒癖は単に社会的な問題であったのが、医学的テーマとなる。しかしながら「アルコール中毒」が意味論の領域に現れるのは、スウェーデンの医師であるマグヌス・フス（『慢性アルコール中毒』）を待たねばならない（一八五二年）。「アルコール中毒という用語は好都合な新語である ― それはアルコール性物質による、あるいはアルコールの作用による中毒等々というような、長たらしい語句を廃止している ― 一方で、それは、いわばある病的集団を産み出し、それまで混乱していた疾患単位を明らかにし、病因ついての揺るぎない基盤の上できわめて多くの要素を一つにまとめる」。ヴィクトール＝アレクサンドル・ラクルも同様に、彼の学位論文[320]の中で、他の多くの著作の中でも、マグヌス・フスの著作に敬意を表す。これらの著作に興味を持つ最初のフランス人医師が、二人のアリエニスト ― モレルとルノーダンであることに注目するのは[321]興味深い。

慢性アルコール中毒の精神障害は、デマンス〔痴呆〕へと進行する知的退行であり、幻覚であり、憤怒性興奮であり、自殺傾向である。この主題に殊に特別の注意を向けたアリエニストは多い。こうしてマニャンは、彼のアジルの統計において、「精神医学的アルコール症」の三形態を区別する ― 急性アルコール中毒（振戦せん妄）、亜急性アルコール中毒（アルコール性妄想）、そして慢性アルコール中毒である。アルコール中毒は当時、精神の変質理論の中で特権的な位置を占める。「大脳の劣等性が飲酒の過剰な欲

（320）*De l'alcoolisme*, Paris, 1860.
（321）Nicole Saleur, dans *Alcoolisme et Psychiatrie-Rapport présenté au Haut Comité d'étude et d'information sur l'alcoolisme*…, mars 1983 を参照。

求の直接的な原因であり、最も頻繁に遺伝の中にその起源が見出される ― 言い換えると、酒飲みは変質者であり［そしてもう一方で］アルコール中毒が精神の変質の最も強力な原因である。換言すればアルコール中毒者の息子は変質者なのだ[322]」。この悪循環が、臨床の不利益を顧みず、不正確であると同時に拡散した病因論を構成しつつ、家系の病歴に大きな特権を与える研究へとアリエニズムを導くことになるが、そのことを非常に早くから、ジュール・セグラのような幾人かのアリエニストが告発することになる。妄想とアルコール摂取との結びつきについては、相変わらず変質者のアルコール性狂気であると結論づけられる。

それでも神経精神医学の症候学は精緻化される ― 亜急性アルコール性錯乱、一八八九年のコルサコフ症候群（多発性末梢神経炎と結びついた記憶障害によって特徴づけられるアルコール由来の精神病）、夢幻状態後の固定観念、飲酒者の幻覚症、等々である。アルコール性狂気の〈概念の〉衰退は、変質概念の衰退と平行して一九二〇年以降にようやく始まる。「一九二三年のある医学学位論文の中に見られるように[323]、かくして我々は、確実な酒飲みのうち多数例で、その障害が先ずアルコール中毒性要因とは無関係に進行した者を除外することへと導かれた」。それ以来、アルコール酩酊と的確な神経精神医学的臨床像を結びつけることで、より限定的でより特異性の高い病因論的新概念が支配的となっていく。

麻薬中毒と同じくらい新しい薬物中毒が一九世紀の精神医学に付け加えられることは不可避であった[324]。それは鎮痛薬、とりわけ麻酔薬の登場によって引き起こされる熱狂から生まれた（一八一五年のワーテルローの戦いの時には、まだそれ無しに手術され、手足が切断されていた）。その後、エーテル、クロラール、クロロフォルム、モルフィネ、コカイン、ヘロインが特殊な薬物中毒を引き起こすことになる。フランスでは第一次世界大戦の間、（同時に塹壕の中に見捨てるのだが）「民族を守ること」が問題となり、アブサンを禁止するという（当時アブサン中毒が噂される）一つの法律が一九一五年三月一六日に議決される。次いで一九一六年七月一二日には、「麻薬」の概念を導入し、規制医薬品分類表Ｂ［かつての分類で麻薬と麻薬性医薬品に相当する］を設定する、もう一つの法律が議決される。

麻薬の最古参は阿片であり、阿片中毒が一九世紀初頭のイギリスで現れる以前から、数世紀来、薬局方に存在する（とりわけ阿片チンキの形で）。大麻に関しては、モロー・ドゥ・トゥールとともに見たように、当初は夢を実験的に再現することを目的とする、精神医学的研究法の一つの対象であった。一九世紀の終わりの数十年において、新しい麻薬が阿片と大麻を副次的な位置に格下げする（大麻がヒッピーの時代に新しい青春時代を取り戻すまで）。モルフィネ（阿片の抽出物）、「汚れた偶像」が一八七五年から一九〇〇年にかけてより一層大流行となる。それは一九世紀初頭に単離され、世紀の中葉にはモルフィネ中毒が明らかとなる。疼痛に対する絶対的支配者として、それは一八七〇年戦争の負傷者に大量に投与され、これを契機に「大衆化」する。当時、密売人の専有物であった麻薬と異なり、一九世紀末のモルフィネは薬剤師と医師によって合法的に与えられ、彼らの中に相当な数にのぼるモルフィネ中毒者が

(322) Dr M. Legrain, *Hérédité et Alcoolisme. Étude psychologique et clinique sur les dégénérés buveurs et les familles d'ivrognes* (préface de Magnan), Paris, 1889.
(323) L. C. Deloose, *Les Psychoses alcooliques dans le Nord*, Thèse de médicine, Lille, 1923.
(324) 我々はパトリック・モジェ Patrick Maugeais,「一九世紀の麻薬――現代の薬物中毒の誕生」Les Stupéfiants au XIXE siècle: naissance des toxicomanies modernes, dans『精神医学の新しい歴史』*Nouvelle Histoire de la psychiatrie* に従っている。前掲、注4。

ておく）。

数えられる（社会的な非難は、一世紀後に観察されるものとは比較しようがないほど小さいことを記しておく）。

ヘロインは、一八九八年にモルフィネから作り出された合成物であり、アメリカではすぐに禁止されるが、一方フランスでは、不眠や頭痛に対して一九二〇年には変わらず処方される。一八五九年に分離されたコカインについては、まず初めにマリアーニ・ワインの成分に入れられて商業的に驚異的な成功をもたらしたコカの形で知られた。さらにそこでは、コカインの消費は合法的であり、同時にコカイン中毒の概念を遅らせる。それ〔コカイン中毒〕はお祭り騒ぎであり、また世界大戦前夜でもなお「雪状の粉末」、「聖なるコカ」をピギャールやモンパルナスのキャバレーで購入することが出来た。エーテル嗜癖すなわち「苛立った神経の鎮静剤」には、その愛好者がいた。モーパッサンは間違いなくエーテル中毒者であったが、それでも、北アイルランドではエーテルのナイトクラブが開かれていたようである。バルビタール中毒は、言葉の広い意味で辺縁で生きる人々の間で先行する麻薬の消費を調節しつつ、一九世紀末からは取って代わることになる。

モルフィネ中毒の臨床モデルに特別に視線を注ぎつつ、次々に心身症、持続性神経症、精神病として決定され、精神病院への入院が後に続く。アルコール中毒者にとってと全く同じように、アリエネのためのアジルは、精神科医自身の目にさえ、麻薬を断つ理想の場所には見えず、関心を惹きうる代替方法が期待される。こうしてモルフィネ中毒者に断薬させるために、臭化物、ヒ素、アルコール、大麻、コカイン、エーテル、ヘロイン……が処方される。また覚醒状態あるいは催眠状態での暗示が試みられるが、シャンバールが一八九〇年に記述するように、「飢えている者に、飢えても喉が乾いてもいないと暗示を与えるのと同じである」。[325] 大ベルリンの精神病院の院長であるレヴィンスタインの「突然の断薬」と呼ばれる方法は、患者の叫びや懇願がいかなるものであれ、七二時間、患者を隔離室に閉じ込めることから成っていた。それは、高名な神経学者で、モルフィネ中毒に関心を持っていたためにモルフィネ中毒患者となったカール・ウエストファールに適用された。しかし最後に扉が開かれた時には、ウエストファール教授（レヴィンスタインは彼の弟子であった）は死んでいた。

精神医学が勝ち誇る新しい領域はまた、性と性愛性の領域である。すでに自慰や遺伝性梅毒、そして進行麻痺がそれにあてはまっていた。しかしながらフロイトが研究し始めた領域とは完全に無関係に、全く別の地平が開かれる。ウエストファールは、レヴィンスタインの断薬法のせいで死去したことを我々は知ったのだが、彼は一八七〇年に極めて権威のある雑誌である『精神医学年報』で、男性の同性愛、つまり *Die conträre Sexualempfindung*（「倒錯性的感情」）に注目した論文を発表する。クラフト・エビングは一八八六年に『性的精神病質』の出版によって有名となり、そこで彼は、二つの大きな範疇に分ける性的異常像（しばしばフロイトに帰せられるが）を粗描する ― つまり対象の見地からの異常と目的の見地からの異常である。彼はその途上で「サディズム」「マゾヒズム」、そして「サド－マゾヒズム」の用語をつくり出す。

マニャンの弟子であるポール・セリューもまた、一八八六年に『性的本能異常に関する臨床研究』という博士論文を出版した。クレペリンの業績をフランスに知らしめたのは彼であるが、彼はまた、封印状およびアンシャン・レジーム期において封印状が気狂いたちの閉じ込めを組織化していたその様態に

(325) Ernest Chambard, *Les Morphinomanes: étude clinique, médico-légale et thérapeutique*, Paris 1893.

も関心を持っていた。彼はそれを機に、精神医学に限りない領野を開く新しく斬新な疾患単位、つまり「体質異常者」という疾患単位を作り出す ― 解釈妄想者、好訴妄想者、空想虚言者であり、一言で言うと全ての「反社会的背徳者」、全ての精神不均衡者および不安定者〔という単位〕である。確かにそれらの人は世の中に多くいる。

その他の医師たちは、例えば詩人をそこに含めるような、変質の概念を拡大することを厭わない。「私はある種の人間では、詩が大脳変調の一種の外在化で、単に精神的劣等状態の現れでしかないことを、示したいと思った」[326]。しかしそこではマニャンの「高等変質者」だけが問題なのではない。「幾人かの変質者は驚くべき躍動を待ち得て、詩の翼に乗って殆ど届き得ない高みへの上昇が可能で、ヴェルレーヌやJ・モレアスのような、甘美で繊細な、苦く、うっとりするような優美な詩行を練り直しうるが、他の者たちはもっぱら半諧音に基づいた単調な一貫性のない反復語誦を決して超えることはない。前者は高等変質者、先行生成者〔プロジェネレ〕と呼ばれるのが適切なものである。後者は精神の薄弱者、虚弱者に過ぎない。しかし一方〔高等変質者〕には他方におけるのと同様に、少なくともある程度の時間、明確な徴候、大脳不均衡の消え去ることがないスティグマ〔痕跡〕が見出される。

変質の（特に精神薄弱者の）もう一つの表れは、ペット動物への過度な愛情である。「彼らの生活全体は、子どものように世話をし甘やかすこの動物を巡って回っており、そのために彼らは働き、最大限の犠牲を払う」。この著者にとって、最高に有害なものは、詩人たちにおける猫への愛である。その一例として自分の熱情を妻に伝染させた者がいる ― 「猫という言葉と猫に関することがらが、彼らの会話の中に、絶えず立ち戻る ― それら小さな可愛い老猫たちはミヌ、ミノン、ミネトと名付けられる。猫は彼らの存在を支配し、彼らを二人の母、ミシェルに変える。あるアリエニストはそれを二人組の妄想と呼ぶかも知れない」（ローラン博士）[326]。

「茶番劇のような側面」だけを見たいとは殆ど思わないので、精神医学の領域における詩と猫への愛をこれ以上持ち出すのは我慢するとして、第一次世界大戦中の「砲弾症」については何と言うべきか？ 非常に膨大な医学文献が「戦争精神病」[327]、軍隊における恐怖－異常状態としての恐怖を分析する。恐怖は、たとえ根拠があるとしても、前線では病的となる――「その男はその任務に適応しない――彼は兵役義務を免れる」[328]。この恐怖は世界大戦時の精神科医によって、「被感動性の障害」がすでに存在していた例では、偶発的なものではなく体質的なものであると考えられる。これはまた「戦闘事象」によって暴露される「潜在的な情動体質」でもあり得る。ここにB…ヴィクトルの例があり、彼は「一一月一一日、夕方の五時に砲弾で傷ついた。彼の傍で戦死した三名の同僚の死骸によって覆われていた。翌朝の

(326) Dr Émile Laurent, *La Poésie décadente devant la science psychiatrique*, Paris, 1897.

(327) 例として、そしてフランス語関係にだけ留まるとして、以下に留めよう。

――Claude et Dide, «Psychoses hystéro-émotives de la guerre», dans *Paris médical*, 2 septembere 1916 ;

――Demole, *Guerre et aliénation mentale*, Genève, 1916 ;

――Dumesnil, *Délire du guerre* — Thèse médecine, Paris, 1915 ;

――Paris, «Aliénation mentale et état de guerre», dans *Société de médecine de Nancy*, 21 juillet 1915 ;

――Régis, «Les Troubles psychiques et neuro-psychiques de la guerre», dans *Presse médicale*, 27 mai 1915 ;

――Rouget, «Influence de la guerre actuelle sur l' aliénation mentale» dans *Annales médico-psychologiques*, octobre 1916.

(328) Dr Albert Brousseau, *Essai sur la peur aux armées* (*1914-1918*), Paris, 1920.

一攻撃の間は良かったが、この時以来、完全な寡黙となった」[329]。そして四〇歳の農民のJ…イレールがいる——一九一五年、「彼は次々と四度の砲撃によって土に埋もれた」。しかし「一九一七年二月までは非常に優秀な兵士」であり続ける。その日、「彼は激しい砲撃を被り、その時以来、震えが止まらなくなった……。一週間前から多動症状がさらに際立つ」。

こうして砲弾症は、衝撃による、つまり情動的なショックの結果として生じる精神錯乱の一類型となる。一九一八年、一つの改革として、全国傷痍軍人協会の会長が控え目に、重篤な外傷以外の、「空気の振動の結果生じた神経性の衝撃」に言及する。それは、外的な負傷なしに、砲撃の爆発音が原因であり得るが、しかし他のショックの場合もまたあり得る（「〔心的〕外傷」という言葉はまだ登場しない）——ある隊長は、焼夷榴弾の投擲《とうてき》後に、数名の彼の部下が生きたまま焼かれるのを目にした。彼は頭巾つきマントで包みながら彼らの内の一人を助けることが出来たが、その後、茫然自失となるのを感じ、次いで意識を失った。それ以来、彼は夢幻様デリール〔妄想〕の中にあり、絶えず同じ光景を再体験する。

しかしながら注意すべきは——軍医によって（つまり往時の市井の医師によって）常に想起されていたのは、これらの「心の痛手を負った者たち」[330]が彼らの情緒的気質によって影響され、「毒されて」いるのではないか、ということである。とはいえ彼らは軍の各撤収線に精神医学部門を設置することが必要となるほどに人数が多かった。戦争精神病の症状は多様である。それらは、しばしば持続時間の短い昏迷を伴う単純な錯乱状態から、神経性の障害やさらに幻覚を伴うデリール〔妄想〕を合併する錯乱状態にまで至る。いずれの場合も、これらの不幸な者たちは最大限の疑念をもって検討される。彼らの中に仮病を使う者や、あるいは少なくとも誇張する者はいないのだろうか？　それは軍医の強迫観念である。「精神疾患を真似ようとすることは、実際、軍の義務を逃れようとする不安定な人間の心に浮かぶ思いつきである」。[331] 同様に、すでに軍法会議にかけられた者に対して（敵を前にした逃亡や、持ち場の放棄に対して）、狂気が偽装されているか否かということは、非常に難しいことである。

（329）Rodiet et Friboug-Blanc, *La Folie et la geurre de 1914 - 1918*, Paris, 1930.
（330）Pierre Vachet, *Les Troubles mentaux consécutifs au Shock* [sic] *des explosifs modernes-contribution à l' étude des psychoses de guerre*, Thèse médecine, Paris, 1915.
（331）ロディエとフリブール・ブラン、前掲、注329。

第六部　迷いの時代

第1章　アジルは治さない

アジルが治してはいなかったことに気付かれるのに、一九六〇―一九七〇年の反精神医学の激動を待つことはなかった。我々が見たように、エスキロールは、あちこちで収容されたアリエネたちの逃れ難い慢性化をすでに多くのアリエニストたちが確認し、悲嘆に暮れているのを隠すことは殆どなかった。「精神病者」という語義的な向上は、その人々の社会的地位を何も変えなかった。これほど本質的なひとつの現象を推し測ると、制度についての根本的な問題提起を引き出すこととなり、医学的統計の観点から問題を検討しなければならない。しかしどの統計か？　エスキロールと彼の後継者たちがそれをまとめている。他にどのようにすればよいのか？　我々にはアジルの医長たちが、手元の数字で、彼らのアジルが死に場所であることを、明言するようには見えない。それはまた極めて正式の「フランスの統計」においても同様である。それは一八五六年から一八六〇年の時期について何を教えているのか？　治癒についての全国統計値はどんなものか？　三〇〇ページ近くの中で、いかなる細部も省くことなく、一覧表は完璧に列挙されているのに、この分類項目には明らかに問題がある。どのように数えているのか？　アジルの平均収容人数に関連させてか？　年間の入院者数に関連させてか？　しかし不治の慢性患者を数えることが省かれている。そしてもし定期的に県立のアジルに転送されるセーヌ県のアリエネたちを差し引いたとするとどうなるのか？　全ての不治の者たちはすでに他のアジルへ「回され」ていて、「統計の結果を曇らせる」のだから。すなわち普通に数えると（つまり全てを数え上げると）、結果は痛ましいものとなる ― 一八五六年から一八六〇年の期間の治癒者は八・二四％である。とりわけ治癒として理解されるべきことは何かを知ることになると、それは非常に少ない。入院期間による分類もまた全く嘆かわしい ― 「治癒したもの」の六二％は入院期間が六か月以下であり、一方、二年以上の入院では一〇％以下である。視察長官たちもまた、我々がしばしば引用してきた一八七四年の分厚い長官報告書の中で、まさに治癒に重み付けした統計を示したいのだろう。しかし彼らもまた「残念な」パーセンテージを逃れることは出来ない ― 「治癒した者」は七・〇四％である。そのすぐあとに視察長官たちは、英国では〔治癒の〕割合はよりよい訳ではないと付け加える ― そのことは喜んで受け入れられることになる。

一八、〇〇〇名の入院者の代表例

アリエニスム〔アリエニストの時代〕の公式統計を疑う限り、統計を自分で構築するしかない。我々はピエール・ショニュ教授（計量的歴史に関して）とピエール・モレル教授（精神医学に関して）の二人の支援の下で、一八三八年から一九二五年の期間のカーンのボン゠ソヴェールの入院登録簿を徹底的に精査し、今日まで調査されていない一八、〇〇〇名弱の貴重な医学的資料カードを作成することが出来た。ボン゠ソヴェールは、各々が特性を持つ他のアジルの代表例だろうか？　地方の県立のアジルは、セーヌ県のアジルと同じ「新入院」ではなく、公立アジルと比較して私立アジルはさらにそう〔新入院〕ではない。だが私立アジルは公立アジルの機能を担っていて、一八九九年には一、四三九名の入院者があり（そこにはセーヌ県からの多数の移送者も含まれ）、二〇世紀初頭にはその重要性においてフランスで第三番目のものとなるボン＝ソヴェールは、十分に代表的な（大雑把な）代表例を構成するのに十分に多機能であるように思われる。

入院に先立つ病歴とそれを引き起こした理由は、全期間（一八三八年から一九二五年）に亘って見事に一定であり、すでにアンシャン・レジーム下でも観察されていた。狂気はしばしば古くから存在しており（症例の四六％で、二年以上の経過である）、最初から治癒の機会を危うくする。「彼女は自宅の一室に閉じ込められ、差入れ口を通して給仕されていて、彼女がここへ連れて来られた時にはすでに長い時間が経っていた」。とりわけ当局によって入院させられた者については、新入院の病歴に脱落部分がかなり多いとしても、「陳旧性精神異常」の記録がしばしば何度も出て来る。〔家族の〕意志による入院の場合には、各県のアリエネの担当部局は、入院を要請する家族に詳細な質問をしており、なされた質問はなされた回答よりも詳細である。支払いの予備交渉の他に、入院者にかつて狂気の発作があったか否か、かつて入院させられていたか、アルコールや愛欲に過剰に身を任せていないか、が尋ねられる。家族歴はないのか？　狂気は持続しているか？　実際には、入院の要請が差し迫った理由が生じた時だけに、完璧かつ正確に回答される。三〇歳のマリー・Ｖの病歴でよく分かるのは、彼女が三週間仕事を放棄し、近隣住民の睡眠を妨げながら騒動を起こし、街の中を彷徨い、ミサ中の教会に入り込み、そこで顰蹙を買ったということである。

アンシャン・レジーム下と同様に（しかし今度はより数多く）、入院の端緒は主に、公的秩序を乱す狂気、あるいはまた、かなりの頻度で自殺企図が原因となっていた――「彼女は川に身を投げた」――「彼女は天使であると信じ、四階から身を投げ、彼女がそれを信じたように天に上る代わりに、敷石の上に墜落し、腕と脊柱を骨折した」。身投げは女性においてより頻回であり、一方、男性はより進んで自分の剃刀で喉を切り裂く（首を吊るか、井戸の底に身を投げる者たちは、よりうまく自殺を遂げる）。幾つかの自殺企図は独創的であって、「薄汚いドイツ野郎」呼ばわりする声から逃れようとする被害妄想者が、指物師用の万力の間に頭を置き、それを締めつけようとする場合のように。

次の簡潔な記事は他の多くの例を要約する ―― 「患者（三五歳）は二年来落ち着いている ―― 数日来怒り狂っており ―― 彼の妻と母親を殴りたがっていた」 ―― そして彼は仕事を続ける能力が欠如しているという決定的な情報がある。一八七七年に入院した三八歳の女性についての次の記事もまた意味深い ―― 「彼女の家族、両親は彼女を保護することが出来なかった……ついにこの状態は耐えがたいものとなった」。一九一二年、三六歳のアリス・Dの入院は彼女の父親によって要請される。彼女は修道女になりたがっていたが、被害妄想のせいで家族の元に連れ戻された ―― 「八月一日の最後の発作の間に、涙にくれた私の娘が怒りと脅しの身振りで私に言い張るには、私たちがいた部屋の片隅に誰かがいて、彼女は催眠術をかけられているのでその姿は見えないが、彼女はその影響を感じており、私〔父親〕にはその姿が見えており、私は合図でその者と通じ合っていた ―― そして私と共謀して、その者は数夜にわたり彼女を弄んだ、とのことでした。翌日の昼頃、明らかな原因なしに、このぞっとするような光景は繰り返され、一層耐え難く、さらに暴力的となりました。私の娘は、見えない人間が私の助けを得て、彼女を苦痛なしには歩けないほどにまで凌辱していた、と抑え難い力を込めて私に言い張り、私に極度に激しい非難を向けました。ついには私が怒って抗議すると、彼女は歯ぎしりをして、自殺すると言い放ち、彼女がきれいに拭いていた食卓用ナイフをアパルトマンの部屋を横切って投げつけました。夕方は割合穏やかになりましたが、しかし彼女は、凌辱され何時も彼女の部屋に知らない男がいると繰り返していました」。

非常に頻繁に次のような〔入院の〕発端が認められる―「これまで彼の家族は彼を出来る限り世話してきたが、今日、その妄想は……ほどに至った」。入院が要請されるのは根負けしたからで、最初の危険な兆候によるのではない―「何時もの彼の習慣を保ち続け、何時も彼に不安を抱かせないような同じ人物と接触していても、決して彼は回復することはないだろう」。ここで語っているのは「一般」医師である。これら一般医による医学的証明書は全ての入院要請にとって義務付けられているものだが、貴重ではあるものの力量不足の一資料であり、定型的な紋切り型の数ページからなる「憲兵の調書」に由来する―「私こと、医師……は……が数か月来、狂気に至るまでの大脳の不調に至っていることを証明する。［一八九一年のことである］。彼は、自宅では彼の状態が要求する手当を受けることが出来ない。彼は持続的な監視を必要としており、そうしなければ彼は深刻な災いを引き起こすかも知れない。したがって……」。それに加わり、市長（アンシャン・レジーム下の主任司祭のように）が、状況を信頼できるものとするために、その証明書に共同署名する。

前年の一九二一年にすでに初回入院していたその妻の幻覚による、家族の陰謀という紋切り型とはほど遠い戦いは、疲れ切ったその夫をうんざりさせる。「彼女が常々繰り返し私に言うのは、彼女は病気ではなく、治療の必要があるのは私の方であるということです。確かに、もし私がさらにそれほど長く生きる運命だとすれば、彼女は正気を取り戻すまで回復するかも知れませんが」。このようなケースは、最も多いのだが、「治療」のために家族の一員をアジルに送ることは極めて副次的なことでしかない。〔患者が〕生

日　付（年）	1851	1856	1861
入院中のアリエネ（人）	20,537	26,286	31,054
在宅のアリエネ（人）	24,433	34,004	53,160

き続け、家族を生活させ続けるために、先ずもって、そして緊急に、証明書が交付されることが重要である。入院の要請が長く引き延ばされた証拠として、「家庭内で治療されるアリエネ」の国の統計が示唆的であると思われる（たとえ、この推定に至るために使われた診断基準がどんなものかが問題になるとしても）。絶えず ― そしてますます、非入院のアリエネの概算数が入院中のものに対して優位に立つ。

「この結果は、アリエネの施設に病人たちを入れたために、彼らと別れる家族が普通感じる残念な嫌悪感の印である。見識のないことや時には怠慢によって、患者に対するその義務遂行を家族が滞らせることが、余りにもしばしば恐ろしい不幸、あるいは患者の不治癒という結果に至る」(332)。

ボン゠ソヴェールへ入院の発端となった言葉の量的な分析は何を伝えるのか？　入院動機の四六％は「暴力、喧騒、興奮、様々な感情の激発、発作、自殺企図」という名目である。この統計は最も詳細なものではないので、きっとはるかに多いのだろう。しかしながら危険な興奮者という大グループは、潜在的な危険性を、実際の暴力としばしば同一化しているというその事実において、相対化されねばならない。「怒り狂った狂人」という言葉は、彼の妻と子どもを殺すぞと脅しながら自宅の窓ガラスを二枚割った患者と同様、殺人者（一八、〇〇〇名の入院に対して、せいぜいおよそ二〇名である）もまた意味しているかもしれない。実際、人に対するはっきりした攻撃は稀である。アンシャン・レジーム下と同様に、入院要請はその正当性を、まさに予防することが問題であるような差し迫った惨劇、つまり危険性において、見出す。

反対側には、別の大集団、つまり抑うつ者の、メランコリー者の、被害妄想患者の集団が存在する。もっとも彼らの危険性は完全には排除されない。以下は一八九六年、二四歳のジョセフィーヌ・Eの例である。彼女は敵に、「彼女を悲運に陥れた人間たち」に取り囲まれている。「夜になると誰かが彼女を焼き、つねり、彼女のベッドの中で足を引っ張る」。彼女は結局、何人かの隣人を全ての災禍の張本人と特定し、彼らを脅す。コミューン〔村〕の医師は以下のように結論づける ―― 「彼女の入院はこの場合、安全措置として不可欠である。全てのアリエネの中で被害妄想患者は最も危険であり、本例のように彼らが迫害の張本人を指名するに至った時には、監禁が急を要する」。メランコリー、幻覚、誇大、富裕、宗教、嫉妬、罪責、被毒、そしてとりわけ被害観念が、入院動機の三五％を構成する。「夜、彼女は人殺しだ、泥棒だと叫び、隣人の睡眠を妨げる。彼女には、猫や神父、修道女が、恐ろしい目で彼女を見つめ、彼女のベッドの周りをうろついているのが見える」。

次いで、割合としてははるかに少ないが、「知的不全者」（薄弱者、精神遅滞者、白痴者）、発作が悪化しているてんかん者、浪費家、遁走者、要するに自分を導くことが出来なくなっている人、あるいは自分を引き受けるべき人格を持たない人たち、が来る ―― 「彼の面倒を見ていた彼の兄は麻痺性の発作に襲われたばかりである」（一九二四年）。大部分の人では貧困が明らかに決定的要因である ―― 「彼女の家族は、財産を持たないので、家で保護することが出来ない」「この女性は、おそらくは進行麻痺による精神障害の非常に明瞭な症状を示す。自宅で粘り強く見守ることが出来ないその患者の完全な貧窮の故に、それゆえ有効な方法で治療されるには、彼女を入院させることが全く必要である」（一九〇六年）。

強制入院（五七％）は「〔家族等の〕自由意志による」入院（四三％）を僅かに上回っているが、後者

(332)　フランスの統計 Statistique de la France, 2e série t. IV ―― statistique des asiles d' aliénés pour les années 1854 à 1860.

についてボン＝ソヴェールでは、実際、最高の私立アジルという社会的地位から、より高い比率を受け入れる（国の統計は平均三〇％を示す）。彼ら〔後者〕はほぼ国全体に行き渡るが、いずれにせよ、それは秘密保持を理由に彼らのアリエネを十分遠いところに入院させたいという家族の意志による。この自由意志による入院は、軍、あるいは宗教的共同体から発せられた要請を一〇％強含む。秘匿性と快適さの満足な水準を有料入院者に保証するというのが、そこボン＝ソヴェールの得意とするところである。強制入院に関しては、無視できない割合が（一五％から二〇％）、救済院、病院、裁判所、監獄から来る。彼らは女性よりも男性が多く、それらの場所での最高度の危険性を物語る。

入院時の年齢は、五〇％少しが三〇歳から五〇歳である。国民像に照らして、若過ぎもせず、年寄り過ぎでもない。性別に関しては他と同様にボン＝ソヴェールでも、毎年の〔入院中の〕調査では女性の割合が大きく（平均五二％対四八％）、女性が男性よりもより容易に気が狂いやすいと信じさせてきた。それはまったく本当ではない。逆に、入院した数がより多いのは男性である（〔女性の〕一〇五から一一五％）。説明としては、我々は後で触れるが、男性は死ぬし、また早く退院するからである。身分に関しては、独身者、やもめ、すなわち一人で生活している者が僅かに多いことが特徴である。

病気の再発のパーセンテージは高く、およそ一五％あたりか、あるいはもう少し高い（全国水準と同じ比率である）。一般的に、再発するのは一度ではなく数度である。一九〇一年、三六歳の精神病患者は「間歇性マニー」のために一四回目の入院となる。六一歳の農婦は一九二〇年に「抑うつによる単純メランコリー」で六回目の入院となる。以下の者たちは、全国基準では、「アジルの常連」(333)と呼ばれる者たちである ― アルコール中毒者、てんかん者、「精神薄弱者」である。セーヌ県のアジルでは一〇回程度の再発は珍しくない。ヴィルジュイフの花形、「ギュス」について言えば、彼はそこに一九一〇年に六五回入院し、彼の受賞者名簿に一五回の脱走を付け加える。またジョルジュ・Cという者がおり、彼は「刑務所の寄生虫であった後に、アジルの寄生虫となった」。当時、新しいカテゴリーが登場し、それが「不品行アリエネ」（悪徳の傾向が優勢である）というものである。その者たちはまた、多少とも意識的に狂気を偽り、浮浪者にまで至り得るのだろう。しかしながら、アリエニストによれば、狂気を偽るものは誰でもすでに多少とも狂人なのだ。

一八三八年から一九二五年の間にボン゠ソヴェールの一八、一〇七名の入院者数はどのように推移するのか？「アジル、治療手段」についてはどうなのか？

統計表はアリエネの二つの範疇をはっきりと出現させる――入院一年以内の者と一年以上の者である。前者の範疇の六二％は（治癒しようが、しまいが）退院するのに対して、後者は三〇％である――これは、十分定着したひとつの見解とは逆に、相対的な回転を表す。計算から転院分（九％）を除外するが、これらの他のアジルへの転院者は、治癒した者を除いて、すべて誰かに望まれたものであると強調して

(333) この主題に関して多くの報告があり、その一部が以下である。
――Colin H., «Les habitués des asiles (présentation des malades)», dans *Bulletin de la Société clinique de médecine mentale*, année 1910, t. III.
――Charpentier (Dr E.), «Les aliénés aux séquestrations nombreuses», dans *Gazette des hôpitaux*, 16, 21 et 23 juin 1892.

	3か月以内	3か月～1年	1年～2年	2年～5年	5年～15年	15年以上	総計（1838－1925年に入院した18000名）
治癒退院	1601	1570	298	238	102	22	3831
改善退院	589	715	211	167	119	33	1834
不治癒退院	645	566	180	178	128	37	1734
他の退院*	197	83	12	22	14	4	332
転院	（223）	（363）	（180）	（202）	（264）	（388）	（1620）
死亡	1592	1564	915	1172	1636	1907	8756

*脱走、不法滞在

おこう。以下はその原型である ― 一八八八年には、この女性アリエネはすでに一一年来入院している。彼女は、二六歳の女性ヒステリー患者で、当初は興奮発作で拘束を必要とした。数年後にはデマンスの状態に至る。彼女はオルヌ県の出身である。アランソンの県立アジルの一日の費用はカーンよりも少し安く、ボン゠ソヴェールは積極的に慢性の極貧アリエネを厄介払いすることに専念していたために、住所が県に属さない以上、その女性アリエネはアランソンのアジルへと転送される。このようにアジルが専心するのは正真正銘のたらい回し〔ババ抜き〕であり、アジルは収容中の無害となった高齢デマント〔女性荒廃者たち〕を同様に救済院に送ろうとする。次は一四歳時にボン゠ソヴェールに入院した白痴の女性例である。一九三三年には彼女は七三歳になっており、そのうちアジル生活は五九年である。彼女は穏やかで清掃の仕事を続けていたが、たとえ裏取引は難しかったとしても、それは救済院が大いに望むところである。些細な過ちでも、救済院ではいつものことなのだが夜中の叫び声といったちょっとした場面でも、この哀れな老女は即座にアジルへと追い払われることになる。結局のところ、半世紀以上たった後も、彼女はそのままであった。我々はさらに「制度化された」アジルの移送が彼らをしばしば死に至らしめることを見ることになる。

ということは移送以外に、一年以下の入院患者という五五％を占める大きなグループ（そのうち半分は三か月以下）は、どのように入れ替わるのか？　三四・五％は死亡し、他の者は、治癒が宣言された者であれ、改善した者であれ、未治癒の者であれ、退院する。第二グループ（四五％）との比較は重要である――そこでは入院期間は長く（五年までが二〇％、一五年までが一二％）、さらに人目を引くほど長い（一五年以上が一二％）。女性では半世紀の入院は珍しくない。最古参は、ある白痴の女性で、六五年間入院したままである。その七七％が死亡しているのだが、とりわけ意外に思われるのは、特に長年の入院生活の末にもやはり「治癒」が宣言されて彼らが退院するのが見られることだ。退院は実際、入院期間に反比例している。入院の最初の一年間に治癒あるいは改善したと見なされない者は、退院の機会が極端に減少する。というのは四分の三以上がそこで死ぬことになるのだから。

全体的には、入院患者の二三・二％は治癒が宣言され、一一・一％は改善、一〇・五％は未治癒で退院する。未治癒者は彼らの家族あるいは彼らの制度の要請によって退院するが（自由意志による入院）、彼らが死にかけるか、「狂人の家で」家族の一員を死なせるのは穏当ではないという理由からではないだろうか――「彼の妻は、彼がここで死ぬのを望まず、それ〔退院すること〕を切に求める」（一八七五年）。しかしそれはよくあることである。というのは入院案内係が、入院者の状態は改善せず、むしろ悪化することを認めるのだから。この懸念に入院費用の懸念が加わり、不治癒性が定着することで、一生支払うことになりかねない強いおそれとなる。このことは、長い間発作はなかったが衝動的でかんしゃく持ちのままでいるてんかん者にも、さらにまた平穏になった精神薄弱者にも、当てはまる。ところで強制入院の場合には、退院を請求するのは医師か、あるいは県当局である ― そして時に当局は医師の見解と対立する ― 「発作のただ中の危険なアルコール中毒患者は、罰せられるべき行動に身を任せる可能性がある。我々は、我々に伝えられた知事の見解とは反対に、彼を自由にすることはできないと考える」（それでもアリエネは退院する）。逆に時には非常に頻回な再発のために、知事が医師によって要請された退院を拒否することもある。最も多いのは、自由意志による入院の場合、家族が要請する時には医師は未治癒のアリエネの退院を受け入れるが、しかし幻想はない ― 「見たところ分別があるが、彼はそれでも結局は狂人である」。医師は退院を受け入れることもあるし、拒否することもあるし（「適切に振舞う状態にはない」）、さらには延期することもある。次は支離滅裂と無分別な買物のために一八五五年に入院した六三歳の男性アリエネの例である。彼は入院の時には興奮していたが、六か月前から改善し、間もなく退院することになっていた。しかし「最近になり再び彼はかわいそうな軽度白痴者に激しく乱暴したので、私は敢えて彼を退院させる訳にはいかない」と医長は書き留める。別の男性アリエネの例では、入院一か月後には穏やかで明晰となり、まさに退院しようとしていたのだが、「知事への身上書を見て、私は見解を変えた、と医長は記す。彼は近隣住民を殺すと脅していた。彼は妻を切り裂くために、ナイフを手にして幾度も妻を追いかけることがあった。彼は村の乱暴者である」。それでも彼は七か月後には退院する。

また実際、稀ではあるが、家族が彼らの退院を切に求めても、〔アジルに〕留まろうとする未治癒者もいる ― 「両親が彼を迎えに来るが、彼は施設から出ることを全く拒否し、激怒する」。反対に、また稀ではあるが、脱走する者たちもいる。彼らは遠くへは行かない。しかし何人かは自宅にたどり着く。「非常に驚いたことに、私たちは憐れな息子が今朝帰ったのに気付きました」、と一九二〇年に彼の両親が記す。「アジルへ戻ることを頑なに拒否し、大人しくすると約束するので、私たちは自分たちで彼を見守ることに決めました」。患者が再び家族の一員となるのか否かの問題を再検討しなければならないにせよ、このようなことはしばしば起こる。

さらに稀ではあるが、数週間入院した後、アジルの医師によって適切でないと宣言される入院もある。挙げられる理由は興味深い ── 「しかしながら我々は彼をアリエネではなく、むしろ道徳感が完全に欠如している浮浪者と考えることができる」(一八八八年)。「本能的倒錯を伴う精神の薄弱と道徳感の欠如 ── しかし、いかなる妄想も示さない ── 彼の収容先はしたがってアジルでない」(一九一六年)。医者ごとの「鑑別」が非常に重要である。一人は入院を許可し、もう一人は拒否する。先に述べた制約に厳密に従えば、入院患者は確実に減少するだろう。

最後に「治癒」と「改善」の様相を見てみよう。古典的であるにしても、この決まり文句は、それでもなお曖昧で、退院の判断基準についての興味深い問題性をもたらす。先ず改善……ここに一八二一年の例があるが、五三歳の食料品屋で、家族の「自由意志」によって入院となった。彼は同じ家族の要請によって、「改善して」退院したが、退院に署名した医師の次のような記載がある ── 「大人しく、良くなっているが、少しでも彼に無理をさせると支離滅裂になる」。その定型表現が、結構な言葉であるとはいえ「改善した」という記載が明かすことである。改善、それは全く治っていることではない。それは特に ── 再び大人しくなったということである。

このようにボン゠ソヴェールだけでなく、また同じく他のアジルでも、入院者のかなりの割合が比較的早く退院する ── そのことは、彼が入院させられた時に決定的なものと受け取られた見方とは反対になる。総理大臣兼内務大臣であるジョルジュ・クレマンソーが一九〇六年一一月一〇日に署名した内閣の通達は、この重要な問題に一つの意義深い視座を与える — アジルを満杯にすることが重要なのではなく、そこを「片付けること」である — 「地方のアジルの大部分は恐ろしいほど混雑している……先ずもって、そして緊急に、〔退院〕出来る者とそこに留めておく必要がなくなった全ての者を退院させることが適切である。退院出来る者とは、完全には治癒していないが、もはや特別な治療の必要がないアリエネたちである……退院すべきものには二種類ある — 治癒した、比較的若いアリエネで、もし彼らが次の日にそうなる〔退院〕と知らされれば、今日にでも自由になる準備ができていると表明する者たちである。もうひとつの者は退院しなければならない者で、近いうちにアリエネのアジルに留めておくべき如何なる口実もなくなる者たちである。彼らは知的活動性が非常に弱り、的確に一言も話せない男女の高齢者たち、つまりその状態について特別な医学的治療が求められず、彼らの居場所が救済院となるアリエネたちで、そこで彼らと同様に赤貧で無害な高齢者たちと一緒になる」。通達は殆ど知られず殆ど守られないが（他のものと同様に）、重要である。何故なら、問題はアジルを満杯にすることではなく、それらを空にすることであると、少なくとも部分的には、提示するからである。

それ以来、人々はただ単に「改善」だけでなく「治癒」による退院の論理をよりよく理解する。「治癒した者」とは何か？　「試験治癒」「推定治癒」あるいは「見かけ上の治癒、危険で無いように見え、不都合なく自由を取り戻させ得る」というような言葉は稀ではないが、それにしても表現の中に矛盾を含む。逸話として次の非常に面白い記載が挙げられる — 「暫定的治癒」。要するに「治癒」と言われた患者は「改善」より多少ともよくなるのではない。それらの例はたくさんある。例えば以下に「急性マニー」のために一九二五年一〇月三日に入院した二五歳の神学生の例を挙げる。同月五日、彼はまだ次のように診断される — 「極端な興奮と滅裂を伴う急性マニー」。一九日に彼はより良くなる。二〇日に、彼は改善したとも治癒したとも明言されることなく、退院する。くり返すが、こうした例には事欠かない。次に似たような、おまけに再発した四六歳女性の急性マニーの例を挙げる。彼女は「被害妄想、興奮、支離滅裂、怒り、脅し」のせいで一九二四年三月八日に入院する。同月二四日、彼女はまだ ── 「急性マニー」と診断され、そして翌月二七日に彼女は「治癒」退院する。メランコリー性抑うつについても同じことで、一か月後に治癒退院、あるいは一〇月に自殺しようとした者が一一月に退院する。他の者は「もはや自分の発明について話さないという」良識を持つと同時に退院する。仕事を要求する者について、医長は退院を請求する。数ある証明書のうちのひとつは「退院 ‐ 治癒」によって理解すべきことをかなりうまく要約する ── 四五歳の農民は一八八一年八月に危険な興奮、無知［彼は自分が誰であるか知らない］、富裕観念によって強制入院となる。六か月後、唯一の観察がある ── 彼は落ち着いている。一か月半後、その者は治癒し、退院する ── 「この患者は持続的に平穏な状態にあり、自由を回復させることが私には可能と思える ── 彼の知性は弱っているが、しかしアジルでの入院期間中、彼の行動のなかに、彼が危険であると考えることを正当化することは何もない」。それで決着される……。

アジルでの死亡に関しては、次の恐ろしいパーセンテージで要約される ── 入院患者の五三・一％である。半分入った、あるいは半分空の瓶を考えてみるならば、入院患者のほぼ半分はアジルから退院（彼らの状態がいかなるものであれ）するとも言えるのは事実である。しかしながら常に、アジルからの死亡退院の可能性は生存退院のそれを上回る。一九七四年のインタヴューで、一八九八年当時、ヴィルジュイフでアンテルヌであった一〇三歳のルマルシャン博士は以下のように語っていた ──

CQ〔ケテル〕 ── 当時、「進行麻痺」は？　一九〇〇年に特効的な治療法があったのですか？

L博士――いいや。

CQ――彼らを見守るだけで満足していたのですか？

L博士――彼らが死ぬのを待っていたのだ。

ボン＝ソヴェールで確認された死亡率は、むしろ他のアジルでのそれよりも低い。男性は女性よりもそこで死亡することが少し多く（〔女性〕五一・八五％に対して〔男性〕五四・二〇％である）、その差は一年以下の入院で目立つ。何が原因でアジルで死亡するのか？　他の場所と同様、あらゆる原因が少しずつあり、そして主に結核が原因で死ぬ。しかし「悪液質化」による特殊な死亡がある。栄養の欠如あるいは拒否と結びついた肉体的な衰弱から、極端な痩せ、慢性的な下痢で死へと至るものが、アジルでの死亡の主な原因である。アジルの悪液質（それについては第二次世界大戦の異常な高死亡率に関して再び言及する機会がある）は、老人だけではない。アジルでの寿命は〔男性より〕長い女性では、六〇歳以下の三七・五〇％に対して、六〇歳以上では六二・五〇％がアジルでの悪液質で死亡しており、男性は他の施設と同じくより虚弱で、その傾向は六〇歳以下の五七％に対して、六〇歳以上は四三％と逆転する。その疾病論的分類は六〇歳以下の者では様々であり、精神薄弱、白痴、てんかん、場合によってはメランコリーによるもので、六〇歳以上の者では、異論なくデマンス〔精神荒廃、痴呆〕による。「悪液質化」はきわめて急速な死へと続くが、いくつかの要因に応じて増大する。その一つが患者に生活習慣や日課を見失わせる転院である。主にセーヌ県から転院してきたアリエネたちは、しばしば大きな割当て数にのぼり（四〇名、五〇名、さらにそれ以上――一八九〇年には一〇四名）、その圧倒的多数のゆえに「悪液質」となり、数か月で、さらには数週間で死亡する。そこで、アリエネのアジルは大量の死に場所という様相を呈するのである。より晩年の入院でも事情は同様である ― 老女たちは大抵の場合、赤貧に限らず、痴呆状態である。こうして突然、地域、家族は、彼女らが「攻撃的」となったが故に彼女らを支えることが出来なくなり、八〇歳で、さらに九〇歳で彼女らを入院させる。彼女らは二週間で死亡する。

アジルでの自殺数は驚くほど少ない。ボン゠ソヴェールでは一〇〇年間（一八、〇〇〇名の入院患者）に三四名の男性と二三名の女性が自殺する。最も古典的な方法は縊首である（そうでなければ他にどんな方法があるというのか?）。「夜、彼は医務室の共同寝室の窓の閂《かんぬき》にリネンの拘束紐！　を掛けて、首を吊った」（一九一四年）。しかしながら「アジルでの自殺」という言葉は、「普通の」生活におけるものと全く同じことを意味しない。そこに、死ぬという断固とした意図によって食事を摂ることを断つアリエネたちを、それは非常に多いのだが、含める必要があるだろうか（実際には不可能であるとの理屈からだが）？

この表を見ると、「アジル、治療手段」は明らかに治していない。「ベガールのアジル（コート゠デュ゠ノール県の女性のためのボン゠ソヴェール系列施設）の医長が一九〇八年に回想するところ、治療は、残念ながら、県内の女性患者たちに対して、殆ど全てが慢性例だが、彼女らの身体状態の単なる見守りに切り詰められていた」。そのことはまた、一九一七年に八か月来入院中の三〇歳のアリエネで白痴の者の母親の控えめな手紙が証言する。「院長様。私は貴女様に、アンドレ・Bの入院費用二三五フラン一〇サンチームを全額同封いたします。私は私の憐れな子どもの精神状態が改善していないことに驚きはしません。こちらでは彼の癖の、本当に子どもじみた遊びをしていましたから。彼は一日中、細綱で遊び、幾分かは食事もとっていましたが、今は環境になじめず、ぐったりしています」。彼は七か月後に死亡する。

入院と退院、あるいは死亡の間の入院期間は、医学的に、どのように記録されるのか？　原則として毎月、法に定められた登録簿に続いて、観察所見と診断があるが、実際には入院の最初に集中し、顕著な変化のある場合にしか再び活発にならない。長期間の入院の大部分は、入院あるいはせいぜい最初の一年間と、退院あるいは死亡に伴う幾らかの記述の間に、並み外れた「沈黙」の時間を含む。

観察記録は、典型的なアリエネの異常性を表す行動に集中するが、そのいわばネガは次のように要約できるだろう ―「穏やかな、従順な、よく働き、眠り、そして食べる」。これらの観察記録の三七％は、あらゆる形の、持続的あるいは発作的な興奮を記録する ―「興奮した、高揚した、騒々しい、不従順な、横柄な、冗長な、騒がしい」。そこに補足的な程度に「とげとげしさ」が加わる ―「イライラしており、衝動性で、自分の衣服を引き裂き、周囲の者を叩き、暴力的で、自殺に走りがちである」。しかしながら、このことは絶えざる興奮状態の場所というイメージを与えてはならない。観察記録の三二％では、すぐ後に以下のようなあらゆる形の意気消沈が続く ―「身体的および知的な衰弱、無関心、無為、虚脱状態、茫然自失、無気力、遅鈍、恐怖、悲哀、落涙、心配、不安」など。観察記録の別の三分の一強（三五％）は、より精神医学的な表記を含む ―「観念および言語の支離滅裂、無理解、無言、緘黙、幻覚［とりわけ聴覚性］、被害、罪責、劫罰、被毒、破滅観念」など。観察記録のこの第一の大グループの谺《こだま》として、ほんの僅かな比率の第二のグループは改善の可能性を記す ― 大部分は「改善し」「穏やか」で、続くのが「興奮の減少」と同様にまた「働いている」である。それらがことごとく退院の門へ向かう重大な歩みである。

観察記録の時代遅れは診断のそれに見合う。確かに疾病学的体系は医師ごとに幾分異なる（まさにそれが、医学の他の分野から見た、精神医学の特殊性である）が、最終的にはそれほどでもない。医師全員はかなり折衷的疾病学的な枠組みを共有しており、それが様々な公式の分類（主要な人物だけを引用するとしても、エスキロール、ジョルジェ、パルシャップ、ファルレ、バイヤルジェ、モレルがいる）

の実用的な統合をもたらす。それは、もう一度言うが、特にフランスにおける理論（諸理論）とアジルでの実践との間の絶え間ない乖離の証拠である。一八六九年、ルジェ・ルニエは「アジルの医師たちによって採用されている方法の統一性と基盤の欠如、それが〔アジルに〕関係する数字をアジル間で比較することを許さない」と嘆く。最も面白いことには、かのパルシャップやあのモレルが、彼ら自身の（非常に複雑な）理論的分類をほとんど一度も、彼ら自身のアジルの日常ありふれた臨床で用いないことを、人々が見破っていることである。

最後には、医者によって、そしてアジルごとにわずかばかり異なるが、全体的にそして結局は終始一貫している、日常用いられる偽‐分類が話題となりうるであろう。そこでは以下が再び見出される――マニー、モノマニー、リペマニー、デリール、デマンス、知的衰弱、進行麻痺、白痴、低能、てんかん、アルコール症……。一八三八年から一九二五年間のボン＝ソヴェールで、この「包括的な」疾病学がどのように分けられるのか。診断の先頭には、一八・五％で、「マニー」と以下のその全ての一群が来る――急性（五名に対し一名）、古典的、興奮性、間歇性、持続性、慢性、メランコリー性、産褥期マニー、等々。時代が進むほど、次第にその用語は時代遅れとなるが、一九二五年まで、たとえ随分前から理論的な教科書からは消えたにせよ、つまり第二次世界大戦の前夜までその用語に出くわす。相変わらずの古きよきピネルのマニーと、彼の前の古代のマニアがある。反対に、「モノマニー」は稀にしか登場しない。

アジルでの慢性化の証拠として、「デマンス〔精神荒廃、痴呆〕」が一八％で次に来る――特に老人性痴呆では、再び次の行動が優勢で、あらゆるニュアンスを伴う――耄碌、興奮、意地悪……。（女性についてより頻度が高いが、医師の筆による以下の興味深い指摘に非常にしばしば出会う――「女性アリエネよりも意地悪」）。「デマンス傾向」「デマンスへ向かう」「デマンスへ移行するマニー（あるいはメランコリー）」との言及が、年月を経るにつれてはっきりと意味深く定着する。より精神医学的な「早発性痴呆」という用語については、診断の一・二％にしか見られない。

「デリール〔妄想〕」（一七・五％）は診断の第三の大きな範疇を構成する。急性および慢性、あるいは持続性という（あるいは穏やかか興奮かという）古典的区別の他に、非常に多様なこれらデリールの半分近くが多少とも被害に関するものであり、その後に宗教、富裕、誇大妄想、そしてまた「複合性妄想」が続く。面白いことに、五、〇〇〇件近くの記載中で三例の「陽気なデリール」が数えられるが、それはもし必要であったとしても、その様態の狂気は仮想の中でしか存在しなかった証拠である。「幻覚」という用語は時に診断として記され、当時「デリール〔妄想〕」の意味を持つ。

したがって「マニー」「デマンス」そして「デリール」が別々に同率で並ぶ診断の合計は五四％となる。「メランコリー」は、そこに「リペマニー」「マニー、あるいはメランコリー性デリール」を加えても一二％をカバーするだけである。次には一〇％以下の水準のものが続く ― アルコール症（七・五％） ― 「精神薄弱、知的虚弱、精神遅滞、精神変質」（七％） ― 進行麻痺（六％） ― 白痴と痴愚〔中程度の精神薄弱〕（五％）、てんかん（三・四％） ― 「精神錯乱」（一・八％）……ヒステリーに関しては（また「ヒステリー性マニー」という言葉も見出されるが）、パリとは違って、一％でしかない ― さらにそこには、てんかんに関連したものが含まれる。とりわけ稀なものは、精神病（〇・三％）、精神衰弱、神経衰弱の記載である。

診断カテゴリーの幾つかが同じアリエネに見出されることがあり、例えば「マニー患者」あるいは「メランコリー患者」として入院し、「幸運」にもその入院が長引くと、「知的機能の衰弱」あるいは「デマンス」へと移行する。したがって診断カテゴリーは、それらの意味的な頻度においてのみ考えられるべきである。

これらのカテゴリーは二つの特有の問題を提出する。一つは過剰診断であり、もう一つは逆に過少評価によるものである。過剰診断は進行麻痺のそれであり（六％）、すなわちおよそ一、六〇〇名に診断されている。実際、現実の進行麻痺の数はおそらくもっと少ない（おそらく一〇分の一以下）。しかし遡及的診断の危険性に注意しよう！　この過剰は実際、ボン＝ソヴェールでは一九一八年までは血清学が登場せず、いずれにせよボルデ＝ワッセルマン反応試験は一九〇六年まで開発されていなかった事実によって説明される。その時まで、進行麻痺の梅毒性の病因はアジルの外部の一般医にはすでに受け入れられるが、ボン＝ソヴェールでは知られていない。医長たちはそこに「強いリキュール乱用」を見る。一八九九年の報告で、ベガールのアジルの医師が、進行麻痺に帰せられる五一名の死亡例の内の一七名の死亡を「過労と激しい生活の結果」として説明する。こうして進行麻痺は、症候学だけに基づいた、寄せ集め診断として登場する（他のものより一層のこと）。逆に一九二〇年頃から──つまり我々の標本の最後には、ボルデ＝ワッセルマン反応の実施が血清学的に梅毒陽性の多大な比率を明らかにする（一九二一年、女性だけで二六％──それは非常に目立つ）[334]。しかしながら初期梅毒は必ずしも進行麻痺を呈さない。

別の疑わしい診断カテゴリーは、とはいえここではほんの七・五％に過ぎないが、精神医学的アルコール症（「アルコール性マニー」、「アルコール性デリール〔妄想〕」）である。この重要な問題は国家レベルで検討する必要がある。ここで我々に関心があるのは、フランスにおけるアルコール症のあらゆる問題とその精神医学的な影響の問題だけである。

（334） Dr Tissot, «Syphilis et troubles mentaux», dans *L'Année médicale de Caen*, décembre 1921.

「アルコール性精神異常の加速する歩み」

まずボン＝ソヴェールでのアルコール症に関してだけにとどめるとしても、一九世紀末の医学報告は、一八九九年から一九〇八年の（男性の）アルコールによる入院患者を平均二五・二％と書き留める[335]――相対的に低い比率の女性を加えると、一八九三年から一八九八年の入院患者の一六・六％である。[336]「この数字には、飲酒が他の形の精神障害の発生に補助的な役割を演じている例を追加しなければならない」。一般的には、一八三八年から一九二五年の全期間に亘って記録された七・五％を優に超える。遅発性のアルコール性精神異常を数えているという機械的な説明に、他と同様にボン＝ソヴェールでも、記録不足であるとの説明が加わる。アルコール症そのものとして診断された患者のほかに、間違いなく他の疾病論的な多くの区分の中に「隠されたもの」が確実に存在する――精神錯乱、マニー（「アルコール性マニー」そのもの以外の）、幻覚、精神薄弱（まさに「アルコールに引き続く」という記載以外の）、精神変質、急性デリール、マニー性興奮、デマンス（「アルコール性デマンス」そのもの以外の）、最後にとりわけ「酒浸りの進行麻痺」という麗しい用語が。

我々の〔検討した〕期間（一八三八―一九二五）のボン＝ソヴェールに関する別の一研究において、フランソワーズ・ルクレール博士は、彼女としては八・八％という数字に到達するが、後で見るように、それは国レベルの統計からはほど遠い。アルコール症での一、六〇七名の入院のうち――男性は七九・五％、女性は二〇・五％。前者はどちらかと言えば三〇歳から四〇歳の間にアジルに入院し――後者はむしろ四〇歳から五〇歳の間に入院する。入院は突然の偶発事による場合が最も多いと述べられる。[337]

アルコール症がもとで入院したアリエネ、あるいはアルコール中毒入院患者（問題はすべて、それが常に同じものではないことである）は、非常に早くからアジルに見出される（アンシャン・レジームの下での封印状による入院要請よりもずっと以前から）。例えばパルシャップは、サン＝ヨンで[338]、一八二五年から一八四三年の時期の入院理由の一八・三％にそれを見る。ビセートルでの入院についての一つの統計は[339]、一八五五年の一二・七八％から一八六二年の二五・二四％へとアルコール中毒患者の割合の変化を示す。マニャンとブシュローは、彼らの側で、一八七〇年のサン＝タンヌにおける男性入院患者の二八・四三％、女性入院患者の六・七七％がアルコール症によると指摘する。一八七四年の『全国報告書』は、今度は国家レベルで、入院の一一・八八％（男性の一七・六七％、女性の五・四一％）を数える。入院総数の八％という数字に達するが、同報告書は、過少評価を強調する。「しばしば情報が不足する ―― 往々にして、ある種の施設ではあらゆる注意をもってそれらを検討している訳ではない」。

他方で我々は、理論精神医学が精神医学的アルコール症を新たな領域の一つとするのを目にした。全

（335）Dr L. Corket, «Étude statistique sur les alcooliques invétérés à l' asile du Bon-Sauveur de Caen pendant la période décennale 1899-1908», dans *L' Année médicale de Caen*, février 1910.
（336）Rapport au préfet（«état du mouvement des aliénés dont l' affection est attribuée à l' alcoolisme»）.
（337）*Alcoolisme et Psychiatrie*, ……前掲、注321。
（338）C. Quétel, «Un rapport modèle : Parchappe à Saint-Yon（1825-1843）», dans *L' Information psychiatrique*, sept. 1980.
（339）*Annales médico-psychologiques*, 1872, 5, VII.

ての主要な教科書はそれに言及し、『医学－心理学年報』のような主要な雑誌は非常に多くの論文をそれに割り当てる。[340] しかしアルコール症が公式に考慮されるのは、とりわけヴォージュ県の元老院議員であるニコラ・クロードが一八八七年に元老院に提出した報告書以来のことであり、一九世紀の後期の三分の一においてでしかない。[341] 一八四九年と一八八〇年にアルコール症に関する二つの調査がすでに元老院によって命じられていたが、このたびの関心は特に「アルコール中毒性精神異常」に向けられる。まさにこの大河のような報告の最も長い部分ですら、県立のアジル（半数）しか考慮しない。「ヴォージュ県」のクロードが示唆的に「アルコール中毒性精神異常の加速する歩み」と呼ぶものの中で、強調されるのは全国の平均的な増加（一八六一年の九％から一八八五年の一六％）ではなく、深刻な地域差である。一方では北部フランスのセーヌ＝アンフェリユール県の、カトル＝マールスのアジル（男性）では、ヤシ酒によるアルコール中毒患者の入院は四〇・三四％である。他方、南仏のそのパーセンテージはしばしば五％以下である。粗悪なアルコールを飲むフランス対良質なワインを飲むフランスである……「我々は、粗悪なアルコールの質が非難されるべきである、と考える。良質なワインは、リンゴ酒やビールが混ぜられていなければ、アルコール症化しない［原文］」。この定説は、ブドウ栽培地域の下院議員と元老院議員によって固く守られ、しぶとく残ることになる。クロード報告は、「ブドウの蒸留酒はいわば無害な酔いをもたらし、その影響はすばやく消える」という好ましい効果を主張するまでに至る。この好感を呼ぶ幻想を考慮に入れなければ、強調点は再発の多さという別の面に置かれ、それ自体はアルコール症による入院の入院期間の短さに因るものである。

まさにそれが重要な問題である。ボン＝ソヴェールでは、アルコール症で入院した男性は六か月以内に四六％が退院し（そして一年以内では七八％）、そして女性では、彼女らの病理がどんなものであれ、ともかくより長期間入院したままで、一年以内の退院が六二％である。[342] 一八七五年のひとつの観察はこの点について示唆的である —— 「急性アルコール症に襲われたこの若い男性は、決して厳密な意味でのアリエネと考えられるべきではない。数日間の断酒と休息が彼を再び［軍の］任務に復帰できる状態に変えるだろう」。この類の言及は数多い —— 「四八時間の休息と断酒の後には、彼の能力は完全に回復することになる。我々は彼の入院期間を延ばす理由はないと考える」（一八八〇年）。この点は気づかれなかったアルコールも同じことである。というのは病気の山はすでに過ぎて、その時には便利な用語「躁的発作」の中に紛れ込むからである。もちろん医師たちはほとんど幻想を抱かない —— 「また飲み過ぎて新たな躁病の発作を引き起こすまでの治癒退院である」。一九〇七年にボン＝ソヴェールでは九三名の男性退院患者が記録されるが、そのうち三五名がアルコール患者である。医長はそれを遺憾に思う筆頭者である —— 「初回ないし二回目にデリール〔譫妄〕を呈した酒飲みが、割合、容易に回復するのは明らか

（340）以下を参照のこと —— «Du rôle que jouent les boissons alcooliques dans l'augmentation du nombre des cas de folies et de suicides» (Lunier, 1872, 5, VII); ou «De l'état mental dans l'alcoolisme aigu et chronique», (Voisin, 1864, 4, III); ou encore «De l'alcoolisme au point de vue de l'aliénation mentale» (Dagonet, 1873, 5, IX).

（341）«Rapport fait au nom de la commission chargée de faire une enquête et de présenter, dans le plus bref délai possible, un rapport sur la consommation de l'alcool, tant au point de vue de la santé et de la moralité qu'au point de vue du Trésor, par M. N. Claude [des Vosges], sénateur» dans *Projets de loi et rapports –Sénat*, séance du 7 février 1887.

（342）F. Leclère, dans *Alcoolisme et Psychiatrie*, 前掲、注321。

なことだが、不幸にして、彼らは一旦退院すると、殆ど宿命的に同じ過ちを繰り返し、何回か再発した後は不治状態にとどまる。それに対する治療は、彼らのデリールだけでなく飲酒習慣をも取り除くには十分な期間、彼らをアジルで見守ることであろう ― しかし法律は精神障害が消失した後、我々がそのように入院を延長することを許さない」。アルコールの支配下で愛人を殺した以下の殺人者では、その極みに達するように見える。彼は禁固刑を宣告されたが、それでも八年後、四二歳の時に釈放された。彼は出所するかしないかのうちに公道での飲酒と大騒ぎで逮捕される。彼は一九〇三年六月一八日にボン＝ソヴェールに入院し、入院後六週間足らずの七月三〇日に治癒を宣言され退院する。

入院させるのは、それは「アルコール性デリール」で「アルコール症そのもの」ではない。ヴィルジュイフの医長であり、先に取り上げたエドゥアール・トゥールーズは、開放病棟のパイオニアであり、一九〇二年に『精神医学雑誌』に以下のように書く ― 「急性精神障害が消失したすぐ後、アルコール中毒患者をアジルにとどめておくことは、医者が解決すべき最も微妙な問題の一つである。もし彼〔医師〕が解放するための証明書を作成するとしたら、彼は早期の退院によって病気の再発を促進している危険がある ― そしてもし彼がこの退院を促進せず、かくしてその患者をアジルにとどめるならば、それは一八三八年法の一般規定に矛盾するように思われる」。そういうわけで入院中のアルコール中毒患者たちは、以下の三七歳の患者のようにそれをよく理解している。彼は刑務所へ回り道をした後、七か月前に入院しており、一九一〇年一〇月に叔母に以下のように手紙を書く ― 「もし一杯ひっかけた〔焼いた〕者が全部罰せられるのなら、よく焼けた人間が多く入ることになるでしょう」。

この行政的な空隙を埋めるために、多くのアリエニストたちは特殊なアジルの創設を希望する。例えば反アルコール中毒運動に大いに打ち込んでいたオーギュスト・フォレルの提唱によって、チューリッヒ近くのエリコンに創設されたそれのように（それはまた現在のフォレル－病院である）。「以下のことを認識する必要がある ― 酒浸りの者が精神の改革の対象となり得て、ゆだねられるべき所は、アリエネの施設の中ではない ― 急性期の患者に没頭している医師は、研究する時間は殆どなく、余暇もなく、酒飲みの更生という非常に微妙な仕事に取り組む物質的および精神的な方法を持たない。またアジルを出た病人は、前と同じ不節制の習慣を持ってアジルを退院するので、間もなく舞い戻り、一層重く傷ついて、治癒のチャンスは増々少なくなる。これらの相次ぐ入院は疑いなく社会にとって、せん妄アルコール患者の危険な行動の避難場所に彼を置くことで、有用な方法であり予防となる ― しかし飲むという衝動の抑制という観点からは、それは見せかけの措置に過ぎない ― それは危険なアリエネとしての酒飲みの拘留であり、その病気の治療ではない(343)」。

田舎の小さな長期入院のための施設（四〇から五〇名の患者）で、規則正しい仕事、特に農業によって、つまり問題はアルコール症を治療することであって、アルコール中毒性狂気を収容することではないだろう。一八九四年にヴァランタン・マニャンとポール・ルグランは、ドイツ、スイス、オーストリア、アメリカの施設に倣った七か所の専門アジルをフランスに開設することを要求する。そのためには財源と新たな法律が必要となるだろう。しかしまさに大山鳴動して鼠一匹で、ヴィル＝エヴラールのアジル内に一専門部門が開設されるだけである。当時の一枚の写真は、もし天井の梁の上にある一連の巨大な掲

（343） *L' Assistance des aliénés en France, en Allemagne et en Suisse, par le Dr Paul Sérieux, Médecin en Chef des Asiles d' aliénés de la Seine*（Ville-Évrard）, Paris, 1903.

示文――「アルコールは理性を失わせ、悪へと押しやる」――「節制しなさい、そうすれば自立できるでしょう」が無ければ、がっちり身構えた看護人とともに、アリエネの古いアジルといささかも変わらない食堂を我々に提示する。

一九二〇年から一九三〇年までの年月のうちに、精神医学的アルコール症の分布図（縮めてアルコール症のそれ）は、よりはっきりと西部フランスへと方向を転換し、ノルマンディーはその首位の栄誉をブルターニュと競い合う。それ以降、見習ってはいけない例としてノルマンディーを引き合いに出すアルコール中毒の衛生と予防に関する教科書は非常に多い――「アルコール症は、その家族全員が共通の雰囲気を持つある特殊な人種を生み出す。ルーアンの工業地帯の場末には、このタイプの者が全て集まる。それがノルマンディーの典型であると信じないように気をつけて！　いや、それは酒飲みの類型である」[344]。アルコール中毒性精神障害による入院の増加は、（病院やあるいは司法の場でのアルコール症のよりはっきりとした増加と同様に）国民におけるアルコール中毒の浸透の増加を表すにすぎない。同時に反アルコール中毒運動は、変質に関する理論がそれを補強して、診断の激増を生み出し、再びもてはやされる。ヴィル＝エヴラールの特別部門の医長であり、反アルコール中毒フランス協会の創立者メンバーのルグランは、一八八六年の博士論文で次のように記述した――「酒飲みたちは変質者である」[345]。

入院を決定する理由としてのアルコール症と、単なる補助としてのアルコール症の寄せ集めが、内務大臣の一九〇七年の調査において立法府によって見い出されるが、その調査は「精神異常において、アルコールと、アルコールを主成分とした（種々の）エッセンスを含む飲み物が演じる重要な役割」（未だワインを含めて、C_2H_5OH「エタノール」を含む全てのものを考慮することとはほど遠いが）に関するものである。アジルの院長には三つのグループを区別することに専念することが要求される――A）アルコール性の中毒が大脳障害の唯一の原因として認識されている単純アルコール症（精神錯乱、幻覚性デリール〔せん妄〕、てんかん、能力低下、進行麻痺など）。B)変質、あるいは精神遅滞、あるいはアルコール症の遺伝素因による複雑アルコール症。C)アルコール症の前歴者。

それでも二〇世紀を通して存続し、精神医学的に間違いないものであれ、そうでないものであれ、アルコール症患者は、二つの世界大戦の「寛解－断酒」による例外を除いて、アジルを一杯にし続けることになる。病院の精神科医たちは、彼らを精神医学に属する者と考えることなく、自らの病棟に二級品を受け入れるのだろう。このアルコール症というプロテウスは、劇化や、「反－アルコール中毒症の狂気」（ジャン＝イヴ・シモン博士）から平凡化へと移行し[346]、逆説的に遍在性そのものの中に紛れていくことになる。アルコール症の研究と情報に関する高等評議会のために、「アルコール症と精神医学」というテーマについて我々が一九八三年に行った調査の中で[347]アンリ・ベルナール教授は以下のように結論づけた――「アルコール症は顔もなく、声もないようである――その固有の領域の深みを失いながら、概観の中に溶け込み、物象そのものが生彩のない単調な特徴を帯びる――それは直接的な強い関心を殆ど引

(344) J. Roubinovitch et E. Bocquillon, *Cours normal d' antialcoolisme*, Paris, 1911.
(345) Dr Legrain, *Hérédité et alcoolisme. Étude psychologique et clinique sur les dégénérés buveurs et les familles d' ivrognes*, Paris, 1889.
(346) C. Quétel et Jean-Yves Simon, «L' aliénation alcoolique en France（XIXe et 1re moitié du XXe siècle）», dans *Histoire, économie et société*, 1988, 4.
(347) 前掲、注321。

き起こさない。しかしながら、医学はその点に関して丁重であるとしても、同時にどうしてよいかあまり分からない副次的なものと考えていないだろうか？　病原性が原因論にとって代わる時、医学は病原性を曖昧な外在的原因として用いるのではないか？　その状況は、精神医学一般にかなり共通している。教育や研究、またこの専門分野における文章の中でのアルコール症の立場は、それらの部門の独自の立場による共通の尺度もなく、あたかも他の精神病理学的な枠組みだけが評価と研究に値するかのようである。しかしながらアルコール中毒者が本当にそこに存在する時、アルコール症が精神医学の領域に帰属するかどうかといった空疎でつまならい議論は、不信にしか値しない。もしアルコール症が平凡なものであるとすれば、精神医学は平凡化に尾ひれをつけている、と言えるだろう！」(348)。

第2章　新たな世紀

二つの世界大戦と共産主義革命に始まる二〇世紀前半の全面的な大混乱は、思想運動やさらには集団の感受性や心理に影響を与えないではおれず、それ以降、それぞれが非常に混同される狂気の歴史と精神医学の歴史もそれに含まれる。確実性の、進歩および未来への信頼の、長い一九世紀の後に、疑念とあらゆる種類の問題再提起の世紀が続く。詩人たちは、当然ながらその筆頭者であり、安心させる世界という描写を放棄する――「肩に触れるな／通り過ぎる騎士の／彼は振り返るかも知れないし／それに夜になるだろう」とジュール・シュペルヴィエルは書く。彼にとっては非存在の脅威が全実存を取り巻く。

第一次世界大戦とシュールレアリスム

第一次世界大戦は精神医学の歴史において決定的な転換期となる。「戦争精神病」と「砲弾ショック」の対蹠として、やはり第一次世界大戦は、ある者たちにはそれ自身がひとつの狂気、狂気そのものと思

(348) 同書（conclusion : «Pour une épidémiologie de l'alcoolisme en psychiatrie»).

われる。アンドレ・ブルトンは、召集される前は内科のアンテルヌであった。色々な病院への配属の後で、彼は今ヴァル＝ドゥ＝グラース病院にいる。非常に奇妙な症例のうちの一例が彼の関心を引く。それは一種の戦争精神病の裏返しであり、ある兵士が人並み外れた無鉄砲さの故にというより、それを引き起こしていることのために入院させられていた[349]。実際彼は、戦争は巨大な見せかけで、砲弾は無害で、彼が目にする負傷は偽物であると確信していた。もし詐病が存在するなら（そこにババンスキーの暗示症による「悪意のない詐病」を含めて）、それは精神の病理からではなく、戦争それ自体によるものだろう。「ブラックユーモア、なるほど気狂いじみている。しかし戦争に対する何と素晴らしい抵抗の手段であることか！　この一撃によって、この反転と意表をつく驚きの効果で、その場面はシュールレアリスム的となる」[350]。

戦争と、それを引き起こした文明の拒否がダダイスムを生んだ（一九一六年、チューリッヒにおいて）。フロイトとロートレアモンの読者であったアンドレ・ブルトンはそれに参加するが、エリュアール、アラゴン、スーポーとの友情と共通の省察が、彼を新しい水平に導くことになる。「最初の言及以来、シュールレアリスムは無意識の産物に驚く、精神医学の土壌の上で発展する」[351]。彼の最初の『シュールレアリスム宣言』（一九二四年）の中で、ブルトンはその用語を次のように定義する ── 「純粋心的自動症が、それによって表そうとしているのは……思考の本当の機能である。理性によって行使されるあらゆる統制を欠いた状態での、審美的な、あるいは道徳的なあらゆる先入見から外れた、思考の書き取りなのだ」。一九二五年、シュールレアリスム・グループに加わっていたロベール・デスノスは一九二四年に創刊された『シュールレアリスト革命』という雑誌の中で、精神科医を激しく罵って、次のように書く ── 「皆さん、習慣の法が皆さんに精神を測る権利を許しています。……笑わせてください。……我々はここであなた方の科学の価値や精神疾患の存在の疑わしさを議論しようというのではありません。しかし物質と精神の混同が荒れ狂う思いあがった多くの病理学のために、最も曖昧なものが相変らず唯一使用可能なものであるそれら多くの分類のために、あなた方の多くの囚われ人が生きている大脳世界に接近するために、どれほどの貴い試みがなされているのでしょうか？……。永続的な拘禁を通して精神の領域における研究を承認することを、限定的であってもなくても、人間に認められる権利とすることに我々は抗議します。そして何という拘禁でしょうか！　人々は――十分には知らないのでしょうが――アジルは、アジルであることから遠く、恐ろしい牢獄であることを知っています……。人間の観念や行動の他のあらゆる展開と同じように、当然でもあり、また論理的でもある妄想の自由な発展を理解することを、人々は許しません。……狂人たちは社会の絶対的権力による典型的な個別の犠牲者です。……あなた方は明日朝の回診の時間に、用語辞典なしで、これらの人間たちと会話しようと試みる時のことを思い浮かべることができますか。お分かりでしょうが、あなた方は彼らに対して権力側の人間であること以外に何も優れていないのです」。

(349)　我々はパトリック・クレルヴォア Patrick Clervoy とモーリス・コルコス Maurice Corcos に従っている。「シュールレアリスム、力動精神医学の誘惑」『フランス精神医学の少しの時間』«Le surréalisme, aiguillon de la psychiatrie dynamique», dans *Petits moments d'histoire de la psychiatrie en France*, Éditions EDK, Paris, 2005.

(350)　同書。

(351)　同書。

ブルトンは輪をかけて言う ― 「私からみれば、入院は全て横暴です。……私に分かるのは、もし私が狂人で、数日閉じ込められたとしたら、私は小康状態を、偶然に私の手元にいる者たちの一人、好みの医者を冷酷にも殺害することに利用するだろう、ということです。私はそこで興奮患者たちのように、少なくとも仕切られた部屋で独りの場所を占めることになるでしょう」。私は心を乱す。ピエール・ジャネはシュールレアリストの文学を「強迫者の告白」に例える。アリエニストたちは以下のように答える ― 「我々は耐え難いものに抗して、また我々には医者というよりも牢番に見える者たちの権力の濫用の増大に抗して、立ち向かう最初の者であることをここに光栄に思う」（『シュールレアリスムに直面した精神医学』）。アジルそのものについては、ブルトンは『ナジャ』の中で次のように書く ― 「矯正院で悪党たちが作られるように、アジルで狂人たちが作られていることが知られないために、アジルの中には決して入り込まれてはならない」。一時、シュールレアリストのグループに加わっていたアントナン・アルトーは、彼の方でも次のように記していた ― 「というのは、アリエネもまた人間であるが、社会は彼を理解したいと思わなかったし、また社会にとって耐え難い真実を発することを妨げたいと思ったのである」。一九二八年、『ナジャ』が出版された年、シュールレアリストたちは熱烈にヒステリー五〇周年を祝う、「一九世紀末の最も偉大な詩的発見である」と。「ヒステリーは病理的な現象ではなく、あらゆる点で、最高位の表現方法として考えられうる」（アラゴンとブルトン、『シュールレアリスト革命』、一九二八年三月一五日）。

反対に、シュールレアリストたちは精神分析学に対しては非常な関心を示すが、フロイトに対してはより両価的な態度であった。フロイトは彼としては最初は礼儀正しく、ついで徹底的に、それから距離をおくようになる。「フロイトにとって、夢は過去を予言するものであり、未来ではない」[352]。

「精神病理学的芸術」と狂人文学

この時代に、狂気はアリエニストのゲットー〔特殊地区〕からとうとう脱すべき運命にあるように思われる。芸術に至るまで、狂気に（小さな）場を与える。そのことについてはハイデルベルク大学病院のドイツ人精神科医であり、芸術史家でもあったハンス・プリンツホルン（一八八六－一九三三）が欠かせないことになる。随分久しくアリエネたちは素描し彩色画を描いていたのだが、一九一九年から一九二一年にかけて、その主題に夢中になっていたプリンツホルンは五、〇〇〇近くの「精神病理学的芸術作品」を集め、それを一九二二年に豊富な挿し絵入りの著作、『*Bildnerei der Geiteskranken*（精神病者による表現行為）』[353]で発表する。それは芸術と精神医学の、狂気と創造的表現の境界的研究の最初の試みではないにしても、最初のものの一つではある。プリンツホルンのコレクションは、一九三七年にミュンヘンで開催された、変質者の芸術に関するナチによる展覧会の中に含まれることになるが、芸術、つまり当時「永遠の価値を有するドイツ芸術」と考えられていたものに沿っている。多くの芸術家たちが熱狂する――パウル・クレー、マックス・エルンストがそうで、後者を通して、シュールレアリストたちもである。同じく何人かの入院患者たちの、著作についても語られる。それはまさしく、ベルン近く

(352) 同書。
(353) フランス語初版一九八四年（Gallimard）、再版一九九六年。

のヴァルダウアジルに一八九五年以来入院していたアドルフ・ヴェルフリの場合である。この元羊飼いの作男は、全く教えられることなく、一八九九年以来素描を始め、それは一九三〇年にそのアジルで亡くなるまで続く。彼は二、五〇〇〇ページの金字塔的な空想的伝記を残し（『聖アドルフの伝説』）、彩色された一、六〇〇もの素描と一、五〇〇のコラージュで一層高められ、今日ではベルン美術館の誇りとなっている。一九二一年に彼の芸術を世に知らしめたのは、彼の精神科医であるヴァルター・モルゲンターラー博士である。

先駆的作品とプリンツホルンのコレクションに魅了されたジャン・デュビュッフェも、そこに「ある存在の深奥で生起することの極めて無媒介で直接的な投影」を見る。彼は精神病理学的芸術という用語を拒否し（「消化不良者や膝患者の芸術が無いのと同様に、精神病理学的芸術は存在しない」）、一九四五年に「アールブリュット〔生の芸術〕」（アングロサクソンにおけるアウトサイダーアート）という用語を生み出す。素朴派芸術、あるいは原始芸術とも異なり（それらはその社会との共謀関係において表現されている）、デュビュッフェにとっては「芸術のプロ意識」とは異質の「芸術的文化の害を受けていない」作品が重要で ― 単に精神病患者の芸術ということだけが重要なのではない。したがって彼にとっては狂気の芸術というものはなく、芸術の中に狂人たちがいる。芸術家における狂気に関しては別問題である ― 「そこで騙されないように。その芸術家が何もたらさないことはないとしても、狂人は他の者と同じくそこにいます」（ジャン・コクトー）。フランスとスイスのアジルを巡り歩きながら、そしてそこに個別の作品を付け加えながら、デュビュッフェは世界的に比類ないコレクションを形成し、最終的にローザンヌに受け入れられ、そこでそれは常設となっている（アールブリュットコレクション）。

その芸術による包囲の外側で、精神病理学的な絵画表現は消滅せず、患者との交流の絆、すなわち妄想を解読する手段を発見しうるという精神科医の眼差しの下に残る。一九五〇年、第一回世界精神医学会議の際に、三五〇名以上の「患者出展者」のお陰で、「精神病理学的芸術」（語句はそのままである）の展覧会がサン＝タンヌで実現する。

それは、二〇世紀後半にいくつかの精神科病院に登場し、今日では非常に流行している芸術－療法とはまた別物である。芸術－療法とは造形芸術による精神療法のひとつであり、時には音楽、舞踏、そして演劇を組み入れる。新規の、あるいは古くからのものの刷新による他の多くの精神療法と同様に、この治療法に関して意見は分かれ、結果もはっきりしない。それはまた、精神疾患の各集団がその「スタイル〔型〕」を持つことから、ある種の診断を明確化しうる一つの方法ともなり得るかもしれない。ロベール・ヴォルマは、一九五〇年のサン＝タンヌの展覧会から始めて、一九五六年にこの絵画表現に関する真に価値ある目録を発刊し、一九六三年には造形表現国際文献センターを創り、後にそれは表現研究センターへと発展する。一九五九年の国際表現精神病理学会の創立の後、一九六四年に同名のフランス学会が創られ、両者は「表現、創作、芸術と、精神医学的、社会学的、心理学的、および精神分析学的な研究との関連に興味を持つ多様な専門家の間の関係を確立し維持するために、目下世界中で発展している」。（ＳＦＰＥは今日、「フランス表現精神病理学・芸術療法学会」となった）。

文学に移し変えて、文学的な狂人たちをアールブリュットと敢えて関連づけられるだろうか？　また文学的狂人とは何なのか？　パタフィジシャン〔超形而上学者〕であるアンドレ・ブラヴィエ[354]は、一九八二

（354）André Blavier, *Les Fous littéraires*, 1982, rééd. 2001.

年に三、〇〇〇名以上を調査することになるのだが、彼らを「異端者」と呼ぶことを選ぶ。幾人かのアリエニストたちは、彼らについて、「濫書狂者」という言葉を使う。彼らもまた、今回は文学的に、了解の辺縁部にいる。「神学生狂人、宇宙進化論的宗教の創始者がいる。特に数学者の、学者狂人がいる。哲学者や言語学者狂人がいる。真の文学者狂人がいる。社会学者、改革者、人類救済者狂人がいる。政治家狂人がいる」とアンドレ・ブラヴィエは数え上げる。

これらの文学活動の奇人たちは、多少とも預言者的で、先ず最初にシャルル・ノディエ[355]によって研究された。彼は『パン屑の妖精』（一八三二年）で「狂人たち」の狂気を、夢と現実を結びつける手段として描く。グスターヴ・ブリュネは一八八〇年にフィロムヌスト・ジュニオール[356]の偽名の元にその後を継ぐ。それぞれが我々に、なかでも迫害妄想に侵されていたアレクシス・ベルビギエ、通称ベルビギエ・ド・テル＝ヌーヴ・デュ・タンについて語る。この文学狂人の大物は一八二一年に自費で、そして彼の下に残る幾人かの者たちによって、『妖精たち ― あるいは全ての悪魔は別世界から来るのではない』を出版する。その物語はうんざりさせるが、一つの主題に関しての特有な解釈的、慢性迫害妄想の報告（世界中の悪から到来する全てのことは、腹黒いデーモンの仕業であり、それに対して、ベルビギエは過剰な戦いを企てた）は、当時のアリエニストたちを熱狂させることになる。ピネルはと言えば、一八一六年に彼の元にベルビギエが移送され、彼に水浴療法を処方したのだが、ピネルが留め針を使って皆殺しにするとか、あるいは念入りに名札を貼った瓶の中に閉じ込めるということで、ピネルは直ちに多くの迫害者の一人に数え上げられた。ここでは天秤ははっきりと狂気の側に傾くが、しかし文学狂人たちの大部分は、どちらかというと文学側に傾く。ある者たちは地獄の非存在について論じ、他の者たちは「人類の性愛性に関する代数的原因」を論じる。一九二五年に「カマラサ伯爵」の筆による驚くべき『手押し車の歴史的、神学的、実践的、哲学的、文献学的、詩的、スポーツ的、曲芸的、観光的、芸術的、そして絵画的全集』に出会う。もちろんこれらの作者たちは自分たちが書くことを信じる。いずれにせよ書籍愛好家たちは、書籍として非常に少ない発行部数の彼らの出版物を奪い合う。ひとかどの文学的狂人は、読まれない作家である。

レイモン・クノーはシュールレアリストたちとの決別ののち、文学的狂人に熱中し、それを『リモンの子どもたち』（一九三八年）の中で演出する。クノーにとって、文学的狂人とは「その労作が（この言葉を私は軽蔑的に用いているのではない）彼が生きる社会から表明されるすべての労作からはかけ離れた出版物、の著者である……信奉者を持つ者は誰であれ、文学狂人とは考えられえないだろう」。後にはブラヴィエと同じく、クノーは「あらゆる慰め」という神秘主義的な文学狂人の資格を拒否する。

「二一世紀の夜明け、政治的に妥当で共通した思想が慣例となっているひとつの社会に」、興味深く引きつけられるものが生み出された ― それが「雑多で、奇妙で、不規則で、アウトサイダー的で、自由奔放で、〔話を〕わが物にしているが、他の全ての者を忘れることのない、文学的狂人に関する研究と探求のための国際協会」である。L' IIREFL は、『協会評論』という雑誌を創刊し、その第一巻は二〇〇八年の六月に登場し、先駆者たちの企てを追求しようとする。したがって文学的狂人の伝統は涸れてはいない。

(355) Charles Nodier, 狂人伝――奇妙な幾らかの本について *Bibliographie des fous ; De quelques livres excentriques*, Paris, 1835.
(356) Philomneste Junior, *Les Fous littéraires, essai bibliographique sur la littérature excentrique, les illuminés, visionnaires, etc.*, Bruxelles, 1880, rééd. 2006.

しかし注意すべきは ― 狂気は才能を保証しない。

アリエニスムの終焉と現代精神医学の誕生

もし我々があえてひとつの警句を述べるとすれば、一人の精神科医とは疑う一人のアリエニストであるということだろう。ただし多くの病院精神科医は、心の底ではアリエニストに長く留まり続けることになる。「我々新たなアリエニストは」と語りながら、『夜の果てへの旅』のバリトン医長は精神医学の新しい時代に以下の激しい非難を投げかける ― 「その当時、我々のうち誰も、患者と同じように狂おうとしなかった……。もっとよい治療という口実のもとに、常軌を逸する風潮にはまだ至っていないが、外国から我々の元に来る殆どすべてのことと同じように、猥らな方法に注意してほしい……。私は君を掘り出す！　私は君の分別を広げる！　そして私は君の分別に抗しがたい力をふるう！　そしてそれはもはや、彼らのまわりの、体の残りかすのひどく汚い水たまり、つまり彼らから滲み出て、至る所で彼らからしたたり落ちるシロップ煮の〔ぐちゃぐちゃになった〕、妄想〔狂気〕症状のジャム〔泥沼〕でしかない。そこで患者は、精神に残るもので両手を一杯にして、まったく身動きがとれず、異様で、傲慢で、鼻もちならないものとなる」。

二〇世紀の黎明期、アリエニスムは、フランスではマニャン、ドイツではクレペリンによって最後の炎を輝かせる。第一次世界大戦前以来、実証主義科学への信頼は懐疑的態度および疑念と入れ替わる。変質のような疾病論的単位はその（大きすぎる）人気を落としているように見え、厄介なものをそこに置く便利なガラクタ入れのように映る。我々はアリエニスムと精神医学という二つの用語がどれ程長期間共存してきたのか（アリエニスムつまりアジルにおける理論と、精神医学における理論）を見て来た。一九二〇年代には包括的概念としての精神医学は不可欠となるが、一方でアリエニスムは概念としてではないにせよ、少なくとも言葉としては消える。それに反して「アリエネ」は、一九五二年まで公式に用いられ続ける。たとえ随分先に上品に「精神病患者」と表現されたとしても。「アリエネのアジル」に関しては、一九三七年にやっとのことで「精神病院」にその座を譲ることになる ― いずれにせよ公式にはであり、何故なら「アジル」はしぶとく生き残ることになるからである。

一九〇六年に『アンセファール〔脳〕』誌が創刊されたが、その目的は「精神病理学が一時的に孤立させられていたその孤立を破ること」にある。ただ単に医学だけではなく、神経学、臨床心理学が、アリエニストに彼らのアジルから出るよう促す。正常と病理の間に溝を掘っていた変質学説とは違って、ひとつの新しい学説（多くの内の一つ）、すなわち体質学説は、反対にこの穴を埋めようと探求する。[357] 正常と病理の心理学的機制の間には、機能的同一性が存在しており、相違はもはや質的なものではなく量的な次元に過ぎない。一九一九年、エルンスト・デュプレ（一八六二―一九二一）は、病的体質とは、空想や感じやすさと同じく正常の機能に由来しており、「潜在的な精神障害の下地であり萌芽である」と説明する。一九一九年には「精神障害はパーソナリティの病気である」と結論づける。全く見掛け倒しの

（357）我々はトリラ É. Trillat ―― 「二〇世紀精神医学の歴史 Une histoire de la psychiatrie au XXe siècle」とシャルル・ブリセ Charles Brisset ―― 「精神科医の務めと精神医学教育 Le métier de psychiatre et l' enseignement de la psychiatrie」, dans 『精神医学の新しい歴史 *Nouvelle Histoire de la psychiatrie*』前掲、注４に特に従っている。

新しい学説は、そのうえ、遺伝によって伝えられる特異な傾向を認めることで、モレルとマニャンの変質理論を復活させるに過ぎない。

より将来性が豊かなのはエミール・デュルケーム（一八五八－一九一七）の研究で、彼は社会学的潮流を創始する。社会的事実（「行動、思考、感じ方の様式、個人の外側にあるもの、そして個人にとって不可欠ゆえに強制権力を授けられている、その様式」）の、つまり「集合的心的生活」の特異性が、「相互作用」の概念として、社会的環境との葛藤状態にある精神疾患にもまた応用されうるのである。

精神疾患の現象学的アプローチに関しては、我々はそれが一九一三年以来、カール・ヤスパースによって提唱されていたことを見た（「病人が体験しているものとしてのその精神〔心〕状態の研究」）。二つの大戦間にフランスにその流れを最終的に導入するのはユージェーヌ・ミンコフスキーである。四分の一世紀（一九二七年と一九五一年）隔てられて第二版が出版された『精神分裂病』に加えて、彼は一九三三年に、『生きられる時間 ― 現象学的・精神病理学的研究』を出版し、そこで彼は患者を前にした際の関係性と了解的態度を強調する。フッサールの弟子であり、そしてまたベルグソンの弟子でもあるミンコフスキーは、彼の現象学的歩みの中で、患者の言うこととの出会いの瞬間に知の働きを一時的に停止し、そうすることで患者は新しい地位を享受する、つまり「彼の生活歴の全体性と豊かさにおいて眼差された」[358]ひとりの人間の地位である。「おそらく精神医学において初めて」、精神分裂病〔統合失調症〕という概念は「ただ病気の症候だけでなく、またその見方に対する我々の態度を包括しており、なによりも精神科医－治療者として、精神療法家として、彼を前にして我々が保持しなければならない行動に対する指標をも内包する」[359]。

精神医学の神経学的潮流の方でも、ひとつの新たな収穫を授かる。一九二〇年、ルーマニア生まれのオーストリアの神経学者であるコンスタンティン・フォン・エコノモ（一八七六―一九三一）は、ジャン=ルネ・クリュシェと同じ時期に、「スペイン風邪」と共にヨーロッパを襲ったいわゆる流行性嗜眠性脳炎の感染性の性質を明らかにする。患者では二つの型が区別される ― 昏睡に陥る者と、反対に興奮し精神錯乱に陥り、行動の障害を示す者である。多くの者は死に至る。二つのグループの脳を研究した結果、フォン・エコノモは一九二八年にその結果を提示する。第一のグループは視床下部前半部に脳炎ウイルスによる一つの病巣を示しており、それが睡眠中枢を破壊したことを、彼は確立する。点のようなものであるが、それでもその発見は進行麻痺のモデルを補強し、精神病の内因性の学説に新たな突破口を開く。

精神分析学と精神医学

精神医学の発展を鮮明にすることになるのはとりわけ精神分析学である。我々の目的は本書において精神分析学の歴史を書くことではなく、ヒステリーに関して我々がそれを見て来たように、〔精神分析学がそこに〕誕生した後にこの学派がどんな点で精神医学に影響を与えたかを単に検討するだけである、ということを明確にしておこう。

このためには、第一次世界大戦前後の、チューリッヒのブルクヘルツリのブロイラーを再び思い出す

(358) Jacques Hochmann, *L'Histoire de la psychiatrie*, (collection Que sais-je?), PUF, 2004.
(359) ユージェーヌ・ミンコフスキー、前掲、注312。

必要がある。ブルクヘルツリは当時、ヨーロッパ精神医学の最も活発な拠点であり、そこで昨日の精神科医と明日の精神分析学者が出会う。ブロイラーは、最初の人ではないとしても、フロイトを認めた最初の精神医学臨床家たちの一人である。彼は、その師の業績であり我々がすでに引用したこともあるアシャフェンブルクの『精神医学教科書』（一九一一年）の序文のなかで（「早発痴呆あるいは精神分裂病〔統合失調症〕群」）、次のように書く――「（我々が進めている）精神病理学的概念の前進と拡大はフロイトの思想の早発痴呆への適用でしかない」。そのうえブロイラーは一時期、一九〇八年にフロイトによって創刊された精神分析学の雑誌（『精神分析学的および精神病理学的研究年鑑』）の共同責任者である。しかし彼は精神分析学運動に全面的には参加せず、一九一〇年以降、フロイトとの関係もまた冷えていく。それでもブロイラーは妄想内容と精神運動性の障害に関する彼の分析の中でフロイトの用語――「置き換え、圧縮、象徴化、自己愛的退却、重層決定」を繰り返して用い、夢の思考と自閉的思考の同一性を強調する（トリラ）[360]。「ブロイラーの体系は硬直した疾病分類学的枠組みとの決別を鮮明にする――彼はまたクレペリンの体系の悲観論と諦観を断ち切る。彼は患者に恐怖と欲望に突き動かされた主体という地位を取り戻させる。患者はもはや異邦人、つまりアリエネではない……。ブロイラーは狂気の中の人間性、および人間における狂気を復権させる……。ブロイラーは、クレペリンとフロイトの間で、まさにその時代の精神医学の中心に身を置く」[361]。

ブロイラーの弟子たちであるカール・アブラハム（一八七七‐一九二五）、スイス人のルートヴィッヒ・ビンスワンガー（一八八一‐一九六六）、アメリカ人のエイブラハム・アーデン・ブリル（一八七四‐一九四八）、そしてとりわけカール・ギュスターフ・ユング（一八七五‐一九六一）が精神分析を見出し、その後それを広めることに尽力することになるのもまた、ブルクヘルツリにおいてである。ブリルは合衆国で、彼自身の表現によれば「フロイト教授の正式代理人」であり、またフロイトの著作の（いい加減な）翻訳者でもあったが、晩年に次のように書くことになる──「私がはじめて精神分析に触れた時、一九〇七年のことだったが、私は精神分析がいつの日か精神医学を分担する何らかのものとして考えられるなどとは思っていなかった。というのは私はこの学問に入り込むのであるが、それはチューリッヒの町の大学病院精神科の正面玄関から見れば、私には全く異質なものだったからである」[362]。ハンガリー人のシャーンドル・フェレンツィ（一八七三－一九三三）は、精神分析をそれ自体として取り入れることになるこの若き精神科医たちの世代のよい例である。一九一八年に彼は国際精神分析協会の会長になる（最初の「精神分析学会」は一九一〇年に設立されていた）。

フロイト主義の恵みに心を打たれたこれらの精神科医の多くは、学説の相違を認めなかった師とは早々に絶縁することになる。アルフレッド・アドラー（一八七〇－一九三三）の場合がそれで、彼は一九〇二年にフロイトと知り合い、一九一〇年にウィーン精神分析学会を主宰する。対立は一九一一年、アドラーが「神経症の中心問題としての男性性の抗議」について発表した時に突発する。彼はそこで、劣等感の役割に特権を与えつつ、神経症についての抑圧と性愛的起源の役割を過少評価する。すでに神聖不可侵

(360) Étienne Trillat, «Une histoire de la psychiatrie au XXe siècle», dans *Nouvelle Histoire de la psychiatrie*, 前掲、注4。
(361) 同書。
(362) ジャック・シャゾー Jacques Chazaud による引用。「精神分析学の立場を精神医学の歴史に位置づけるために Pour situer la place de la psychanalyse dans l' histoire de la psychiatrie」, dans『精神医医学の新しい歴史 *Nouvelle Histoire de la Psychiatrie*』, 前掲、注4。

となっていたエディプス・コンプレックスは「さらに大きな心的力動」の中に還元されるに至る ― つまり「男性性の抗議」の概念である ― この最後の言葉は完全に性愛的文脈から外れている。ブロイラー自身もまた、彼がフロイト主義の「汎性愛説」と名付けるものを拒否する。ビンスワンガーは彼の方ではフロイト正統派から遠ざかってはいるが、絶縁はしない。彼はその哲学的教養により際立っており、フッサールとハイデガーの現象学的理論に引きつけられており、それと精神分析学的貢献とを統合しようと試みる。しかし彼が一九三〇年代に新たな治療的方法 ― 「実存分析」（現存在分析）を創始することになるのは、とりわけ現象学に着想を得てのことである。ビンスワンガーはその理論的著作のなかで患者の心の内的経験の世界を再現し理解することに専念する。

最も明白な対立は、最初は後継者と考えられていたユングとのものであり、彼は一九一三年以降、フロイトとの関係を断つ。そこで彼は彼自身の学説である「分析心理学」あるいは「深層心理学」（深層心理現象とその障害の科学）を入念に作り上げる。一九二一年の彼の大著『心理学的類型おいて』のなかで、彼はその重要で豊かな著作において補完し充実することを止めることなく、フロイトとアドラーの対照的な理論を「脱絶対化」しようとする。個人の無意識を超えたところで、ユングは「集合的無意識」、つまり人類数千年の経験の蓄積であり、そして全文明の神話のなかでその表出が再び見出される元型によって表現されるもの、を区別する。それらの〔元型〕のなかで、アニマ（全男性の中で見出される女性の要素）、アニムス（全女性の中で見出される男性の要素）、影、つまり個人の無意識を表現している夢様の心象、がある。ユングの治療（というのは、いずれにせよ問題はそれであるから）では、フロイト派よりもいっそう指導性が強く、主に夢の分析を利用しつつ、そして転移の積極的な役割を否定しつつ、より積極的に、患者をその根源と結び直すことに専念する。次いで、フロイトとは対照的に、ユングは成人の精神障害の出現において、児童期の決定的な役割を認めず、彼は〔成人の精神障害を〕「外的世界とペルソナ〔表面的人格〕との弁証法に従って」[363]定義する。全ての方法論的学説との関係を断ち、ユングは臨床家に、さらにより一般的に「人間の精神を知ろうとする者の誰に」対しても、そこで自分の長衣と本を打ち捨て、〔彼自身がそうしたように〕「当てもなく、世界中のどこへでも、人の心とともに、彷徨うこと」を提案する。

そこにあるのは、我々がそれ以降、精神分析家「一派」と呼び得るものの内部での対立（もちろん深いでしかなかった。ところで、「下部の」精神科医、とりわけフランスの精神科医によるフロイト主義の慎重な受け入れについて、何を語ろうか？　フロイトはそのことに不満を述べる最初の人である ―「精神分析家は何を望むのか？……抑圧されたこと全てを意識の表面に取り戻すことである。ところで我々はそれぞれ、おそらくは我々が苦痛と共に保持している多くのことを、無意識の中に抑圧してしまった。したがって精神分析学は、それが患者に引き起こすのと同じ抵抗を、それについて語っているのを理解している者たちの中に引き起こす。かくも活発で、かくも本能的な対立が到来し、我々の学問が苛立たせるという天性を持つのは、おそらくそのことによるのである」[364]。

そして実際、精神医学界はこぞって全面的にフロイトに対して否と言う。フランスの外では、クレペリン、ワーグナー・フォン・ヤウレック、アシャフェンブルク、そして他の多くの者たちは様々な程度

（363）「ユング」の項目、『心理学の基本事典』*Dictionnaire fondamental de la psychologie*, Larousse, 1997. 同じく「ユング」を参照、「伝記事典」«dictionnaire biographique P. Morel», dans『精神医学の新しい歴史』*Nouvelle Histoire de la psychiatrie*, 前掲、注４。

（364）「精神分析学に関する五つの講義」*Cinq leçons sur la psychanalyse*, 1904（最初のフランス語の翻訳は一九二〇－一九二一年『ジュネーブ誌』la *Revue de Genève*）

で敵意を持つ。フランスでは精神科医の反目はほぼ一般的である。ある者は「フロイト主義の害」を語る。「このような深層の探求は余りにも多くの沈殿物をかき回し、調和を損なう」（トリラ）。心理学者であり医師であるシャルル・ブロンデルは精神分析学を「学問に昇級した怪しげなもの」と呼び、「性的偏見の固定観念が到達しえた不条理」を告発する。フロイトの仕事をフランスに導入した最初のフランス人精神科医は、アンジェロ・エスナール（一八八六－一九六九）であるが、しかしそのやり方は余りにも批判的で、精神分析運動は殆ど役に立たないというものである。それでも『精神分析学入門』（一九二二年）と『夢の科学』（一九二六年）の翻訳が遅れて続く。小さなグループがサン＝タンヌのルネ・ラフォルグ（一八九四－一九六二）の周りに形成され、それは一九二五年に「精神医学の進歩グループ」となる（ミンコフスキーはその一人）。ラフォルグは、フランスの精神分析運動の中心人物であるユージェニー・ソコルニカ（一八八四－一九三四）や、いわゆる「皇女」で、「フロイトが言った」と渾名されたマリー・ボナパルト（一八八二－一九六二）のような非－医師に取り巻かれる。二人ともがフロイトの精神分析を受けていた。一九二六年にパリの精神分析協会が設立され、ラフォルグが一九三〇年まで会長を務めることになる。

このことは、大半とは言わないまでも、多くのフランス人精神科医の反目の継続を妨げることはない。我々は、精神医学雑誌のうち最も古く最も多く読まれていた『医学－心理学年報』が一九二九年に、その運動に対する正式な非難である「フロイト主義に関する気取らない対話」と題された一編の戯曲を論議することなく掲載するのを目にするではないか？[365] フロイトはそこでは単に間違っているのでなく、ペテン師として告発される。精神分析、「それは無駄話であり、ひどい間違いの精神医学である」。

エデュアール・ピション（一八九〇－一九四〇）は、こうした一派とは離れた立場を占める。このアクシオン・フランセーズの会員はジャネの娘婿であり、精神分析には賛成だが、フロイトには反対する。彼は『精神医学の進歩』およびパリ精神分析協会の創設者の一人である。彼は精神分析からその汎性愛説だけでなく、そのドイツ的、さらにユダヤ的な影響を取り除きたいと思う。その言葉が発せられるのは、彼の義父が第二次世界大戦の数年前に、ウィーンで長年のライヴァルとの会見を試みるが、玄関払いされるという目にあう時である。アンリ・エーへの手紙の中でピションは次のように書く ―― 「学説の同盟を妨げていたのは、その二人の間の個人的な馬鹿げた確執による……。フロイト……はフランスでの議論の雰囲気を理解しておらず、腹を立てていた！」。フロイトによって拒絶された当時の会談のエピソードを想起しながら、ピションは続ける ―― 「私は、彼らの人生の黄昏におけるこの行為が、まさにユダヤ系モラーヴ人ジグムントの大いなる名誉になることとは思わない」[366]。ある観点からみると、ピションはまさにその時代を例証する。

フロイトはそのことを取り違えず、以下のように冷評する ―― 「精神分析に敵対しているのは精神科医であって、精神医学ではない。精神分析学が精神医学に属するのは、組織学［器官の組織を扱う解剖学の一部］が解剖学に属するのとほとんど同じである ―― 一方が器官の外的な形を研究し、他方がその器官を形成している組織や細胞を研究する。一方が他方と連続している研究の二つの分野間の反目は考えられない」[367]。

(365) *Cf.* P. Clervoy et M. Corcos, «Résistances à Freud», dans *Petits moments d'histoire de la psychiatrie en France*, 前掲、注349。
(366) 同書。
(367) *Introduction à la psychanalyse*, Payot, 1922.

したがって精神分析学は「精神医学に欠けている心理学的基盤を与えたいと望む ― 精神分析学は、身体的障害と心的障害との出会いを理解可能なものにするような、共通の領域を発見することを望む」[368]。それでもやはりそれ自体は、治療的行為である ― 「精神分析は不偏の科学的研究ではなく、ひとつの治療行為であり、それは本来的に何かを立証するのではなく、何かを修正しようと努める」[369]。

しかしながらこの治療法には限界がある ― 「精神分析学の活動領域は、疾患の形態そのものによって限定される」とフロイトは書く。分析的治療は転移神経症、恐怖症、ヒステリー、強迫神経症全体において、そして時にこれらの疾患の代わりに顕わになる性格異常、に適用される。その他のつまり自己愛的、精神病的などの状態では、どんな場合でも精神分析学は多かれ少なかれ禁忌である。したがってこれら後者の場合を排除しながら確実な失敗を避けることは当然だろう」[370]。この留保は別にして、フロイトは「しばしば我々の診断は、一旦分析がなされてからでしか与えることが出来ない」と付け加える。そしてその寓話的手法の大家〔フロイト〕は、魔女を認識する絶対確実な方法を持っていたというあのスコットランド王に言及する。被疑者を熱湯に浸し、ついでその肉汁を味見した ― 「そう、この者は正しく魔女であった！」あるいは「否、この者はそうではなかった！」。フロイトは注釈を付ける ― 「我々の場合も同じことになるが、しかしその時、熱湯につけられるのは我々である。……我々はまさに、袋に入った猫を買うのだ。……患者は、我々の失敗のリストを増大させるに至ることで、そして時には彼が精神分析家に憧れており、もし彼〔患者〕が妄想患者ならば精神分析学の本を書くことで、復讐するのである」。

ポール・ベルシュリ[371]は、この厳密な境界限定はすぐに超えられて、あるいはむしろ「フロイトが提唱する責務と能力の賢明な分担を事実上拒み、精神分析的臨床が現実の精神医学固有の枠組みを大きくはみ出た」ことに注意を促す。とにかく二つの大戦間に、「精神医学を問い質す何らかのものが具現化し始めた」。[372]「精神分析学的精神医学」の医療行為がこの時期に社会的に認められる。それは「力動精神医学」の大勝利である。精神科医ついで精神分析家となるフランツ・アレクサンダー（一八九一－一九六四）は一九三〇年にアメリカに移住し、一九三二年シカゴに精神分析学研究所を創立し、以下のように書く――「力動精神医学の進歩は精神医学の孤立を終わらせる。治療学として、精神分析は、精神医学的方法としての医学由来のものと再統合する途上にある」。しかし一九三九年、フロイトはもはやそれを望まず、「アメリカ人たちが精神分析学を精神医学の何にでも役立つお手伝いさんに変える傾向」を嘆く。[373]

たとえフランスにとっては〈精神分析の精神医学への〉合流が困難だったことを見たとしても、ヨーロッパではその合流が行われる。「パリの第二世代の分析家たちは、しばしば精神科病院に回り道をする」。[374]彼らのうちで最も有名な者としてジャック・ラカン（一九〇一－一九八一）を挙げられるだろう。彼はクレランボーの弟子であり、一九三二年に博士論文（『人格との関係におけるパラノイア性精神病について』）の公開審査を受け、一九三四年に精神科病院医師資格（彼はそこで一度も職を得ることはないが）取得

(368) 同書。
(369) 同書。
(370) *Nouvelles conférences sur la psychanalyse*（hivers 1915 - 1916 et 1916 - 1917）（最初のフランス語翻訳一九三六年）。
(371) *Les Fondements de la clinique 1- Histoire et structure du savoir psychiatrique*, 1re edition 1980, réédition 1985, 2004.
(372) Jacques Chazaud, *Nouvelle Histoire de la psychiatrie*, 前掲、注４。
(373) Ｊ・シャゾーより引用、同書。
(374) 同書。

とパリの精神分析協会への入会が同時に認められる。彼はそこで二年後、マリエンバードでの「鏡像段階」に関する発表で有名となる。〔第二次〕世界大戦前夜で、ラカンは後日与えられることになる名声をまだ得ていないが、短気なピションはすでに彼について、彼の「驚かせることしか他には目的がないように見える奇妙な用語」を非難する。

フロイトが一九三九年にロンドンで死去した時、精神分析は決定的に国際化されるのだが、それはナチスがウィーン、ベルリン、ブタペスト学派の人々に、ロンドン、パリ、ニューヨーク、シカゴ……への移住を強いたからではないだろうか。しかし当時すでに精神医学と精神分析の共存は、対立と競合という関係においてである。「かくして一つの臨床が精緻化されるが、それと精神医学的知との関係は、フロイトが最初の段階で提唱した権力と権限の極めて外交的な配分よりも、限りなく葛藤に満ちたものである ― 共同や相互的改善というより純粋で単純なライヴァル関係ないし代用性よりも、むしろ衝突や競争を担うその関係性が、今や構成される」（P．ベルシュリ）。我々が知るべきなのは、第二次世界大戦後、いかにして「精神分析学が最初は空想〔家の中の気狂い女〕として、次にかすかな血縁関係のあるものとしてためらいながら受け入れられた従属的な学派として、その後、補足的であるが得難い同盟者として幾分凝り固まった臨床とアプローチに活気を与える能力があると、見なされ、……、間もなく手強い競争者を自任し、その後、少し前には強く追従されていたこの制度の基礎をやり玉にあげ、揺るがすことになるか」（P．ベルシュリ）である。

第二次世界大戦下の精神病患者の運命

歴史家は第一次世界大戦後から二〇世紀が始まるとする。精神医学の歴史に関しては、精神病患者の運命が戦時中に一つの時代の始まりとしてではなく、別の一時代の終わりとして現れるのはどの時点かを推し測る時、選ばねばならないのは、むしろ第二次世界大戦直後ではないかと自問される。今日では狂気に関してもはや大した議論はなく、専門家の間でも同様である。それ〔狂気〕は平凡化された──それは精神科それ自身と同時に、同時期の脆弱な社会状況の中で薄められた（我々はこの研究の最後にそのことに立ち戻ることにしよう）。それでも知識人は、被占領下のフランスで入院していた精神病患者の高い死亡率の問題に着手して以来、目を覚まし、熱中する。著作、論文、放送、討論会、意見表明、そしてフランスの悔悟を要求する請願書にまで至る大きな波は、暗黒時代の精神病患者の「最終解決」を二〇年来告発する。この重要な主題に異を唱えようとする稀有な歴史家について言えば、彼らはすぐにヴィシー〔政権〕の手先呼ばわりされる。しかしながら重大な問題の価値を下げないためにも、言葉とそれらの誇張に注意を払う必要がある。「余りにも頻回になると、言葉は出来事の代用となり、出来事は消え去り得る」（ジッド）。我々はそうした〔出来事の〕記録を避けることは出来ないだろう。完全な公平さでそれを取り扱う前に、先ずナチスドイツ下でアリエネたちの根絶がどんなものであったかについて述べることが不可欠である。

ヒトラーが権力に到達する時、優生学は様々な程度で、とりわけ西洋世界で受け入れられている。先ず「優生学」と呼ばれたものは「民族」（当時、完全に受け入れられていたもう一つの用語）を改良し守ることを目指し、「肯定的」にはより能力のあるものの増殖を促進し、また「否定的」には「不適格者の増加を防ぐこと」である。後者の中に、知恵遅れや精神病者がいる。アメリカは強制不妊手術を行う際の用例を挙げるが、民主主義の障壁、法解釈、公的意見がその行使を大きく制限する。イギリスはどうかと言えば、それを禁止する。フランスでも同様だが、それに反してひとつの優生学の流れ、「遺伝的および生物学的に恵まれた」存在は「同等に優れた性質を持つ存在とだけ結婚する義務がある」という「生物統治」の信奉者であるアレクシ・カレルが一九一二年にノーベル医学賞を獲得するのを目の当たりにする。それがナチ親衛隊のレーベンスボーン〔生命の泉〕という結果に至る、常軌を逸した痛ましい夢となる。この「肯定的な」優生学に対し否定的な優生学が呼応する。カレルは一九三五年に『人間、この未知なるもの』を出版し、一九三九年末までに二〇万部が売れた。「依然として欠陥者と犯罪者の膨大な集団という未解決の問題がある。周知のように、刑務所とアリエネのアジルの費用、悪党と狂人たちに対する公的な保安の費用は、巨額となっている。ばか正直な努力が、無用で有害な存在の維持のために、文明国家によってなされる。異常なものが正常なものの発展を妨げる。何故、社会はより経済的な方法で、犯罪者とアリエネを処分しないのだろうか?……。ガス装置を備えた安楽死用施設が人間的で経済的な方法でそれを整理することを可能とするだろう。同じ処遇は、犯罪行為を犯した狂人たちにも適用され得ないのだろうか……。哲学体系と感傷的な先入見は、この必然性の前では消え去らねばならない」。

　ナチスドイツは、「民族の死滅」（*Volkstod*）の亡霊に憑りつかれ、実際の「衛生裁判」に基づいて、大量の不妊手術に始まる生物医学政策に乗り出す。二〇万人の精神薄弱者と入院中の一五万人のアリエネあるいはてんかん者がそれを予告され、また身体奇形者、さらには遺伝性聴覚障害者と視覚障害者が含まれる。医学のナチス化は、優生学的な熱狂と自分たちの地位を守ろうとする者たちに逆らう恐怖と結びついて、遥か彼方へと向かい、「安楽死」すなわち直接的な医学的殺人に向うことを可能にすることになる。[375] その思想は新しいものではない、というのはそれはとりわけ一九二〇年の著作、『生きるに値しない生命を絶滅することの解禁』（「生きるに値しない生命を消去する権利」）に基づいていたからである。その二人の著者は傑出した大学人で、一人は法律家、もう一人は精神科医であった。

一九三七年の党大会でヒトラーは次のように宣言する ―― 「ドイツにおいて遂行された最大の革命は、民族と人民の保健衛生の向上を目指す体系的な発議の実行であり、新しい人間を創出するに至ったことである」。しかしながら、彼は決して精神遅滞者や精神障害者の根絶を明言しない。たとえ不妊手術が認められたとしても、世論も医師も教会も準備はできていない。ただし一九三三年から、精神病院の予算は徹底的に減額され、病院の状況は急速に危機的となる。医師と看護師はもはや彼らの患者を治療す

（375）ここでは特に以下に従っている。
――Actes colloque de Brumath - mars 1996, «Le sort des malades mentaux pendant la guerre 1939-1945», dans *L' Information psychiatrique*, 1996, nº8 ;
――*Trials of War Criminals Before the Nuremberg Military Tribunals Under Control Council Law №10*（«*The Green Series*»）, vol. 1, Government Printing Office, Washington, 1949-1953（en ligne www/ushmm.org/reserch/doctors/index.html et www.mazal.org/archive/nmt/01/NMT01-T003.htm）;
――Alice Ricciardi von Platen, *L' Extermination des malades mentaux dans l' Allemagne nazie*, Erès, 2001, 1re éd. allemande 1948, rééd. 1993 et 1998 ;
――Robert Jay Lifton, *Les Médecins nazis – Le meurtre médical et la psychologie du génocide*, Robert Laffont 1989（アメリカ英語より翻訳）。

る気力を失う。人々は、重い障害を負った精神障害者を描いた「ドキュメンタリー」の上映に立ち会う。こうしてナチスの宣伝活動は、彼らの生命の無用さを証明しようとするが、働いている労働者たちの質素な住まいに比べて、まさに彼らが「宮殿」で生活していると非難するかのようである。同じ時代、大学の優生学者たち（各大学はその講座を有している）は彼らの不吉な主張を拡散する。H・W・クランツ教授は一〇〇万人の「劣等な人間」を排除する必要性を提起する。

ヒトラーは戦争を、彼の戦いを待望する。ただ単に公的な注意がそらされることを期待するだけではなく、また例外的な状況に例外的な方法が対応しうることが重要なのでもない。ナチスの生物統治の論理では、民族の消極的な淘汰（前線で死ぬ戦士たち）は、徹底的な優生学（生きるに値しない者の排除）によって補われ、また償われるのであろう。ナチスの精神科医の小集団が、精神病患者の安楽死計画が決定されることになるひとつの会議に誘われるのは、その戦争計画が決定的となる一九三九年の夏の間のことである。計画の開始は、重い障害を持った子どもの家族から発せられた要望に助けられる。ヒトラーは自ら、目が見えず奇形があり完全な白痴の低年齢の子どもの、初めての恵みの死〔安楽死〕（恵みによって認められた死）に取り組む。奇形か精神的欠落のある子どもたちは、同じ運命を受ける境遇で、以後、新生児期にそのようなものとして宣告されねばならないだろう。「処置」はバルビタールかモルフィネの注射によって行われる。ニュルンベルク裁判の証言の中で、ある看護師は以下のように述べることになる――「あちこちでそのことが話され、子どもたちでさえそのことを話していました。みんな病院へ行くのを怖がっていました、というのはそこからはもう帰って来られないのを恐れるからです」[376]。

帝国の法務省第二局は一九三九年の秋以降、「T4計画」の名称の下に安楽死を成人にも拡大する。ドイツとオーストリアのアジルは、精神分裂病〔統合失調症〕、てんかん、老人性痴呆、進行麻痺あるいは他の第三期梅毒性疾患、白痴、あらゆる不治の神経学的疾患に冒された患者を通報しなければならない。このリストに五年間入院中のアリエネすべて、まして犯罪あるいは非行の結果入院となったアリエネが加わる。六か所の処刑センターが整備され、シャワー室に偽装されたガス室と火葬場があった。職員は医学的能力よりも政治的信頼性によって選ばれた。いかなる法律も制定されておらず、輸送と「治療」は秘密裏になされねばならなかった。「治療センター」の医師は、各々の「治療」について、死亡診断書に記す自然な原因をでっち上げる任務がある。偽装は家族への骨壺の発送や、共同の墓穴を個別の墓でカモフラージュするまでに至る。医学的殺人に関しては、医学的枠組みと医師の指導下でしかなされえないだろう。「注射器を持っていたのは医師である」と法務省第二局の局長は証言することになる。T4に係わった医師の一人が証言するには、「そうですね、多かったですよ……。私は一人ずつ……個別の処置があるのだろうと想像していました。しかしそうじゃなかった……それは集団相手の作業でした……。私が考えるに、人間性の名において、そのような処置を受けねばならない誰かある人に個別に専念するのと……集団的なやり方でするのとは、同じことではないのです[377]」。たとえ自らの倫理に反しているとしても、この死の業務に従事した医師たち（ナチス親衛隊に属している者以外の）は、「欠陥のある者」たちの安楽死を「科学的であると」正当化した博学な教授（そして医師でもある）たちによって影響を受けたし、受け続ける。後に残るのは強制と恐怖ということになる。それは、時には無思慮に安楽死の計

(376) アリーチェ・リチャルディ・フォン・プラーテンによる引用、同書。
(377) ロバート・ジェイ・リフトンによる引用、同書。

画に関与している医師や看護師の頭をよぎる死の、あるいは少なくとも強制収容所の、非常に現実的な脅威である。

それでもT4計画への抵抗は、修道会によって運営される病院の精神科医、看護師や、高位聖職者や「安楽死させられた者の」家族によって注意を喚起された人々の間で明らかになる。一九四一年八月にヒトラーをT4計画の公式の放棄へと導くのは、人々の悪評である。かつて精神病院であったハダマーセンターでは、酒宴のさなかに（アルコールは寛大にも安楽死センター職員の意のままになっていた）、火葬炉の前で裸で晒され花で飾られた一万人目のガス処刑者を祝うまでになっていた。[378] それらのガス室は〔患者が〕東部へ移送されたために破壊されるか解体されたが、労働に不適格と判断されて強制収容所に収容された者へ、安楽死の新たな計画（14f13）が適用されるのが一九四一年春からになるのは偶然ではない。それは「ユダヤ人問題の最終解決」（一九四二年一月二〇日のヴァンゼー会議）の序章である。七〇、〇〇〇人の精神病患者がすでに殺されていた。そのことは、執行者に主導権が任せられ、ナチス自身が「原始的安楽死」と呼ぶことになる続行される計画の妨げにはならない。毒ガスによる虐殺の代わりに、看護、暖房、とりわけ栄養の剥奪が行われる。この最後の場合は科学的に準備され、三か月で死に至る。それは「規定食B」と呼ばれる。したがって東部へのドイツの進攻に応じて計画的に「処分される」者を除いても、戦争の終わりまでに別の三〇、〇〇〇名の精神病者が死に至る。

占領下のフランスの場合は全く事情が異なる。戦争のこの段階では、ナチスはフランスの精神病者の運命に興味はない。アルザスのアジルに入院していた一〇〇名のアリエネがハダマーの殺戮センターに一九四三年末に移送されるのは[379]（T4計画が持続している証拠である）、それは大帝国に併合された領土だったからである。ヴィシー政府に関しては、先の政府と同様アリエネの問題に関心はない。その政府はまた、二つの大戦間でフランス医学を揺るがす大問題である梅毒に関する感染罪の制定に専念することもない ― フランス医学は「性病の災禍」に対する徹底的な対策を執拗に要求するのであるが。ヴィシー政府の唯一の優生学的な法（二〇〇七年末まで有効であり続ける）は結婚前の強制検査に関する法である ― とはいえいずれにせよ一般医は、結婚に反対することは出来なかった。

それでもやはり占領の間、たとえ入院数は減少するとしても（アルコール症の減少に過ぎないにしても）、全体的な高死亡率という状況下でも、〔アリエネの〕死亡数は跳ね上がる。セーヌ県では死亡率は一九三七年の一・二七％が、一九四一年には一・六八％になっている。被害を受けたのは最も弱い者たち ― 子どもと老人である。彼らの死亡率は二五％にまで悪化する。(380) この特別な高死亡率は、フランスと同様にベルギー、ユーゴスラヴィア、ギリシアの占領下の村でも観察される。(381) 理由はよく知られており、ここで強調する必要は全くない。ドイツの課税が原因で、フランスは飢え、また凍える ― それは、この暗い時代を体験しなかった世代が想像出来ないほどのものである。配給通帳が割り当てるもので満足することを承認するフランス人は全て、言葉の厳密な意味で、飢え死にすることを宣告されるようなも

(378) アリーチェ・リチャルディ・フォン・プラーテンとロバート・ジェイ・リフトンに同時に引用されている。前掲、注375。
(379) Maffessoli-Habay M. ; Herberich-Marx G. ; Raphael F., «L' identité-stigmate. L' extermination de malades mentaux et d' asociaux alsaciens durant la Seconde Guerre mondiale», dans *L' Information psychiatrique*, 1996, 8.
(380) 出典 ―― Académie de médecine, 17 novembre 1942.
(381) *Revue presse médicale*, (28 avril 1945, 19 mai 1945).

のである。システムD、つまり闇市、灰色の市場（闇市はそれが直接的に家族の生活の糧に役立つ場合には黙認される）を利用しない者、田舎のいわゆる「家族」からの仕送り（一九四二年には一三五万個）のない者、自転車を持たない者（パリの住民三〇〇万人対して二〇〇万台の自転車 ― 月に七、〇〇〇台は盗まれた）は不幸である。明らかに病院や救済院の患者はこれら不幸な者たちに属する。[382]すでに人々に認められていた痩せ（一〇％から三〇％の体重減少）は、この状況においてなおさら、時代の殺し屋である結核の進行を準備することになる。[383]

精神病院はそれを免れず、病院精神科医たちはその問題に心を動かされる最初の者たちとなる。早くも一九四一年四月二八日にはフランツ・アダム博士が医学‐心理学学会で報告する ― 「皆さん、皆さん方の学識と常に極めて興味深い議論のレベルを下げて、平時には副次的と思われるような問題についてお話するのをお許し願います。というのもそれは単に患者の就床と栄養指針の問題だからです。さて私たちは、弱者が犠牲となるおそれのある困難で残酷ですらある時代を生きています……。様々な方面から届く多くの情報は不安を伝え広めており、私は、同僚たちの士気喪失についても述べたいと思います。彼らは毎日快適さが減り、とりわけ患者の食事の配給量が減少し、反対に彼らの病棟での死亡数が増加するのを見ています」。これらの警告の叫びは一九四一年の一年間を通して増大する。第二次世界大戦の終わりには、捕虜収容所、一般および精神病院での比較がしばしば行われる。同じ現象はドイツでも観察されていた。[384]一九四一年一一月二四日の医学‐心理学学会での別の発表では（ベシエール、ブリモン、タレラシユ）、慢性的な低栄養による致死的な経過に注意が促される。現場の知見が強調される ― どちらかと言えば男性において、長期間入院している慢性患者において、高齢者において、さらにまた「仕送りのない」人においてで、それらすべてのことは暖房の欠如を背景とする。前兆は進行性で激しい痩せの症状である（一〇－二五kg）。その症候群は、非常に重篤な低体温症、浮腫、死につながる進行性下痢によって特徴づけられる。再栄養は結局は理論上のもので、非可逆的な一定の段階を超えると、不可能である。

やはり一九四一年のことであるが、（マイエンヌ県）ロッシュ＝ガンドン〔アジル〕の医長であるシザレ博士が、それまで死亡率は六％辺りで上下していたが、女性の死亡率一〇％、男性では二〇％と記録する。「この上昇の原因は複数でもなく、不可思議なものでもありません。いかなる流行病も脅威となっていませんでした。死亡数の増加の原因はただひとつ ― 栄養失調です……入院中の集団について言えば、各個人に対し政府が法律で厳密に認めた量しか受け取れないので、このような問題は解決できません。この事実によって我々の患者は、飢死することを宣告されています」。やはり一九四一年、オート＝ヴィエンヌ県の県立療養所の院長であるカルメット博士は、アジル付属の農園と野菜栽培により生産量を増大するためになされた努力にも拘らず、死亡率が倍増したことを嘆く。その実例は多数挙げられる。(385)

(382) Isabelle von Bueltzingsloewen, «Le sort des vieillards des hospices : aperçu d'une hécatombe», dans *Morts d'inanition - Famine et exclusions en France sous l'Occupation* (collectif) PUR, 2005 ; および同じ本の Corinne Jaladieu, «Le sort aggravé des détenus en prisons»

(383) 参照ミシェル・ドゥラ・トーレ Michèle Della Torre, «Tuberculose et sous-alimentation», dans *l'Expansion scientifique française*, 1944.

(384) Heinz Faulstich, *Hungersterben In Der Psychiatrie 1914-1949*, Lambertus, Fribourg-en-Brisgau, 1998, dans *Le Monde diplomatique*, mai 2005. スザンヌ・ハイム Susanne Heim による引用。

1938	1939	1940	1941	1942	1943	1944	1945	1946
6.3%	6.6%	9.9%	17.6%	17.8%	11.7%	9.4%	7.6%	6.5%

一九四二年一〇月にモンペリエで開かれたアリエニストの学会で、カロン博士、ドメゾン博士、レキュイエ博士は、「我々が一九四〇年六月以来目撃してきた患者たちの恐るべき大殺戮」を告発する。

その都度、県行政当局は注意を喚起されていたが、公的サービスの著しい無気力を考慮に入れないとしても、行政はあらゆる階層の住民から発せられる食料の追加補給の要求に曝されて崩壊している。明らかに精神病院は優先者ではない。たしかに我々は結局、そこに欠乏による優生学を見ることも出来るかも知れない。しかしその欠乏状態を管理する行政が優先権によって処理していることを考慮すれば、裏返しの問題がとらえられる — 例えば乳幼児やさらに学童の優先である（国家的援助による牛乳と乾パンの教室への配給）。

国レベルでの入院患者のこの高死亡率に関する最近の一研究の中で、イザベル・フォン・ブュルツィングスレーウェン[386]は単純な計算を提案する。一九三五－一九三九年の期間の「正常の」死亡率を占領下に拡大適用すると、死亡者は総計三四、一四三名に達するはずであり、確認される総数七八、二八七名ではない。つまり死亡者の超過はその引き算の結果、四四、一四四名である。しかしながらこの総数は、入院者と新入院者の数に比例した毎年の死亡者の動向の見通しの下に置かれねばならない。上記に援助施設の年次統計があり、悪液質による死亡率の上昇を示している（それには何か所かの県が欠落しており、その結果、我々はパーセンテージだけを示す）—。

幾らかの変動を除いて、各アジルで同じ曲線が見られる。それを見る際に気づく必要があるのは — もっとも当時、何人かの医師が注目するが — 悪液質は、我々が見たように、アジルでの新しい現象ではない、ということである。「精神病であるというまさにその理由により、精神病院の中で常に存在していた問題である」とピエール・シェレルは解説する。[387] それゆえ低栄養による悪液質が猛威を振るうには好都合の場所なのである。何人かの院長たちは他の院長らよりも、なんとかうまく凌ぐ（あるいは多くの時間を費やす）。しかしシステムＤは非常に困難であり、数百人の患者の規模では、さらに不可能である。それはいずれにせよ行政過程の他に、大胆な自主性を前提とする。ロデの小さな病院の場合がそれで、医長であり院長であるガストン・フェルディエールが、ある種の患者から取りあげたタバコとジャガイモを交換するという、まぎれもない闇市を組織する。[388]

深刻に不足する配給に加えて、というよりむしろ流出が蔓延《まんえん》し配給を逃れる。たとえその現象が新たなものではないとしても、全般的欠乏状況においてそれ〔流出〕の増大が見受けられる。それは、一方では承認を受けた先取りである ― 職員とその家族に給仕される食事（オワーズのアジルでは二〇〇名分の食事）、職員に売られるか分配される食料品と石炭である。クレルモン＝ドゥ＝ロワーズでは、これらの先取りの増加は、その施設が「サマル〔サマリテーヌ百貨店〕[389]」と渾名《あだな》されるほどである。もちろんク

(385) 参照――オリヴィエ・ボネ Olivier Bonnet, クロード・ケテル Claude Quétel, «La surmortalité asilaire en France pendant l'Occupation», dans Nervure, mars 1991.
(386) *L'Hécatombe des fous - La famine dans les hôpitaux psychiatriques français sous l'Occupation*, Aubier, 2007.
(387) Pierre Scherrer, *Un hôpital sous l'Occupation*, Paris, 1989.
(388) Gaston Ferdière, *Les Mauvaises Fréquentations–Mémoires d'un psychiatre*, Paris, 1978.
(389) イザベル・フォン・ブュルツィングスレーウェンによる引用、前掲、注382。

レルモンは例外ではない。もう一方には横領があり、それもまた著しい ― アジルの農場や農作業場での不正収穫、厨房での肉の天引きであり（最上のブロック）、厨房では何人かの料理人たちは本物の闇市に従事する。一九四二年三月三日の大臣通達は、保健の県視察官に「これらの施設に引き渡された作物が確かに蓄えられ、患者に与えられている」ことを監視するよう要求する。施設の院長たちは「配給を監視するために、食事時間に抜き打ちで視察」[390]をするよう促される。ガストン・フェルディエールは回想録の中で、一九四一年七月のロデのアジルへの着任ついて語る ― 「私は全職員を集合させ、病院の食物で生活することはもはや論外である、と言った」[391]。職員は慎みの命令に直面するにも拘らず、解雇者は多数にのぼる。一九四二年五月、ヴォクリューズの知事はモンデヴェルグ＝レ＝ローズの精神病院の院長に、一人の看護人と三名の世話係の解雇を受けて、「設備や調度品の窃盗だけが司法の場で訴追する必要があるように思われる、それに対して消費物資や食料品の流用については、状況に由来するという理由から、最大限裁量を正当化する必要がある」[392]と注意を促す。

家族はといえば、彼ら自身も窮乏に襲われており、彼らの病人についてかつてないほど関心を失い、そのうえしばしば転居する。そして一時的に家族が病人に関心を持つ時でも、仕送りは稀である。その当時モンデヴェルグのアジルに入院していた姉のカミーユを、一度だけ見舞うポール・クローデルの場合がそうである。それは一九四三年の九月のことで、窮乏の真っただ中である。カミーユは、有料入院者であったとはいえ、他の全ての入院患者と同様、飢死しつつある。弟はそれを看過することはできない。何故なら二七歳以来入院しているこの不幸な女性を少し前に見舞った一人の親戚の女性が彼に、彼女が半分死にかけている、と手紙に書き、次のように付け加えるからである ― 「彼女は栄養失調による浮腫があります……。彼女の女性主治医は、小包（郵便、それがより確実）、一五日分の良質で適法商品のバター、卵、砂糖、あるいはジャム、あるいは例えばあなたの家で作られたケーキが、まさに彼女にとって必要なのです、と言っています。それは困難なことですが、哀れな患者たちに対して、まさに離れ業を果たすべき時です。ただ二週間に四分の一リーブルのバター――あるいはより少なくても十分でしょう」[393]。彼が到着した時、院長が彼に言った最初のことは、ここの狂人たちが文字通り飢え死にしていることである。そして詩人であり、偉大なキリスト教徒である彼は、手ぶらで来ていたのだが、カミーユの顔付きに我を忘れる――「美しく、素晴らしいままだ」。カミーユ・クローデルは一か月後に死ぬ。ポール・クローデルも家族の他のメンバーも共同墓地での埋葬に参列しない。他の家族も、古くからの図式どおり、葬儀の後にしか顔を見せず、少し遅れて彼らの病人の存在を再発見するからである。時代は、すべての人にとって困難だったのである。

これら全てにおいて政府当局はどうだったか？　彼らのいつもの反応の鈍さを考慮すれば、政府当局は比較的素早く反応しており、一九四一年二月の通達で一九三八年の献立見本の遵守を徹底するよう知事に命じる。このような現実感覚の欠如は現場にいる者たちに非常に具合悪く受け取られる。オシュの精神病院の院長は皮肉たっぷりに返答する――「食生活に関することについて規定どおりの処方を遵守

(390) 同書。
(391) ガストン・フェルディエール、前掲、注388。
(392) イザベル・フォン・ブュルツィングスレーウェンによる引用、前掲、注382。
(393) 同書。

することは、確かに精神病患者を治療し栄養するという使命を持っている全ての者にとって最も貴重な願いです。そこに、ひとつの励ましとひとつの強力な支援があれば、我々の病人たちの食糧を確保するために毎日遭遇する多くの困難に我々がより力強く立ち向かうことを可能にするでしょう。実際、今日では、少なくとも量的な点では、一九三八年に確定されたこの献立見本に近づくことはとても困難であり、その献立は我々にはすでに贅沢で遥か彼方の生活の証しのように見えます」[394]。

いずれにせよ、アリエネは厳しい配給における例外として優先権があるとは考慮されておらず、その配給は生きるための割り当て以下であることを思い起こそう。基本的な配給は、三歳から六歳の子どもから七〇歳以上の老人に至るまでの八つのカテゴリを含む。七〇歳以上の老人に対して、配給券Ｖは一日に二〇〇ｇのパンの権利しか与えていない（当時の最も基礎的な栄養）。しかるに配給券Ａ（二一歳－七〇歳）は〔パン〕三五〇ｇであるが、それは一九四一年三月二九日以降、二七五ｇに削減される。追加が与えられる唯一のアリエネたちは原則的に、働いて配給券Ｔを要求する者たちである。配給券Ｔはいわゆる「肉体労働者」のものだが（例えば日に四五〇ｇのパン）、しかし行政はしぶしぶにしかそれを彼らに認めない ― 行政が彼らをアリエネたちと見なすからではなく、肉体労働者と見なしていないからである。

医学界と世論の圧力の下で、ついに政府は〔配給〕勧告とは別のやり方で行動することを決定する。国家家族衛生局の一九四二年一二月四日の通達は、精神病院への追加を承認する ― 一日につき二二〇から二二五〔キロ〕カロリー、および入院者の四分の一について四〇〇〔キロ〕カロリー[395]、と。時代の特徴であるが、この支給は、今日ではほとんど滑稽に見えるが（非肉体労働人口で必要な一日平均二、四〇〇〔キロ〕カロリーをはるかに下回る）、当時は重要なものと評価される。それでもこのわずかな追加は、より強力な監視と、その効果を生み始める地方再編成につけ加えて、入院者数の減少もあって、一九四三年以降、超過死亡率を低下させる。

したがって、精神科医の側でも、そして当局の側でも、フランスでは精神病者の「根絶」について最小限の隠された生物統治的企てもなかった。それでもなお「飢死するがままにしておく」と「飢死させる」との間にはひとつのニュアンス以上の計り知れない差異がある。この惨劇は、最も無防備で、最も無垢な者たちによって耐え忍ばれただけに一層耐え難いが、それでも存続する。責任の問題は生じる。戦争と占領によって頂点に達した無関心、無感覚、利己主義……である。いずれにせよ（責任の問題は）、二つの大戦間以降、当時君臨していた優生学の思想の文脈に置き直す必要もある。たとえアレクシ・カレルのような人物の学説が最終的には非常に孤立し（証拠は、常に彼が引用されるからである）、フランスでは、実践された負の優生学はないとしてもである。しかし、アリエネたちは戦前から敵意を含んだ偏見に苦しむ。一九三七年四月、急進派のリヨン市長で、元首相で、急進社会主義左派連合の立役者でもありながら、後に追放されることになるエデゥアール・エリオは、ヴィナティエのアジルに一〇年間居続け、地域共同体に八万フランの費用がかかることになるアリエネに関して、次のように問う。「アリエネを治すことなく、それほどにも長い年月に亘って彼らの悲惨な生存を引きのばすことの蔓延に対して為すべき余地はないのか」。[396] エリオは固執し、数か月後に一〇年間入院したアリエネの費用に立ち戻りな

(394) 同書。
(395) 同書。

がら次のように署名入りで書く ―― 「つまり、子どもを幸福な環境で育てるために必要とされる以上にかかる ―― したがってアリエネを死ぬがままにし、子どもを助けるほうが良いと述べる根拠がある」。そのような言葉は、まして選挙で選ばれた者によるものは、今日では考えられない。その時代の、全体的な同意のもとにそれらは支持される。この声明を伝えるイザベル・フォン・ブュルツィングスレーヴェンも、同様の極端な批判をもってしても、結局は非常に穏健な提案に行きつくに過ぎない、と付け加える。

アリエネたちに食料追加を割り当てる一九四二年一二月四日の大臣通達は、よく理解されたとは言えない。配給部局は憤慨する。「私は数多くの控え目な栄養不良の労働者を知っているが、彼らも同じようによく扱われれば幸福になるだろう」と、食料配給委員会のメンバーである一人の医師は批判する[397]。『リヨン医学雑誌』の中で、ルケ博士とルベルディ博士は一九四三年に次のように書く ―― 「フランスにおける精神障害の進展を根本的に修正しなかったはずはない。我々が生きる途方もない時代は、全く予期しない方向に精神障害を展開させた。すなわちそれは公衆衛生の漸進的な改善という形の方向である」。その著者たちにとって、アジル人口の縮小という改善である。ところがそれは入院者の減少、平時に比してより早い退院、そしてとりわけ死者の増加の結果である。そして我々の時代の著者たちは、超過死亡率の中に、それが完全に〔食料〕制限、つまり「正真正銘の自然淘汰による公衆衛生の改善の形」と結びついているのを見る……。「したがって、現代は、素朴な深刻さと容赦のない厳しさを伴う、精神衛生の浄化の一様式として現れている」[398]。だからといってそのような医師たちは、なんらかの形で彼らの病棟の患者の低栄養状態に手を貸したのか？　そうでない可能性が非常に高い。いずれにせよ部分的な、さらには偏った一連の引用の中で、一九三三年から一九七〇年までボンヌヴァルのアジル（ウール＝エ＝ロワール県）の医長であり、別の言い方をすれば彼の同業者の代表者でもあるアンリ・エーを忘れてはならない、彼は一九四一年二月に自分の患者に関して次のように書く――「人類最大の不幸の一つに苦しめられていても、それでも彼らは生きようと望む存在のままであることに変わりはなく、我々の名誉ある職業の重要な掟に従って、我々には彼らの生存を守るという絶対的な義務があるが、それが常軌を逸してしまった」。アンリ・エーにとって、そしてフランスの同業者にとって、ヒポクラテスの誓いはなお大事なことを意味する（「私はあらゆる悪、あらゆる不正に関与しないだろう。私はもし要求されたとしても、毒を誰にも手渡さないだろう……」）。

戦争が終わる時、ページが繰られる。自分たちの精神病院の入院患者の激減に直面するフランスの精神科医たちが心配すること、それは行政当局が、そのいくつかを転用し利用しないかを知ることである。興味深いことに、注目すべきは合衆国の方であり、この国の精神病患者に対して保留されていた退院通知の糾弾キャンペーンを戦争直後に目の当たりにする。一九四六年五月六日号の『ライフ』誌に、「一九四六年のベドラム」という連想を誘う論題の論文が掲載され、それはおそらく、同じ時期に封切られ、ボリス・カーロフが登場し一八世紀のベドラム〔精神病院〕の残忍な院長を当時演じる、「ベドラム」と

(396) イザベル・フォン・ブュルツィングスレーウェンによる引用、同書。
(397) 同書。
(398) イザベル・フォン・ブュルツィングスレーウェンによる引用、同書。
同じ著者を参照、«Eugénisme et restrictions. Les aliénistes et la famine dans les hôpitaux psychiatrique français sous l'Occupation», dans *Revue d'histoire de la Shoah*, juillet-décembre 2005.

いう映画を参照している。「一九四六年のベドラム」の著者であるアルバート・Q・メイセルは、彼の論文の序文に次のように書く —— 「殆どのアメリカの精神病院は恥であり不名誉〔恥辱〕である」。そのルポタージュとそれに添えられた胸を刺すような写真が、〔ナチスの〕強制収容所でのおぞましさを発見したばかりの一人のアメリカ人女性に衝撃を与えることになる。二つの公立病院、つまりペンシルヴェニアのバイベリーとオハイオのクリーヴランド州立病院において調査が行われる。そこでは完全な貧窮の中になるがままに見捨てられた精神病者たちが見出される。

その後数年のうちに、レポーターのアルベルト・ドイチュは他の精神病院での調査を続け、一連の記事の中で、そして一九四八年に出版される著書『合衆国の恥 —— 精神疾患と社会政策 —— アメリカの経験』の中で、同じ状況を描写する。六、五〇〇名という法外な数の入院者のいるフィラデルフィア州立病院では、医師数は六五名から一八名に減少し、看護人の数は二五人に一人から五〇〇人に一人へと落ち込んでいた。意味深いことに五六の公立精神病院の精神病患者の「世話」は一部、三、〇〇〇名の良心的兵役忌避者（大部分はクエーカー教徒、メソジスト教徒、メノー派教徒）に託された。このことは典型的な優生学者の考え方を表す —— 「無用者による無用者の看護」で、本物の看護師や医師は「効果的に」動員される。他のその場しのぎの監護人については、彼らはしばしば無資格で、また倫理感もない（もっとも兵役忌避者は彼らとの相違について戦争直後に証言することになる）[399]。こうして精神病者たちは一様に、強制労働を課せられ、終日手錠をはめられ拘束衣を着せられ、殴打され、凌辱された。ある者たちはそのために亡くなった。病院管理当局が彼らが受けた侮辱の証拠に目を閉ざすことが出来なくなった時でも、課された罰は単なる解雇に留まり、張本人はまさに、その拷問の才を実行するために他の病院に雇われることが出来たのである。

このように合衆国の精神病者の境遇は、恐ろしい超過死亡率にもかかわらず、ヴィシー政権下のフランスが逆説的にも経験しなかった負の優生学の出現によって具体的に印付けられた。もしそれでもアメリカの精神病者たちのより多数が餓死していないとすれば、それは彼らの国がヨーロッパの国々よりもはるかに軽い配給制を体験していたからである。

戦後のフランスでは、時に占領下での精神病院での超過死亡率の問題が提起されていて、医学界ではまったく秘め事ではない。ある時にはそれは、一九六六年のエーム博士のように、[400] さらには一九一四－一九一八年の時期と比較研究した（質的であって量的ではない）[401] 一九七八年のシヴァドン博士のように、攻撃的ではない。ある時には一九五二年の『エスプリ』誌におけるように、以下のように非難を込めるものもある ―― 「沈黙は完全に組織化されており、壁の向こう側で、そして常によく手入れされた庭の奥で、占領下に四万人の精神病患者が飢え、寒さ、結核で死んだだろう……。狂人たちと、老人たちは最初に死ぬことになるだろうが、それは当然だった」[402]。同じ号の別の記事では、ルイ・ル・ギランとルシアン・ボナフェの筆によってさらに進められる ―― 「精神病院では戦前から非常な混雑がすでに存在していた。そこで占領軍とヴィシー政権によって実施されたアリエネたちを「援助する」ファシズム警察が、

(399) Témoignages recueillis et conservés par la *National Mental Health Foundation*.
(400) Revue *Recherches*, no1 (1966).
(401) Revue *Recherches*, no31 (1978).
(402) Philippe Langlade, *Esprit*, 1952, no 4.

そこで根本的な解決に寄与した。四万人の精神病者が戦時中に飢えと寒さで死んだのである」。

この占領下での悲劇的なエピソードは、一九八七年に『穏やかな大虐殺。ヴィシー政権下のフランス精神病院での四万人の精神病患者の死』(403)という衝撃的なタイトルで出版された、マクス・ラフォンの著書と共に「事件」となる。その著者にとって「人類の人間性の忘却はどこまで達するのか、倫理、義務、そして限界の基準を喪失した社会において、言説と行動はどれほどまでに導かれうるのか、をはかり知ること」が問題である。フランスは、バルビー訴訟の時代であり、ジャーナリズムがエスカレートさせるだけに増々心を動かされる——「そこに学問的研究の素晴らしい主題を見ていた……これらの精神科医の、無気力と無自覚が加わる」と、一九八七年六月一〇日にエスコフィエ・ランビオットは定期的に医学欄を執筆している『ル・モンド』誌に書く。一九八七年七月一四日の医学雑誌『ル・ジェネラリスト〔一般医〕』は、その立場から、その著作の暴露的な特徴を強調する。その著作は「消息筋では長い間もみ消された噂でしかなかったことを確信へと変えた——つまり何千人もの患者の殲滅である」。有名な精神科医ルシアン・ボナフェ（一九一二−二〇〇三）がその著作の序文を書いた。彼〔ボナフェ〕は「精神病者の大虐殺の最初の直接的な証人」として紹介されている。彼はその時、サンタ＝ルバン〔高地ロゼール〕の精神科病院長であり、レジスタンス運動家で共産党活動家であった。彼はまた、後で見るように、戦後数十年における「社会精神医学」の系譜における主要人物の一人でもある。『ジェネラリスト』誌の編集者が殲滅の用語は余りにもきつすぎないかと尋ねた時、彼は答える——「私は逆に、それがまったく適切であると信じています」。そして——「この四〇年の沈黙は何故なのですか?」という問いに対して、彼は答える——「沈黙は無かったのです。検閲があったのです」。

精神科医たちは憤慨し抗議するが、しかし、こうして発せられたすさまじい糾弾は最早、激化することを止めない。非常に注目された二編の小説、一九八八年のピエール・デュランによる『狂人の行列』(404)と、一九九八年のパトリック・ルモワンヌによる『アジルの正当性』(405)が、穏やかな大虐殺という主張を決定的に強固なものにする。ダニエル・コンロドが正当に「報告書の暴走」(406)と呼ぶことは、オンラインでの嘆願書もまた生みだした（「苦痛を終わらせるために」(407)）。それは次のような要請で終わる ― 「我々は、フランスでの第二次世界大戦の間に精神病院に閉じ込められた人間存在が、ヴィシー政権によるフランス国によって死へと放棄されたことが、フランスの最高当局によって認められることを要求する。我々は、総合的なイデオロギーおよび政治的‐制度体系の用語で、これらの事実に関係する責任が位置付けられ分析されることを要求する。我々は、そのことと、それらに割り当てられる原因が学校の教科と教科書に記述されることを要求する」。

我々は、オリヴィエ・ボネと共に、一九九〇年の第八回国際精神医学史および精神分析学史コロック(408)に際して、最初の量的研究に着手していた。我々に対する深刻な非難に値する(409)「穏やかな大虐殺」とい

(403) Éditions de l' AREFPPI, rééd. 2000, éditions Le bord de l' eau.
(404) Éd. Messidor, rééd 2001, éditions Syllepse.
(405) Éd. Odile Jacob.
(406) «La France de Vichy a-t-elle eu une politique d' extermination des malades mentaux?» dans *Télérama*, no 2813, décembre 2003.
(407) PetitionMars2001@aol.com.
(408) Communication publiée, dans *Nervure*, mars 1991.
(409) Armand Ajzenberg. «Drôles d' histoires : l' extermination douce», dans *Chimères* hiver 1996.

う説に、我々は初めて異議申し立てを行った。これほどにも確固とした主張を再検討してはならないのか。イザベル・フォン・ブュルツィングスレーウェンの『狂人たちの大虐殺』[410]によって、終止符が打たれるように思われるには、二〇〇七年を待つことが必要となっただろう。極めて完璧で（五一二頁）、異口同音に評論家たちに好意を持って迎えられたこのたびの研究の終わりに[411]、この女性歴史家は、優生学的な目的でヴィシー政権による、承知のうえで計画された飢餓という主張を無効にする。イザベル・フォン・ブュルツィングスレーウェンは著書の結論で、「研究報告の務めは、それがまた厳正な仕事である場合にしか意味を持たない」と注意を促す。

第3章　生物学的治療法革命

科学的研究について、セレンディピティ serendipity［英語で、偶然に発見された事実］に言及する時は、唯一無二の偶然が強調されるが、その偶然が単独で生来したのではなく、それが突然生じた時にそれを「導いたもの」を知る必要があることが忘れられがちである。それはまさしく事実発見の妙である。その表現（時に「sérendipité」とフランス語化される）は、一七五四年に英国で誕生するが、三人のセレンディプ（セイロン）島の王子が「偶然に、そして明敏さによって」、彼らが求めていなかった物や褒美を、絶えず偶然に見つけるというペルシャの物語から借用されたものである。

それは最初の神経遮断薬の革命的な発見について当てはまるが、実際には、神経生理学の、中でも神経伝達物質［神経細胞から発せられ、他の神経の機能に影響を与える化学的「環境」を生み出す化学物質］のより高度な知見を背景として発見された。この新たなセレンディプへの旅は、メチレンブルーに端を

（410）前掲、注382。

（411）とりわけ以下を参照のこと、エリザベート・ルディネスコ Élisabeth Roudinesco, «Dans les asiles des affamés de Vichy», dans *Le Monde des livres*, 23 février 2007.

発し、一八八三年のフェノチアジンの合成をもって始まるが、それは最初は殺虫薬および駆虫薬［獣医学における腸内寄生虫に対する］として用いられる。この分子の誘導体のいくつかが、鎮静および抗ヒスタミン特性［ヒスタミンは、とりわけアレルギーにおいて関与する、生体の一物質である］を持つことが分かったのは、ずっと後の一九三七年になってからだ。一つの抗ヒスタミン物質であるフェネルガン〔プロメタジン〕が、一九四〇年以来、興奮状態におけるその鎮静作用のゆえに精神科医のギローとドーメゾンによって用いられる。もう一つ別のフェノチアジン系薬が、その作用の理由は知られないまま抗パーキンソン病効能のゆえに神経学で用いられていた。第二次世界大戦の直後、フェノチアジン誘導体の効果が研究者たちの主要な目標となる。太平洋戦争の間、アメリカ人たちはマラリア対策の研究の一環としてフェノチアジンとその誘導体を検討していたが、一九四四年にはそれを断念した。一九四九年、当時フランス海軍の外科医でヴァル＝ド＝グラース病院の職にあったアンリ・ラボリ（一九一四－一九九五）は、手術によるショックを予防するためにフェノチアジンの一つの誘導体であるクロールプロマジンを、麻酔のために投与される「混合遮断剤」の中に使用し、「環境に対する患者の無関心状態」を誘導する。ラボリは先ず同僚の女性精神科医に対してクロールプロマジンをテストし、彼女は「無感動の印象」を経験した。

たとえラボリが将来の精神薬理学の予言者かつ推進者となるとしても、ただしそれは経験的で単発的な使用に過ぎない。一九五二年五月二六日、その二年前にパリで開催された第一回国際精神医学会の会長で、すでに有名であったジャン・ドレー（一九〇七－一九八七）と、ピエール・ドニケル（一九一七－一九九八）が、クロールプロマジン単独で治療された二〇例からなる急性精神病エピソードの最初の一群の結果を出版した時[412]は、事情は全く異なる。クロールプロマジンは、長期の治療において、数多くの精神病性の症状に、とりわけ幻覚に特異的に作用しているようである。そこで、急性精神病のその治療は、その時代の精神医学の関心の的となる。同年の一九五二年末から、その大事件の報告がはじめて海外で刊行され、翌年から最初の臨床試験がアメリカとカナダで実施される。

クロールプロマジンは、その商品名ラーガクティル Largactil で名声を獲得することになる（「大きな作用 large action から」――語尾〔-til〕については、それは単に効果があるように見えるためで、そのうえ追従者を生むことになる）。その発見は大評判となり、ジャン・ドレーの提唱によってまさにその誕生の場所であるサン=タンヌでの一九五五年の国際シンポジウムの開催の理由を説明するほどとなる。そこでは一四七を超える演題発表がなされ、生まれたばかりのすさまじい希望を証明する。同じ年に医学アカデミーでドレーとドニケルは、〔将来的に〕「神経遮断薬」となる「神経麻痺薬」という用語を提唱する。アメリカ人たちはメジャー・トランキライザー〔強力精神安定剤〕（それまで知られていたトランキライザーが、精神病に対して何の有効性もなかった事実から、適切ではない用語である）と表現することを好むことになる。

この精神薬理学の時代の始まりは、ひとつの表題以上の革命である。それは「精神科医に生理学的に考えることを余儀なくさせる」（ジャン・ドレー）が、とりわけ精神科入院の構造そのものを根本的に修正することになる。その当時まで用いられていたショック療法は、発作による治療法であった。我々は

（412）Delay(J.), Deniker(P.) et Harl(J.M.), «Utilisation en thérapeutique psychiatrique d' une phénothiazine d' action centrale élective» dans *Annales médico-psychologiques*, juin 1952.

ついに、慢性精神病の変遷に関して長期間に亘って働きかけることを可能とするような、長期の治療に有効で利用可能な薬物を手に入れる。

この発見の結果は相当なもので、研究競争において、続く数年間の神経遮断薬の驚くほどの発展となるが、一方で精神医学と神経学の二重の極性が、やはりドレーとドニケルによって明確にされる。一九五四年の発見は、太古よりアジアで蛇の咬傷に対してすでに用いられ、一六世紀のヒンズー教の医学で「狂人への薬草」と名付けられていたヒマラヤの双子葉植物、印度蛇木由来のアルカロイドであるレセルピン（セルパシル）である。とりわけヒンズー教医学から、一九三〇年代にこの植物由来の主要なアルカロイドが分離されていたが、そのうちレセルピンは自然産物に由来する唯一の神経遮断薬となる。ラーガクティルより強力な新たな分子が、一九五九年、一九六〇年、一九六八年、一九七七年、一九七八年に生み出される。これらの多様性は非常に早くからそれらの分類を強いる。多機能であることを受け入れると鎮静から脱抑制に至る一五薬品を生むが、ドニケルとジネステの一九七三年の分類は、神経遮断薬について八つほどの化学的グループを数える。

神経遮断薬にトランキライザー〔精神安定剤〕あるいは抗不安薬が加わる。不安と情動的緊張を減少させるそれらの作用は催眠性の特性と結びついて、バルビタール類よりも好まれる。一九五四年にはカルバメート〔カルバミン酸塩〕類（そのうちのエクワニル〔メプロバメート〕）、次いで一九五七年には最初のベンゾジアゼピン（BDZ）が登場する。BDZは催眠、抗不安、抗痙攣、健忘、そして筋弛緩〔筋脱緊張〕の特性を持つ新しい薬物群である。クロルジアゼポキシドが重要で、それは最初、誤って合成されたものであるが、その後の製薬産業史上の最大の成功の一つとなる――〔商品名〕リブリウム。続く数年間に他のベンゾジアゼピン系薬物が商品化されることになる――ヴァリウム〔ジアゼパム〕、トランセネン〔クロラゼプ酸〕、セレスタ〔オキサゼパム〕、レクソミル〔ブロマゼパム〕……。不安状態に対するこれらの麻酔薬の処方は、きわめて素早く精神病理学の厳密な枠組みをはみ出し、一般医によるその報告用処方箋記録簿の出現につながることになる。一般医は、一九八四年の調査によれば、向精神薬の四分の三を処方していることになる。自己投薬もあり、さらにスポーツにおける使用もある。例えばエリートの射撃手は、時に筋弛緩効果を求めてベンゾジアゼピンを用いる。麻薬中毒患者もまた、彼らが選ぶ薬物がない時に、その場しのぎとしてそれらを利用する。

抗うつ薬の大系列もまた一九五〇年代に日の目を見た（抗うつ薬としてのベンゾジアゼピンの使用は、承認されない）。一九五七年に数か月の間隔をおいて、二つの医学論文が、二つの非常に異なる分子によるうつ病性エピソードの治癒を発表する――イプロニアジドとイミプラミンである。前者は、イミオザジン（リミフォン）の誘導体で、それは結核の治療に用いられており、一九五二年以来、多幸感を与え、発奮させる作用が確認されていたが、ついには当薬物の放棄の原因にまでなる。アメリカ人ネイサン・クラインはそこで精神医学的な観点からその研究を再び取り上げ、一九五七年四月に、抑うつ状態におけるこの精神賦活剤の最初の結果を発表する。イプロニアジドはこうしてＩＭＡＯ――モノアミン酸化酵素阻害薬の原型となる。

同じ年の八月、イミプラミンの再転換がセレンディピティの新たな例証を提供する。先ず神経遮断薬として提案され、効果がないと判断されたイミプラミン（クロールプロマジンの構造に近い）は、スイスの精神科医ロランド・クーンが、抑うつ状態が観察された集団へその投与を加えるという直観を得た時には「不活性分子の大きな墓場の中に加わる」ところだった（プロン＝マニャン）。臨床家たちが驚いたことに、イミプラミンは強力な抗うつ剤であることが明らかとなる。それは、抗うつ剤〔抑うつ気分の賦活剤］全体がそこから生まれることになる参照すべき分子であり続け、四環系抗うつ薬やβブロッカーのような新しい分子の発見に至る。

実際に、精神病理のあらゆる主要なカテゴリーが満たされるためには、もはや気分の制御が欠かせなかった。それが少し遅れてリチウムの到来によってなされたことである。一八一七年に発見され、一八五五年に単離されたこの軟質金属は、最初は痛風の治療に用いられ、次いでリチウム塩の形でてんかんの治療に用いられた（電池の陽極としての現代的利用は言うまでもない）。一九四九年にはオーストラリアの精神科医ジョン・ケイドがそれを躁病性の興奮状態の治療に導入していた。中毒性の事故並びに神経遮断薬の到来がそれらの放棄へと導いた。一九五四年以来デンマークの精神科医たちは、研究を再開し、躁うつ病におけるリチウムの予防的役割を一九六七年に明らかにする。こうして価値を見直され再転換されて、リチウムは、向精神薬の新たなカテゴリー、つまり気分正常化薬あるいは気分調整薬の最初の代表例となる。

抗うつ薬あるいは気分調整薬の市場への到来は、増大するうつ病への取組みの要請に応えることを可能にする。ピエール・ピショーは、六〇年代からの「うつ病時代の始まり」について語る。一九七六年にフランスで初めて、三一、三四八名の精神分裂病（むしろその診断はより広義的でなくなる傾向がある）による入院が、三二、七一二名のp. m. d.（躁うつ病性の周期性精神病で、やがて「双極性」精神病と言われることになる）と他の「気分障害」（とりわけ「単極性」の形――「躁病」相のない周期性うつ病）による入院に、首位の地位を譲る。

数年のうちの精神薬理学の勃興は、精神病者への取り組みを根本的に修正し、戦争後には、それでも続いていた入院の増大を防止することができる外来治療（入院生活以外の）を間もなく可能とする。合衆国では、入院動向の逆転〔減少〕さえ語ることができる。一九五五年からのクロールプロマジンの〔次いでそれに加わる向精神薬の〕大量使用は、五五万人（一九四五年より九万人多い）という驚くべき絶頂にある入院者数を直ちに減少させる。一九六〇年には入院者数は約五〇万人に減り、ついで一九七〇年には四〇万人になる。一九七五年には二〇万人となる……[413]。フランスでは一九五七年に、カーンのボン＝ソヴェールの年次報告は次のように指摘する――「治療面では、クロールプロマジンによる長期治療は目覚ましい結果として現れる。慢性と考えられていた患者の多くが治癒し、正常な社会的かつ職業的活動を取り戻した」。

「狂気の最も人目を引く症状は消失するか、すばやく制御された」（ジャック・オクマン）。「歴史的に重要な病型の准－消失によって、緩和され、隠蔽され、発症初期の、あるいは残遺性の臨床型に置き変わってゆく」[414]と、一九八五年に、当時パリのサン＝タントワーヌ病院の神経精神科医であったジャン＝クリストフ・リュファンは書いていた。それ以来「心の偽装」について語られることになる。「かつて最も重篤な様相にあった精神疾患のこの平凡化は、極限において、いわゆる『反精神医学』の思想運動の状況を生みだすことになる」[415]。それは精神科医という職業の再評価による結果とはまた別の、治療法革命による

（413）Pierre Péron-Magnan, «L' ère moderne des thérapeutiques biologiques», dans *Nouvelle Histoire de la psychiatrie*, 前掲、注４。

（414）Jean-Christophe Rufin, «La révolution neuroleptique», dans *Tribune médicale*, juin 1985 (numéro special «30 ans de chimiothérapie en psychiatrie»).

（415）同書。

結果である。それまでは精神科医は医学の哀れな親族と見なされていたが、今や製薬企業から渇望される処方者となる。その地位の改善は、結果的にその謝礼金の増大によって表される。

それに相応して、カーンのボン＝ソヴェールは直ぐにこれらの革命的治療法によって支配された（その点では「パリの」理論に耳を傾けるよりも、一層高い反応性を示す）。一九五四年にはすでに、男性病棟の医長は次のように高く評価する ― 「治療領域において、今や標準的となった生物学的治療薬を大幅に使用することによって、我々はつねに素晴らしい結果を得ている」。県知事への年次報告の中で、薬局の報告が止むことなく増大する位置を占めるのは、一九六〇年からでしかない。つまり向精神薬の消費が増加し、眩暈を起こさせるほどになる ― 神経遮断薬、トランキライザー、バルビタール類、麻薬、抗うつ薬、精神刺激剤……一九六二年には、一、〇〇〇リットルほど（液剤である！）と四〇万錠以上 ― 一九七〇年には一、五〇〇リットル〔液剤〕と約一〇〇万の錠剤か顆粒剤 ― アジルの人口全体は殆ど一定（約一、二〇〇名）である。止むことなく新製品が先行薬の地位を奪っていくが、だからといって先行薬は消滅しない ― 「一九五九年の資料を読むと、精神病状態の現行の治療法は、今年、幾つかの神経麻痺薬〔神経遮断薬〕、トランキライザー、あるいは「精神刺激薬」で一層充実し、精神障害者の予後を明らかに改善する」。一九六〇年について言えば、たとえ医師が「治療法が何もない〔老年痴呆〕、殆どない〔精神遅滞〕、あるいは整備されていない（神経症）」と不満をもらすとしても、それでもよい知らせがある ― 「我々はひとつの新薬の発明者たちに喜んで感謝したい ― ハロペリドール、それは幻覚性妄想に驚くほどよく効く」。

一九七〇年にはボン＝ソヴェールでは、向精神薬（国際連合の協定では当時一一一〔の向精神薬〕を数える）は薬剤消費の第一位を占める ― つまり四五％で、抗生物質（九％）と比べても遥かに多い。神経遮断薬はそれだけで三三種のさまざまな薬物から成り、向精神薬の四分の三を構成しており、トランキライザー、ヌーレプティック［覚醒度を減少させる］、感情刺激薬〔抗うつ薬〕とヌーアナレプテック〔精神興奮薬〕［覚醒度を増す］と比べて遥かに多い。それと同時に予算は増大する。ボン＝ソヴェールでは、一九六〇年を基準年とすると、薬物による出費は一九六七年では一一九％に増加するが、それは始まりでしかなく――一九六九年に二四一％、一九七一年には三三一％となる……。

精神薬理学のこの大勝利は影を伴わずには進まない。殆ど全ての向精神薬は重篤な離脱症候群を伴う依存をもたらす。ある種の妄想状態には到達不能である。結局、そしてとりわけ、大部分の例では、精神病の治療の中断と不治例が問題となる。「世界を脅威として感じている精神分裂病者は、この脅威の理論により、同時に盾として、彼の妄想を利用しているのは事実である。かくしてもはや妄想しなくなった一部の精神分裂病者たちは、配偶者を失ったように、欠乏状態になる」(416)。副作用は数多く、重篤である――眠気、記憶の障害、思考の錯乱、弁舌の障害、肥満、振戦、そしてパーキンソン病様の異常運動、転倒、ある場合には突然死であり、さらに奇異反応もある（症状が減弱も消滅もせず、増強する）。時には治療を中断する必要があるほどの、思いがけない作用がある。一九九〇年代に登場することになる新薬は、プロザックのように、より毒性が少なくなる。それはセロトニン作動薬［中枢神経系のセロトニンの量を増加させる］の花形薬品であり、かつてないほど外来で、また精神科の処方でも、同時に消費が加速する（一九九二年から一九九七年の間に、フランスでは二倍になる）。四人に一人のフランス人に向精神

（416） Yves Pélicier, «Neuroleptiques et modification des modes de prises en charge», dans *Tribune médicale*, 前掲、注414。

薬が投与される時に（二〇〇〇年には社会保険によって一五億箱分が払い戻される）、その精神疾患を特徴づけることは困難である。

なお入院中の者だけに留めるとしても、ラーガクティルを「精神医学のアスピリン」だとして告発する声が一九五五年以来高まった。一〇年後には、向精神薬について「化学的拘束」が語られることになる。一九六〇年代の末にはある種の落胆が始まっているだけに、生物学的治療法によってもたらされた倫理的問題がよりたやすく、精神科医たち自身によって主張される。いずれにせよ生物学的精神医学は、相変らず精神障害を説明する異常機能を同定するには至っていない。しかし、人には精神病者を実験材料として利用する権利があるのだろうか？「怒り狂ってはいたが、少し前には生き生きしていたアリエネを、悲惨にも従順で発動性のない肉の塊に変えるこの受動性に」われわれがたどり着いたのは、疑問の余地のない闘いにおいてなのか？（J・オクマン）。結局のところ、生物学的治療法という臨床的な頼みの綱は、逆説的に、精神医学の放棄をもたらしてはいないか？「患者の関係的および心理学的なものの放棄が、えてして化学療法の過剰増加に伴うと言うことは、正しい」[417]。

生物学的治療法の父であるアンリ・ラボリでさえ、疑念に捉えられなかった訳ではない。最初、まさしく彼は、「いまだに身動きがとれないでいる旧脳の条件づけ」から、最終的に解放される人間の未来を見ていた。一九七〇年以来、彼の著作はその調子を変えるが、おそらくそれは彼が発案したカントール〔ミナプリン〕という新規向精神薬の失敗以後で、プロザックによって圧倒された後である。ラボリは「その山ほどの賞讃すべき確信によって不整合となったこの世界を ― もはや何の自覚もないが故に、良心にやましいことがないということこの世界を ― すでに全て見つかったとして、何も探求しないこの世界を」[418]、激しく非難する。

明らかに、生物学的治療革命は治療という枠をはみ出して、狂気全体を巻添えにする。状況は一変する。このようにして実現された驚くべき進歩が新しい扉を開き、新たな問題を生じさせる。「その時以来、精神医学は大挙して、精神疾患のモデルとして、シナプス機能による顕微鏡レベルでの神経解剖学的モデルに立ち返ることになる。疾病学的分類は再編に行き着く。精神医学全体が、治療法のプロトコールにおいても、また精神疾患の概念においても変化することを要請される。しかし平穏の妙薬は、心的苦悩の万能薬としては容認されることはなく、薬理学革命の広がりに、精神分析学と反精神医学の運動の広がりが呼応して行く」[419]。

つまりそれと同時に伝統的な治療法は消えてしまったということか？　どちらとも言える。かなりの切り詰めが行われたが、しかし白紙になったわけではない。ザーケルの治療法〔インシュリンショック〕は消えなかったし、電気ショック療法も消えなかった。生物学的治療法の登場後五〇年になるが、今日でもなお、電気ショックは「振動療法」あるいは「電気けいれん療法」（ＥＣＴ）の名の下に相変わらず存在する。その実施法は非常に進歩した ― 副作用を抑えるために全身麻酔下で、筋弛緩剤を投与する。患者の「分別のある」同意が要求され、あるいはもし患者が同意できる状態でなければ、法的な保護者の同意が必要である。議論があるにも拘らず、一九九九年にフランスではなお一年に七〇、〇〇〇

(417) 同書。
(418) P・クルルヴォア Clervoy とM・コルコ Corcos より引用、前掲、注349。
(419) 同書。

例のＥＣＴ、英国では二〇〇、〇〇〇例のＥＣＴを数えた。つまりこの治療法は残り物ではない、ということである。実際、その適応症は数多くある ― 大うつ病に対する短期間の治療効果であり、しかしまた時には薬理学的治療法と併せて、時にはそれに代わって、中等度の期限のものである。かつてメランコリーと呼ばれていたものへの相変わらずの適応以上に、ＥＣＴは「統合失調症の症状増悪」と同様に、あまり説得力はないが、てんかん難治例においても、有効であると考えられる。

ただし二、〇〇〇年の歴史のある水浴療法が、生物学的治療法の到来を前にして旗を下ろしたと信じることは間違いだろう。一九六〇－一九七〇年代にアメリカの精神科医であるミッシェル・ウッドベリーはパッキング〔包み込み〕法、つまり日々の数回の治療時間に、冷たい水に浸したシーツの中に（低体温症にならぬよう）、一時間から数時間、患者を包む方法を導入することで、確かに新機軸を打ち出したと考える。パッキング法は、何よりも急性精神病期に、特に統合失調症向けのものである。それは、退行の状況を始動させると同時に、「患者に自らの感覚的、情動的な体験を優先しながら、身体的なイメージを取り戻すことを助ける」と見なされる。この方法は、今でも妥当性があるが、とりわけ自閉症や精神病の子どもに関していうと、激しく非難される。(420)「自閉症児の虐待反対！」と親の会は嘆願書を提出する。実際、古いものを用いて新しいものを作ったのである、というのは一八四二年、諷刺誌『シャリヴァリ』〔風呂釜たたき〕のある号の中には次のように記されているからである ― 「〔君の看護人が〕二四時間漬け置いた井戸の底から今しがた引き上げたばかりの毛布の中に君を入念に包み込み……、そして、彼は最高に優しい声で君に次のように言いながら立ち去る ― 『お休み、ムッシュー ― よく眠り、よく汗をかくのだよ』」と。

またエスペラル〔ジスルフィラム〕によるアルコール解毒治療もある〔アルコールを摂取すると辛い

症状を惹起する」。精神障害者の労働について言えば、それは「作業療法」となった。それは実際には、かつてと同じ仕事であるが、しかし、もはや命令に従うのは患者たちではない。それは反対で、そしてその結果、たとえ一つの新たな職業、すなわち作業療法士が健康市場に現れるとしても、それは殆どうまく機能しない。集団作業療法は、患者の環境への同化を進め、より幅広い自立性を目指して、遊びや余暇活動を含む。それもまたうまく機能しない。

（420）Pierre Delion, *La Pratique du packing avec les enfants autistes et psychotiques en pédopsychiatrie*, éd. Èrès, 2007.

第4章　反精神医学

今日、反精神医学について語ることは、バザーリア、フーコー、サズ、クーパー、レインのような著名人と、一九六〇－一九七〇年の間に精魂尽きた精神医療制度に対して激しい論調の印刷物を出版した、優に五〇名ほどにのぼる彼らの追従者たちに不可避的に係わることへと、導く。しかしながら伝統的精神医学にとって致命的な結果をもたらすこのうねりを、ひとつの突然の騒動と理解することはできない。実際、反精神医学は精神医学それ自体と同じくらい古く、その表出はアジルの黄金の世紀にすでに出現していた。しかしながら一九六〇－一九七〇年との違いとして、その〔アジル〕構造が当時は強固だったことがある。

精神医学と同じほど古くからあるひとつの反精神医学

第二帝政は、政治ないし社会体制批判を助長する傾向を示してはいなかったので、その時代の反精神医学の出版物は稀であると同時に非常に限られた読者層のものであった。それでも一八六四年のテュルク博士の『アジルにおける狂人の隔離 ― その〔アジルによる〕酷い影響。法律がアリエネに対して与えている保護の不足』のように、幾つかの医学的な出版物が注目される。第三共和政の初頭以来、事情は全く異なることになり、批判勢力の新聞が、確かに議論の余地のある不当な監禁の濫用の幾つかの事件の結果として、一八三八年法とアジルを非難するのが見られる。一八六八年の第一号の「不満の原因を考慮しない、三、六〇〇万人の人々」以来有名となっていた『ラ・ランテルヌ』誌は、一八七九年一〇月にアリエネのアジルへの反対運動を起こす。[421]「重い扉の錆びついた蝶番が軋む音はもはや聞こえない ― 蝶番には油がさされているのだ」。一八三八年法が標的とされる ― 「その法律はアリエネのためにではなく、家族のために作成された。我々の社会組織を支配するのは常に制度であり ― それは個人を、何らかの集団のために常に犠牲にするのだ。まるで集団というものが個人によって構成されていないかのように」。アリエニストたちは次のように答える ― 「医師に関して言うと、精神異常を口実にして、個人の自由を奪う目的で不誠実な術策に加担する者は殆どいないことを、私は常に信じている」（サン゠タンヌのアンリ・ダゴネ。だがサン゠タンヌには間違いなく『ラ・ランテルヌ』誌への情報提供者が存在する）。アリエニストは、一八三八年法という防御手段を持ったが、それでもさらし台に釘づけにされる。「カンパーニュ博士は、信頼も厚いが、アリエネとして彼の前に現れる者は誰でも、いやが応でもやはり、その範疇に組み入れるだろう。彼は一つだけ忘れていて、それは自分自身が〝傲慢なうぬぼれ〟の典型として姿を現していることだった。彼によれば、〝理性的熱狂者〔マニア〕〟であるためには知的でなければならなかったというのは、正しい。この最後の資質の必要性は、彼が決して患者と混同されないこ

（421）クロード・ケテル「『ラ・ランテルヌ』誌の反精神医学運動」『精神医学の進歩』誌 «Une campagne antipsychiatrique de la Lanterne», dans *L'Évolution psychiatrique*, 1982, nos, 2,3 et 4. を参照。

とを保証するのだろうか」。

一八三八年法は今や暴風の岬へと航行する ― 「その基本的な条項においては見事である」、と一八七三年にマキシム・デュ・カンは書く。「それは二〇年くらいの間支障なく、そして当事者にとって満足に機能した ― 次いで突然、重大な理由なく、それは過剰な激しさで攻撃され叩かれた ― 恣意的監禁や裁判拒否、封印状について語られた……。フランスにおいて精神を容易に熱中させるのを助ける一つの言葉が用いられた ― ありとあらゆる語調で個人の自由が語られた」(422)。新たな法律の計画が、入念に準備されたが、一八八二年、一八八六年、一八九三年、一九〇七年に頓挫する……。裁判官にさらなる権力を与えるのか？　行政にか？　医師たちにか？

かつてのパリコミューン参加者で死刑を宣告され、亡命から帰還したジュール・ヴァレスが、サン=タンヌの見学について『ジル・ブラ』誌に一八八二年に詳述する時(423)、激しい毒舌が期待されるかも知れない。そんなことはなく、ほとんどもっと悪い。困惑と激しい恐怖の光景の中で、彼は語る ― 「巡回は終わる ― 職員は通りがかりに、滑らかで綺麗な麻布で出来た、新しくて黄色い拷問用の肌着や強制拘束衣が入ったリネン室を我々に見せる。各人がサン=タンヌに入院した時の衣服が、腹部に番号が縫いとめられて棚の上に整理して並べられている。時には、妻や娘が荒廃して口も効けなくなった状態であるのを、認めるのを望まない夫たちや父親たちを面会室まで連れて来ないといけないのだ ― 彼らはドレスやショール、あるいは小籠を覚えている ― この帽子のこの模様とこの麦藁帽子の上の矢車菊を」。ヴァレスはひとつの逸話で制度を裁く。我々は縫い物仕事に専念する大人しい女性アリエネたちのところに来る ― 「リボンの切れ端を籠の中に取りこみ、彼女らが植えていた花を一本髪に刺した者がいて、医師は不満である ― 彼は花を懸念し、ピンクのリボンを大目に見ない。彼は、うつ向いて、編み物や縫い物をするシンデレラの方を好むのだ ― 彼がとりわけ好きなのは、彼女らが狂っていると彼が断言する時、全く不平を言わず、彼に反対しない女性患者たちである」。

諷刺画家たちは、『ラシエット・オ・ブール』誌、一九〇四年七月二三日の「アジルとアリエネたち」と題された号のように、夢中になってはしゃぐ。しかしながら最も反精神医学的なルポルタージュは、一九二五年にアルベール・ロンドルが署名入りで書いたものである。この社会参加型の偉大なレポーターは、「我々の仕事は喜ばせることはなく、まして傷つけることでもない ― 筆を困ったことの中に持ち込むことである」と書き、「ダンテは何も見なかった」という軍牢獄についての激しい告発で、前年に有名となっていた。一九二五年五月六日から二〇日にかけて、彼は『ル・プティ・パリジャン』誌にアリエネのアジルについての一連の記事を書く。彼自身、パリ警視庁留置所の特別医務室で自分を狂人だと偽ろうとしたことがある。クレランボーは、彼を知らぬふりをする（彼らは一〇年前にサロニカで出会っていた）が、彼にクッション張りの壁の個室を提案する。ロンドルはその現場の猛烈な悪臭を前にしてたじろぐ。クレランボーは帽子を差し出して次のように言う ― 「別の場所に行って閉じ込められて下さい」[424]。アルベール・ロンドルは傍観することに満足しない ― 「狂人は個人主義者なのだ。彼は自分の隣人には関心を持たない。彼は自分らしく振る舞う。彼は全く自分の考えだけで叫び声をあげる……。

(422)　前掲、注179。
(423)　一八八二年三月九日、一六日、二三日。
(424)　クルヴォアとコルコによる引用、前掲、注349。

彼らは孤独な王たちである。我々が目にする身体は、第二の人格を隠している代役でしかない。その第二の人格は我々世俗者には見えないが、彼らに住みついている。病人が貴方がたに普通であると見える時は、それは彼の第二の人格が小旅行に出かけているのである……。興奮した者は落ちつかすか服従させるかである。職員は、病人がどちらのほうが好きかを尋ねはしない。もし職員に病人を落ちつかせる時間がない場合には、職員は彼を服従させる。彼が十分に服従していると判断する時、職員は時おり彼をなだめる。職員はポトフのように彼の灰汁《あく》をとる。男性の場合には制圧は編み上げ靴の靴底で行われる。この処置は医師によって命じられるのではない。それは、とりわけ夜に行われる」。どの頁も引用する必要があるだろう。──「狂人たちは放って置かれる。職員は彼らを監視するが、世話はしない。彼らが治るのは、それは偶然が彼らに好意を持ったからである……。我々の義務は我々から狂人を取り除くのではなく、狂人からその狂気を取り除くことである」。

これらのマスコミのキャンペーンは、そこから幸いにも命拾いした者たちの物語によって引き継がれる。ド・ヴァラブレグ某という人物が一八六六年に次のような手本を示す──「私より前の調査によってすでに知られていることを現地で確かめるのに多くの努力は必要なかった、というのも直接見て、注意深く観察したところ、巧みな手段はシャルル六世以来殆ど変化がないからである」[425]。やはり第二帝政期末のことだが、以前引用する機会のあったギャルソネは（「彼らが巧妙なだけ、ますます彼らは私を怖れさせる」）、一層忘れ得ぬひとつの足跡を残す。彼らの不幸を詳細に物語る同類とは違って、彼の手記は完全に一八三八年法の改正の必要性に専心する──それは「二つの異なるやり方で処遇された」彼の相次ぐ二回の入院を手懸りにしている。ギャルソネはその法律の恣意性（「一八三八年法は」正真正銘の「蜘蛛の巣である」）と、アリエネの本来の保護者である家族（ところで、家族はどこにいるのか？）と行政

（共犯でないとしても、騙され易い）の無力さ、を告発する。からくりはそれ自体で大きくなる――「この権力は誰にも属さない、あるいはむしろ全ての人に属す」。ギャルソネはこれらの「現代の発明であるからくり」（一八六九年のことである）が恐ろしい歯車装置であることを連想させる――「人間がそこで一生過ごすには、一片の衣類がまとわれていれば十分である」。入院の究極の目的に関して、「全くの言葉の偽善である。貴方がたによって選ばれた患者は、やがて治るためである、などと言ってはなりません。違う、絶対に違う！　患者は、人々が生贄としてささげ、公共の安全のために犠牲にする必要があると信じる、ひとりの犠牲者である」。そしてギャルソネはテュルク博士の以下の文章を引用しながら見事に締めくくる――「人間性の真の庇護者、それはピネルの仕事を破壊しようとする者である」。

証言は、帝政崩壊の後増加するが、発表演題に値する表題を伴う――「フランスにおけるアリエネの管理体制」――「シャラントンのアジル」――「外部で準備された犯罪」――「盗み――横領。不当な行為。内部で計画された管理上の悪習……」[426]。自らを脱走者として自己紹介するその著者は、新しい入院患者全員がその犠牲者となる人間性の剥奪を強調しながら、アジルの悪習と苦しみを告発する。上訴の可能性については、「法に対する権利はまったく存在しない！」である。

エリザベス・パッカードが合衆国で闘うことになるのは、まさにこれに対してである。このカルヴァン

（425）*Chronique d'un fou incurable sur les maisons de santé destinées au traitement des maladies mentales.*（署名――ド・ヴァラブレグ、ド・ロエタン伯爵）Paris, 1866.

（426）Faulte Du Puyparlier, Paris, 1870.

派牧師の妻は、夫の要請によってジャクソンヴィル（イリノイ州）のアジルに一八六〇年から一八六三年まで入院させられていた。信仰問題に関する対立の暗い歴史が、このことの発端（あるいは結末）と思われる。夫の求めに応じて解放されるが、自宅に監禁される。そこでエリザベスは、彼女が恣意的と判断する彼女の入院と、夫の支配に対して、一度に二件の法的行動を起こす[427]。それは、とりわけ後世の者を引きつけるフェミニスト的闘争となる[428]。メディアに大きく取り上げられたこの訴訟の末に、エリザベス・パッカードは勝利を得る。審問の中で、彼女が狂っていると明言した医師は狼狽《ろうばい》する ― 夫妻二人の対立する宗教的相違については、彼は神学的な問題はよく知らないと進んで認める。それでは狂気の他の徴候とは何ですか？ と裁判長は尋ねる。医師は率直に答える ― 「彼女は狂っていると言われることに、非常な嫌悪をあらわにしました。私が会話を終える前に、彼女は私に対して非常な敵意を示し、殆ど軽蔑して私を扱いました」。裁判所はただエリザベスの精神が健全であると認めるだけでなく、今後（イリノイ州では）いかなる入院も、陪審員の予備的な判断なしには行えないことが決定される。だからと言ってその問題を追っていたアメリカの多くのアリエニストとジャーナリストは、満足を示さない。陪審員に頼るという考えは新しいものではない。どの点で、普通の市民で構成される陪審員が、医師よりも狂気を見分けるのに適しているというのか？ 簡単に言うと、その時代の反精神医学の医師たちは、医師も望まないし、裁判官も望んではいない。

　精神科入院に反対するキャンペーンに加わることになる「目撃者や当事者」各人にとって、問題はもちろん「彼らが狂人であったか否か」についてである。エリザベス・パッカードですら、先立つ精神障害のエピソードを経験していたのではないかと、疑いをかけられなかった訳ではない[429] ― もっとも、彼女の法的な論証は何も変わらないのだが。エルシリー・ルウィについては、その問題は提起されるに値しない。一八八三年、彼女の『或るアリエネの回想録』が出版される。一四年間の断続的な入院の後で彼女は訴訟を起こし、不法な監禁に対して国から相当な賠償金を獲得した。彼女はフランスにおける恣意的入院のヒロインとなり、一八三八年法に関する議論を再び活発にする。実際には、彼女の『回想録』の死後の刊行版からは（彼女は一八八一年に死去した）、彼女の不可解な出生に関する妄想的主題（ベリー侯爵夫人の娘であり、彼女はチュイルリー宮殿で誘拐されたとする）は入念に削除された。そのうえ判決は根本問題にではなく、形式上の不備に向けられた。そのことによって、エルシリー・ルウィの家族小説は、「理性的狂気」［論理的で矛盾のない一つの妄想］の典型例として精神科医たちの関心を引く。そもそも彼女が後世に名を残すのは、恣意的入院の犠牲者というよりも、この点においてである。このことは、歴史家を含めて、精神科入院の犠牲者として彼女が今日もなお引用されることを妨げていない(430)。

(427) Packard E.P.N. *Marital power exemplified in Mrs. Packard's trial, and self defence from the charge of insanity, or, Three years imprisonment for religious belief, by the arbitrary will of a husband: with an appeal to the government to so change the laws as to afford legal protection to married women*(1870) ; et *Modern Persecution, Or Insane Asylums Unveiled, As Demonstrated By The Report Of The Investigating Committee Of The Legislature Of Illinois*,(1875).

(428) とりわけ以下を参照：『パッカード夫人の私的な闘争―一九世紀のフェミニストの劇的な物語』（一九九五）―および『妻、母、そして狂人―自分自身のための弁明―ジャックソンヴィルのアジル』*The Private War of Mrs Packard: The Dramatic Story of a Nineteenth Century Feminist* (1995) ; et *Épouse, mère et folle: plaidoyer pour moi-même: asile de Jacksonville, 1860*（1980）.

(429) Albert Deutsch, *The Mentally Ill in America*…, 1949.

(430) たとえば二〇〇八年八月二〇日の『エクスプレス』誌の以下を参照のこと――エルシリー・R、『被収容者と活動家』*Hersilie R., internée et militante*, あるいはまたヤニク・リパ『狂人たちの輪舞』Yannick Ripa, *La Ronde des folles*, Paris, 1986.

一八八三年にもアンドレ・ジルのシャラントンでの回想録選集が出版される。[431] ジュール・ヴァレスの友人であり、貧窮しか知らなかったこの風刺画家は、「躁的興奮」をともなう富裕妄想と誇大妄想のために一八八一年にシャラントンに強制入院させられ、最終的には進行麻痺と診断された。はじめて解放された小康状態の間に、彼は時事的な油絵を一八八二年のサロンのために描く ― 「狂人」、それは拘束衣を着せられ、独房の片隅に打ち捨てられたアリエネを表している（運命の皮肉か、この絵画は彼の絵画作品のうち最も高値で売れることになる）。シャラントンに再び入院させられ、一八八五年に四五歳で亡くなる。ジルの狂気は、彼の医学的所見の混乱した病像が証明するように、誰にも疑いはない。[432] 彼が残した短い手記は、もし彼の友人であったアルフォンス・ドーデがその序文を書くことを承諾しなかったなら、他の多くのものと同様に、気づかれないままであったかも知れない。「突然、私は彼がシャラントンに閉じ込められていたことを知る。聞いたところでは彼の周りの人たちは驚かなかったという。私にとって、このことは大きな驚きであり、ぞっとすることであった。ジルは、我々の小さな仲間のうちで、私に狂気を感じさせた三人目である ― シャルル・バタイユ、ジャン・デュボアは狂死した」。ドーデはジルの二回の入院の合間に彼に出会う ― 「僕〔ジル〕はシャラントンを退院したんだ。僕は治ったよ」。「三日後、彼は田舎の道端で、石ころの山に横になって倒れているのを助け起こされた。眼には激しい恐怖、開いた口、虚ろで、狂った、再び狂ってしまった顔付きで。それから数か月 ― 数か月来、私は彼の序文を書こうと努め、手に持ったペンを落とさせる震えと格闘しながら書いている。ジル、わが友、君はそこにいるのか？　僕の声が聞こえるかい？　君のいるところはそんなに遠いのかい？……僕は君に誓うよ、何か説得力のあるものを、君のように寛大で、芸術的で、光輝く素晴らしいページを、君の貴重な思い出として君に捧げたいと思っていたと。私は試みたが、出来なかった」。ここで、問題となるのは反精神医学というより、狂気の恐怖である。当時、誰も狂気を否定するという考えなどなかったのだろう。

文学はそこでは余計な口出しをするだけだった。ここでは、作品における創造的狂気の問題、ミューズが遣わす詩的デマンスの問題、に手をつけることなく、その反精神医学的表現だけを取り上げることにしよう。「人は私を狂人と呼んだ ― しかし科学は我々に、狂気が知性の極致であるのか否かをまだ教えていない ― 深奥にある全てのものは、思考の病気から由来しているのか否かを」（エドガ・ポー）。また、ジェラール・ド・ネルヴァル、ヘルダーリンないしアントナン・アルトーのような何人かの作家の広く世に知られた狂気は取り上げないでおこう ― とはいえ最後の者は、フーコー以来、反精神医学のひとつの旗印となった。アルトーは一九四六年のラジオ放送で、次のように語ったのではなかったか、「アリエネのアジルは、意識的に熟慮された黒魔術のたまり場です。それは、医者たちが磨きあげた治療法によって魔術を助長しているだけではなく、それこそ彼ら〔医者たち〕がやっていることなのです。もし医者たちがいないなら、患者もいないことでしょう、なぜならその社会が始まったのは医者たちによってであり、患者によってではないからです。生きている者たちは死を生き、死を経験することも必要です……。死をじっと静かに見つめたり、死を孵卵器《ふらん》の中でかかえるために、アリエネのアジルのように適したものは存在しないのです」。アルトーはまた次のように書く ― 「どの狂人〔デマン〕にも真価が認められていない思考の才がある。彼の頭の中で光り輝いていたその才ある思考に恐怖し、そしてその

（431）Claude Quétel, «André Gill à Charenton», dans *L'Évolution psychiatrique*, 1984, 3.
（432）シャラントン-法的記録簿-男性、一八七九-一八八五。

ために人生が彼に用意していた窒息からの出口を、妄想の中でしか見出しえなかったのである」。

反精神医学的、あるいは言わば反アリエニスト的と呼ばれうる二〇世紀前半の小説は、今日我々が社会学的な、そして結局は政治的なイデオロギーから理解しうるような意味でのそれではない。それらは、アジルとアリエニスムを懸念する態度についてのある種の描き方からそう〔反精神医学的と〕なる。とりわけ当てはまるのは、一九〇三年に『敵なる力』[433]でジョン・アントワーヌ・ノーに与えられた第一回ゴンクール賞の場合である。小説それ自体は大きな関心を持たれない。本名アンドレ・トルケという著者は、彼の物語について幾つかの異本を下書きしていたが、その一つは全体が一種の幻想の船の中で起こる。最終的に読者が主人公にたまたま出会うのがアジルなのである。彼は狂っているのか？　いずれにせよ、絶えず人格が分裂する一人称で書かれたこの物語で、彼はひとつの「敵の力」に取り憑かれていると感じる。彼の明晰さは、最後に容疑者になるのは医師と看護師であるとするほどである。悪事を働く一種の小人であるビドム博士は彼の方でも気がふれるが、それは我々にとってこの小説で唯一の名場面と言える。水浴療法室で主人公のヴリーは強烈な水噴射で危うく溺れ死にかけ、今度はビドムの番となる。彼はまだ看護師たちに相当の支配力を持っており、自分自身でその操作を命じる ― 「子どもに対するように本当に小さな水流でね！　私は肩甲骨が敏感なんだ。小雨で、小迫撃砲で！　誰も君たちに大雨を頼んでいないよ！」。最後にヴリーは脱走するが、物語は益々混乱し、恋愛と海外での冒険の波乱万丈物語として終わる。その時代の偉大な作家たち（ユイスマン、ミルボー、レオン・ドーデ）がこの本に熱狂することがあったとは信じられないが、ここで我々にとって興味深いのは、アジルによって与えられる徹底した悲観的な見方である。いや、どう考えても、アジルは治さないのである。

一九〇五年に出版されるマーク・ステファン〔本名〕マーク・リシャール）の自伝的物語[434]『狂人たち

の都市 ― サン＝タンヌの記憶』では、雰囲気は一層暗い。作者はモルフィネ中毒患者で、サン＝タンヌに三か月間入院し、個人的および集団的な生き地獄の終わりに彼の旅について語る。白い服を着た牢獄、「そこでは人間の屑が一層憐れにも、アルコール性デマンス〔痴呆〕の番人あるいは自称学者によって陰険に虐待され、その狂った滅裂な振舞いは、彼ら〔番人〕が恐ろしいアジルで第一の、そして最も決定的なアリエネであることを証明する」。出口のない世界である……。

作家の道に完全に身を捧げる前には医師であった、チェーホフの『第六病棟』においても、同じ雰囲気がはっきりと認められる。そこにもまた生き地獄であり激しい恐怖がある。一人の新任医師は先ず無関心になり（「彼は毎日病院に行くことを止めた」）、ついで彼は被害妄想に襲われたある狂人に人間性を見出す。長い会話の終わりに、医師は少しずつ今度は彼自身が第六病棟に加わるに至るほどの狂気の中に沈み込む。「そして突然、この混沌の底で、何年も前から、毎日毎日、あらゆる点で似たような苦痛が、月明りの中での暗い影に似たこれらの人間に襲いかかっていたのだという、身の毛もよだつ耐え難い考えが閃光のように彼の中に生じる。二〇年間も彼が知らず、何も知ろうとしなかったということが、どうしてあり得たのか？」。

二〇世紀中葉では、我々が幾つかの抜粋をすでに引用したアンドレ・スービランのドキュメンタリー

（433）プリュム版、一九〇三。
（434）再版、二〇〇八、L' Arbre vengeur 版。

小説が思い出されるだろう。『白衣の人』の著者は、医師として精神病院の世界を探求することへと導かれた理由について説明する。彼は、触法アリエネから出発するが、「完全に憐憫に値し、その身体を損なわれている者たちと同様の尊厳と配慮の権利がある」無害な精神病者が、〔触法アリエネと〕同じやり方で「閉じ込められ、詰め込まれ、品位を貶められている」と、確認するに至った。「たまたま船上で感染症が見つかったためにその船に隔離〔検疫〕が課せられるとしても、誰も治療のためであるとは敢えて主張しないでしょう」。そしてスービラン博士が言及するのが、「無知あるいは全体的な無関心の環境での、ほとんど絶対的な沈黙の陰謀による、緩慢な精神の死である」。

一九五九年に出版された『壁に立ち向かう頭』という一部自伝的小説と、五〇年代に制作されたアジルについての恐るべきルポタージュの両方において、エルヴェ・バザンもまた引用する必要があるだろう。そしてさらに別の……しかしながら、第二次世界大戦後の一〇年間に、単に文学だけが、完全に信用を失ったアジルに対する憤慨を示したと考えるままにするのは不公平だろう。占領下の暗黒の年月に影響を受け、政治的ないし労働組合闘争に最も盛んに参加した多くの精神科医たちが、その制度を告発した最初の者たちである。例えばルシアン・ボナフェ博士の場合が当てはまる。我々はすでに占領下の飢餓によるアリエネの死の話題で彼を知ったが、彼は「脱アリエニスト精神医学」のために闘い、『エスプリ』誌において、「この医学領域において存在する知識や可能性と不釣合いに、しばしば耐えがたい非人道的な状況」[435]に置かれた何万人もの患者の状態を告発する。主題が「精神医学の悲惨」であった一九五二年一二月の『エスプリ』誌のこの号の中で、アンリ・エーは次のように書く ― 彼〔精神病患者〕を「誰もが似ることを拒む一種の「ロボット」〔エーはさらに「狂った-機械」の比喩を用いる〕として考えながら、― というのはこの爆発性の機械とのあらゆる「類似性」、あらゆる「同一視」はそれ自体危うく

危険なのだから ― 近親者、家族、友人たち、看護人たちを含めて、アリエニストから立法者に至るまで、皆がいわば一致して社会から彼を排除し、人間としての資格を彼から奪い去る状態であった」[436]。シオランは同じ年に次のように書いていた ― 「我々は、我々の顔の背後に自分を隠す ― 狂人は自ら本心を漏らす。彼は自ら申し出て、他人に告白する。自らの仮面を失ったので、彼は自分の不安を表に出し、誰にでもそれを押し付け、彼の謎をおおっぴらにする。非常な無遠慮が苛つかせる。彼が縛られ、そして彼が隔離されるのは、当然である」(『〔精神的〕苦痛についての三段論法』、一九五二年)。

一九六〇―一九七〇年代の激流

それまで実際には誰の関心も惹かなかった狂気の歴史が、一九六〇－一九七〇年代の反精神医学の激流によって大衆の関心にまでのし上がったのは、ささいなパラドックスではない。狂気以上に、狂人は突然拒絶的な社会の贖罪のヤギの姿そのものとなって、メディアの舞台の表に担ぎ出された。

二〇世紀後半の反精神医学大運動の広がりは、それを、「栄光の三〇年間」という時代の西欧社会の危機、豊かな国の危機という歴史的および社会的文脈の中に位置付けることでしか、理解され推量されえない。「消費社会」はあらゆる批判の対象となる。止むことなく増大する生産は社会の成功の十分な証明でもな

(435) Louis Le Guillant et Lucien Bonnafé, «La condition du malade à l'hôpital psychiatrique», dans *Esprit*, décembre 1952.
(436) Henri Ey, «Anthropologie du malade mental», dans *Esprit*, 同書。

く、社会的困難の救済手段でもない（J・K・ガルブレイス『豊かな時代』、一九五八年）。価値観の危機、ベビーブーマーの学生たちの反抗は西洋社会を揺るがす。六〇年代の合衆国は、黒人、女性、マイノリティの権利のための、つまり言論と良俗の自由のための、「権力」に向けたしばしば激しい闘いとして特徴づけられる。バークレーでは一九六四年に誕生したフリースピーチ運動が先行しており、フランスの一九六八年の五月革命を導く。ナチズムが高まった時にドイツから合衆国に移住したドイツ人哲学者、ヘルベルト・マルクーゼが、個人の疎外、豊かな世界の中でのその窮乏を告発するのは、まさしくバークレーにおいてである。このフロイト派マルクス主義者は、それ自体が服従行動と本能の変質と人間の潜在力の窒息に基礎を置く生産性の原則の非人道的な性格を非難する。一九六八年にフランスで翻訳された『一次元人間』（*L'homme unidimensionnel*）（一九六四年）の中で、彼は、資本主義と共産主義を同時に押し流すひとつの世界、つまりそのただ中では、あらゆる批判精神と体制へのあらゆる抵抗が退けられるむなしい欲求を生むひとつの世界、を批判する。マルクーゼには、「大いなる拒絶」が残る。

その当時の精神医学についての異議は、この広範な背景の中に組み入れられており、その点で、常に精神医学の歴史に伴い、そしてついにはその欠陥を取り除くことしか目ざしていなかったそれ〔異議〕とは徹底的に異なる。ここでは、問題は根本的に、正常と病理的なものとの相対性について提起される。再び問われるのは、狂気それ自体であり、単にアジルだけではない。最も広い意味での狂気とは、「一次元的人間」によって正常化された社会を乱す全てのものの隠喩となる。「タブーの生成、それは奇妙〔独特〕さの禁止である。人が集団から異なると、その人は集団と対立する。もし人が集団と対立するならば、その人は集団を破壊するおそれがある。この状況において、そして自衛のために、集団は差異によって表象される危険を排除しなければならない」[437]。疎外する〔アリエネにさせる〕社会はアリエネそのものの中にそのパラダイム〔社会の規範〕を表す……。一九七九年以降ミシェル・クロジエはこの「反精神医学の常軌を逸した年月」を取り上げた ―「この時代を支配していた左翼の論理は、狂った論理であった。つまり限界も束縛もなかった。反精神医学はものの見方の一つでしかなかったが、とりわけこの領域において常に慎重でさらには遅れた国においては、最も華々しかった。狂った年月は主として、反－体制的な暴力と、この論理だけに凝集する最も急進的な文化内容の流行との、意外で異例な一つの寄せ集めによって支配されていた。[438]

トーマス・サズは、たとえ彼が影響を与えた人々に比べて（フーコーを始めとして）その役割が今日では少しばかり忘れ去られている傾向があるにせよ、現代の反精神医学の創始者の一人であり最も過激な人である。一九二〇年にブダペストで生まれ、一九三八年に合衆国に移住し、彼は医師となる前には物理学者で、次いで精神科医になった。五〇年代初め以来、精神医学制度に対して彼が示した激しい意見表明はまもなく彼が病院での活動を続けることを不可能にし、そして一九五六年から一九九〇年に引退するまで、彼はニューヨーク州立大学（シラキュース）で精神医学を教えることになる。彼の全経歴は理論的著作（優に三〇以上）をちりばめており、そのうち特に記憶に留められるものは、『精神障害の神話』（一九六一年）[439]、『イデオロギーと狂気』（一九七〇年）[440]、『狂気の製造（狂気の製造 ― 調査による比較

（437）Édouard Zarifan, *Les Jardiniers de la folie*, éd. Odile Jacob, 1988.
（438）Michel Crozier, «Les angoisses existentielles des intellectuels français: réflexions sur vingt années de révolution culturelle», dans *Commentaire* nº 6, été 1979 ; cité par Philippe Raynaud : «La folie à l'âge démocratique», dans *Esprit* novembe 1983.

研究と精神健康運動)』(一九七〇年)[441]、さらに『精神療法の神話』(一九七八年)[442]である。それらの書名は授業カリキュラムも同然である。精神障害はひとつの神話なのである。確かに「社会のただ中における行動の逸脱」は存在するが(サズはまた「実存的問題」についても語る)、しかしそれらを病気として取り扱うことは誤りである。「我々の現代社会では、精神社会的、道徳的、あるいは法律的なある種の規範との関係で、個人の行動においてある逸脱が一旦確定され得ると、精神障害の診断が下される……。いわゆる精神障害の大部分は、受け入れ難い観念を、多くの場合普段用いられない言語で表現された観念を、伝える言説に過ぎない」(『イデオロギーと狂気』)。

サズは、政権が常に、イデオロギーを使って主体を隷属状態に保つために主体に対して陰謀を企ててきた、という思想から出発する。ただ策略だけが変わったのである ― 「信仰の時代には、イデオロギーはキリスト教的であり、技術は聖職者のものであり、専門家は司祭であったが、狂気の時代では、イデオロギーは医学的であり、技術は臨床医学的で、専門家は精神科医である」(『イデオロギーと狂気』)。サズはしばしばこの対比に戻る ― 「神学的社会において、誰が神を愚弄し、あるいはまた神に反抗できただろうか？　異端者、彼だけである！　そして治療的社会において誰が(精神的)健康を愚弄し、さらにまたそれに反抗できるのか？　狂人、彼だけである！[443]　このようにして我々は信仰の時代から理性の時代(サズはすぐに狂気の時代に改名することを申し出る)へと進んだ。「人は罪ある状態で生まれる代わりに、病人として生まれるのである」。したがって彼が主張するように、精神科医は中立的科学者であることからは程遠く、党派に加わり(精神科医は、一方を虐待することでしか、もう一方を治療できない)、精神医学の意味(記号)論は道徳的価値を、その結果、政治的な価値を、記述し助長するための新たな一つの語彙でしかない。「それらは全て壮大な欺瞞にすぎない」。ところで、もし道徳的価値を広めることが重要だと言っても、殆ど医学的価値は生まない。何故なら「道徳的価値は我々全てに関係しているが、いかなる集団も特別に自らを唯一の受託者とする権限を持たないからである」（健康の専門家の管轄である医学的価値とは違って）。

このノーマライゼーションの企ては、彼の全著作を通して告発される ―― 「ファシズムと共産主義が、アメリカ社会にひとつの集団主義的イデオロギーを認めさせることに成功しなかったとしたら、精神的健康の道徳がそこ〔イデオロギー〕にたどり着くことは十分あり得る」。この企ては全世界に広がり得て、世界は精神医学の適用領域となる。要するに、健康は人間による人間支配の新たな口実である。人は、個人主義や自由に逆らう、国家に反抗する市民の保護と逆の、そしてまた自由意志と個人の責任に反対する、「治療国家」へと向かうのである。

我々は、ここで数多くの言説の氾濫を脇におくことにするが、それらは彼の後継者たちの言説で、反精神医学を信頼できるものすることに全く寄与しないであろうと予告する。例えば「人食いでない我々の社会」の贖罪のヤギとしての狂人という観念が表明され、その社会の生贄が、その集団を崩壊から、そして自我を解体から救うというのである……。そこに魔女、ユダヤ人を追加する必要があったか？　同

(439) フランス語版、一九七五。
(440) フランス語版、一九七六。
(441) フランス語版、一九七六。
(442) フランス語版、一九七八。
(443) *L' Âge de la folie*, 1973 (éd. française, 1978).

じく狂気捏造について、丸々一章を「完全に精神医学のスケープゴート ― 同性愛」に捧げるか、伝統的な精神医学はそれにほぼ関心がなかった。もう一つの章全体は「新たに作られたもの ― 自慰性狂気」について論じる。それについて我々は、その診断がロマン主義精神医学に限定されていたことを確認した。たとえサズの思想についての、とりわけフランスにおける皮相的な解釈であるとしても、明らかに最大の行き過ぎは、精神疾患が存在しないと断言することである。それでもよく検討すると、サズが精神療法的治療は望ましい条件でふさわしい所を得ると評価していることから、狂気の観念を受け入れているのが分かる。

　サズは精神分析学も全く同じく徹底的に糾弾する。彼は、精神分析学は一つの神話で（精神疾患と同様に）、精神療法とはレトリック（修辞学）の一つの形であるので、精神療法的介入は隠喩的意味における治療であると考える。彼の精神分析学についての認識の枠組みについて言えば、それはフロイトが主張したような科学ではなく、教義からなる一つの新たな宗教である。サズはセクトであると述べるにまで至る。彼はエディプス・コンプレックスの中に（そして、それだけではないが）精神分析学的言語の円天井の要石を見ているが、それはカトリック教徒における聖体と同じ役割を、正統派精神分析家の内で果たす。フロイトは、そこに一つの隠喩を見るどころではなく、実体変化としての一つの現実を見る。「フロイト派の教会では、男の子は父親を殺し、母親と性的関係を持とうと欲望する。娘たちは反対の態度をとる」。ユンクは、そこに象徴的な意味作用だけを与えようと望んだために、フロイトにより拒絶されることになる。「エディプス・コンプレックスの中に全ての神経症の原因を見ることを否定したユンクの異論に反論することを試みながら、フロイトは新たに彼のレトリックの卑俗な側面を顕わにする」[444]。「彼の執拗さは、その才能と調和して、アテネの一つの神話をオーストリアの狂気に変えることをフロイトに可能にした」。知的で誇大妄想的で女性蔑視のペテン師（さらにキリスト教信仰に対して歴史的に報復するユダヤ人）[445]であるフロイトは、彼の天才の証拠として、偽‐科学的な言語を用いる ―「このようにして、精神は心的装置となり、熱情はもはやイドでしかなく、人格は自我で、良心は超自我でしかない」。サズはフランスの反精神医学に、そして当時、勝利を誇っていた精神分析学の幸福な時代に、激しい冷気を吹き込むので、彼の時代には彼は非常に稀な、反精神分析家であると同時に反精神科医の一人となる。その後には沈黙という相互の黙殺が続く。このことは、狂気と精神分析学の歴史家であるロラン・ジャカールが『ル・モンド』誌の寄稿欄に以下のように記述することを妨げない ―「その拒否において過激で、粗さがし的で、情け容赦のない論理により、サズの著作は、精神分析学の領域と同様に精神医学の領域においても、語られ為されることすべてに対する逆流となる……。その著作は、合理主義と啓蒙されたユマニスムの名の下で、随分以前から我々が読んでいたものの中で、人間のための、最も熱心な弁護の一つである」。

精神医学と精神分析学と同様に、生物学的精神医学もサズの目には利点はない ―「まともでない思考の背後には、脳の中にまともでない分子がある、というような話は止めよう」[446]、と一九八八年のインタビューでギー・ソルマンに打ち明ける。彼は続ける、「たとえそうでも、統合失調症を他のどんな病気と

（444）『精神療法の神話』、前掲、注442。
（445）同書、第九章‐「ジグムント・フロイト‐ユダヤ人の報復」。
（446）*Figaro-Magazine*, 1er octobre 1988.

同様に取り扱い、もう、精神病患者を閉じ込め、権力をもって治療させるような別の範疇としないことが必要だろう」。

こうして、人間科学が諸大学に大挙して導入され始めるその時に、ひとつの狂気の社会学的説明の全体が練り上げられる。先駆者たちは数多い。一八九〇年に合衆国に移住したスイスの神経学者アドルフ・マイヤー（一八六六－一九五〇）は、その後、神経病理学と精神病理学に没頭する。彼はクレペリンの疾患単位の概念に反対して、精神障害は多様な状況に対する不適切な反応様式であり、精神医学的治療は患者が最良の適応を見出すのを援助することでなければならない、と主張した。第二次世界大戦直後のイギリスでは、社会精神医学の創始者の一人であるマックスウェル・ジョーンズの方でも、精神障害はもはや一揃いの症状として考えてはならず、より一層広く、「適切な社会的支援が欠けている個人の、そして自助のためになすべきことができない個人の、究極の方策として考えられなければならない」[447]と主張する。彼は非常に早くから解決法として、理論的モデルであると同時に実践的制度である治療共同体を提唱する（フランスのシヴァドン、ウーリー、トスケルのように）。――後に立ち戻ることになるが――治療する者と治療される者の各々が治療計画に関係するように、病院組織を改革することが重要である。

したがって狂気の原因は、主体の「中」ではなく、その外部に求められるべきだろう。（レヴィ＝ストロースにとっては、狂人はすでに、我々の社会から外れて、狂った体系の最も重要でない側面である）。患者個人に帰する個人主義的概念に反して、狂気は個人の中に存在するのではなく、関係性のシステムの中に、そして病理的な環境の中に存在する。「私の臨床的な経験が私に教えるのは、個人は、彼を狂人にしようとする彼の周りの重要な人あるいは人たちの――大部分あるいは完全に無意識的な――持続的なひずみの結果により、統合失調症者となる部分もある、ということである」（サールズ、アメリカの精神分析家）(448)。若い統合失調症者の両親の特徴的な肖像が描かれるのはその時期である――「拒絶的であると同時に過保護で、感情的に操作する母親、一方、父親は性格が弱く、受動的で心配性で、病気であるか、あるいは、いずれにせよ、家族の情緒的な構成員としては「不在」のものとして姿を現した」。このようにして多くの精神病は家族の絆の崩壊によってではなく、反対にそれらの絆の硬直性から生じる。ロラン・ジャカールは次のように付け加える――「精神病者の家族の機能様式を研究したフランスの精神分析家たちの中では、フランソワーズ・ドルトに相応しい地位を用意する必要がある。彼女は、両親が、自分の殻に閉じこもり、もっぱら自分たちの子どもの物質面の保全だけを気にかける神経症性のカップルとどのようにしてなるのか、を記述した。両親は「仕事をしており」「教育者である」、これが全てである。彼らの子どもは、彼らがあからさまにした恥ずべき欲望、あるいは彼らがそれと分かっていなかった欲望の結実である――彼らは、強く抑圧され、危険なほどに恥ずべきものとして感じられた性欲の幼稚性と不安の中で、子どもたちを育てることになる。というのは彼ら自身、誇りをもって自らの性欲を受け入れることを可能にする両親を持たなかったからである」。

とにかく今後、精神科医に診せることが問題になるのは、もはや患者ではなく家族であり社会であり、つまり六〇年代の反体制運動家が告発する非人間化されたこの社会である。民族精神分析学の先駆者で

（447）Maxwell Jones, *The Therapeutic Community*, New York, 1953.
（448）ロラン・ジャカール、『狂気』 *La Folie*, PUF, 1983 より引用。

あるジョルジュ・ドゥヴルー（一九〇八－一九八五）は、統合失調症、すなわち自己同一性の喪失は、それ自体、反－同一的で、彼が赴きたいと思う諸審級〔心的領域〕を粉砕する社会の結果としてもたらされると主張する。要するに統合失調社会である。

「精神病はもはやそれ自体で一つの疾患単位ではなく、それは実在しない。何故ならそれは、一方は心の不安という謎を抱える者と、他方は彼に一つの解釈を提案する者という、二人の個人の間の対決から生じるものだからである」[449]。精神病は「患者と医師の間で起こる何事か」[450]であり、だが結局は「二つの存在というよりも、社会の二つの部分の間の対話」[451]なのである。ところでこの二つの世界は、全体的システムの部分を成す。「我々が正常な精神構造と呼ぶそのシステムは、狂気の世界の構成要素の一部を成す……我々は皆（社会的な同意によって決定された）我々の理性を埋もれさせうる深淵を我々の内に抱えており、狂気は全ての人間に存在する深奥の傾向の出現を表す……要するに、我々は我々の存在の不吉な分身が我々のうちで震えるのを感じるのである」[452]。

一つではなさそうなこの狂気、理性の世界のスケープゴートとしてのこの狂気は、ミシェル・フーコーの一九六一年の博士論文とともに、フェルマータ〔延長記号〕を見出す。フーコーは歴史家であることも反精神科医であることも望んでいなかったが、サズの理論をフランスで拡張しながら、彼もまたそうなった（彼は決してサズを引用しないけれども）――「理性と狂気の境界を定義したのは決して医学ではない――しかし一九世紀以降、医師はその境界を監視し、そこで厳しい番人の任務に就くことを引き受けた」。一九六一年の『狂気と非理性』以後、フーコーはコレージュ・ド・フランスの彼の講義において、「精神医学の権力」[453]へ反対を主張し続けた。狂気、そして狂気の臨床は、一つの「規律の空間」であり続けるが、それはその「医学的刻印づけ」によって他の規律の空間とは異なる。「狂気が『非理性』として具現する表象の歴史と、その表象可能な限界の危機に集中した、ロマン主義的な読み取り［一九六一年の論文］ではもはやなく、戦闘的な読み取りである。アリエニスムがその最初で、「懲戒的秩序」の根を掘り起こす。講義の核心は、その秩序の形態が権力の原初的な形として社会的生活の至る所で広められ、精神医学パラダイムとしての自身の失墜を越えて、学校の「心理職」の普及や司法の場で生き延びることを待つだけということである」[454]。

もう一度言うが、フーコーが今日、狂気の正史のほぼ全領域を支配していなかったとしたら、この点に関して我々の注目をフーコーに集めることはなかっただろう。今日、狂気の歴史は、手引書でも、辞書でも、百科事典でも、ミシェル・フーコーのものしかない――そしてこうして彼が事実上、狂気の公式の歴史家になるのを見ることは、とるに足りない逆説ではない。「フーコーと狂気」[455]を客観的に分析することに専念する何人かの例外を除いて――そしてそれは容易なことではないが――人々はたいていの

(449) Roger Bastide, *Sociologie des maladies mentales*, Paris, 1965.
(450) J.-P. Valabrega, *La Relation thérapeutique*, Paris, 1962.
(451) バスティド R. Bastide 前出、注449。
(452) 同書。
(453) Michel Foucault, *Le Pouvoir psychiatrique-Cours au Collège de France-1973-1974*, Hautes Études/Gallimard/Seuil, 2003.
(454) Pierre-Henri Castel, «À propos de···*Le Pouvoir psychiatrique* de Michel Foucault», dans *l'Évolution psychiatrique*, 2004.1.
(455) 特にフレデリック・グロ『フーコーと狂気』Frédéric Gros, *Foucault et la folie*, PUF, 1997 を参照。

場合、崇拝者の名簿に留まり続けるのである。

「ミシェル・フーコーは、我々の時代の最も傑出した哲学者と見なされる……。フーコーは何よりも、あらゆる権力機構を暴く手法において比類のない巨匠である。支配、抑圧、そして権力の関係についての反体制的〔破壊的〕な彼の批判は、伝統的な精神医学も、監獄や刑務所的世界の暴力も、現代社会における人間と性の関係も、容赦しない……。先ず狂気であるが ― 今なお、例の精神病院を満たしているこれらのおびただしい数の入院患者に、彼らにフーコーは声を、言葉を、そして語りを取り戻させる。狂人は、子どもあるいは女性とまったく同様に、長い間言語活動と言葉を奪われていたが、ミシェルは彼に言葉を取り戻させる……。理性と非理性の関係の理解を可能にしながら、『狂気の歴史』は、科学者たちのうぬぼれによって正当化される精神病院の暴力の正体を暴き続ける。我々の時代、つまり狂人の言葉にしばしば反響がなく、その問い掛けが往々にして反応がないままの時代にあっても、その明快な解読と教訓は変わることなく有効であり続ける。フーコーの著作は、精神病院への閉じ込めのうわべを、倦むことなく、掘り下げ崩してゆく。権力に対するフーコーの問いかけが、狂気に関する調査から始まったことは驚くに当たらない。というのはノーマライズ〔正常化〕された狂気は、全ての疎外構造の、全ての排除の、全ての管理の、全ての拒絶の、全ての区分けの産物だからである」[456]。

一九七九年当時、ミシェル・フーコーは存命だったが、今日もなおその言説は世界的に聖人伝のままであり続ける。[457] ミシェル・フーコーの何が残っているのか？ と哲学者のブランディヌ・クリーゲルは問う。「また我々の世代に否定できない影響を及ぼしていた」のが何故、アルチュセールあるいはラカンではなくてフーコーなのか？「何故、全ての偉人の中で、フーコーを選ぶのか？」。前二者とは異なり、フーコーが「拙速なレッテル貼りを逃れていたからである。そこから、彼独特の魔術と魅力が我々に及ぶ ― 同一化させられ、何らかの社会的な役割の中にはめ込まれることを拒否することの魔術と魅力である……。明確に意図的なこの捉えどころのなさから、彼の著作に関して拡散し多様な解釈を許すこのフーコー的自由から、矛盾をはらみ分散した表象が生じたのである。フーコーは言葉の名誉を回復した ― 最も控えめな言葉を ― ベーコン〔画家〕が色彩の名誉を回復したように ― その言葉とは、文化を軽視しないための、文化を慣習あるいは抑圧と関係づけないためのもので、自由の獲得という人間の場として最も基本的なものである ― そこにフーコーが我々に教えたことがあり、そこに、我々に幸福を与えることで終わる造詣の深い言葉と描写の魅力が、今日もとどまり続ける」。

「フーコーによる福音」について我々が語ったのはこの意味においてであり、その証拠に彼の『狂気の歴史』は、反精神医学運動を歴史的に進めるものとしては決して提示されない。それでもフーコーの主張と同時代の大精神科医たちは、その当時の「革新至上主義」によって魅了されると同時に、周囲の知的不寛容な態度に怖気づいた若い世代とは違って、曖昧さなしに自分の考えを述べる。一九六九年の『精神医学の進歩』誌の年次集会は、「ミシェル・フーコーの狂気の歴史のイデオロギー的概念」[458]に捧げられた。ジョルジュ・ドムゾンはそこで「歴史的講演」をし、アンリ・スツルマンによる（「狂気それとも精神疾患か？　ミシェル・フーコーの概念の批判的、精神病理学的、認識論的研究」）と同様に、「著者の省察

（456）*Histoire de la folie - Foucault*, par Jacqueline Russ, coll. Profil d' une œuvre, Hatier, 1979.
（457）Blandine Kriegel, *Michel Foucault aujourd'hui*, Plon, 2004.
（458）*L' Évolution psychiatrique*, 1971, 2.

の対象である狂気の概念の終始一貫した曖昧さ」を力説した。それこそが実際の弱点であり、これらの報告の中にフーコーの読み方への固有の論点が認められる。「言語の美しさにおいて、ある種の分析の繊細さと質の高さによって、際限なく学識が呼び出される驚くべき技量によって卓越した著作が、精神病理学における臨床的事実を前にした著者の無知によって、最終的に地位を失うことほど我々が残念に思うことは稀だろう」（スツルマン）。

アンリ・エーはといえば、彼も優しくはない（「ミシェル・フーコーの狂気の歴史に関する批判的論評」）――「この哲学者は医学的事柄を熟知し、その歴史のいくつかの点については精通しているが、医師に対する明らかな苛立ちに煽られて、『精神病』は、……理性による、ある社会の徳と利益による、非理性の抑圧の結果に他ならないことを証明しようと企てた。それによってミシェル・フーコーが意図するのは、狂気（精神医学の唯一の対象となるもの）を非理性から切り離さないことである。……このように我々は、精神医学自身に属していない対象、つまり素晴らしい非理性を精神医学が横領することで犯すことになる罪についてしっかり警告される……。いわば狂気は、理性によって非理性が非難されるこの世界で生まれ、その中でしか発展しない文化の一産物であると言っているのも同然である。そのような見地において――「イデオロギー」とそれを呼ぼう――狂人であること、狂人に見えること、狂人として治療されることは、自然の現象とは何も関係がない――あたかもその病理学が純粋に人工的で、その治療が純粋に社会的なものであるかのように、精神病概念の実践においても同様に、物語の中で全てが起こる、ということである。このことは明らかに、「精神障害」の中に確固不動で一貫するものが存在しうるということの軽視である。さて、我々にとって精神医学の基礎を構成するのは、まさしくこの手応え、精神病理学的事実のこの重みである……。「精神病」とは、夢と同じく意識存在の構造解体と結びついた現実の病、そして自由の病であって、つまり多少なりともそれは直接的に、そのアリエナシオン〔人間性剥奪〕の中で、意識存在とその無意識を組織的に統御している関係性の逆転〔倒錯〕を表す」。

フーコーによる狂気のこの「契機」に続く数少ない狂気についての歴史は（その全ては現代にしか関心がない）、それを参照することしか出来なかった。例えば社会学者ロベール・カステルの『精神医学的秩序――アリエニスムの黄金時代』(459)がある。フーコーの著作への服従が直ちに認められる――「この分野におけるあらゆる企てが含まれざるを得ない、その轍の破断」とある。だが注意が必要である！ロベール・カステルは、「道徳的な糾弾の調子と教義の追従者の立場」の拒否を明確にすることに執着する。しかし何を読みとるのか？「精神医学的知識は信頼できるものではなかったし、精神分析学の手法は単調である、とおそらく一般的によく言われていた。いずれにせよそれらの回し者は無邪気なおふざけ者でもないし、恥知らずな簒奪者でもない。裁判権が拡大し、権力を増大させるのは、それを巧緻にする専門家たちである」。さらに「知による（あるいは偽りの知による）、それは主要な問題ではない）正義のなし崩し工作の過程、つまり鑑定活動による法律至上主義の漸進的破壊が、ブルジョワ社会の到来以来、人間の社会的運命にかかわる決定プロセスに影響を与える大きな変動のひとつを構成する。契約から後見をつけるに至るまでのプロセスにである。精神医学は本質的にこの転換の作業担当者だったのだ」。一九世紀の精神医学は次のように要約される。「彼らが他の医師と同様に科学的であり、彼らのお陰で狂気の抑制がようやく可能になることを全ての者に知らしめたいという精神科医の熱烈な願望……科学と

（459）Les Éditions de minuit, 1976.

理性の名において、平然と永続された恐怖の長い連鎖がある」[460]。

しかし、そして単に我々の研究においてだけでなく、フーコー「神話」への批判が少し前から始まっているように見える。『人間精神の実践』（ゴーシェとスウェイン）の二〇〇七年再版の新しい序文の場合がそれであり、そこではフーコーとその後継者による認識論的破綻が明白に述べられる――「フーコーが、彼のよく知られた手腕で生み出したもの、それはひとつの神話である……彼はそれを語りながら、誕生の不幸に狙いを定める。そこでの排除はくさび役であり、そこでの狂気の排除が基本モデルである」。その神話は「治外法権的な権力を持っていると信じられていたひとつの現在から出発して」、歴史を理解していた……。一言で言うと、想像上の狂気との同一視が、現実の狂気の否定の媒介者であることが分かる。精神病の不幸は机上の空論による熱狂の背後で消えた。狂人たちは我々と同様であり、そのようなものとして処遇されなければならないという原則から、狂気は存在しないという思想に至るのは、平等主義的論理が熱狂的で一方的な様式で機能し始めてすぐ、簡単に進む一歩でしかない」。新たな無知が我々を待ち構える――「故意の無理解による新たな鉄器時代」の無知であり、「平等主義的論理に支えられた同一化要求の過激化そのもの」[461]に由来する。

メッツァ・ヴォーチェ〔声を落として言うと〕、アングロサクソン系の（狂気のというよりむしろ）精神医学史家たちは、全て反精神医学者でもある。ここではアンドリュー・T・スカルの『狂気の博物館』[462]だけを引用するが、その中で一九世紀の英国精神医学の歴史は、「医学による狂気の横領」、つまり大いなる陰謀という信条に完全に方向づけられている。医師たちは狂気–患者説を正当なものと流布させ、その治療は思想的独占権として彼らに属すると。年月が経過するうちに、絶対自由主義者的思想は薄れるが、反精神医学的解釈の枠組みは残る。次いでジャン・ゴールドスタインであるが、彼女は『慰めること分類すること』[463]の中で精神医学の政治化という図式を導入する。驚かされることには、途中で彼女はトレトマン・モラル〔道徳療法〕を一種のフランス産の人工物と見なし、モラル・トリートメント〔精神的治療〕がまずもって英国のものであることを、とりわけそれが全く宗教や慰めの言葉の次元ではないことを忘れていることであろう。意味深いことに、彼女の結論の引用句には、プルーストに借りた次の文章が読める ―― 「アリエニストにおけるのと同様、司祭にも、常に予審判事のような何かがある」。

しかしなおそこでも、精神科医たちは彼らの時代に反抗していたが、反精神医学の騒ぎの中ではほとんど理解されることはなかった。一九七一年六月、反精神医学に捧げられたロゼの学会の際に、精神科医であり精神分析家でもあるアンリ・スツルマンは以下のように告発者たちを非難する ―― 「病的なことは異常性以上のものであり、病的なことは異常性に還元されません」[464]、そして体制順応主義は「必ずしも精神的健康の良い徴候ではありません」。反精神医学はそこで二つの異なる概念を混同している。「狂気について文献との対話でしか知らなかったミシェル・フーコーの中に、そのような混合物が存在していたとしても驚くには当たりません。しかし精神科医たちが ―― 反精神科医であっても ―― 死への行動〔自

(460) Bernard de Fréminville, *La Raison du plus fort-traiter ou maltraiter les fous?*, Seuil, 1977.
(461) Marcel Gauchet et Gladys Swain, *La Pratique de l' esprit humain*, réédition 2007 (collection Tel, Gallimard).
(462) *Museums of Madness - The social organization of insanity in 19th century England*, Londres, 1979.
(463) *Console and Classify - The French Psychiatric Profession in the Nineteenth Century*, 1987 (éd française 1997).
(464) Henri Sztulman, «Antipsychiatrie et Psychiatrie», dans *L' Évolution psychiatrique*, 1972.1.

殺企図〕の光景に目を閉じ、絶望のうめきを聞くことに耳を塞ぐことが出来るとすれば、それは一層驚かせます」。スツルマンはさらに反精神医学を思春期危機になぞらえる ― 知性化への傾向、理論の推敲《すいこう》の拒否、禁欲主義、自己愛、同一視の変動 ― 「結論として反精神医学には、巧妙な暴力によって我々ひとりひとりを問い質すという長所を認めると言っておきます。反精神医学が制度に徹底して批判的である場合には、私は反精神科医です ― しかしそれが精神病の否定の中に逃れる場合には、私は賛同できません」。

ロゼのこの学会の際に、それは当時、反精神医学の波について過大評価していた雑誌の一つとはもちろんされなかった『精神医学の進歩』誌の正会員のアンリ・モーレルは、彼としても「反精神医学」という新語の馬鹿ばかしさを告発する。彼は、精神医学でないとすればクーパーやバザーリアは何をするというのか？　と問う。確かに彼らは改革者であり刷新者であるが、医師であり精神科医であり続ける。精神病を否定し、それを一つの「文化的人工産物」に還元することに関しては、それは恐ろしい退行である ― 「狂気によって提出される問題は、妄想者は間違っているかあるいは正しいかどうか、病的に嫉妬深い人が実際に裏切られているのかどうか、心気症者が消化器あるいは心臓の病変を持っていないかどうか、を知ることではないと随分昔から精神科医は理解してきたことを、思い出す必要があるのではないか？」[465]。しかし反精神医学は、そんな矛盾を気にもしないとモーレルは続ける ― 「狂気の否定は、反精神医学的主題の中では、その〔狂気の〕認識とたいてい関連する。「正常神話」の崩壊後、狂気はひとつの意味あるものとの地位に昇格するという条件で、市民権を獲得する。そのうえで、反精神医学は、その暴力の告発の名の元に精神医学的領域を革命の場に変えようとする」。要約すると、反精神医学を脱神話化する必要がある。「熱狂的な理想主義の、神秘主義の、預言者的な、ロマン主義的な、偽パラノイア的な合理主義的な潮流が、反精神医学の悲壮な『王国』の中を巡っている」。

アンリ・エーにとって反精神医学は、邪悪な精神医学についてのひとつの異議申し立てでしかありえない。「純粋な否定の態度を保ちながら、反精神医学は、それが告発する精神医学神話よりも一層邪悪なイデオロギーを形成する。何故ならそれは邪悪な精神医学の言説に反論するのではなく、精神疾患という自然に異を唱えるからである」。その間、エーは皮肉っぽく、何故、実際に「反心理学」ないし「反社会学」が語られないのか自問する――まさにそのことでジャム〔ぐしゃぐしゃの状態〕の瓶に指を入れた人間を指し示しながら。「精神医学は医学の一分科でしかありえない。何故なら精神疾患はひとつの文化現象ではなく、精神存在のひとつの解体の結果なのであるから」[466]。

他ならぬ精神病院そのものにおいても、反精神医学運動は臨床医たちと共に最大限に広がるが、彼らは、日々直面させられる狂気を否定することなく（「一般に人は患者に一度も会ったこともないまま精神疾患について語る」[467]）、彼らが実践しているような精神医学と彼らをそれに束縛する社会（資本主義の）に根本的に異議を申し立てる。敢えて言えば、先陣を切ったのは英国人たちである。デヴィッド・クーパー（一九三一―一九八六）は、先ずロンドンのシェリー病院で一九六二年から一九六六年にかけて「病棟21」と呼ばれる統合失調症者のための実験病棟を主導した。マックスウェル・ジョーンズに刺激を受け、全

(465) Henri Maurel, «L'antipsychiatrie : réflexions sur une terminologie et une thématique», dans *ibid*.
(466) Henri Ey, «L'anti-antipsychiatrie ou les progrès de la science psychiatrique», dans *ibid*.
(467) E・ザリフィアン Zarifian, 前掲、注437。

く階層のない治療チームに、医師、看護師、患者が集まった。しかし医学界の敵意、病院管理者との絶え間ない衝突、そして看護する者の精神的疲労がこの最初の実験に終止符を打った。クーパーは、狂気は精神病ではなく、個人的および社会的な一体験、ひとつの「意識の変化した状態」、連れ添うのが相応しいひとつの「旅」[468]、と考える。同じ時期、英国の人類学者であるグレゴリー・ベイトソン（一九〇四－一九八〇）は、彼の立場から、統合失調症を逆説的で矛盾した命令に対するひとつの反応（ダブルバインドあるいは二重拘束）で、それはコミュニケーションの病理を引き起こす、と考える。クーパーはまた、「完全に正常化された人間は、圧殺された狂人の屍だけを自分自身の内に抱えているのであると、我々皆の中に存在している狂人」について語る。ただ単に疎外する社会だけでなく、また疎外する家族にも異議を唱える存在として、反精神医学[469]という用語を最初に用いたのが彼である。「――ある種の神学者と現代〔当時〕の構造主義哲学者の真剣な話題をもじりながら――〔核〕家族の死を十分に人々が考察することができないうちに――神の死、あるいは人間の死について語るのは愚かなことである――このシステム〔家族〕は、社会的な強制によって我々の経験の本質を巧みに排除し、その結果、我々の行動から真のそして豊富な自発性を奪う」[470]。

「病棟21」の実験は、今度は公立病院の文脈とは別の、統合失調症患者を受け入れる家の創設とともに一九六五年に一新されるが、その最も有名なものはロンドンのイーストエンドにあって英国の労働運動の歴史的な場所であるキングズリー・ホールである。この「反－病院」の主導権は、デヴィッド・クーパー、アーロン・エスターソン、そしてロナルド・レイン（一九二七－一九八九）に帰属する。最後の者は、『引き裂かれた自己』（一九六〇年）[471]と『経験の政治学』（一九六七年）[472]の中で次々に、精神病的危機は彼がメタノイア〔転回〕（転換、精神的変換）と名付ける一つの旅であると主張する。レインにとって、そこにあるのはひとつの心豊かにする経験であり、それが慢性状態に落ち着くまで、よりよく付き添われ、精神医学化されないという条件で「人格の発展の中で好ましい曲折である」。彼は同じく、ＬＳＤを使用する人たちがその際にするような「トリップ」に誘うまでに至る。レインは、麻薬中毒を助長するとして非難されることになるが、一九八五年の彼の自伝的著作である『英知、非理性および狂気』の中で、部分的に問題の彼の仕事を再び取り上げることになる。キングズリー・ホールの実験について言えば、それは一九七〇年を越えることは殆どなく、近隣住民の敵意と同時に超少数派という特性の犠牲となる。

サルトルの哲学（『理性と暴力』一九八四年）に影響されて、レインとクーパーの社会参加〔アンガージュマン〕は政治的で革命的である。拒絶すべきは西欧社会全体である――「共産主義者〔当時、冷戦の只中にある〕になるよりも死を選ぶ人間ならば正常という。自らの魂を失ったと告白する人間ならば狂人という。人類は機械であると言う人間ならば大科学者と考えられる。自分は機械であると述べる人間ならば、精神医学の専門語によれば離人化されているという」（レイン）。一九六七年、ロンドンで彼らの提唱によって解放運動の弁証法に関する学会が開催され、そこには、中でもヘルベルト・マルクーゼが出席する。

（468）参照、ジョルジュ・ランテリ＝ローラ「英国反精神医学の旅」、Georges Lanteri-Laura, «Le voyage dans l'antipsychiatrie anglaise», dans *L'Évolution psychiatrique*, 1996.3.
（469）David Cooper, *Pschiatry and anti-psychiatry*, Londres, New York, 1967（éd. française, 1978).
（470）*The Death of the Family*, 1970.
（471）Édition française, 1970.
（472）Édition française, 1971.

最も進歩的な党派にとって重要なことは「もし必要ならば暴力を否定することなく、個人および大衆に向けてイデオロギーを行動に結合させつつ、真の革命的意識」を生み出すことである。「英国の反精神医学は、ジャック・ポステルが冷やかし気味に指摘するが、要するにかなりユートピア的な無政府主義を実践するように見えていた。彼らが勧めるように、なじみの新聞販売店で買ったばかりの『腐った』日刊紙を人前で引き裂くという事柄の中に、本当に真剣で危険な抵抗行動を見ることは困難である。英国の精神医学運動はこのユートピアの中に沈んでいった」[473]。

イタリアでは、フランコ・バザーリア（一九二四－一九八〇）の活動のおかげで反精神医学運動はより大きな成功を収める。彼はベネチア生まれで、一九四九年に医師に、一九五九年に精神科医となる。実存主義的現象学の思想とビンスワンガーとミンコフスキーの著作に大いに影響され、彼は精神病患者との出会いの価値を高めたいと望む。彼はまたマックスウェルにも影響を受け、ロンドンのマックスウェルの元で研修した。治療共同体の長所を確信し、彼は「資本主義体制の特権者の代表」である精神分析学と全く同様に、伝統的な精神医学を完全に拒否する。彼の政治的見解が、彼にトリエステ近くのゴリツィアの無名の精神病院への追放をもたらすことになり、そこで彼は悲惨なアジルの現実に直面させられる。そこから出発して、彼は自分の立場を急進化し、大抵の場合には社会から締め出された可哀そうな人である病人を開放していく。「科学は常に支配階級に役立っており」、そして精神病院は、「暴力機構の一つである」。彼が設立に貢献した民主的精神医療運動（医師、心理士、ソーシャルワーカー、看護師）は、一九七一年には二、〇〇〇名余りを数える。一九六八年に、『制度の否定 ― ゴリツィア精神病院の報告』[474]が出版される。もはやアジルを改善することではなく、消滅させることが問題である。一九七二年にトリエステ〔の精神病院院長に〕任命され、一九七七年に彼はそこで、精神医学に代わるものに関する第三回国際連絡会議を組織する。バザーリアは「反精神科医」となることを拒んでいるのではあるが、イタリアの運動はそれ以後、反精神医学のリーダーと見なされる。

急進左翼的で行動的な少数派である民主的精神医療は、公的権力に圧力をかけ、そして組合とイタリア共産党（その時代にそれをどう語り得たとしても、新左翼よりはよりスターリン主義的である）の対立を制しながら、全ての政党が代表派遣される国会に一委員会の設置を引き出すことに成功する。実を言うと、司法権力に入院の決定の重要点を委ねた古びた一九〇四年法を誰も望まない。ファシスト・イタリアによる「一九三〇年法修正案」では前科簿に入院者の登録を加えていた。一九七八年五月一七日に「一八〇号法」が可決される。それは、しばしば書かれたように、精神病院を廃止するのではなく、全ての新入院と全ての新たな〔精神病院の〕建設を禁止する。精神科の小さな診療単位〔小ユニット〕が総合病院の中に創られるが、一方、強制入院（それ以降「意思に反する治療」と呼ばれる）は六か月を超えることはできず、あらゆる治療手段の明らかな挫折の後でしか介入してはならない。精神保健センターが、中間構造〔施設〕――デイ・ホスピタル、治療の家、治療のアパルトマンと共に、各地域に設置される。当然、民主的精神医療の闘士たちは、革命と社会の変革の希望からは程遠い、彼らが狂気の「再医療化」と見なすその法には、満足しない。

(473)「反精神医学」の紹介記事、Jacques Postel, «antipsychiatrie», dans *Dictionnaire de psychiatrie et de psychopathologie clinique*, Larousse, 1993.

(474) Édition française, 1970.

もしターンオーバー〔入退院の回転〕の促進がその結果として生じるとしても（ヨーロッパの他の国々での入院平均が四七日であるのに対して、一二日である）、新たなシステムの限界が時とともに出現する。まず、それらの新たな構造は他の地方では同じように見習われることはなかった。そのうえ急性期の精神病者だけが入院し（そして向精神薬の高用量投与で治療され）、一方、慢性患者は救済院や養老院に「隠蔽され」た。費用を払うことが出来るものは私立病院に行く。家族は、彼ら自身に委ねられた精神病者の自殺行動や辺縁化〔社会からの無視〕に怯え、そして *Difesa ammalati psichici gravi*〔重症精神病患者保護会〕のような新しい団体が一八〇号法の廃止を要求する。[475] 合衆国では、精神病院のベッドの大量閉鎖に続いて、多くの慢性患者が浮浪者化するという理由で、その現象が危惧される。「F・バザーリアは、自分の国の中に存在する後進性により、他国よりも進んだ変革が可能となるだろうと語っていた ― が、この予言は実現されない」。[476] 今日では実際、イタリアでは人々は、事の成り行き上で数少なくなった頼みの綱、つまり精神医学的治療に救助されているのである。反精神医学は精神医学にひどい打撃を与えたが、しかしそれに代わることは出来なかったのである。

フランスでは、精神医療の異議申し立ては、幾分かは一九六八年五月の文化革命に立脚する。モード・マノーニが指摘するように、五月〔革命〕の意図は「『患者』に向けられると言うより、むしろ患者に降りかかった分断的言説に向けられた。狂気に対して社会を守り続けなければならないのか、それとも狂人を十分に受け入れない社会を避けて保護を求めることは狂人の自由なのか」[477] であった。それにも拘らず「脱アリエニスト」の臨床家には事欠かず、彼らの大部分は随分以前からの活動家であった ― ドムゾン、ボナフェ、シヴァドン、トスケル、ウーリー……。

病院精神科医であり精神分析家であるロジェ・ジャンティは、彼をフランス精神科医の中で最高の反精神科医にした辛辣な著作によって、際立つ。一九七〇年に『アジルの壁』が出版される――「ブルジョワが彼らの階級のイデオロギーを段々と信じなくなるように、段々と精神医学を信じなくなっているのは精神科医自身である」。精神病院の医師は何に役立つのか？「医師がある病人を診る時――それが起こるとすれば――それは彼のオフィス、彼の診察室においてである。神話の力は驚くべきものだ。アジルでの二〇年、アジルでの三〇年、腐敗の、アジルの堕落の中での停滞の三〇年の後にも、医師－患者関係、その効果、その治療的魔術を信じている医師がまだいる」。そして看護師は？とジャンティは付け加える。彼らもまた毎日、何時間も何時間も彼ら〔患者〕に精神療法を行っているというのか？そして処方薬は？「ひどい戯れ」である。患者は自らが望む時しか薬を服用せず、職員は医長の処方に同意しない時には目を閉じる、あるいは慢性患者の場合には、「病歴に関係なく、いつもの型どおりの中に据えられる――職員は彼が変化することに頓着しない」。患者は「病院の乳牛」であるというのか？要するに、医師は「事情に通じておらず」、病院の中で誰もそこでの彼らのありように頓着しない。「ネオ精神科医」（過去の精神医学を否定する者だが、ジャンティが「新植民地主義者」になぞらえる者）について言えば、厄介すぎるものとなったアジルなしで済ませられるようになると信じるのは、大間違いだろう――「それでもあなた方は、アジル的な精神構造、つまりその下で精神医学を生み、非常に成功し

（475）E. Balduzzi, «À propos de la loi 180. Réformer la réforme?», dans *L'Information psychiatrique*, 1982.7.
（476）F. Chapireau, «Trente ans après: la révolution psychiatrique italienne en perspective», dans *L'Évolution psychiatrique*, 2008.3.
（477）Maud Mannoni, *Le Psychiatre, «son» fou et la psychanalyse*, Paris, 1970.

たと見られた激しい怖気が、それがそのようなものとしては消えつつあったことを考えてもいなかった。そして今や人々はこの全く簡単なこと、昔から皆がそれを知らないふりをしながら知っていること、つまり狂気は我々それぞれに備わっており、我々はまさに誕生以来、由来の保証付きでそれ〔狂気〕を連れ歩いていること、そしてそれ無しでは我々は本当に我々ではなくなることを受け入れて行ったことを、あなた方は考えてもいなかったのである」。

一九七三年の『精神医学はみんなで作り／壊されねばならない』の中で、ジャンティは「精神錯乱のエピソードが構成する衝撃的な経験」と「狂気を受け入れる場所」の首尾一貫した必要性という現実について認める。途中で、アリエニスト〔時代の〕精神医学によって禁止された「狂気」という用語が、突然、貴族受爵状を見出したことに気づかされるだろう ― その言葉自体まで解放される必要はなかったが。受け入れ場所について、ジャンティはまた「負担を引き受ける共同体」のことを言おうとする。しかしながら精神医学は教育と同じく、皆に関係する問題である。問題は自由の保証であり、かつてのそれは「歴史の悪ふざけ」でしかない。そして精神分析学はどうか？　ジャンティは当時（一九七三年のことである）非常に含みを持たせる ― 年月を経るにつれ、それは変わることになるだろう。彼は、精神分析家たちが「長椅子なしの精神分析学」を確立しつつ体制の中に安住したことを認める。それらはいずれにせよ、彼が強調するには、歴史の風の中にいると。とは言え、精神分析学はもはや専門家の専有物、「ブルジョワの知的特権」であってはならず、「社会的秩序の転覆の、欲望の解放という真理の高揚の、強力な種である」必要がある。だから精神分析学〔Psy-an〕は反精神医学〔An-psy〕と韻〔an〕を踏むのである。

四年後、一九六八年五月〔革命〕の夢はボロボロと崩れるのだが、ジャンティは意気阻喪するどころかまさに逆である。(478) 彼はセクター〔医療〕（それについては後に話すことになるが）の新しい経験の中に何を見るのか？　「あなた方の顔を張りとばす、悲惨さである」。物質的、感情的、性的な悲惨さである。ジャンティはまた孤独を告発する。　──　「精神医学を行う者にとって、孤独についての研修が義務化されねばならないだろう」。社会に関しては、それは「外部のアジル」に過ぎず、「人々から彼らの自発性と責任性を奪う請負企業に過ぎない　──　が、多くの人々はそれを非常によいと見なす」。「もし君が精神衛生についての話を耳にしたならば、君の火炎瓶を取り出せ！　妄想者というものは、少なくとも、幾分かは彼自身で考え、既成の合理性によって示された全ての道に満足しない、タイプなのである」。

モード・マノーニ（一九二三‐一九九八）のアプローチはより節度がある。[479] 精神分析家でラカンの弟子であり、すでに児童‐青年期精神医学に関する業績によって知られており、彼女は確かに理論家であったが、同時に臨床家でもあった。彼女は一九六九年九月に、小児精神科医でありラカン派の精神分析家であるロベール・ルフォーと共に、ボンヌイユ＝シュル＝マルヌ実験学校を設立し（今日も機能している）、そこでひとつの反精神医学的実験として若年の自閉症者や精神病者あるいは精神薄弱者を受け入れ、それは精神分析学によるこの領域への備給を証明する。

「早期幼児自閉症」が「情緒的接触の自閉的障害」という題名の論文の中で、アメリカ精神科医のレオ・カナーによって最初に記述されたのは一九四三年になってからのことである。その臨床像は、赤ん坊が周囲との情緒的接触を確立することの無能力によって特徴づけられる（二歳前に障害が出現する）。たと

（478）*Traité de psychiatrie provisoire*. Paris, Maspero, 1977.
（479）モード・マノーニ Maud Mannoni, 前掲、注477。

え自閉という用語が一九一一年にブロイラーによって、成人の統合失調症者における外的現実との接触の喪失を表すために作りあげられたとしても（オーティスムス、ギリシア語の *autos* で、自分自身を意味する）、カナーはそれを、統合失調症とははっきり区別される一つの臨床症候群とする。「それは成人あるいは児童の統合失調症のようではなく、最初に存在する関係性から始まっており、かつて存在していた関係からの退却ではない。出生以来、自閉症者の極端な孤独が存在しており、彼は、彼にとって可能な時にはいつも、外部に由来する全てのことをはねつけ、無視し、拒否する」（カナー）。幼児自閉症に加えて、他の形の小児精神病が個別化され、特殊な治療法が教育プログラムと関連づけられた。パリでは一九五九年、精神医学および児童精神分析学、そして集団精神療法の専門家であるセルジュ・ルボヴィシ（一九一五－二〇〇〇）が幼児のための最初のデイ・ホスピタルを開設し、次いでルネ・ディアトキヌ（一九一八－一九九八）と共に、外来相談と治療の施設を作った。一九八〇年代において、ルボヴィシは、その間に赤ん坊の精神病理学に興味を持ち、アヴィセンヌ・ドュ・ボビニー病院に児童と思春期のための精神病理学病棟を設立する。

「狂った子ども」に精神分析学の教説を適用するという考えは、フランスでは比較的新しいものである ―― 精神分析家でジャック・ラカンの親しい女友達であるフランソワーズ・ドルト（一九〇八－一九八八）の初期の業績は、この時期のものである。もっともブルーノ・ベッテルハイム（一九〇三－一九九〇）はシカゴ・オルソジェニックスクール〔養護学校、青少年情緒障害施設〕で道を開いていた。一九四四年の彼の着任時には、中には精神病の子どももいる、扱いにくい子どもたち専用のこの施設に、誰ひとりの精神分析家も足を踏み入れていなかった。ところがベッテルハイムにとっては、児童精神医学は関係性の治療学、したがって精神分析的治療の寄与なしに済ませられないことはすでに明らかであった。『うつろな砦』[480]の中の「三症例の病歴」がそれを証明するように、個人療法であった。治療とは全てのことに係わることであり、日常生活は一日中子どもと共有される。入所者によってどんな症状が繰り広げられるとしても、それは彼らの不安に対する最良の反応である、とベッテルハイムは断言する（それには、当然だが、今日では異議が唱えられる）。

ボンヌイユの実験学校では、料理人や給仕を含めて、全職員が治療チームを構成し、その大部分が精神分析的研修を受ける。精神分析学はここでは知の道具であってはならず、他者との作用と交流の道具でなければならない。「破裂した〔開かれた〕制度」の概念は、突然生じる新奇なものすべてを（抑制するのではなく）利用して「他者との関係の揺らぎ」の中で目覚めることを目指すが、それは「自らの望むことについて自問する主体」[481]を出現させるのに適している。当時の、そして今日もなお反精神医学の精神において、心理学の研修生たちは、ポータブルコンピューターや測定用具を脇に置いて、学校の共同体生活の中に果敢に浸らなければならない。彼らは記録書類にはアクセス出来ない、というのは子どもの現実の体験ほどには重要でないと考えられるからである。しかしながらモード・マノーニは警戒する――「たとえ我々が反精神医学的態度をわがものにするとしても、だからといって我々はその根底にある理論を我々のものとはしていない。我々の理論的参照枠は構造主義的な参照枠である」[482]。たとえマノー

（480）Bruno Bettelheim, *The Empty Fortress*, 1967（フランス語翻訳、1969）。
（481）Maud Mannoni, *Éducation impossible*, Paris, Le Seuil, 1973.
（482）*La Psychiatre, son «fou» et la psychanalyse*. 前掲、注477。

ニがユートピア的反精神医学とは距離をとっているとしても（「自由によって、もはや狂気は存在しなくなるだろうと信じることは誤りである」）、それでも彼女は「反精神医学的態度と精神分析学的研究」の協働は可能であると考える。このことは、伝統的精神医学体制においては可能ではない。そこは言葉を解放することを目指す体制〔精神分析的体制〕について、ほとんど気にかけられることがない刑務所のような場所である。マノーニは続けて、彼らの知識に嫉妬しながらも、患者にとっては何の足しにもならない診断を与える精神科医とは違って、精神分析家は「逆に、精神病者の言葉から明らかになる真実に注意を払う。（レインの）反精神医学が分析〔精神分析〕と同様に守ろうと努めるものは、同じように明確には公式化されないが、それは「患者」の言葉の中で明らかになる、これまで示されたことのない知のひとつの形式である……。それ〔反精神医学〕は狂気の言葉が制約なしに表現されるのを可能とする条件を確立しようと求める」。そのうえマノーニは、イギリスの実験（それによれば妄想は治癒を再現する一過程である）に賛辞を送るが、その功績は「フロイトの言葉を文字通り捉えたこと」である。

それ以降、狂気についてのこの「問い直し」は異論なく精神病を含むことに注目されることになる。その当時の自信満々の精神分析学は、多少とも制御された神経症者の自我における言葉に満足することをもはや望まず、（なおさらに）精神病者の「生の」自我にもまた関心を持とうとする。スコットランド王と彼の魔女の識別方法に関するフロイトの寓話には、もはや価値はない。さらに加えて、六〇年代－七〇年代の反精神医学の大波の中では、一九三九年にフロイトが嘆いていたように、精神分析学はもはや精神医学の何にでも役に立つ住み込み女中ではない。それはむしろ反対ですらあるだろう。

多くの人々の心をとらえることが全くなかった第三共和政時代の反精神医学とは違って、一九六〇－一九七〇年代のそれは過剰にメディアに配信され、世論によって支えられ、同時に世論を鍛え上げる。

西洋世界全体において、著作物、インタビュー、そして討論会が反精神医学と狂気を話題に取り上げる。一九六八年五月〔革命〕の学生たちは、熱狂してサズ、レイン、クーパー、フーコー、ジャンティ……を読む。ルポルタージュ（そして自己現地報告）の対象とならない反精神医学的経験はなく、そこではドキュメンタリー映画が重要な役割を演じる。これらごく初期の映画の中の一つ、「狂気への眼差し」（一九六二年）はボナフェ博士に拠るもので、彼はロゼール県のサンタルバン精神科病院で制作する。一九六七年の合衆国では「チチカット・フォーリーズ」が我々をマサチューセッツのブリッジウォーター精神病院の真ん中に投げ込む。この映画は二五年間、上映禁止となる。それは一九三〇年生まれのフレデリック・ワイズマンの最初の監督作品であり、彼は総合病院、刑務所、軍の訓練所において彼のシネマ＝ヴェリテ〔ドキュメンタリー的手法〕の探求を続けることになる。アメリカ合衆国は、アメリカの社会学者であるアーヴィング・ゴフマン（一九二二－一九八二）が「全体的施設」（フランスでは「全体主義的施設」[483]と偏向して翻訳される）として研究し規定したこれらの場所の中に、自らの姿を認識することを拒否する。ゴフマンは、監獄におけるように、アジルでは、記述されないが厳格な記号〔掟〕によって、全てのコミュニケーションを妨げつつ、保護される者と監視人との間の乗り越えがたい分離が確立されていること（そして自由な場は絵に描かれた反対物にすぎない）を明らかにすることに没頭する。

（483）Erving Goffman, *Asylums-Essays on the social situation of mental patients and other inmates*, 1961（フランス語翻訳一九六八、再版二〇〇七）.

「ボンヌイユで生きる」〔映画〕は一九七〇年に芸術実験小劇場〔アートシアター〕に登場する——「アサイラム」（生きる狂人）は一九七二年上映である。後者の映画は、レイン博士によって指導されており、我々にロンドンのアーチウェイでの精神医療共同体の日常生活を描いて見せる。英国の先駆者的実験はメディアの注目を引いた。象徴的な人物の一人であるメアリー・バーンズは、大戦中は看護師であり、一九五二年にハンウェル〔アサイラム〕に統合失調症で入院していた。一九六二年に『引き裂かれた自己』（*The Divided Self*）を読んだ後、彼女はレイン博士に連絡し、一九六五年にキングズリー・ホールに入る（そこでは入所許可は、すでにそこに居る人たちの投票次第である）。彼女はそこで自ら「退行療法」を行い、それが彼女の絵画の才能の発見への序章となる。彼女は偉大な芸術家になるが、さらに自らの芸術、狂気そして幼少期に関する何冊かの本を発刊する。『狂気へ通ずる旅の二つの原因』の第一章は「異常なほど申し分のない私の家族」という題である。

状況をにらんだ一時的なものであるどころか、シネマ・ヴェリテのこの血脈は存続し、それと共に、ロレーヌのこの小さな城塞都市の古い精神病院で繰り広げられるロルカンのシネ＝ヴィデオ＝プシ祭の一九七七年の創立が示すように、反精神医学も続いている。たとえテレビがそれを決して報じないとしても、その祭は現在も存続している。二〇〇五年、アルノー・オブンによるフランドルのテレビのための中編映画が、我々にヘール〔ギール〕（反精神医学の一種の先駆け）との再接触を可能にする——三三、〇〇〇人の住民のうち、五五〇名は養家に受け入れられた狂人たちである。そこでの狂人たちは休暇でそこにいるのではなく、そこで生活している。四季の間、四家族が追跡される……一九八二年、ワイズマンのフランスの後継者であるレイモン・ドゥパルドンは「サン・クレメント〔精神病院〕」〔映画〕を撮影するが、その病院はベニスの礁湖の島にあり、奇妙にもアルカトラズの刑務所に似ている。ところでドゥパルドンは最初、報道写真家であり、一九八〇年に当時バザーリアがいたトリエステのアジルで実制作した凄まじい写真がそのことを示す。これらの白黒写真は我々に強く訴えかけ、あらゆる論述より価値がある。男性のシャワーのある廊下、（穏やかな）女性のいる中庭 ― 意気消沈した狂人のいるこの部屋には、反対側の端にノエルのモミの木があり、壁には、チョークのこの落書きがある。 ―「ブォーネ・フェステ」。

フィクション映画の方でも、アベル・ガンスの「チューブ博士の狂気」（一九一五年）と「カリガリ博士の診察室」（一九一九年）以来、常に狂気に関心がある。狂気にも、そしてまた精神分析学にも……。「魂の神秘」（一九二六年）は、精神分析に捧げられた最初の映画である。フロイトはそれを承認していなかった（「我々の抽象概念から、わずかであってもそれに相応しい造形的な表現を作ることが可能とは、私には思えない」）。同じくシュールレアリスムと狂気について、日本人の衣笠貞之助による「狂った一頁」（一九二六年）が生み出されていたが、それは「地獄門」の監督の極く初期の映画作品の一つである。大衆向けの最初のフィクション映画は、自伝的で異論なく反精神医学的な小説「蛇の穴」（一九四八年）に由来していて、大評判となった。アメリカ人アナトール・リトヴァクのこの映画は、幾人かのプロデューサーに拒否された後に、ダリル・F・ザナックによって制作される。脚本家たちは三か月間、様々な精神病院で過ごし、そして一人の統合失調症患者、ヴァージニアに病歴を詳しく話してもらうよう精神科医に勧めてもらうことになる。彼女は、入院の地獄を、すなわちそれもまた非常に過酷な精神療法に加えて、電気ショックの地獄を我々に共有させる。オリヴィア・デ・ハヴィランドは、恐るべき迫真性で、本当の統合失調症者と一緒に彼女の役作りを稽古した。彼女の細部と詳細観察のセンスによって、病人と「治療者」らの登場人物たちの驚くべき描写によって、その映画は今日でもその価値を失っていない。

映画は反精神医学運動に大きな影響を受け、着想を得る。数十本の映画のうち、ここでは反精神医学的な狙いが最も明白なもの（そして主要なもの）だけを取り上げることにしよう。例えばサミュエル・フラーの「ショック回廊〔邦題 ― ショック集団〕」（一九六三年）があり、そこではあるジャーナリストがルポルタージュのために自ら入院するという非常に意地の悪い着想がある。ケン・ローチの「家族生活」（一九七一年）では、一九歳のジャニスが両親（目立たない父親と支配的な母親）によって精神的に窒息させられて、統合失調症者のレッテルを貼られた苦難を生きる（登場人物のドナルソン医師は、「弁護側の弁護士役」であり、レインに刺激を受けている）。一九七五年は、ルネ・フェレの「ポールの物語」、マルコ・ベロッキオの「狂人の解放」、そして特にケン・キージーの本（一九六二年）の脚色でありミロス・フォアマン監督の「カッコウの巣の上で〔の飛翔〕」によって、当たり年となる。他の映画も続くことになる ― 「フランシス」（一九八三年）、「バーディ」（一九八四年）、「正常な人には何も並外れたものはない〔邦題 ― おせっかいな天使〕」（一九九三年）など。しかし、狂人かどうかは ― それは殆ど分からないのだが ― 始めから負けが分かっている戦の中で、孤独な一個人が、恐ろしい看護師長ミス・ラチェッド（ルイーズ・フレッチャー）に立ち向かうマクマーフィ（ジャック・ニコルソン）（「カッコウの巣の上で」）ほど、今日まで誰も説得力を持たなかった。ともかく機転が利き、大胆不敵で、活力に満ちた彼は、明らかに化粧直しされ穏やかに微笑む、その看護師に似た無慈悲な精神科施設に立ち向かう。五つのオスカーを獲得したこの映画は、本物の精神病院（オレゴン州セイラム）で撮影された。幾人かの登場人物は病院の本物の患者である。これほどまで映画が反精神医学を一般大衆に浸透させたことはなかった。

同じように一九六一年には、別の崇拝すべき映画、スタンリー・キューブリックによる「時計仕掛けのオレンジ」が、アレックスとその悪党一味の暴力に対して国家の暴力で応じるというような、不確定ではあるが近い未来社会を告発するのが目にされた。〔そこでは〕もはや誰も処刑されない ― もはや誰も投獄されない ― 生理学者パブロフによって明らかにされた条件反射の原理に基づいて、当時、合衆国で誕生しつつあった行動療法（ワトソン、スキナー）そのものによって再条件付けされるのである。この激しい異議申し立ての時期を通じて、ここで攻撃されているのはもはや昨日の精神医学ではなく、明日の、この場合は行動主義である。それは個人の客観的行動過程のアプローチによって（脳機能主義的概念）、心的過程の内省的アプローチを最小にする。とりわけ恐怖症の領域では良好な結果にも拘らず、行動療法はアメリカ精神医学の新しい傾向である人間主義心理学（カール・ロジャース）によって非〔脱〕人間化であると非難される。彼は、独自の選択を行う能力を受診者の中に発展させるために用いられる非指示的共感的精神療法により、人間としての個人を中心に戻そうとする。それは、精神分析学的および行動主義的アプローチに対して、「第三の力」と呼ばれる。

客観的に言って、利用者たちもまた、反精神医学に携わり、精神分析的精神医学の新しい傾向に反対する。家族会で組織された多くの親たちは、彼らの子どもの精神障害の起源が彼らであると「非難する」心因性理論の過剰に反抗する。当時「統合失調症を作る母親」という言葉は使われないのか？　この「精神医学圧力団体」に対して次第に増大する反応は、特に児童精神医学の領域における実質的な進歩を深刻に薄れさせることになる。患者である直接の利用者は、より多くの情報を持ち、医薬品による「化学的拘束」や彼らの自由への侵害を告発する。オランダでもまた、学生運動と関連して、利用者が患者団体を設立するのが見られる（ロッテルダム、ユトレヒト）。一九七一年には、それらは「患者連合会」に再編成され、その目的は単に治療を改善するだけでなく、また社会を変革することである。[484]デマン〔心神喪失者〕の雑誌が創刊され、一九七八年まで出版されるが、その時にはデマンが彼ら固有の対抗－文化を実現するという初期の目的の達成が可能ではないと認識される。

一九五四年に創立されたスィアントロジー教会の激しい反精神医学については、それをどこに分類すべきだろうか？　スィアントロジーは精神医学を明確に否定し、それを「死者の産業」と規定する。一つの協会が、その安心させまた混乱させる名称により、トーマス・サズの支援を得て、一九六九年に設立された ― それが「人間の権利のための市民委員会」であり、合衆国の *Citizens Commission on Human Rights* に対応するフランス語である。またフランスには「精神医学の下劣な治療に反対する医師と市民の団体」も存在する。精神医学的治療に対する「モラトリアム〔一時停止〕」が政府に要求され、かくして「精神医学制度によって過剰に頻繁に推奨されるものとは違った人間観と健康観を促進する」ことを運命づけられた学際的な委員会が作られる。実際これらのこと全ては、ひとつの同一目的に向かう「テクノロジー」、つまり「ダイアネティック」を提唱することを目指しており、それは「精神が身体にもたらしていること」、身体を超える思考力、と定義される。「ダイアネティックは、事故や外傷、また心身症といった受け入れ難い感覚や情動の起源を明らかにすることを可能にする。それはストレスや不安、自己の自信欠如、心身症的病気の起源である「反応する心」に打ち勝ちながら、これらの状況に適合することを可能にする」[485]。

西欧世界の世論において、公式の精神医学つまり国家の精神医学は、やはり同じ時代に、ソヴィエトにおける〔精神医学〕悪用の暴露によって、とどめの一撃をこうむった。このことは今日ではよく知られ、当時、冷戦時代の西欧のプロパガンダとは決して無関係ではない枠組みにおいてメディアに大きく取り上げられたので、雷鳴のごとき影響をもたらした ― それは単に共産主義の活動家においてだけではなかった。五〇年代の西欧医学界ではソヴィエトの精神医学は、合衆国を含めて、モデルと見なされていたといわねばならない。精神科医でありフロイト本人により分析を受けた精神分析家であるジョセフ・ウォルティス（一九〇六－一九九五）は、合衆国の公式精神医学の指導的人物で、ザーケルの治療法〔インシュリンショック療法〕を合衆国に導入したのだが、彼は一九五三年に次のようにためらいなく記す――「ソヴィエトの精神医学はパブロフ流で、生理学的で、医学的で、そして実験的であり、同時に常に社会的な観点から考慮される。それ〔ソヴィエト精神医学〕は、教育学的で実践的で社会主義社会においてソヴィエト市民の正常で豊かな活動性の生成へと方向づけられたソヴィエト心理学とは区別される。ソヴィエト精神医学とソヴィエト心理学は、フロイト主義の反芻、つまりその唯物論的実験的基礎の欠如とその生きた臨床の転用を促しつつ、両者ともかろうじて、内省的で神秘的な様相を見せる西欧精神医学の深刻な停滞を支える」(486)。マッカーシズムの時代、そうした言述は、教育分野への共産主義的侵入の企ての監視を担当する上院小委員会によって、その著者が尋問されるのに値する。ウォルティスは曖昧な形で自分を守る――「私の母親は、誰かに政治的意見を尋ねることは極めて不作法である、といつも私に教えました」(487)。熱情にとりつかれて、ウォルティスはソ連における入院手続きを正当化していた。その手続き

(484) ここではハンス・ビヌンヴェルド「オランダ」Hans Binnenveld, «Les Pays-Bas» dans *Nouvelle Histoire de la psychiatrie*, 前掲、注４に従っている。
(485) 「イル＝ドゥ＝フランスのサイエントロジー教会団体」«Association de l'Église de scientologie d' Île-de-France»の公式ウェブサイト。
(486) 一九五三年のフランス版の序文『ソヴィエト精神医学』*La psychiatrie soviétique, de Soviet Psychiatry*, 1950.
(487) *The New York Times*（一九九五年二月二八日）.

は特別委員会に委ねられており、その中には確かに二人の医師がいて一人は精神科医だが、その委員会は、「地方衛生局長」によって取り仕切られていた。ソ連の法的裁判所的構造である人民裁判所は「社会の民主主義的理想の具現として」、「法の目的や個人の利益あるいは単なる証拠の手続きについて〔原文のまま〕不当な斟酌なしに〔原文のまま〕、状況に相応しい意味において、これらの理想を解釈するための大きな自由」を持っている。

この誇り高い宣言の一〇年後、ソヴィエト精神医学の脱条件付けの臨床が、行動療法の着想を与えたという点でアメリカ精神医学を惹きつけた時にも、一九六二年に英国で、一編の中編小説、『ザ・ブルー・ボトル（クロバエ、一九六三年）』がイワン・ヴァレリーの署名の元に出版され、ソ連における生活と政権を辛辣に批判する。そこでは出版社によって押し付けられた偽名が問題となるが、ソ連では翻訳家であり作家のヴァレリー・タルシスが政権に対する反対を公表し主張していて、〔誰であるか〕見え透いていた。『ザ・ブルー・ボトル』の出版の二か月後、タルシスは逮捕され、モスクワのコシチェンコ精神病院に入院させられる。『サミズダート〔地下出版〕手帖』の編集者であり翻訳家で、タルシスと英国出版社の仲介者であるアンソニー・ドゥ・メーウスは、その時にタルシスがアジルに何故移送されたかを知らなかったのだろう――「誰かがニキータ・フルシチョフに『クロバエ』を読ませたが、そこにタルシスは、クレムリンで最も重要な人物にとっての文化とはジャガイモとトウモロコシの栽培であるといった概念に要約される、と書いていた。フルシチョフは名高い怒りを爆発させ、このタルシスは狂っているに違いないと喚いて決めつけた。この場面に居合わせた者たちは彼の言葉を文字通りに受けとり、数日後にタルシスは彼が六か月間留まったモスクワの精神病院で見つかった」(488)。もちろん、ほとんど「見事すぎる」この逸話の真実性について調べる必要がある。

反体制家の精神病院への幽閉には危険がないわけではない、というのはタルシスの証言、『第七病棟』[489]（明らかにチェーホフの『第六病棟』を参照する）が世界を巡ることになるからである。「神経症者、統合失調症患者、妄想患者、躁病者、および、うつ患者は何にもまして、チェーホフの『第六病棟』におけるカストレウム〔海狸香〕油と同様に万能の、アミナジン〔クロールプロマジン〕療法で治療されていた」。突然、西欧は、反体制家に対する精神医学的強制収容が存在することを発見し唖然とするのである。「『第七病棟』は、一種のノアの箱舟であり、あらゆる種類の創造物が表象されていた。それらは大まかに三つの大きなグループに属していた ― 最初のものは、自殺未遂者であり狂人として分類されており、何故なら社会主義の楽園に不満足であるからには、狂っているに違いないと見なされたからである……。彼らは数か月間、時には数年間、アミナジンで治療された。ある者たちはそれに慣れ、もはやそれを断つことを望まなかった。「おそらく外ではもっと悪いだろう」と彼らは陰鬱な様子で語っていた……。重要な順で続くグループは、「アメリカ人」の集団で、言い換えれば外国の大使館や自由世界の旅行者と接触しようとした者たちである。最も大胆な者たちは移住の希望を述べていた。最後に、あまりはっきりとは定義されない若者の部類がある ― 我々の社会で自分の場所を見出すことが出来ず、規範を拒否した者たちである。おそらく常に彼らは自分が望んでいることが何か必ずしも分からないが、自分が望んでいないことは確かに知っていた……。実際、そこには病人も医者もおらず、ただ厄介な市民を引き受

（488）Henryk Kurta, «Anthony de Meeûs», dans la revue *Le Temps stratégique*, année/nº 1987.
（489）フランス版、『第七病棟、狂人たちの視点』 Édition française, *Salle 7, la perspective des fous*, Plon, 1967.

ける牢番がいるだけである」。

タルシスの場合は、ブコフスキー事件が証明するような隔離されたと言うには程遠いものの、ブコフスキー事件は一層大きな反響を呼ぶことになる。ウラジミール・ブコフスキーは、一九四二年生まれで、モスクワ中心部のマヤコフスキー（個人の自由を信じた後、遂には失望して一九三〇年に自殺した革命詩人）像の足元で、詩の集いを組織したために、一九六三年六月から一九六四年二月まで精神病院に送られた。一九六七年に、ブコフスキーは反体制派を擁護したかどで再び逮捕される。一九七〇年に釈放され、西側諸国に精神病院での粗悪な処遇についての文集を届け、それは西側であれ東側であれ世論のキャンペーンの引き金を引くことになる。すると彼はもう一度捕えられる。監房での相棒であったひとりの精神科医とともに、彼は『反体制派のための精神医学手引き書、および ソ連における新しい精神病―反抗』[490]、を出版する。一九七六年一二月に彼は、西側に収監されていたチリの旧共産主義指導者と交換され、ケンブリッジに落ち着くことになる。彼を質問攻めにする西側新聞記者を前にして、彼は次のように答える―「私は反動派の収容所から出てきたのではない―私は革命派の収容所から出てきたのではない―私は強制収容所から出てきたのだ」。

一九七五年、ユマニテ祭のただ中で、ボナフェはソ連における精神医学の抑圧的な使用法を告発しつつ、その信条を撤回する。（一九四九年に彼は、「自らの意に反して」、共産党の宣言書である『精神分析学、反動派の思想』の署名者となっていた―ソ連は、第三帝国に続いて、精神分析学を追放していた）。サズはといえば、いつも世論に逆らっており、「精神医学の利用」に関して、西欧は教訓とすべきものを持たないと見なす。ソ連と西側世界の間には程度の問題しかない。「我々は、まだこの段階にはいないが、東側でも西側におけるのと同じように、精神科医は国家の手先である」[491]。いずれにせよ一九八三年にソ連は世界精神医学会を脱会する。

二〇年後に、そこにソヴィエト風の精神医学化を見出して驚いた振りをする世界精神医学会から尋問されるのは、中国の番である。しかし論法は同じで、診断が精神医学的保証を経ることなく、直接的に政治的となっていることである。こうして「政治的統合失調症」が語られるが、それはシステムの整合性の中でだけのそれである。[492] 問題はまさに、かつてのソ連に対してと同様、それでもなお存在するに違いない真の狂人と比べて、この新しい狂人のパーセンテージがどのくらいかを知ることである。世界中で他のどこでよりも、その精神医学は、間違いなく医学の望まれない子どもとして、まさしく中国風の装置として見える。少なくとも、たとえグローバリゼーションが、精神医学において進むとしても、それは明らかである。しかし我々は、西側での反精神医学の激しい攻撃が、全く同様な今日では成長し年老いたこの望まれないこの子どもの存在、かさばり混雑した施設、誰もが持参した物しか分らない真のスペイン風宿屋〔ろくでもない状況〕の存在を反映していないのかどうかを、自問せざるを得ない。

(490) フランス語版、Seuil, 1971.
(491) インタビュー *Figaro Magazine*, 1988.
(492) この問題に関して以下を参照――Munro Robin, *China's psychiatric inquisition: dissent, psychiatry and the law in post-1949 China*, Londres, 2006.

第5章　精神医学の細分化

第二次世界大戦の直後、ということは反精神医学の大きな高まりの前には、狂気をもはや以前のように見なし、それに応じることは出来ない。余りにも多くの事情が変わってしまった。そこにあるのは多くの苦悩の後の人間への新たな尊重ではなく、人間の自由と良心〔意識〕についての新たな考察である。とりわけサルトルは、『存在と無』（一九四三年）において、良心〔意識〕が自由の同義語であることの論証に専心する。判断の絶対的自由という禁欲主義的な観念において、サルトルは、たとえ世界の全てのものが我々に属するものではないとしても、我々がそこに関わる様態は完全に我々に責任があると主張する ―― 「我々は自由という刑罰を宣告されている」と、他のところで彼は言う。完全な自由とは、同時に無限の責任でもある。

人間の自由、行動の意味だけでなくその孤独、確信の揺らぎ（そして新たな自由の探求）は、精神障害、精神病にしかるべくレッテルを貼るのではなく、狂気を存在と自由の省察の中心に置く（あるいはもし古代を忘却することに執着しないとすればとらえ直しの）同じ動向となる。一九五三年以来、サン＝タンヌ、高等師範学校、高等研究実務院、そしてソルボンヌで行った「セミネール」の中で、ジャック・ラカンは、精神疾患に過ぎないであろう狂気についての、器質因論を以下のように批判する ―― 「つまり狂気は、人間の生体の脆弱性という偶然的な事象であるどころか、それはその本質において開かれた裂け目による、永続的な潜在力である……。狂気は自由にとって「不要なもの」であるどころか、自由のより忠実な仲間であり、それはひとつの他者として自由の動きに付き従う。そして人間存在は単に狂気無しには理解されえないだけでなく、人が自由の限界として狂気を彼自身に担わないならば、彼は人間存在ではないだろう」。ラカンは以下の警句で終える ― 「誰も望んで狂人にならない」(493)。

閉じ込めの終焉

フランスの精神科病院には、占領下での餓死という恐ろしいエピソードにも拘らず、なお洋々たる未来があるように見える。確かに、たとえ新しい合言葉が、結局は使い回された決まり文句を取り戻すに過ぎないにしても、誰もがそれを抜本的に改革したいと願う ― 施設精神療法という新しい名称の下で、治療手段として病院を利用すること、この目的に沿って建築を構想すること（アリエニスムの古い悪魔）、作業療法という新しい名称の下で労働による治療を促進することである。しかし生物学的治療法の革命と精神分析学の導入が、いずれも精神医学を意味深く修正する出来事である ― それは反精神医学の嵐以前からである。

フランスでは精神科への入院は、一九四六年から歴史的な増加を取り戻すが、戦争の結果として生じた莫大な人数の減少をようやく埋め合わせることになるのは一九六〇年である。いつもそうなのだが、

(493) ジャン・テュイエ『狂気を変えた一〇年』Jean Thuillier, *Les Dix Ans qui ont changé la folie*, Robert Laffont, 1980、より引用。

狂気の歴史のひとつのパラドックスとして、器官が機能を生み出したという印象がある。もし精神科病院が一杯だとすれば、それは十分な数ではなく、別に建設しなければならない。数字それ自体が以下のように語る[494]――一九一六年には七〇、五〇〇名の入院者、一九五四年には九八、〇〇〇名、一九六二年には一一二、〇〇〇名――。この時期、男性の入院比率は驚くほど増大し（少なくとも女性の入院の二倍）、つねにアルコール症の勢いに乗じている。また高齢女性の急増については、単純な患者数統計上の理由として、女性の方が寿命が長く、認知症が生じた時には（その時までに彼女らの夫は死亡している）彼女らは寡婦になっていることを考慮に入れる必要がある。

一九六九年には一一九、〇〇〇名の入院者がいるが（そして一六〇、〇〇〇回の入院）（人口の〇・二五%）、その時から今日に至るまで、もはや止むことのない減少が始まる。混雑指数（「規定数のベッド」での入院患者数の割合は、一である）も同時に有意に低下する――一九六八年の一・一五、対して一九七四年は〇・九五。この時代の性別と診断カテゴリーによる分布は、統合失調症者が第一位であり（二七、九三二名）、精神遅滞（一四、五〇八名）と慢性妄想患者（一四、一〇六名）と比べてはるかに多い。アルコール症は一一、八二六名（男性八、九三八名、女性二、八八八名）で次に続くが、前出の諸診断カテゴリーでは両性の数は均衡している。それに対して、入院時にはアルコール症が首位を確保している――二二・五%――それは、一〇%という入院中の割合と比較すると、退院による速い回転を確証する。

一九五二年から一九六二年にかけてフランスの人口は二〇%しか増えなかったのに、精神科医の数は七倍となる。西欧の他の国々においても事情は同じである。精神保健の費用の問題が新たに生じる。カーンのボン＝ソヴェールでは、一九七一年には一、一一〇名の患者に対して七七九名ほどの職員が必要である（全職員の中には六名の病棟医長と一二名のアンテルヌが含まれる）。精神科病床は、フランスではこの時代、公的病院の病床の三五％を構成する。確かに、精神科の一日の入院料は集中治療室の入院料の五分の一の低さである — 誰も集中治療室で一年、さらに二年あるいは三年間留まることがなければだが。端的に言うと、社会保障の時代には精神科は高くつく。全ての考慮を別にして、入院者数と入院日数を減少させることが急務となった（それはもはや何年もかけて考慮する問題ではない！）。それ以来、一日の入院料は魔法の言葉となる。それは、たとえ完全に病院を巡って展開することが、（ゆっくりと）然るべき場所に設定されつつあるセクター制によってすでに時代遅れとしてもである。この公的推計の文書は少なくとも、最高にお金のかかるのは断然、重症入院であることを確認するのに役立つ[495]。

一九五二年以来、ＷＨＯ（世界保健機関）の精神保健専門家委員会は、精神科病院の構造と機能を規

（494）出典– INSERM — Statistiques médicales des établissements psychiatriques（par année）et ministère des Affaires sociales et de la Solidarité nationale（SESI）; Revue *Population*, 1964, nº 2.

（495）一九六〇–一九七〇年のこの問題に関する重要な図書目録。その中でも以下を取り上げる——

——Dr Michel Landry, «Le coût de la santé mentale», dans *Gestions hospitalières*, juin-juillet 1975 ;

——Coudurier P., *Les Prix de journée*, Berger-Levrault, 1964, collection «L'administration nouvelle» ;

——Horassius M., «Coût de la santé mentale-Antinomie entre la notion de prix de journée et la politique de secteur», dans *L'Information psychiatrique*, 1969, 9 ;

——Grynszpan H., *De la liaison de la pratique psychiatrique à son économie*, thèse médicine, Paris-Saint-Antoine（1976）;

——Gadreau M. *et alii*, *Les Coûts de l'hospitalisation en milieu psychiatrique*, Paris : CNRS – Collection «Action Thématiques Programmées-Sciences Humaines»（1974）.

定することになる新たな原則を作成した。この委員会は「とりわけ、これらの病院が治療的共同体の雰囲気に満たされていることがどれほど有用であるかを強調した」。その言葉は、善良な意図の宣言が一七九五年以来、途絶えることなく受け継がれてきた一つの領域の中ではもはや何も語り得てはいないのだが、その言葉とは別に、一九五〇年代から実際に変わることは、それ以降、病院は治療の鎖の重い一時的な環に過ぎないと考えられるようになったことである。非難されるべきは、大きな施設と長期間の入院である（「蛇の穴」）。精神科病院はなくならない、が一時的な治療センターとして考えられるべきである ― 「あらゆる解決法の中で、長期入院は最も費用のかかることであり、共同社会の側からすれば、患者の決定的な排斥を意味し、精神科病院の職員には治療効果への希望のない仕事を課し、そして患者には彼の状態の悪化を余儀なくさせる」[496]。

治療の鎖の別の環とはどんなものか？　先ずそれはその場（外来）での、でなければ家庭での治療であり、次いで精神科無料診療所であり、早期治療センター（有床の）である ― また「総合」病院精神科ユニットであり、デイホスピタルである（患者は夜と週末は自分の家で過ごす）。必要な場合に精神科病院が介入するのは、それらの種々の段階の後でしかない。理想は、往診が先行し、可能なら古典的入院は避けることである。精神科治療チーム（精神科医、専門看護師、臨床心理士、作業療法士、民生委員、養護教諭、ソーシャルワーカー ― などが考えられる）は、「好ましい心理学的雰囲気」の中で治療援助の連続性を保証する。これからは、患者は二〇から三〇床の、さらに自らの方向づけが困難な処遇困難患者たちのためには、よりベッド数の少ない「居住ユニット」（精神医学は新しい名称には決して不足しない）のお陰で、安心を覚え、相互の親密感を味わうに違いない。この比率は精神科病院においてと同様に、総合病院の精神科病棟においても尊重されるべきである ― 精神科病院は患者三〇〇名を超えてはならない（村に匹敵する共同社会という考えによって）。大寝室ではなく、仕切りのある四、五、あるいは六ベッドの部屋からなり、そこでは患者各々が自由に飾りつけを行い、鍵のついた自分の戸棚を自由に使える。

実際、分類区域の消滅は、恒常的な不足という欠点が見出されていたところに、とりわけ小児病棟と老人病棟に、新たな配置を可能にする。作業療法とちょっとしたパーティの立案が社会復帰のために用意される。この新しい精神科病院から退院すると、別の環が活動的な生活への復帰に向けた踊り場として準備される ― 町中のアフターケアホームで、それは一戸建ての家あるいはプチホテルに似せるべきであり、保護された工房や、病院外の二〇名から五〇名の患者に、とりわけ慢性の統合失調症者の人々に用意された農作業あるいは工業労働共同体である。

この新しい病院構造を然るべく設置することは五〇年代から公表されており、それはいっせいに貶《けな》されると同時にいっせいに用いられた向精神薬の到来によって可能となるものの、二〇年を要することになる。常に、特にフランスでは、言うは易く行うは難し、である。現場では、巨大な精神科病院の大多数は、建築家精神科医の最後の方陣が夢見た病院‐村の計画からはしばしばほど遠い計画に転換しなくてはいけないことが分かる。さらに長期間、紙上の改革にも拘らず、一〇万人の精神病患者集団は一九世紀のアジル（その言葉を差し引いても）の中で生活し続けることになる。

「病院中心主義」の撤廃は、一九六〇年三月一五日の通達によって、公式に制度化される。それは七万人の地理的人口区域に「セクター」を設置するものだが、反精神科医たちは慌ててそれを「フリシアトリー

（496） A. Baker, R. L. Davies, P. Sivadon, *Services psychiatriques et architecture*, Genève(OMS), 1952.（数多く重版され翻訳されている。）

fliciatrie 監視精神医学」と名付けることになる。病院外構造が漸増する地位を占めなければならないとするその表現に、すでに表明されていた原則のすべてが再認される。目的は三つある ― 早期の段階で治療すること、可能な限り家族と環境から分離しないこと、再入院を避けるアフターケアを保証すること、である。ある一定のセクターにおいて、諸構造の全体を受け負うのは、同一の精神医療および社会医療チームである。読者はエデュアール・トゥルーズがすでに一九二七年に、そのようにセーヌの精神予防機関を組織したことを思い出すだろう ― 無料外来診療所の軽症例、病院でひどく傷つけられた患者、医学的にフォローアップされる退院者たちの。しかし今回、徹底的に精神医療施設を変化させるこの改革に係わるのは、フランス全体である。一九八五年一二月三一日法は、最終的にセクター制を樹立する。それは一八三八年法を修正し、県に公立（あるいは公的使命を有する私立の）施設を整えることをもはや強いない。一九八六年三月一四日の適用政令は総合精神医療セクター、児童－思春期精神医療セクター、そして犯罪環境精神医療セクターを区別する。

セクター化の実施は、主に資金調達の理由から手間取ることになる。最初、社会保険は病院治療費しか払い戻さず、残りのものは県と国家の負担に委ねられていた。また、たとえセクターという非常に近い組織に移るために病院を去るに過ぎないとしても、「精神科〔プシ〕の」職員を採用し、しばしば起こる現業の職員の異動拒否も考慮に入れる必要があった。一九八一年、ＩＮＥＤ〔国立人口統計学研究所〕の二名の研究者は、そのことについて次のように心配する ― 「セクター制政策の失敗は、実用精神医学に対して、理論的認識の相当な遅れを生じさせている多種多様な制度的硬直性を起源とする。これらの硬直性は、壁〔施設〕そのものに起因すると同時に、行政官僚制度に、そして関係する社会専門職の保守主義に由来する。しかしおそらくはまた、望ましい変革に対する財政的な手段が見つからなかったからでもあろう」[497]。

しかしながら最終的には、セクター制は成功をもって定着する。入院の様式は自由入院、すなわち患者の同意によるもの、それは以後は一般病院の患者と同様の権利を持つが、その普及によって根本的に変革する。患者は治療を拒否することも出来るし、あるいは病棟を去ることも出来る。自由入院は一九三七年に制度化され、第二次世界大戦後から増加し始めた。一九八〇年には、それは入院の五八・五％を構成する（一九七一年では二六・八％）。一九六五年から一九八四年の二〇年間に、総合病院の精神科病棟の数は一三〇に達した（一九七五年は七九病棟である）[498]。専門入院センター（ＣＨＳ）、公的機能を行う私立精神科病院（ＨＰＰ）、そして一般病院の精神科病棟（ＳＰ）により補完される入院治療は二八％に減少し、入院滞在の平均期間は一九六五年の一一か月から一九八四年の三か月に短縮する。しかしながら、このことは再入院の増加なしには進まない（もはや〔病気の〕再燃とは言わない）――一九六五年から一九八四年の間に再入院は二八一％に増えたが、入院者数もまた一五二％に増えた。この再入院のかなりの急上昇は、合衆国では意味深く *revolving door phenomenon*〔回転ドア現象〕と名付けられる。このことは入院が減少したという主張を一部相対化する。つまり入院は無くなったというより変わったのである。もっともセクターの予算の最大部分を吸い寄せるのはＣＨＳである。アリエニスムの嫌悪の的で

（497） F. Meslé, J. Vallin, «La population des établissements psychiatriques: évolution de la morbidité ou changement de stratégie médicale?», dans *Population*, 1981, nº 6.
（498） Évelyne Belliard, «Vingt ans de psychiatrie hospitalière publique», dans *Solidarité-Santé-Études statistiques*, 1987, nº 3.

あった年間死亡率に関しては、一九六五年にはまだ三・四二％に上っていたが、一九八四年にはもはや一・五七％でしかない（そして、そのことについて、アジルの黄金時代にはもう少しで五〇％に達していたことが思い起こされる）。

古びた一八三八年法は、これらの改革のさなかでもはや存続することはできなかった。それは、精神病患者の入院の条件と彼らの権利の保護を定める一九九〇年六月二七日法によって置き替えられる。そこでは自由入院が、「同意なき」入院、つまり第三者の要請による入院（以前の「同意入院」）および措置入院とは厳密に区別されており、措置入院は一八三八年法によって設置された強制入院と実際上は異ならない ― 医学的証明書に基づく知事による命令であり、その証明書は入院後の病院勤務の医師の相次ぐ証明書（二四時間後、二週間後、次いで一か月ごと）によって確証されなければならない。管理と承認〔の権限〕は医師側には強化されるが、しかし知事の側にはほとんど強化されていない。それはたとえ「個人の自由と人間の尊厳を尊重する観点から、精神障害のために入院した人の状況を調査する任務を課せられた、県精神科入院委員会」が各県に設置されているとしてもである。それ〔県の委員会〕は、同意なき入院の定期的な報告を受けねばならないという重要な役割を果たしていると見なされている。それはまた、法的登録簿に転記された全ての情報を立証し、施設を訪問し、入院した者の異議申し立てを受理しなければならない……それは結構なことだが、気難しい人は、書類には何とでも書ける、と言うだろう。

精神障害からパーソナリティの障害へ

脱アリエニスト（エー、ボナフェ、ル・ギランで見られたように）であることを自ら望んでいた精神医学の時代、「完全」精神科病院はその崩壊の前に、戦後一〇年間の最後の炎を輝かせた。それ以来、取り組むべきものは病院である。当時のフランス精神医学界は、マルクス主義が、個人主義的でブルジョワ的と見なされていたフロイト主義に対しはるか優位に立つ。今後重要なのは社会精神医学である。当時、人々は「社会療法」（社会生活の制約に慣れさせること）を語り、社会は人生に影響を与えることから、かつてないほど精神障害の社会因が言及される。ルイ・ル・ギランは「電話交換手の神経症」（プラグ式手動電話交換台であった時代の）、あるいはまた「便利屋の地位に置かれた状況での精神病理学的発症事例を研究する。その逆説的状況は、彼女たちを自分の家族ではないが、代償のない従属関係を強いる家族の子どもの立場に置き、同時にその家族の食糧を確保しなければならない。つまりそれは通常では両親が自分の子どもたちに保証していることをである」[499]。この「活動家の時代」（ジャック・オックマン）がいわば新しい精神療法を再定義し、「施設精神療法」と名付けられる。その語句はジョルジュ・ドムゾン（一九一二－一九七九）の提唱に基づいて一九五二年に初めて登場する。この精神科医は、一九五一年か

(499) Georges Lanteri-Laura, «L'histoire contemporaine de la psychiatrie, dans ses rapports avec la société française», dans *La Maladie mentale en mutation – Psychiatrie et société* (dir. A. Ehrenberger et A.M.Lovell), éd. Odile Jacob, 2001.

ら一九五二年までメゾン＝ブランシュの医長で、その後サン＝タンヌへの入職の前に病院精神科医師組合の事務局長だったのだが、彼はフランスの戦後改革の主要な当事者の一人である。アリエネのアジルの看護職員の社会的地位に捧げられ、注目された一九三五年の論文の後、彼は一九四九年にジェルメーヌ・ル・ギランと共に、精神科看護師養成初期研修を創始する。とりわけ、彼のアンテルヌの一人であるフィリップ・ポメルは一九六〇年に、一九〇一年法協会の形〔非営利団体〕で、パリ一三区での精神保健の最初の医療センターという冒険に身を投じる。

この活力にあふれた運動（『施設精神療法』雑誌もまた存在する）は当時、解放の希望に満ちており、「患者が社会との絆を結び直し、病気とアジルへの隔離が彼らから奪った現実との生ける接触を、再発見するのを援助するために、共同体での生活を利用すること」と理解する（ジャック・オックマン）。精神生活に関する苦痛の叫びよりもむしろ、社会的世界に外在化される障害が考慮される。そのために、まず「ＨＰ〔精神科病院〕」のただ中での治療者／患者の関係を、あるいはむしろアジルの壁を越えるために「チーム」とともに「治療ユニット」を、治療者／治療者および治療者／患者の数多くのミーティングで、変革する必要がある。とはいえアプローチは英国とフランスとの間では非常に異なっている。英国では強調点は対人葛藤の処理〔マネジメント〕についての心理社会学的モデルにあるが（マックスウェル・ジョーンズ）、フランスでの精神分析学は六〇年代に集団精神療法の道具として認められていく――看護師は精神療法家の機能を我が物にするのが見られる。しかしフランスでは当初、病院には手はつけられず、ただエスキロールにとって大切であった「隔離による保健」を「自由による保健」に置き換えることだけを望むのである。

狂気に対する取組み方におけるこの根本的な変革は、その語が無条件に含み得る全てと共に、精神疾患の概念そのものを再検討するまでに至る。両大戦間のアメリカのモデルは、一九四五年以来、ヨーロッパによって文化変容を受け、以下の点で重要な役割を演じた ―― まず行動主義であり、そこで評価されるのは、患者が具体的状況の中で行動するその様式である。こうしてむしろ統合失調症よりも「統合失調症性反応」が問題となっていく。その結果が文化主義であり、社会的構造、とりわけ家族に始まる個人の経験を把握することを目標とする（Ａ・カーディナー）。この社会精神医学において、精神分析学はアメリカでは、一つの共通学派を構成するに至るまで精神医学に同化される。

戦後の一〇年間における、精神医学の分裂の危険に気づくアンリ・エーの著作が示すように、フランスはあまり実用主義的ではないが、物の見方についての議論を自ら禁じようとはしない。この「非－同調」は同時に、狂気の心因説（「心的因果に関する言説」）を擁護するジャック・ラカンや、社会因説を支持するその時代の多くの精神科医と対立する。ラカンに対してアンリ・エーは、理性と狂気を混同することは出来ないと答え、そしてもう一方の〔社会派〕精神科医に対しては、ある集団への同化という概念は、精神的健康のひとつの基準にはなり得ない[500]、と反論する。それにも拘らずエーはそれらの貢献を、心的生活の統合と解体から成るひとつの普遍的アプローチの中に同化する。彼は、指導教授であるアンリ・クロード（一八六九－一九四五）の主張の後継者であり、アンリ・クロード自身は、病的症状を「中枢の制御の下で大脳機能の調和された活動を支える」その中枢の解体によって解放されるものとする、ジャクソンの神経学説に影響を受けていた。同じように、エーは、夢を解放する睡眠に類似した、器質的過程に

（500）Étienne Trillat, «*Une histoire de la psychiatrie au XXe siècle…*», *Nouvelle Histoire de la psychiatrie*, 前掲、注４。

従属する心的活動の様々な程度の解体として、精神病を考えるに至る精神病理学的理論を練り上げる。「器質－力動論」は、一九三六年に最初に記述され、戦後の数十年で発展し、「身体と精神の関係についての力動的で弁証法的な」一つの理解を提出し、それは「あらゆる精神病理学的形態は、その形成に当たって、第一義的な器質的な障害と、実存の基盤である現象学を構成するに不可欠な心理学的構造を、同時に、まとめて必要とされる」(501)と想定する。精神疾患の器質因－心因の対立を乗り越えようとするこの試みは、「実際は科学的学説というよりも、闘いのイデオロギーである。それは、局所的損傷の解体の科学である神経学に対して、意識の全体的機能解体の科学である精神医学の自律性を正当化することを可能にする。それはまた、精神科医専用の一領域、つまり ── 正常の単なるヴァリエーションの領域から明瞭に分離され ── 、心理学者、社会学者、そして非医師の精神分析学の欲望に対して守られる疾患の領域の境界を定めるのである」(502)。

一九六七年には、精神医学の未来に当てられた、『精神医学の進歩』〔誌〕グループによるいくつかの年次反省会議をまとめた『フランス精神医学白書』の中で、これらの会議の議長を務めたエーは、敗北を認めてタオルを投げる ── 「私が抵抗出来ないと思った一つの動きは、医学の二つの学派［精神医学と神経学］が実際的な分離へと向かっていることである」(503)。そして実際、一九六八年には精神医学は神経学と袂を分かち、それ以後、大学教育においてそれ固有の講座を持つことになる。器質力動論は万事休し、しかも、分裂しつつあるのは精神医学の全領域である。まさに施設精神療法としての力動精神医学（無意識の発見とその治療的利用(504)は、エリザベート・ルディネスコが強調するように、反精神医学運動（それでもそれは「学生の反逆」以上のものであった）を形成した歴史の加速によって完全に敗走させられた。しかしルディネスコが「力動精神医学の重大な衰退」と呼ぶことは、端的に精神医学の重大な衰退に由来するのではないか？　その上衰退に関して、反精神医学はそれ自体が急速に混乱し、まさにその過激さを捨てることを強いられ、最終的には大戦直後に開始された改革（セクター、治療チーム、その他）を維持する（しばしばわが物にする）だけになる。一九七〇年代末には永続的な形では反精神医学は何処にも根を下ろしていなかったが（イタリアではそうでないにせよ。しかし、さらにそれらの限界が認識されたのは、まさにセクター化の後でしかなかった）、精神疾患の位置づけは、医学のただ中で、その主観性という事実そのものによって、かつてないほど曖昧となる。「そこに精神医学の歴史全体を貫く、しつこく悩ませる診断の問題が由来する――いかにして主観的なものを客観化するのか」(505)。

精神力動的アプローチと生物学的アプローチの間の緊張は結局、決して止まなかったが、さらにそこに経済が紛れ込んだ。合衆国では、いわば――そしてますます短縮された時差と共に西欧世界全体において――、保険〔会社〕が「管理医療〔マネージドケア〕」に介入し、精神力動的アプローチを犠牲にして、より迅速な（しかしそれだけで用いられた場合には結局は、ほとんど効果のない）生物学的治療の

（501）Pierre Morel, *Nouvelle Histoire de la psychiatrie*, 前掲、注４。
（502）Jacques Hochmann, 前掲、注358。
（503）Élisabeth Roudinesco, *Histoire de la psychanalyse en France - 1925 - 1985*, 第二巻 Fayard, 1994 を参照。
（504）とくにエリザベート・ルディネスコがまとめて発表したエランベルジェの著作を参照。Henri F. Ellenberger, *Histoire de la découverte de l'inconscient*, Fayard,1994 ; et *Médecines de l'âme-Essais d'histoire de la folie et des guérisons psychiques*, Fayard, 1995-textes réunis et présentés par Élisabeth Roudinesco.
（505）*La Maladie mentale en mutation*, 前掲、注499。

側に肩入れする。一九八〇年には、地域共同体精神医療に支払われる連邦政府予算は切られる一方、長期に亘る精神科治療費の払い戻しはもはや保証されない。ただ化学療法と行動療法だけが考慮されるが、どちらも症状に基づいて実施される。[506] そのためには「再医療化」を考慮に入れた新しい分類システムが必要である（むしろ誰も「脱医療化」という言葉を使わない）。ある観点から見れば、一九五二年から始まり継続される分類の精緻化（『精神障害の診断と統計マニュアル』ＤＳＭ）は、それ自体、反精神医学的であると言えるであろう。神経症は、思弁的過ぎると評価された精神病理学的機制というものへのあらゆる準拠と同様に、削除される。そこでは精神障害の完全に記述的なアプローチが重要であり、無－理論的な生物医学モデルの便宜ために、症状は無意識的な障害による象徴的表現であるとする精神分析学的モデルは放棄される。もはや解釈の場は存在しない。症状はもはや意味を持たない。疾患の概念は障害（*disorder*）のそれに置き換えられる。

一九八〇年にＤＳＭ－Ⅲにより西欧世界にその価値を認めさせるこの新しい分類は、伝統的疾病分類と対立せねばならなかったが、しかし後者〔伝統的分類〕は完全に失墜する。ポール・ギロー（一八八二－一九七四）はサン＝タンヌにいた頃に次のように書いた――「疾病分類というものは流行とほとんど同じように不安定である……一旦一〇〇ほどの病気が記載されても、数年後にはもはや変質とか統合失調症とか呼ばれるものしか存在しない」。したがってフランス以外には、誰もＩＮＳＥＲＭ（フランス国立保健医学研究所）によって当時用いられていた、一九六八年以来一五から二〇のカテゴリーに増えた「精神医学的統計のための」診断カテゴリーを必要としない。

01―躁うつ病
02―慢性統合失調症
03―慢性妄想症
04―急性妄想性精神病および錯乱状態
05―アルコール性精神病
06―てんかん性精神障害
07―老年期の衰弱状態および初老期認知症
08―上記以外の原因の大脳障害による症候性精神障害
09―上記以外の原因の全身疾患による症候性精神障害
10―神経症および神経症様状態
11―病的パーソナリティおよび性格。倒錯および薬物中毒（アルコール中毒を除く）
12―アルコール症（アルコール性精神病を除く）
13―非精神病性うつ状態
14―心身症性障害。おそらくは心因性の身体障害
15―他に分類不能な個別の障害

（506）T. M. Luhrmann, *Of Two Minds. The Growing Disorder in American Psychiatry*（2000）, エーレンベルジェ Ehrenberger より引用、前掲、注499、およびオックマン Hochmann 前掲、注358。

16 ― 境界域〔知能〕
17 ― 知的障害
18 ― 中等度の知的障害（痴愚）
19 ― 重度の知的障害（白痴）
20 ― 上記のカテゴリーに分類されない状態

この疾病分類は、小児期の障害（それは別の診断カテゴリーで各々分配されなければならない）に対して特別なカテゴリーを含まず、その形あるいは組合せを詳細に描く第三位の数字を持つ（例えば02・2 ― 緊張病型の慢性統合失調症）。

したがってDSMは都合のよい時期に登場し、精神科医自身によってではないにせよ、少なくとも制度上の、あるいは経済上の彼らの交渉相手のすべて ― 行政、保健および司法当局、弁護士、保険会社、継続的なDSMに関する研究へ巨額な補助金を出すことに十分打算的な製薬会社、によって望まれた共通言語となる。それはつまり、意見の一致を欠く病因や捉えどころのない無意識を気にかけることなく、症状だけに、行動の障害だけに、さらには気分の障害だけに取り組もうとするアプローチの中で、向精神薬市場はかつてないほど有望であることが予測される ― それはDSMと全く同様に潜在的には世界的なものである。ところで、抗うつ薬だけについても売上高は年に二〇〇億ドル以上になる。

DSM-Ⅳは一九九四年に制定される（そして最近DSM-Ⅴに置き換わったが、それはアメリカ社会に関連した修正をもたらすに過ぎない）。〔DSM-Ⅳは〕四つのタイプの診断基準に支えられる。

―症状に狙いを定めた特徴の記述、

―その頻度あるいはその持続、

―発症した時の年齢、

―他の診断の存在に基づく除外診断

四一〇の精神医学的「障害」（ＤＳＭ‐Ⅲでは二三〇しかなかった）が、それぞれ狙いを定めた五軸の分析に基づいて配置される ―

―Ⅰ軸 ―臨床的障害、

―Ⅱ軸 ―パーソナリティーの障害および精神遅滞、

―Ⅲ軸 ―身体医学的疾患、

―Ⅳ軸 ―心理社会的および環境の障害（主体の生活において重大なものとなりうること ―発症の要因、〔心的〕外傷など）、

―Ⅴ軸 ―全体的な評価および主体の機能、その全般的な適応。

Ⅰ軸は以下を区別する ―

―通常幼児期、小児期、あるいは思春期に診断される障害、

―せん妄、認知症、健忘性障害、そして他の認知障害、

―全身疾患による精神障害、

—物質関連性障害（アルコール、ニコチン、麻薬、医薬品）、
—統合失調症および他の精神病性障害、
—気分障害（うつ病、双極性障害）、
—不安障害（恐怖症、強迫性障害、など）、
—身体表現性障害（その中でも心気症）、
—虚偽性障害、
—解離性障害（その中でも多重人格）、
—性障害および性同一性障害（同性愛はＤＳＭ－Ⅲ以降もはや存在しない）、
—摂食行動の障害、
—睡眠障害、
—他で分類されない衝動制御の障害（放火狂、窃盗狂、ギャンブル依存症）、
—適応障害。

Ⅱ軸に関しては、以下のパーソナリティ障害を識別する ― 妄想性、分裂病質（統合失調質）、分裂病型（統合失調型）、ボーダーライン、演技性（かつてのヒステリー性）、自己愛性、回避性、依存性、反社会性、強迫性。

この「国際的な聖務日課書」（困惑していることを認めるかも知れない臨床家に指針を与えると見なされる非常に分厚い書物）は、非常な速さで「律法〔契約〕の石板」の地位を獲得するが、それは一九四五

年以来のアメリカ支配の反映である。一九八三年に世界精神医学会の会長は、ＤＳＭ‐IIIの出版に際して「真の精神医学教科書」であり、「今日もなお我々の専門分野を支配している精神医学の概念的枠組みの本質を設定するに至った、クレペリンの教科書の一八九六年の第六版の出版と同様に、精神医学の発展において重要な日」を刻むものであると挨拶した。まさにその通りである。ポール・ベルシュリは彼の立場から、精神医学領域の「バベルの塔建造」に欠くことが出来ないエスペラント語〔世界共通語〕をＤＳＭに見る。人々はＤＳＭの中に、その専門分野に厳密さを要請し客観化に耐えうる、公衆衛生の重要性を判断するために不可欠な、臨床家の共通言語を見る。

しかし数がより多いのはＤＳＭを批判する人々である。それは主に統計が臨床と診断の代理となり、それ自身が臨床と診断になり、――そして論理的に考察された精神病理学の全てを禁じている診断である、という理由による。評価されるのはもはや人間ではなく、ただその障害だけに過ぎない――「このように科学によって形成されたＤＳＭ人間は、もはや人間をひとつの附帯現象に還元するだけなのか？」。モリス・コルコスは、この問題を提示して、ＤＳＭ‐IVの無理論という主張に疑問を呈する。「これらの著者たちが、全ての人間存在のように理論化されて社会的な存在ではない、と考えるのが非常に難しく思えるからである。すなわち人間存在は皆、単独では存在せず、彼らはある種のコードに従いつつ、文化的、思想的、神話学的環境に浸されており、そして彼らの知覚、さらには表象は、きわめて当然のこととしてこの現実の解釈であり翻訳なのである」[507]。いわば健康で適応している存在を対当によって定義づ

（507）G. Loas et M.Corcos, *Psychopathologie de la personnalité dépendante*, Dunod, 2006.

けることに腐心する「政治的に正しい」アメリカ社会の代表者たちなのである。

「この無理論というアピールは、ひとつの信念、つまりひとつの純粋科学がひとつの純粋主題を樹立するだろうという神話である……。この幻想は一九世紀の衛生思想へ向かう危険な退行である。いつの日かDSMの構築は、ある時代に支配的な信念の再現という歴史的モデルとして、研究されることになるだろう。その時DSMは次のようなものであると考えられる。つまり旅人たちを委ねられた精神科医にとって、何らかの福音主義者によって公布された一冊の辞書であり、滑らか過ぎる表面と過剰な修正の故に偽物である絵葉書の海辺と同じ位に偽の精神的風景の類型学を作成しつつ、虚構性、つまり無意識と幻想、衝動と性欲、そして精神生活の異色性を回避して、実用的な精神の評価を定着させながら、正常性を渇望する迷い人たちにとっての宗教的ブルーガイドとなるのだろう」[508]。

DSMが公然と侮辱されるまで ― 過去二世紀それに先行したあらゆる体系のようにきっとそうなるだろうが ―、現在の弊害は、「出会い、対話、共感、および文脈構成〔文脈化〕の技法における途方もない貧困化」にあり、もっぱらDSM‐Ⅳの「テキストブック」に基づいて学生のための精神病理学的教育を構成することである[509] ― 「将来の精神科医、将来の一般医は、巻き込まれることのない科学的観察者の長衣《トーガ》によって、思いがけないあるいは苛々させられる人間関係の全ての要因から守られて、もはや人間行動をコード化した上っ面を記述する専門家でしかないだろう」[510]。

DSMの急速な世界的拡大は、WHOの分類（ICD ― 国際疾病分類）ともまた対立したのかも知れない。この統計的で一軸的な分類（主要な疾患を一つに限定した選択）は実際、一九四五年のWHOの創設以来、ヨーロッパの精神医学的疾病学を拠り所としていた。WHOとアメリカ精神医学会との一二年間の議論の後に、一九九二年に結局優位に立つのはDSMの原則であり、ICD‐10（第10版）

の発刊と共に次のように歩調を合わせる ― 同じ原則で、先ず主要な症状の記述的態度に始まり、多軸システムと、二つの分類間での互換性を可能とする同一の用語である。人間の病理学の全てを含む二一の「章」のうち、第五章が「精神と行動の障害」（F・00からF・99）を取り扱う。他の章は全て「病」と名付けられているが、ただ第五章だけは「障害」が語られる。しかしながら、たとえもはや「精神疾患」が問題ではないとしても、「精神障害」に「行動障害」を付け加えたことは、確かに不明確であるが、果てしない領域を開く。その細目の中で、ＩＣＤ-10の分類は、この〔精神と行動の〕障害という概念を以下のように止むことなく再び強調する（ただ知的障害だけは新しい文法で片づけることは出来なかったのである）―

― 症状性を含む器質性精神障害、
― 精神作用物質による精神および行動の障害〔広義の意味で、そして単に医薬品だけではない〕、
― 統合失調症、統合失調型障害、および妄想性障害、
― 気分（感情）障害、

(508) 同書。
(509) Jacques Gasser et Michael Stigler, «Diagnostic et clinique psychiatrique au temps du DSM», dans *La Maladie mentale en mutation* …, 前掲、注499。
(510) 同書。

—神経症性障害、ストレス関連性障害、および身体表現性障害、
—生理的障害および身体的要因に関連した行動症候群、
—パーソナリティおよび行動の障害、
—知的障害、
—心理的発達の障害、
—小児および思春期に通常発症する行動および情緒の障害、
—その他。

したがってICD-10はDSM-IVおよびVの真の代替物ではない。一方PDM（『精神力動的診断マニュアル』[511]）は、DSM-IVへの反対行動であるよりも補完物であることを望んでおり、「精神力動的な」臨床を再導入しようとする、主要なアメリカ精神分析関係諸団体によって開発された。かくしてPDMは症候を以下のように記述する —

—健康なパーソナリティの機能、および障害を示すパーソナリティの機能、
—精神機能の個々人の特性、
—症候の布置（各人におけるその症候の個人的および主観的経験による相違を含む）。

簡単に言うと、診断の中に「個人全体」を再導入することが重要なのである。「PDM［精神力動的診断マニュアル］は、臨床に有用な一つの分類は、健全な精神機能の理解から始めなければならない、と

いう前提に立って開発された。精神的健康は単なる症候の欠如以上のものを含意する。それは、その関係性、情緒的制御、適応の能力、そして自分自身の観察の能力を含む、一人の人間の全体的な精神機能を意味する。心臓の機能が単に胸部痛の欠如として定義され得ないのと同様に、健康な精神機能は精神病理学的に観察される症候の欠如以上のものである。それは人間の能力の認知的、情緒的、および行動的なあらゆる範囲を含む」[512]。

危機か終末か

反精神医学の波と共に始まった精神医学の危機は第一歩を踏み出したに過ぎなかった。一九八〇年代の初めに提起される問題は多いが、次のように纏められる ― 精神医学は悪の〔不正な〕分野なのか？　一九八四年にマルセル・ゴーシェ（哲学者）、マルセル・ジェゲル（社会学者）、グラディス・スウェイン（精神科医）は、反精神医学の戦いの先頭にいたとはいえ「同列ではない」と考えられるのだが（我々は特に一九八〇年にゴーシェとスウェインが出版した『人間精神の実践』に注目する機会があった）、彼らは精神科医たちの「諦めの沈黙」を指摘しながら、そしてそれらの原因について自問しながら、この重大な問題に単刀直入に答える[513]。彼らが先ずそこに見るのは、「ひとつだけ挙げるとすれば、主要な小側面の

（511）第一版、二〇〇六年。
（512）www.techniques-psychotherapiques.org/*Documentation/Ouvrages/MDP/default. html.*
（513）Marcel Gauchet, Marcel Jaeger, Gladys Swain, «Humeurs», dans *Synapse*, octobre 1984.

一つを構成していた反精神医学という文化的左翼の死、つまり主な異議申し立ての言説の崩壊、である」。この反精神医学は「その名において、非－医師によって実施される精神分析学が一般の人々に承認され、精神科治療装置内への浸透が行われた一つのイデオロギーであった」。その著者たちはそうした精神分析学の「その実践は次第次第にどうしても組織に収まらない」と強調する。ところで精神分析的精神療法の代替治療法がこの衰退の時期から、世論においても同じく専門家の間でも現れる（それはまだ全くの真実とは言えないが、しかし起こりつつある）。そもそも「狂気は流行であった ― それは流行であることを終えつつある」。

逆説的に、二〇世紀の最後の二〇年には、昨日の多くの反精神科医たちは、理論としての、言説としての、精神医学の消滅を悔やむに至った。もはや反対者すらおらず、闘うべき制度もなく、そのうえ反精神医学のかなり多くの要求事項は、政治と保健を分離しつつ、事実上、革命主義を改革主義に変換しつつ、日常の実践の中で解消される。大事が小事によって失われてしまった。衰退の思いが流行する時代である。さほど厭世的でない人たちは、精神医学の終末における破壊因子を指弾することで満足する ― つまり公的サービスにおける治療の不平等を、精神医学の好ましい要素が精神分析学へ「移行」したことを、「医学のすべての分野のうち、精神医学は（批判される余地があり、実際同業者自身〔精神科医師〕によって批判される構造そのものが理由で）最も抵抗出来ない立場にある分野である」という考えにより[514]保健支出が減額されたことを、指弾する。

しかしながら今日でも、その死を宣告されたにも拘らず、精神医学は相変わらず存在する。狂気が相変わらず在るように、それは存在する。上演中に舞台装置が変わる芝居のように、精神医学は我々の目の前であまりにも根本的に変貌したので、実際ある意味では、それは「消え」、灰の中からすぐに再生すると考えることができるだろう。精神医学は複数となり、そのアプローチを多様化するが、何を主張しようと、領域の全体についてはどれも説明しない。折衷主義が今や支配的である。

ＤＳＭとＩＣＤがまとめ上げる経験的アプローチと平行して、生物学的アプローチは、センセーショナルな前途を得たと言うにはほど遠い。一九八三年には神経生物学者のジャン゠ピエール・シャンジューの『ニューロン人間』が出版され、直ちにメディアが精神医学の終わりを告げるまでに至る、一つの参照枠となる新たなモデルを普及させた。「人間の大脳の線維連絡の数と多様性に関連した組合せの可能性が、人間の能力を説明するのに実際に十分であるように見える。精神活動と神経活動の切り離しに根拠はない。今や、精神について語ることの意味は何なのか？　心理学者の（あるいは内省の）言葉にせよ神経生物学者のそれにせよ、使用された用語で記述されうるものは、もはや単一で同じ事象の二つの側面に過ぎない」。ここでついでに、一八四五年にグリージンガーが「精神病は脳病である」と言明していたことに注意しておこう。彼の前には、ヒポクラテスもまた、狂気を含めて、全てが大脳に由来すると主張するのを我々が知ったのも確かである。間もなく、あらゆる期待に反して、この「単純主義」理論が最終的に立証されるのを、我々は目にするのだろうか？　いずれにせよ神経生物学的アプローチは追い風を受け続け（研究予算を始めとして）、大脳は、たとえそのイメージが有力過ぎることはないとしても、決定的な手懸りを与えたと言うにはほど遠い。「情動の認知に関係する大脳のいくつかの領域が、例えば自閉症者と統合失調症者において異常に機能しているように見えるので、そのことは、統合失調症

(514)　同書。

と小児自閉症において、社会的認知の欠損を、すなわち自分の様々な精神状態を理解しそれが他者にもあることを認める能力の欠如を、特異性の高いテストによる解明を、予想させた」[515]。器質因論者（挑戦者）と心因論者（本命）の間の非常に古い論議は、今では身体と精神の関係による新しい定義において断定的である必要はより薄れ、時代遅れ、ないし持って回ったものとなる。

新顔である認知主義者的アプローチは今日、最高の人気を博している。それは、思考とは情報処理過程である（サイバネティックスのイメージで）という仮説を発信し、知的存在がそれらの環境に応じて相互に作用するその諸原理を研究するひとつの実験心理学である。認知主義は新しい精神療法技法の端緒となる ― 我々は、ＣＢＴ、つまり認知行動療法が合衆国で行動療法と共に誕生するのを見た。認知療法は、認知の歪みを示す患者の思考に補完的に働きかける。それは思考の無意識的過程〔スキーマ〕の重要性と、様々な精神障害を引き起こし得る機能不全（意見、信念）をきたしたスキーマの様態を強調する。ＣＢＴは、患者あるいは保険会社にとって高くつく長期の面接による、パーソナリティ全体の根本的修正を目指していない。入念に数量化された継続的な評価を拠り所として、患者の生活を掻き乱す明確な目標に働きかけることで十分である ― 恐怖、嗜癖、ＯＣＤ〔強迫性障害〕、摂食障害ばかりでなく、また疼痛の援助、運動、教育、老齢者のうつ状態におけるストレス管理である[516]。― これは精神医学の領域の拡大の最中のことで、それについては精神保健の問題で立ち戻ることにする。

精神分析学的アプローチは、それ自体かつてないほど多様化する。どの点でそれがＣＢＴと区別されるかに触れることから始める必要がある ― ＣＢＴは、保健行政に支持されて、今日、精神医学の全領域に浸透することをめざす。ＣＢＴ（ひとつの理論を作り上げていない）とは違って、症状が ― その名が示すように ― 精神分析的精神病理学の観点においては、患者にとっての意味の担い手であることだけは思い出されるだろう、というのは〔症状は〕独自性、つまり無意識と結びついた主体の歴史の顕われとして理解されるからである。それがまさに原因と理由の間の違いである。一部の精神分析家はＣＢＴに興味を持つが、大多数は、それがＤＳＭと同様「患者の人間的次元」を考慮しないと非難しつつ、断固として敵対する。そのうえ彼らの主張を支持するように、最近の研究はＣＢＴの良好な結果は時が経てば完全には維持されないことを示すように見える(517)。

これらの報告は「知の領域の中で、精神分析学と認知科学が各々の場の境界を定めていない」(518)だけに増々、対立の原因をはらむものとなる。精神科医であり精神分析家であるエレーヌ・オパンアイムは、もしこれら二つのアプローチが決定的に異なるならば、「(自閉症、統合失調症、脳損傷患者、認知症のような問題に関して) 各々の専門分野のアプローチを巡る、またそれらの限界を巡る、臨床的議論、理論的対話は刺激的となりうる。精神医学は多種多様で必要な参照枠を考慮に入れ、これらの対決の受け入れ枠の一つとなりうる」(519)と付け加える。

(515) Ｊ・オックマン J. Hochmann、前掲、注358。
(516) B. Samuel-Lajeunesse et *alii*, *Manuel de thérapie comportementale et cognitive* (2e éd.), Dunod, 2004.
(517) R. C. Durham et *alii*, *Long-term outcome of cognitive behaviour therapy clinical trials in central Scotland*, Health Technology Assessment Programme 2005, volume IX-www. hta.ac.uk/execsumm/summ942. htm.
(518) H. Oppenheim-Gluckman, «La psychiatrie entre psychanalyse et cognitivisme», dans *L'Information psychiatrique*, 2002, 2.
(519) 同書。

「闘う精神分析家」はよりエキュメニック〔統一志向〕ではない。エリザベート・ルディネスコは、CBTを「調教方法」と形容する。ラカンの女婿であり、一九八一年にはフロイトの大義派の、一九九二年には世界精神分析学会の創設者であるジャック=アラン・ミレールは、全ては認知主義の中に投げ出されようとしているのかと『リベラシオン』[520]誌に尋ねられて次のように答える ―― 「ああ、もちろん！ それは厳格な科学を装い、それに寄生し、見せかけの統一をもたらす一つのイデオロギーです。しかし、それがそれほどにも流布しているとすれば、それが何か非常に深い事を、つまりひとつの存在論的変動を、実存に対する我々の関係性の変化を表している、ということです。今日我々は、何かが数値〔シフル〕化されうる場合にしか、何かが存在することに確信が持てません。数値は実存の保証となったのです。精神分析学もまたシフル〔象徴〕に立脚しますが、しかし暗号化〔シフレ〕された言葉という意味においてです。精神分析学は話し言葉〔パロール〕の曖昧さを利用します。この点でそれは認知主義と正反対です ―― それは認知主義には我慢できないのです」。精神分析学はまだ自己防衛できますか？と同じジャーナリストが彼に尋ねる ―― 「『幸福に生きよう、目立たずに生きよう』、それは精神分析家のモットーでした。それはもう守り通せません。自分の縄張りの中に閉じ込もることは精神分析学にとっては実際、致命的でしょう。何故なら、率直に言って、もはや縄張りが存在しないのですから。要するに、精神分析家たちは公衆の議論に参加しないで済ますことはできないでしょう」。

二一世紀が近づくにつれてたとえ攻撃と再検討が増加するとしても、精神分析学的アプローチは変わらず存続する。今日の精神分析家たち自身の告白では、その攻撃と再検討は、彼らが非精神分析学的精神医学を先を争って追い詰めて打撃を与えた時に彼らが示したその傲慢さに見合ったものである。一九八〇年にポール・ベルシュリは「精神科施設の中への精神分析家たちの増々活発となる浸透工作があり、今後、資格を取り、精神科医養成教育を受けようとする多くの人たちがいる……。今や精神分析学は、酸の腐食作用により精神医学領域の崩壊というその作業に広く着手した」と喝采した。ベルシュリは次のように結論づけた —「臨床的アプローチのアポリア〔器質因論と心因論を切り分けることが困難な場合〕は、精神分析家たちが、治療の意味において、彼らの中になお潜んでいる精神科医（言葉の悪い意味で）を追い払う時に、実際に乗り越えられるだろう。その先で、彼ら〔分析家〕が自分自身において、精神病を構造付けている機制と、検閲官役の人格がその分裂を抑制している機制を、再発見しうるのである」[521]。

哲学者であるジル・ドゥルーズと精神分析家のフェリクス・ガタリは、世紀末の悲観主義を待つことなく、非常に流布した小冊子『アンチ・オイディプス』[522]を一九七二年に出版するが、それは禁断としての欲望を拒否し、生産のための仕組みとして欲望を見る。エディプスは資本主義の発展によるひとつの産物にしか過ぎなくなった。無意識とはひとつの劇場ではなく、ひとつの工場となった。「ソシウス」〔社会〕とは原初に「パパ－ママ」関係〔エディプス〕があったが、それに還元されてはいなかった[523]。『アンチ・オイディプス』の著者たちにとって、「マルクスの基礎のうえにフロイト主義を、そして相互に、振動させること」[524]が重要だったのである — そしてこの時「フロイト－マルクス主義」はその頂点にあった。

（520）*Libération*, 19 janvier 2008.
（521）ポール ベルシュリ Paul Bercherie, 前掲、注300。
（522）*L'Anti-Œdipe-Capitalisme et schizophrénie*, Éditions de minuit, rééd. 1995.
（523）Nicolas Weill, Le Monde（rétrolecture), 07 08 08.

一九九〇年代から、精神分析学に対して怒り狂うのは「嫌悪と追放の世界的なコーラス」（ボーマルシェの表現を繰り返せば）である。ジャンティスは一九九八年に、常に自分の立場に揺るぎなく、フランスにおける精神分析理論の過激化が構成する「左翼急進主義的知的不寛容」を告発する。それ〔精神分析理論〕は「解放の比類のない手段として進んでメディアに露出していた」が、しかしそれが「全体主義的知的順応主義に役立」てられていた。さらにジャンティスは、精神分析家が（少なくとも何か所かで）看護師の変革運動を「壊滅させた」と非難する。彼が非難するのは精神分析学ではなく（「もはや精神分析学はあらゆる事態に対処できるとは考えられないが、問題を明らかにし、その貢献なしで済ますことは誤りだろうということは確信している」）、むしろ精神医学界にいる精神分析家たちである。いずれにせよジャンティスは七〇歳でも、その闘争心を全く失わなかった ― 「この状況の中で結果として、反精神分析学的な活発な反応が生じても驚く必要はない。精神分析学がなすべきこと、それは精神科病棟の中の精神分析家であることであり、それは週に数時間選ばれた患者とともに自分のオフィスに閉じ込もり、その他には、精神分析が何もなしえないから重要ではないと考えることではない」[525]。

しかしそれは皆、最近数年間の容赦のない爆発とは比べものにならない。二〇〇二年の臨床心理学者で児童精神科医であるジャック・ベネストーの『フロイト学説の嘘……』[526]は容赦ない。フロイト主義の「うそ」を告発することに専念し、フロイト自身は、自分が治療した症例では挫折しか経験していないと非難される ― 挫折は「彼の信奉者による啓発と讃美者による裏工作のゆえに、勝利へと仕立て上げられた」。（「巨人スケールのペテン師」と序文の中でジャック・コラズは書く）。こうした方法が、彼の後継者たちの間で、学派を「自己防衛組織網として堅く組織し、多くの歪曲によって彼らの権力と神秘性を維持しようと工夫を凝らす」ようにさせている。一九九五年には、やはり同じベルギーの出版社から（おそらく当地では出版機関がフランスほど閉鎖的でなかった）、ジャック・ヴァン・リレールが『精神分析学の幻想』を出版した。このルヴァン大学の医学部教授で、児童心理学者で、しかも元精神分析家は、自らの「転向」の理由について、「秘伝主義、セクト主義、知的スノビズム、金儲け、権力志向、そして何よりも特にフロイト流技法の原理 ― その原理は科学的検討に殆ど耐えることはない」と問題にしつつ説明した。

次いで『精神分析学黒書』[527]（二〇〇五年）による青天の霹靂がある。それは八〇〇頁以上にわたり、嘘（「フロイト派の歴史の隠された側面」）を、方法、有効性、分析家の正当性、硬直化（「昨日の反逆者であり全ての前衛者だったフロイト派、そしてラカン派の人たちは、今日では教条主義によって自分たちの砦を守りながら、気難しく、容易に攻撃的となる知識人になった」）を、最後に『沈黙の掟』を、精神分析学からの批判に直面したメディアの沈黙の法則とともに、辛辣に告発する。『黒書』がフランスで重大な論争を引き起こした、と言うだけは足りない。『ヌーヴェル・オプセルヴァトワール』誌がその掩護《えんご》隊となり（「精神分析学を終わらせるべきか？」）、一方『フィガロ』誌はラカン派になる（「精神分析学 ― 全てのノンについての概論」）。『何故そんなに嫌悪するのか？』[528]と〔黒書〕発刊の年以来、エリザベート・ルディ

（524）Philippe Pignarre, «Comment se débarrasser du psychanalyste qui est en nous? Deleuze, Guattari et la psychanalyse», dans *La Guerre des psys-manifeste pour une psychothérapie démocratique*（dir. T. Nathan）, éd. Les empêcheurs de penser en rond, 2006.
（525）Symposium de psychiatrie, février 1998, www.geocities.com/Athens/Certe/9445/gentissympo.html-51k.
（526）Jacques Bénesteau, *Mensonges freudiens, histoire d'une désinformation séculaire*, éd Mardage（Belgique）, 2002.
（527）Dir. Catherine Meyer, *Le Livre noir de la psychanalyse*, Les Arènes, 2005.
（528）Élisabeth Roudinesco, *Pourquoi tant de haine? Anatomie du livre noir de la psychanalyse*, Navarin Éditeur, 2005.

ネスコは驚く一方で、翌年には『反‐精神分析学黒書』[529]が出版される。それはまたウェブ上での闘いでもあり、そこでの全ての滑稽な間違いをここで示せないのは残念である。例えば『黒書』の共著者であり、何食わぬ顔で皮肉を言うヴァン・リレール教授は、ルディネスコが彼に突きつけた酷評に答える。「その本ではフロイトは嘘つき、ペテン師、剽窃家、おとぼけ屋、布教家、近親相姦の父親呼ばわりされている」と憤慨する彼女に対して、彼は「我々はフロイトが近親相姦をする父親であるとは決して言っていない」[530]と答える。

この泥試合の前に、エリザベート・ルディネスコは二〇〇〇年の精神分析学会全体会で次のように指摘していた。「もはや現代の精神療法家は、患者自身によって、手当てと癒しの術に関する自分の知識を奪われている……。というのは、今や化学物質を摂取するのと同じやり方で、いくつもの精神療法を享受しつつ自分用の治療を作り上げるのは、まさに患者自身だからである ― ある日は向精神薬、翌日は言葉による治療、そして次にはホメオパシーあるいは薬用植物療法でなぜいけないのか？　こうして多数の治療法の過食症、世界への幻滅を背景とする永続的自己薬物治療といった世紀末の病理が存在する」[531]。精神分析学に立ち戻りながら、ルディネスコは、それは「自由についての哲学を、精神現象に関する理論に結びつけた一九世紀末で唯一の心理学的学説である……。したがってそれは、自己崇拝に浸り、常に夢と無意識の消滅を求める、自己愛的個人に人間を還元する傾向のある画一的な社会の野蛮さに対して、この状況において今日なお、人間主義的な反応をもたらしうるに違いないだろう」と結論づける。ジュアン＝ダヴィド・ナシオは、彼の側で、エディプス〔コンプレックス〕[532]あるいはさらにヒステリー[533]が今なお存在することを明らかにしようと努める。

精神科医であり精神分析協会のメンバーであるギィ・ダルクールは、精神分析学は精神医学にとってまだ有用でありうるか[534]、と問い、そして直ちにそうだと答える。精神医学と精神分析学との間に建設的な対話が可能であり続けていることを明らかにすることに専念しながら、後者〔精神分析学〕の最近の衰退はＤＳＭおよびＣＢＴの帝国主義（それらの中傷者の考えでは、「帝国の至上命令」―つまり柔軟性、競争力などに適応した存在を産出する仕組み）によって説明される。それ以降、多くの同僚と同じく、ギィ・ダルクールは「併用療法」を弁護する―それは、学派間の対立を越えて、実際に現在の臨床となっていることである。同じ問いに（「精神分析学は精神医学にとってまだ有用でありうるか？」）、ピエール・アンリ・カステルは以下のように答える―

「最近二〇年間のフランスの精神医学界における精神分析学の段階的な退潮は、ほとんど最高度に達し

(529) Dir. Jacques-Alain Miller, *L' Anti - livre noir de la psychanalyse*, Le Seuil, 2006.

(530) ウェブ上でのジャック・ヴァン・リレールの見地の総合。Intégralité de la mise au point de Jacques Van Rillaer sur le Web: www.recalcitrance.com/VRillaer.htm.

(531) E. Roudinesco, «Souffrance psychique, rêve, inconscient: nouveaux enjeux de la modernité», www.etatsgeneraux - psychanalyse.net/mag/archives/paris2000/texte144.html.

(532) J. D. Nasio, *L' Œdipe- le concept le plus crucial de la psychanalyse*, Désir/Payot 2005（その中のインタビューも参照――「エディプスは常に王である」«L' Œdipe toujours roi»）, octobre 2005.

(533) 同じ著者、ヒステリーあるいは精神分析学の見事な結果 *L' Hystérie ou l'enfant magnifique de la psychanalyse*, Payot, 1990（rééd. 1955）.

(534) Guy Darcourt, *La Psychanalyse peut-elle encore être utile à la psychiatrie?* Odile Jacob, 2006.

た。幾つかの兆しが示すのは、振り子がゆっくりと反対の方向に戻っていること、さらに同じ歩調で、とにかく国民の中に、単に「客観主義者的態度」ではない個別化された取り組みへの訴えに気付かれること、様々な保健衛生の醜聞が再び社会精神医学の必要性（強い精神力動的相互作用が当然な場）を感じさせること、そして精神分析学と対立する代替療法である行動療法と薬物療法はそれらの側でまったく簡単に「治療するはずであり続けるが、誰も責任を引き受けなかった」者の歩みを印すこと、である。同時に私は、その振り子は幾つかの理由から一九八〇年代に占めていた場所には戻らないと確信しうるだろう。私の推測では、精神分析学の知的魅力（心理学者の興味を引きつける）と、今後、規範となる（そして精神医学のキャリアを決定するであろう）神経生物学的科学分野との断裂は存続することになる」。[535]

世界精神医学会の「精神医学における精神分析学」部会長であるシモン＝ダニエル・キプマンは、より実践的に、精神科医の研修課程における精神分析学の教育のために論陣を張る。[536]

この一時的興奮状態はすべて、ＵＭＰ（国民運動連合）下院議員のベルナール・アコワイエによる公衆保健政策に関する法律草案への修正案によって誘発された。前文の見地から何が問題なのか？「フランス人は世界第一位の向精神薬の消費者であり、そしてフランスの若者たちは次第に、しばしば重篤となる精神病理に侵されている。精神的苦痛の社会保険の負担引き受けは、しばしば精神療法へも助けを求める。ところでフランスにおけるこの領域の法律的空白は全体的である。十分に適任ではない、さらには全く資格のない人々が、彼ら自身『精神療法家』を自称する。彼らは、当然ながら傷つき易く、自らの苦しみないし精神病理が悪化するのを体験しかねない患者に、重大な危険を広める可能性がある……。したがって患者は、彼らが頼りにする人の能力と真剣さについてはっきりと知らされうることが不可欠である。つまり精神療法をひとつの本当の治療として考えるべきである。そのような理由で、その治療の指示や実施は、制度による研修修了を証明し、理論的能力を保証し、臨床経験によって裏打ちされた大学の学位保持者である専門家に委ねられなければならない」。これ以上に称賛すべきものがあるのか？セクトやペテン師と闘うことが必要ではないのか？　しかし精神分析家たち（フランスには五、〇〇〇名おり、二〇以上の協会に分かれており、すなわち人口比は世界最高である）は狙い撃ちされていると感じ、激情にかられて、国家が「施設精神療法と精神分析学を粛清」するつもりだと非難した。[537]「悪辣な修正案」（二〇〇八年、国務院がこの厄介な問題を引き継いだ）についての新たな多くの局面のひとつで、ジャック゠アラン・ミレールはその論客的才能をもって矢面に立つ。国家は、「あなたの話を聞き」そして「その前では全く自由に胸の内を明かすことができる」家庭精神科医をテクノ精神科医に置き換えようとする。「本当のところ、テクノ精神科医は精神科医ではないということである ― それは全体主義的社会の管理の手先であり、彼自身、不断の監視下にある。私には分かる ― 人々がそのサイエンスフィクションを信じるかも知れないことが。スターリンでさえ敢えてそんなことをさせなかった。それはシュタージ〔秘密警察〕よりも一層強力である ― シュタージはマイクを設置していたが、ここで貴方がたは大脳の技術者に直接接続されるのである」。[538]長広舌は見事だが、修正案によって提示された問題とはかなりかけ離

（535）www.psydoc-france.fr/Recherche/PLR/PLR52/PLR52.html.
（536）Simon-Daniel Kipman, *Les Destins croisés de la psychiatrie et de la psychanalyse*, Doin, 2005.
（537）参照、特に二〇〇八年七月三日の『ル・ポワン』誌 *Le Point* du 3 juillet 2008.
（538）同書。

れたものである。

今日、人々は「プシ〔臨床心理士〕たちの争い」について語る……精神分析家は生物学的あるいは認知主義的治療者と闘うが、彼らが「彼ら〔精神分析家〕の地位」に取って代わろうとしていると疑いをかける。精神科医はといえば、結局のところ前者〔生物学的治療者〕に対して根に持つことは殆どないが、病院の場で権限が衝突するのはむしろ臨床心理士とである。彼らの患者へのアプローチは実際、非常に異なっており、常に医師／非‐医師という分裂の中にある。治療チームにおいて（というのは、それでも一つのままであるから）、精神科医師は責任と権威を維持し、一方で心理士は患者と主観的（間主観的）関係を結ぶことを強く望む――そしてその結果、精神科医たちは、言わば診断しか担わないと非難され、心理士に対して、心理士が臨床を行うために持っている自由と時間を羨む。「実際、医師人口の減少、需要の増大、行政的管理の負担が、これらの専門家〔精神科医〕に精神療法家であることを、その専門家へと変わることを諦めさせ、その仕事を委任することへと至らしめる。彼らの中心的な役割は、次第に仕事を内部で分配し、様々な専門的視点や立場を管理することとなり、それが、精神医学の発明とセクターに伴う変革の主人公であり「精神についての万能家」であったかつての地位から彼らを増々遠ざける」[539]。入院治療の前線で、精神科医たちは次第に心理士さらには看護師に、常により輝かしい第一線を譲らざるをえない。要するに、是が非でも臨床を続けることを望む人たち（結局は医師であること、それ自体であるが）は、その事実から、しばしば公的業務を止める気になった[540]。合衆国では一九八〇年以来、二六、〇〇〇名の精神科医に対して二〇、〇〇〇名の臨床心理士を数えるが、臨床心理士は年月が経つとともに自立するようになる。非医師の保健職員が精神科医に取って代わるのが目撃されたのは先ずこの国においてである。集団療法のセッションを指導する「カッコウの巣の上で〔の飛翔〕」での看護師長ミス・

ラチェッド、それは単に映画だけのものではない。

幾度か引用したジョルジュ・ランテリ＝ロラ（一九三〇－二〇〇四）は、病院精神科医であり、哲学者、精神医学の歴史家でもあるが、精神医学は完全には医学に還元され得ないと指摘しながら、彼もまた生物学主義者と心理士、つまり「場合によって無意識、認知、および行動についての専門家」[541]との間で押しつぶされた、精神医学の消滅を予想することを甘受しなければならないのかと自問していた。すでに慣例となっていた問題で、それには彼は否と答えた。「理論あるいは応用諸学」に対して従属でも優越でもなく、「しかし分かり易いモデル」であることが重要であると。実際、彼は、精神医学が「以前よりもうまく強化されている」と付け加えていた。それでも、彼もまた精神医学の第二線への追放という逆説的な危険を遺憾に思っていた──「個別の患者について言えば、我々はますます為すべきことをよく知っているのだが、その時の具体的な可能性はますます少なくなるおそれがある」。

プシたちの闘い……プシたちへの闘い……精神医学は目下、反精神医学の二〇年におけるよりも深刻な、危機的状態にある。しかし同士討ちをする必要はないだろう。全体会（例えば二〇〇三年六月のモンペリエのそれ）とオンラインのフォーラムが次々に開かれる。臨床－病的心理学および民族〔多文化〕精神医学の教授でもあるトビ・ナタンは、他の人の間で、協力して仕事をすることが出来ることに気付

（539）Anne Golse, «Psychologues et psychiatres : je t' aime, moi non plus», dans *Sciences humaines*, mars 2004.
（540）同書。
（541）G. Lanteri-Laura, «L' avenir de la psychiatrie, entre la neurologie et la psychologie», dans *L' Information psychiatrique*, 2000, 10.

く──「風刺漫画は放棄しよう！　一方に『熊の調教師』のプシたち、そして他方にはペテン師のプシたちがいるのではない。左側の『精神分析学的な人間主義』と、右側のヨーロッパ文明を脅かすアメリカの科学主義との間の闘いが問題なのではない！　そうではなく、熱狂と危機と変動の最中にある一領域──つまり精神療法が問題なのだ……精神療法の多様性は不幸ではなく、一つのチャンスである！　正確に言えば、注目し、試し、討論し、批判する、患者についての専門家としての能力を発揮出来るのは、この多様性のただ中においてである」[542]。「患者についての専門家としての能力」ということが、新たに主張されていることが注目されるだろう。またここで文字通り右－左の一つの二分法（もともとは、それは言外に仄めかされている）が言明されていることにも気づくだろう。この「読み方の枠」が、フランスでは強迫的であるとしても、どちらの側に属している者かを識別するに十分であることは、確実である。

いずれにせよ人騒がせな著作には事欠かず、精神医学は崩壊しつつある保健衛生の脆い鎖の環としてはっきりと現れる[543]──「この千年の始まりは、我々の保健衛生システムの重大な危機によって際立つ。それが引きずり込まれた自由経済の螺旋は、人間的なものにすることに参加する必要性を見失わせた」[544]。

その中で「基盤をなす精神科医たち」はどうだろうか？「ますます詭弁的となり、日常臨床の要請にまったく答えない理論上の論議に失望して、大多数の臨床医はそれから顔をそむけ、ある固有の知を自ら構築するものだが、そのようなものは多様でしばしば対立するモデルに由来する理論の断片から構成されたものであり、得られた知識を患者との出会いでの要請に適合させる試みの中においてなされる」[545]。経験主義と折衷主義が常に変わらぬレシピである……。

至るところにプシあり

精神医学に向けられた批判と治療的アプローチの競合を原因として、精神医学の死、あるいは少なくともその衰退を告げることは、狭い視野で風景を眺めることに立ち戻ることである。全く同様に、絶えざるベッド数の減少と公的精神医学において不足する役職と共に増大する治療需要に応じようとしながら、その約束を果たせなかったセクターを批判することを止めることができるだろう。それでもフランスは一二、五〇〇名の精神科医を数える（自由〔開〕業が五、五〇〇名、公立病院に四、〇〇〇名、セクターに四、五〇〇名、私立病院に七五〇名である ― 総計は掛け持ち従事者数を含む）。つまり人口との関係では、世界最高の比率である（実際には、アンテルヌ制度の「ヌメルス・クラウズス」〔受け入れ枠制度〕の創設により、二〇二〇年には七、五〇〇名に減少させることになる）。世界精神医学会に関しては、その本部は意味深いことに一九九六年からニューヨークにあるのだが、会員は一八万人は下らない。もしその数にそれよりはるかに多い非‐医師の「プシ」を加えるとすれば、精神医学、そして、より一般的

(542) *La Guerre des psys*……前掲、注524。
(543) 参照。例えばソフィー・ドゥフォ Sophie Dufau, *Le Naufrage de la psychiatrie*, Albin Michel, 2006.
(544) 同書（序文、P・ペルー博士 Dr P. Pelloux）。
(545) Marie-Christine Hardy-Baylé et Christine Bronnec, *Jusqu' où la psychiatrie peut-elle aller?*, éd.Odile Jacob, 2003.

に精神障害の医療は消滅の途中にあるのではなく、増大しているのである。

治療需要について言うと、その数の多さはその多様性と同様に相当なものである。フランスでは、それは増加し続ける ― 一九九二年と二〇〇〇年の間に自由開業精神科医における受診は一七％の増加であり、そして同時期の公立セクターでは四六％の増加である。一九九五年、セクターでは九二万人の成人と三三万人の児童と青年を見守った〔フォローした〕（そして一九九九年には、さらに二〇％の増加である）。医療全体では、患者の四人に一人は精神の障害を示すようである。[546]何故なら今日、需要があり、それは精神医学の些細な変化ではないからである。「すべてのことは、ＤＳＭによって追放された神経症概念が、まるでストレスと所謂「身体表現性」障害〔真に器質性である精神身体性障害とは異なる〕の窓を通って戻ってきたかのように、起こる」（オックマン）。

二一世紀初頭には、精神の病理は世界第三位の疾患に位置づけられ（ＷＨＯ資料）、不安と行動の障害に比べて、とりわけ何にでも役立つ新たな概念となるうつ病に比べて、精神病が後退するのが見られる。前述のように、ピショーは一九六〇年から、「うつ病時代の開幕」について語っていた。それは実際、今日では社会の病気であり[547] ― 最も広がっている病気である。いずれにせよＷＨＯによれば、うつ病は二〇二〇年には、心臓血管性疾患を抜いて、先進国における傷病の第一位の原因になるだろう。[548]

精神疾患の状況はすっかり変わってしまい、今日では、もはや精神医学についてではなく精神保健が語られる。精神疾患から精神障害へ、そして精神障害から「心の苦悩」、不満な状態への変貌は今日我々の社会において確立された真の「内面の不幸の文化」である。[549]アメリカの心理学者でありＣＢＴの創始者の一人であるアルバート・エリスは、我々のうつ病性エピソードは我々が我々自身について持っている誇大なイメージ、すなわち現実によってはっきりと失望させられたイメージに由来している、と述べていた。

一九九四年にフランスでは、一、四〇〇〇万枚の処方箋が抗うつ薬を処方した（他の向精神薬は数に入れていない）。二〇〇七年には一億九〇〇〇万箱の ― 抗生剤より多い ― 向精神薬が売られ、社会保険から払い戻された。フランスは世界第三位の医薬品市場であり、向精神薬ではヨーロッパ第一位である。これら全ての新世代の薬剤は、先発品よりもよく適合し、より耐えやすく、プラセボ効果によるとする最近の非難は、結局この現象面を何も変えない[550]。多くの出版物が示すように、アコワイエ修正案だけが、このあまり望ましくない記録に突き動かされた訳ではない。雑誌『プシコロジー』（発行部数二八万五〇〇〇）は二〇〇八年八月に一五名の医師の呼びかけを発表し、「不快〔苦痛〕に対する過剰医療」の危険性を告発し、「非薬物的代替法の存在」を呼び戻した。その問題は、主要な処方者が一般開業医（諸調査によれ

（546）R. Lepoutre et J.de Kervasdoué (dir.), *La Santé mentale des Français*, éd. Odile Jacob, 2002.

（547）この重要な主題に関する著者の中で以下を参照――Alain Ehrenberg, *La Fatigue d'être soi-Dépression et société*, éd. Odile Jacob, 1998, rééd. 2008.

（548）Samuel Lepastier, *Tout dépressif est un bien-portant qui s'ignore*, J.-C. Lattès, 2008.

（549）エーレンベルジェとロヴル Ehrenberger et Lovell, 前出、注499。

（550）著者たちの中で、我々は以下に従っている――

――E. Zarifian, *Le Prix du bien-être-psychotropes et société*, Odile Jacob, 1996;

――J.-P.Olie et alii, *Résultats d'une enquête sur l'usage des antidépresseurs en population générale française*, Masson, 2002 ;

――G. Hugnet, *Antidépresseurs: la grande intoxication*, Le Cherche-Midi, 2004.

ば、六〇％から七〇％、さらに七五％）であるという事実によって悪化した。彼らは精神医学の初歩の専門教育を全く受けていない、というのは、それはひとつの専門医養成だからだ。次のような問題に一番頻回に答えなければならないのが非‐精神科医であるというのは奇妙なことではないか？ ― 向精神薬に関して治療と安楽の間のどこに境界があるのか ― そして誰の安楽なのか？ 『プシコロジー』誌の女性ジャーナリストの一人は八名の一般医に調査を行い[551]（イエローページから偶然に選ばれた四名の男性と四名の女性）、それぞれ一人ずつにストレス、不安、睡眠と覚醒の障害の症状を話した ― しかし典型的なうつ病だと分かることは何も話さなかった。八名の内の七名は、最初の受診から抗うつ薬か抗不安薬、時に両者を処方した。一般医では、診察平均時間は七分であり、その一人はこうして抗不安薬を投与開始し、次いで他の薬物を追加する。そのニセ患者は、医師にそれが何かを尋ねる。「ああ、これね。これは貴女を元気づけるためのものですよ」。それとはスタブロン〔チアネプチン〕、抗うつ薬である。唯一、一人の女性医師だけが次のように言う ― 「もし貴女が抗うつ薬を欲しがっても、それはここでは出せませんよ！」。我々の女性調査員は暗記課題のように症状を挙げるだけにとどめ、一度も特別な投薬を求めていない。もっとも、患者が皆、純真な幼子のようであると信じることは誤りだろう。そのことを納得するにはウェブ上の医薬品のフォーラム〔情報交換の場〕を閲覧するだけで十分である。書き込みは、大部分が苦痛についてであり、それといくらかの催幻覚薬についてである ― 「ボンジュール、私は大麻をやっていて、性欲の喪失と勃起障害を伴ううつ状態なのでスタブロンでの治療を始めました……それはうまく行って、もうすぐレビトラ〔勃起障害の治療薬〕を使わなくてもやっていけると思います。私はスタブロンと大麻の混合について貴方の『医学的な』アドバイスを知りたいと思います。なぜならもし大麻が私にバッド・トリップをしばしばもたらすとしても、それは私のうつ状態のせいでしょう。

つまりもっとはっきり言って、今、治療を妨げる恐れなしにボン・トリップをもたらしてくれるマリファナたばこを利用していいでしょうか？　メルシー」。

個人的需要だけでなく、社会的需要もある……。セクター（相変わらず精神科全体で七万名の住民）は、他の公衆衛生的、医療‐社会的、社会的な対策と協働して、次第に閉じられた構造（「強制的精神医学」）から開かれた構造へと進化する。現在では間セクター性（例えばアルコール中毒、麻薬中毒に関しての「能力〔才能〕バンク」）とネットワークでの仕事が語られる。精神医学は、今では老年学、癌医療だけでなく、救急医療やさらには身体障害者をも対象として、その地位を得る。フランスでは、セクターの三分の一は総合病院の中に設置されていることになる。

だからと言って閉鎖的な精神科病院は消滅してはいない。「同意なき入院」（ＨＳＣ）（かつての強制入院）の数は増加しさえしている ― 一八三八年法を根絶するものと見なされた一九九〇年六月二七日法の後、一九九二年と二〇〇一年の間には八六％〔の増加〕であり、一方、それ以前の一九八〇年と一九八八年の間の増加は ― いずれにせよ増加しているが ― 三四％〔の増加〕に「過ぎなかった」のである。[552]これらの平均値は非常に大きな地域間格差を説明しておらず、いくつかのセクターは病院に代わる十分な対策を整えていなかった。それでも「ＨＳＣに稀ならず頼ることは、脱病院化運動の限界の証拠である」[553]

（551）*Psychologies magazine*, nº de septembre 2008.
（552）Delphine Moreau, «Après l'asile-La reconfiguration des tensions entre soin, sécurité et liberté dans le traitement social des troubles mentaux», dans *Labyrinthe*, 2008, 1.
（553）同書。

ことに変わりはない。脱病院化という重要なスローガンは、常に今日的意義を持つものであり、「病者の自律性の回復、彼らの権利と自由の保証、そして医療費の削減」を切望するものだが、それは数多くの再入院、「精神医学化の道程」の大きな不均一性、「司法化の道程」との接点、いくつかの施設間で分断され分散される患者対応、そして社会および家族的環境によって極端に異なる〔入院治療の〕許容限度、に直面する。(554)

合衆国では不愉快になるほどに精神医学的な再適応、再社会参加（「リハビリテーション」）が語られており、あるいは言うならば、意味深く「レアビリタション〔復権〕」(555)としてフランス語に翻訳される。当初、重大な精神医学的障害に苦しむ患者（もはや病者とは言わない）を再適応させるという使命をもって創設された、ボストン大学精神医学リハビリテーションセンターは、教育、雇用、住居を支援するプログラムによって、彼らの「機能性」を改善することを目的とする。

精神医学は今後、「精神保健」の時代へと歩む。精神保健は、このうえなく拡大可能な概念であり、戦後からすでに然るべく位置づけられていたが、結果として社会精神医学に期待（しかしまた幾分は強制）し始めていた。精神保健と「市民権」……「精神保健対策は、社会参加対策の中に巧みに入り込むのである」(556)。それ以来、相談業務と外来治療のアプローチにおいて、「心の苦悩」との出会いへと赴かねばならない。そして実際、社会から脱落した多くの人々は、もはや何でも求める存在ではない。こうして組織的だが「ちょっとした調整」の、ひとつの「すき間型精神医学」が生まれた(557) ― 近在の保健組織ネットワーク、モバイル〔機動性のある〕チーム、「ブティック〔専門店型〕」チーム、そして「敷居低く」取り組むチーム（麻薬中毒）であり、また電話相談や保健相談、その役割が精神保健に関して増大しつづけている緊急介入チームがある。(558)

精神医学の精神保健に関する領域は、相応して拡大する ― 家族と子ども、仕事と失業。例えば、今では「教員の不安‐抑うつ性疲労症候群」[559]が語られる。また「暴力の習慣性」や「引き裂かれた自己同一性」についても語られる……。各々の破局状態には、医学‐心理学的な援助の小部屋の設置が伴う。カロリーヌ・エリアシェフ（精神分析家）とダニエル・スレ・ラリヴィエール（弁護士）[560]が論じるように、メディア的に同情心や感情を優先する社会の中で、時代は「被害者化」にあるのは確かだ ― それは被害者自身にとって危険である。「たとえこの活動［メディアおよび集団共有的な備給］に伴う宣伝が、被害者の心の奥底の復元とは相容れないだけだとしても」[561]。「被害者学」は刑法学者で弁護士のベンジャマン・マンデルソンと共に第二次世界大戦直後に、最善の意図をもって誕生した学問領域であるが、今日では、被害者たちそのものを人質にとった ― まず被害者たちが、このような形で悲嘆を抱き続けることはない。

（554）同書。
（555）W. Anthony *et alii*, *La Réhabilitation psychiatrique*, Socrate Éditions Promarex, Belgique, 2004（traduit de l'américain）.
（556）J. de Munck, «Folie et citoyenneté» dans *Sciences humaines*, nº 147, 前掲、注539。
（557）Anne Lovell, «Mobilité des cadres et psychiatrie interstitielle», dans *Raisons pratiques*, 1996,7.
（558）同書。同様に以下を参照。Michel Joubert, «Santé mentale: enquête sur l'accueil en urgence», dans *La Santé de l'homme*, mars-avril 2007 et Ehrenberger et Lovell, *La Maladie mentale en mutation*, 前掲、注499。
（559）P. F. Chanoit et J. Deverbizier (dir.), *La Psychiatrie à l'heure de la santé mentale*, Erès, 1994.
（560）Caroline Eliacheff et Daniel Soulez Larivière, *Le Temps des victimes*, Albin Michel, 2007.
（561）同書。

また、テレビのリアリティ番組のスーパー・ナニー〔スーパーお世話係〕を連想せざるを得ない「家族マネジメント」もある（たとえ「ナニー」というフランス語の精神分析学的な意味深さが明らかになることは少ないとしても、「ザ・ナニー・ステイト」〔過保護国家〕とは「家父長主義的国家」を意味するのだから）。児童と青年についての、個別の、あるいは制度的な需要は、かなり重要性を増した。児童の発達と青年期の行動の重篤な障害（不安、嗜癖、麻薬中毒、暴力あるいは自殺行動など）に加わるのは不健康状態であり、それは「騒々しく表面化しうるだけでなく、身体的なあるいは学業の問題としてはるかに捉えがたく現われるかもしれない」[562]。公的な支援組織は特別なセクターによって構成される ― 小児と青少年のための精神医療セクター（およそ二〇万人の住民に対して一か所）である。フランスでは三二一か所を数えるが、非常に不均等なサービスである。そこでもまたベッドの数は、予算に、および「収容」であるという潜在的非難と結びついた固定観念に直面して、徹底的に削減され、しばしば一時的な外来診療所（九七％）での患者対応という代替的な構造に代わっている。二〇〇〇年には四三一、〇〇〇名以上の児童と青年が利用しており、一九八六年以来、二倍となっている（一五歳までは男性が多く、それ以降は逆転する）。この公的な対策に、非営利団体〔NPO〕組織が付け加わり、その最も重要なものは医学－心理－教育センター（CMPP）のそれで、一九九六年には三〇八を数える。とりわけ親の会の介入が次第に増大していることが注目され、彼らには彼らの語るべき言葉があり ― 常には「プシ」チームと見解が一致しているわけではない。

これら制度の全体（実際にはここで語られるよりもはるかに複雑であるが）、そして計画状態のままの定期的な行動計画にも拘らず（例えば、二〇〇一年の早期検診についてである）、申請の数は、精神保健の世界におけるこの実態世界を、窒息の縁へと導く。初診のための六か月の待機期間は例外的ではない。

「我々は一定数の若者を支援しているが、多くの者は我々の支援対策に近付けない」[563]。今のところ、「電話診療所」（成人の「社会の電話」に着想を得ている）が、より際立って青少年に当てられることになる一つの治療法である。それを超えて、電話〔遠隔〕精神医学（テレビでの精神医学と混同しないこと、それはその側から我々に幸福な日々を約束する）、つまり電話〔遠隔〕医療の延長が、遠隔での新しい精神医学的支援ネットワークの下絵を描き始める。精神科医たちはガジェット〔携帯用電子機器、およびアプリケーションソフト〕について、その他の必然的な発展について語る（そして集団にとってより費用がかからない）。

精神科医たちはこの「全方位的な」精神医学を喜ぶどころか、それに不安を抱く。すでにアンリ・エーは、戦後の社会精神医学に由来する以下の傾向を告発していた ― 「人間行動の自然な変異〔ヴァリエーション〕のすべてを精神医学化することを ― だだをこねる子ども、バカロレアをしくじる受験生、虐殺を命じる暴君……。そうしたものは、実際ひとつの徹底した社会的精神医学の姿であるが、現実の因果関係により精神病理的な事象構造であると定義した誤りで、その結果、必然的に、全てのあり得る結果をそれ〔精神病理学的事象〕と混同する」[564]。エーにとって、それは決して主体の精神病理学的構造を定

(562) Gérard Bourcier et Bernard Durand, «La psychiatrie infanto-juvénile» et Alain Braconnier, «Les adolescents: améliorer leur santé psychologique et mentale», dans *La Santé mentale des Français*, 前掲、注546。
(563) A・ブラコニエ、同書。
(564) Henri Ey, *L'Évolution psychiatrique*, 1972,1, 前掲、注464。

義しておらず、「決してそれを解明せず、まさに、誤解と引換えにしかそれを理解しない」と宣告された。

二〇年後、その対象の際限ない拡大による精神医学のこの否定は、全く同程度にランテリ＝ロラを不安にさせる――「精神医学の臨床は益々、辺縁領域において求められる状況に向かうが、ただしそこは我々には、その妥当性が非常に疑問に思われる場である。というのは、どんな知識を顧慮して、我々は養子縁組の適性、夫婦間の話合い、あるいは再犯の危険性について確かな専門的助言を与えることが出来るのだろうか？」。[565] ランテリ＝ロラは、当然と見なされている精神医学臨床の節度のない拡大を危惧する。それは「ただ単に精神科医の権限が、『議論の余地なく根拠のあるもの』ではない新たな使命についてだけでなく、また司法鑑定のような新しい対象を持つ伝統的な領域についてもである」。

この最後の問題は非常に重要である。精神鑑定は狂気に随伴し続けたが、それは精神病患者に課される民法上の無能力である禁治産の判断（ローマ法に直接に由来する）や、犯罪事案についての責任能力の評価が問題となる。刑法第六四条（一八一〇年）は以下のように規定していた――「被告人が行為の時にデマンス〔精神喪失〕状態にあった時、あるいはその者が抵抗できない一つの力に強制されていた時には、犯罪も違法行為も存在しない」。一九世紀の間、精神科医たちはこの「責任能力」を決定し評価することを彼らの専門能力に基づいて分担していた。ジルベール・バレは次のように述べていた――「我々には、医学の領域ではない、責任能力の問題のような形而上学的な問題を解決する能力はない」。[566] しかしながらこのことは、刑法上（例えば囚人の条件付きの釈放）、また民法上（例えば身体的損傷における精神的後遺症の追求）で、精神医学的鑑定領域の拡大を妨げはしなかった。

したがって今日、いわゆる医学－司法精神医学として語られるのは非常に広大な領域である。まず第一に精神鑑定だけに留めるとしても、それ（精神鑑定）はさらに多様化し、行政や弁護士の要請に対して、しばしば精神医学的報告書に心理学的な報告書を付け加える（たとえ前者だけが法的に規定されているとしても）。関連領域はさらに広がった ― 多様な後見、犠牲者の権利、自殺の後の「心理学的剖検」（フランスでは年に一二、〇〇〇人の自殺者、おそらく自殺企図については一〇倍以上である）、特に麻薬中毒、虐待、― その中に「代理人によるミュンヒハウゼン症候群」〔親たちは彼らの子どもを、親自身が引き起こした〔子どもの〕症状のために診察に連れていく〕があるが、それらの事案におけるＤＤＡＳＳ〔県保健社会局〕により継続される治療命令（治療の強制）などである。

法的に、刑法第六四条は精神医学的事案に関して、もはや悉無的な法律ではない。新たな第一二二条は相変わらず、その第一節に刑事上の免責条項を備えているが、しかしその第二節には以下のように規定される ― 「犯行時に、精神医学的あるいは神経精神医学的障害に冒されその弁別能力を損なうか行動の制御を阻害された人間は、処罰に値するものであり続ける ― しかしながら法廷は、刑罰を決定し、指針を定める際には、この事情を考慮する」。しかしどんな指針なのか？　制度的には、危険な精神病患者は原則として、フランスでは五か所ある「処遇困難患者施設〔ユニット〕」（ＵＭＤ）に収容される。一八七か所あるフランスの刑務所施設では精神医学的問題が次第に増加しており、特別セクターが

(565) G. Lanteri-Laura, «L' histoire contemporaine de la psychiatrie, dans ses rapports avec la société française», dans *La Maladie mentale en mutation*, 前掲、注499。

(566) Serge Pottiez, «L' évolution de la question médico-l'égale à travers l'expertise psychiatrique», dans *Nouvelle Histoire de la psychiatrie*, 前掲、注4。

創設された ― ＳＭＰＲ、刑務所環境における精神医学セクターである。なぜフランスの刑務所にはこんなに多くの精神病患者がいるのか？　とフルーリー＝メロジ拘置所のＳＭＰＲの医長であり、刑務所環境における精神医学セクター学会の副会長であるベティ・ブラミ博士は問い掛ける。一九七七年には、刑務所刑務所の「精神科〔患者〕」は女性囚人の三〇％で、男性囚人の二〇％である。他の数字は、〔囚人の〕四五％が重篤なうつ状態であることを報告する。幾つかの説明がこの臨床医によって持ち出される ― 法廷は、とりわけ直接出廷の場合は、精神障害を患っている被告人を殆ど区別しない。〔精神科〕専門家について言えば、彼らは刑務所的環境を知らず、刑法上の責任無能力と断言することが益々少なくなっており、正真正銘の精神病患者たちを監獄に赴くがままにさせる。時には「法の関連において位置づけし直す」という口実で、そしてしばしばこの「処遇困難患者」を彼らの同僚に押し付けないためにである。それらすべてのことに、刑法上の責任無能力が問題になる様々な重大な犯罪行為に対する世論の厳しい非難が付け加えられることになる。精神科医によれば、もはやそこ〔病院〕にいる根拠がない〔刑法上責任無能力の〕人間の、精神科病院での入院を維持する理由はない。確かに、退院した後で再発は起こりうる、とりわけ患者が治療をやめるとすれば。しかしながら、精神科専門医であるダニエル・ザギュリは、「重篤な再発、それは本当に例外の中の例外である。問題は、毎回、それがメディアと政治家側からの、全く感情的に展開される論議を引き起こすことである」[567]と明言する。ブラミ博士は、精神医学的事例についての重罪裁判所の側のこの認識不足は、時として統合失調症の被告に不利に働くことになり、その「拒否的」態度が裁判官と陪審員に好ましくない印象を与えうる、と付け加える。

　被拘留者に対する拘禁状態の影響はよりよく知られてきており、ここではくどく述べない。それらは「外面上は、これまで一度も精神病患者と見なされなかった人における、急性錯乱〔ブッフェ・デリラント・

エギュ〕の様態での精神医学的代償不全」を説明する。ブラミ博士は、「一部は拘禁されている精神病者数の増加による」と説明する公衆精神医学に対してもはや思いやりはない。方法の欠如と管理面の複雑さ、ベッドも無く、地位も無く、一層少ない出所後の見守り……二〇〇二年九月九日の司法の方向性と計画作成のための（もう一つの）法律は、プシ職員によって医療化されるものの、刑務所職員によって警備される、特別に整備された入院設備〔ユニット〕（UHSA）を想定していた。この現実に即応した解決策は意見の一致を見ていないが、同時に、リスク・ゼロの我々の社会というものは（可能性を考慮するのではなく、可能性の排除を目指す社会）[568]、論理的にその中に精神医学的なリスクを包含する。

ボリ・シルルニクが書くには[569]「どこでそのような統計を拾い上げることになったかはっきりと知られていないが、人生の終わりには、二人のうち一人は〔心的〕外傷と名付けられうる出来事を、つまり死と紙一重にまで至るような暴力を受けるという。四人に一人は何回かの錯乱性のエピソードに直面したことになる。十人に一人はその心的外傷を取り除くには至らないだろう」。確かに、こうしたことは多くの人に起こる。たとえ社会学者のデルフィヌ・モローが指摘するように、「それら〔精神医学〕は省察の公の場では幾分影が薄れ、目に見えない姿に崩れてしまった」[570]とはいえ、どう見ても精神医学は至るところに存在するのである。

（567）Pierre Bienvault dans *La Croix* du 22.10.07.
（568）デルファン・モロー、Delphine Moreau, 前掲、注552。
（569）Boris Cyrulnik, *Le Murmure des fantômes*, Odile Jacob, 2003.
（570）前掲、注552。

エピローグ

狂気の歴史は終わっておらず、そしておそらく人類の歴史そのものと共にしか終わることはないので、結論を出すことはできないだろう。殆ど、そう〔狂気の歴史が終わることを〕願うしかない。パリ精神分析協会会長のジェラール・ベイルの次の美しい警句が思い出される――「生命は、最大限に発展したひとつの病気である」。

いずれにせよ、狂気は――完全な器質因論を確立することがなければ――心臓－血管疾患や癌といった主要な殺し屋以上に、根絶することは難しいだろう。「人間がどのように考えを進めるかを明らかにしてください、そうすれば私は貴方に人間がどのように理屈に合わないことを言うかを述べましょう」、と時にエスキロールは皮肉っていた。大脳と思考との関係についての知見（認知生理学）の進歩に関する報告のあらゆる影響に反して、我々はエスキロールの時代よりも、人間がどのように考えを進めるかをはるかに良く分かっているのか？

何世紀もの間、狂気は浮沈子《ふちんし》のようであり、恐ろしく、捉えがたい形で、この変幻自在性が人々の不意を突くのをやめなかった。今後一〇〇年のうちには狂気はどんな風になるのだろうか？ そして五世紀後には？ それは、知るのが非常に面白いことかも知れない！ 一八七七年四月五日、タイムズ紙は、当時増加していた入院数に不安を抱きつつ、以下のように書いた――「もし精神障害がこのように増え続けるとすると、狂人たちがやがて過半数となり、彼ら自身で自由となったあとには、精神の健康な者たちを閉じ込めるしかないだろう」。アジルの壁を除くと、これはオーウェル的世界にふさわしいシナリオであり、きっとそれほど不条理ではなく、そこ〔オーウェル的世界〕では精神保健が、新たなノック音が、皆を眠らせただろう ― つまり向精神薬の下に、あるいは少なくともプシ〔精神科医療者〕の監視の下にあるということである。この時にはもう誰も、「精神医学の前科記録」を真剣に語ることはない？「一人の狂人は、彼を怯えさせるさらなる狂人を、常に見出す」とアンドレ・ブラヴィエは述べた。フィリップ・コランは、二〇〇八年秋に、フランス・アンテールで新しいラジオ番組を発信した ― 「精神省のパニック」。それは笑わせるが、しかしよく考えてみると、「精神省」とは未来の響きを持つ。

えてして人は「歴史の教訓」を語る（シオランはそこに「人々が着想しうる最も重要な冷笑的教訓」を見ており、そして、そもそも彼にとって歴史に方向はなく、経過なのである）。しかしながら、もし我々が、狂気の歴史が相次ぐ我々の誤りの歴史であったことをきちんと認める気があるなら、それは少なくとも慎重さという重要な教訓を与えるに違いないだろう。動物磁気の問題で「想像の医学」について語るシャルル・デスロンが思い出される。他の病気についての知識、そしてその結果としての治療的応答が、時には困難だが確実に、暗闇から光に向かってゆっくりと前進するのとは違って、少なくとも狂気は、直線的〔線形〕には進行しないと言える ― そして狂気であるということは、次の点にある。余りにも多くの文化がそこに混じり合っており、昨日の確かさの尺度で今日の確かさを測らねばならない ― ただそれは時として同じ物であるだけに一層、そうしなければならない！

以上は過去、それも極めて古いひとつの過去について言えることである。というのは我々は古代最初期以来、狂気が治療され研究されたこと（その次元で）、狂気の歴史と精神医学の歴史を敷き写すことは認識論的大誤謬であることを見たからである。しかし今日はどうか？　今日、我々は、精神保健において絶え間なく増大する需要が、逆説的に、取組み方における非常に大きな混乱と結びつくのを見た。もはや精神医学的実践にモデルはない。もちろん、このことは、まったく反対に、新たな治療技術の発展を妨げなかった。ある種の形で精神医学は現代でも、手探りとは言わないまでも、いわばひとつの経験科学に留まる。いずれにせよ、セネカの以下の見事な箴言が思い起こされる——「医学は全てを治さないからと言っても、何も治さない訳ではない」。

今後、狂気の問題は知ることではないと自問されねばならず、少なくともそれ〈問題〉のどこに人間を置き直すことが出来るのかを、自省しなければならない。一九八八年、我が亡き友エデュアール・ザリファン（一九四一－二〇〇七）は『狂気の庭師』(571)を出版した。その著作は一般大衆の間で当然の成功を収めた。何故なら彼は、臨床家でもなく人間科学の専門家でもなく、今日、狂気とは何かという単純な疑問を抱いていていたし今もなお抱いている全ての人たちに、ヒューマニズムと良識をもって訴えかけたからである。それについてどんなイメージがもたれているのか？　誰が狂っており誰がそうではないのか？　エデュアール・ザリファンは狂気についての様々なイデオロギーを告発することに専心した。何故なら各々のイデオロギーは「ひとつの独占性を持つ帝国主義者の地位を」占めるからである。一九八八年当時のことで、それ以来、各々の運動は、「包括的精神分析学的イデオロギー」を始めとして、その傲慢さの多くを失った。「若い精神科医は一つの陣営を選ばねばならなかった」し、そして「真の犠牲者は、相変らず

(571) 前出、注437。

患者と、ののしられ、罪悪感にさいなまれたその家族であった」。「神経生物学の目覚ましい発見」に関しては、「それらはしばしば、ある種、知的に不誠実な方法で利用され……仮説は事実のように、推測は確信のように提示される」。そして精神科医の多くは「相変わらず、幻惑されたままでいる。何故なら彼らには分からないからである」。病院精神科医であり大学教授でもあったエデュアール・ザリファンは（彼は後に複数の政府の任務、特に向精神薬の消費に関する任務に当たった）それでも、「家族の側」にいた。人々は彼を「新たな反精神医学」を実行していると非難した。しかし彼は、二〇年前に彼の同僚たちに、「治療のエキュメニック〔統合〕」のためであるとしか弁明せず、そこにいかなる特権も与えることなく、様々なアプローチに当たることを要求した。しかし「一つの説明モデルに特権を与えることを拒否するということは、それはまた真理を手に握ろうという考えを捨てることなのである」。

エデュアール・ザリファンは、「狂気、全ての人間社会に生えるこの奇妙な植物は、数知れない庭師たちによって育まれる、と結論づけた。それは誰か？ それは貴方であり、私である。意に反してではあるが、狂気を存続させる原因となるのは、家族、精神科医、看護師、それら全ての者たちである。多くの恐怖、反啓蒙主義、あるいは科学的野望、自己中心主義、保守主義、不寛容のせいで、少しずつ、抗いがたく、外に開かれた全ての窓を、あらゆる可能な可逆性を塞いだのは、社会全体であり、それが、狂気はレッテル貼り〔スティグマ化〕の犠牲者であると際限なく繰り返されることを余儀なくする。……狂気は、本質的に排除の弁証法であるが、しかしこのゲームでは、負けるのはいつも患者である」。もう一つの著作の中で、ザリファンは、精神医学は精神病の科学であってはならず、苦悩する主体の医療でなければならない、と述べることになるのである。[572]

二一世紀はじめの現在において、狂気はアリエニスムの時代と同じ程度に恐怖を、あるいは少なくとも無理解を呼び起こすと言うべきだろうか？　確実に否であり、そのうえ、その語それ自体、長い間禁止され、そのタブー性を失ったが、日常生活の中に薄められつつ、甦りつつ、暮らしの中で再び役目を取り戻しさえした。狂気は飼いならされた、あるいはその重症型に至るまで、異文化受容されたとも言えるだろう。向精神薬の服用者について、彼らもまた狂気を共にしていると言えば、きっと彼らは驚くだろう。狂気は、例外を除いて、今日ではもはや戯画的に見える幻覚にとらわれた恐ろしい発作を伴うグラン・ギニョール〔芝居じみた〕狂気ではない。一方の側にいる者と他方にいる者を明瞭に区別するアジルの壁はもう存在しない。「そちら側には大勢いますか？」とアジルの窓から身を乗り出して通行人に尋ねる狂人の話を我々は知っている。これはもはや冗談ではない　――　間違いなくそちら側にも大勢いる。

（572） *Une certaine idée de la folie*, éd. de l'Aube. 2001, rééd. 2008.『狂気についてのある種の思想』

訳者あとがき

■著者について

著者クロード・ケテル（Claude Quétel）博士の経歴と主な著作は次の通りである。

ＣＮＲＳ（国立科学研究センター）元部長であり、「閉じ込め」と精神医学の歴史、とりわけ決断あるいは事件に至る精神構造や心的過程の研究で知られ、現代フランスを代表する歴史家のひとりである。精神科医のジャック・ポステルと共編著の『新精神医学史』*Nouvelle histoire de la psychiatrie* (ed.Privat, 1983, rééd. Dunod 1994 et 2004) は長く読まれている。

また、数多くの医学史（『梅毒の歴史』寺田光徳訳、藤原書店 *Le Mal de Naples : Histoire de la syphilis*, Seghers, 一九八六）やアンシャン・レジーム（*De par le Roy : essai sur les lettres de cachet*, privat, 1981, *L'histoire véritable de la Bastille*, Larousse, 2006）などフランス大革命や第二次世界大戦下のフランス社会に関する数多くの書物を著している。

クロード・ケテルは一九三九年にノルマンディー地方のベルニエール＝シュル＝メールで生まれた。大学教育の後、ケテルはノルマンディーで学校教師として、次いで歴史学教授としての職業的経歴に就いた。一九七六年にＣＮＲＳ入所の競争試験に合格し、近代、現代史チームに加わり、後にその研究チームの部長となる。前述のように専門領域は精神医学史、心理学史、図像学研究など極めて広い領域に亘る。

並行して一九九二年から二〇〇五年、カーン二〇世紀史記念館学術部の責任者となり、博物館管理技術、展示技術、ヴァーチャル視覚展示技法を発展させ、国際博物館委員会の現役委員である。補足すれば著作には出身地のノルマンディー地方に関して、第二次大戦末の連合軍による上陸を詳述したものや、ノルマンディー地方全体の歴史を多くの写真と共に紹介する美しい大冊も出版されている。

本書は二〇〇七年に発刊されたケテル著 *Histoire de la folie : de l'antiquite à nos jours* の全訳である。読者の中には書名からミシェル・フーコーの『狂気の歴史 — 古典主義時代における』を連想された方は多いと思う。本書の中でも大きく取り上げられているように、フーコーの著作が一九六〇年代以降の精神医学・医療に与えた衝撃とその後の余波は大きい。もちろん、フーコーの思想は精神医学・医療の領域にとどまるものではなく、フランスでは一九六八年「五月革命」と名付けられた学生運動をきっかけとした広範な社会変革へのうねりとなった。そのおよそ半世紀後にケテルは冷徹な「歴史家の目と方法」でフーコーの精神医療史を批判的に踏まえ、フランス知識層に受け継がれるモラリスト精神を基盤として精神医療を語るのである。本書の最大の特徴は、記述が現代の錯綜したフランス精神医学界にまで及んでいる点で他に類書を見ない。一九七〇年代以降、フランスではセクター制の導入によって精神医療は大きく変わった。遠方の治療機関に収容されることなく地域での一貫した治療の継続がその目論見であったが、五〇年近く経過した今日では当たり前の現実として定着しているようである。

本書で著者は精神障害というスティグマに我々と我々の社会がどのように向き合ってきたか、また、どのように向き合うべきかについて重要な示唆を与えている。それには冒頭に引用された警句「君が狂人に会いたいなら鏡の前で自分をよく見たまえ」に見られるような、無反省な自己肯定の超克が鍵となるが、そのことはフランスではモンテーニュ、ラ・ロシュフーコー、パスカルなど一六〜一七世紀フランスのモラリストたちに通底する生き方、考え方の基本姿勢であり、著者もその伝統の上にいることが読み取れるように思われる。

訳者の一人、高内がケテル博士の著作を知ったのは一九八三年のジャック・ポステルとの共編著 *Nouvelle histoire de la psychiatrie* を通してである。相当な大冊で出版当時まだ続いていた反精神医学運動にもかなりの頁数を割いた言及がみられるものの、表紙はシャルコー教室出身のジルベール・バレを玉座に置いてフランス精神医学を戯画化したイラストで飾られており、その内容の大半は現代からみれば「伝統的フランス精神医学史」の詳述であり、本書との内容の差異は明らかで、本書がその後のケテル博士の弛まぬ研究の結実であることが分かる。

二一世紀に入り精神医学・医療の様相は大きく変わった。伝統的精神医学が花開いた一九世紀後半から二〇世紀前半の大家たちの足跡が語られることも少なくなり、ことに精神病理学的な基本問題や社会精神医学が若い世代の関心を惹くこともなくなっている。

我が国では精神医学史の専門的研究を目的とする日本精神医学史学会が一九九九年以来活動しているが、近年は若手会員数の伸び悩みがみられる。本書の出版が日本社会の構成員ひとりひとりの精神疾患、精神障害者のイメージの修正の端緒となり、さらには狂気の歴史をたどることとの意義の発見に役立つことを願っている。

訳文の作成に当たって、原文を出来るだけ正確に読み取り、読み易い日本語に置き換えることを心掛けたが、評価は読者にお任せするしかない。また、用語については、差別語が頻出するが、学術的歴史書であり、敢えて訳者が適切と考えた訳語を用いた。

最後に訳者の要請に快く応じて数日のうちに日本語版へのことばを寄せて頂いたクロード・ケテル先生に深く感謝します。

また、五年を超える長期間に亘り、本書の出版の実現に御尽力頂いた時空出版に心よりお礼申し上げます。

大原一幸
高内　茂

TEMPS PRÉSENT　現代

（今度は雪崩のように大量である——約 1000 冊が 2005 年から 2008 年に出版されている！　実際、大部分は専門家向けである）以下を引用しよう——

-Édouard ZARIFAN, *Les Jardiniers de la folie*, Odile Jacob, 1988.

-*Le prix du bien-être : psychotropes et sociétés*, Odile Jacob, 1996.

-*Une certaine idée de la folie*, l' Aube, 2001, réédition poche 2008.

-Christian MÜLLER, *Miniatures psychiatriques : témoignages d' un médecin au travail*, Labor et Fides, Genève 2007.

（ローザンヌ近くの精神科病院の医長による 1961 年から 1987 年の間の日々の回想で、生き生きとした短い物語から成る）

-Juan David NASIO, *Un psychanalyste sur le divan*, Payot, 2002.

（精神科臨床医でありラカン派の精神分析家の日常の体験と反省。被分析者に親密な精神分析家である）

-Alfred COCUZZA, *Une psychiatrie, un infirmier, une histoire*, Thélès, 2005.

（ある精神科看護師の、グルノーブル近くのサン＝テグレヴ精神科病院での 1975 年から 2003 年の 30 年間の回想）

-Joël PON, *Histoires extraordinaires de patients presque ordinaires*, Odile Jacob, 2005.

（7 名の患者が、精神科のベットでの彼らの病歴について語る）

-Pierre MARIE, *Les Fous d' en face–lecture de la folie ordinaire*, Denoël, 2005.

（ある病院精神科医であり精神分析家が、極端な例を離れて、我々の通常の症候の場面を描き出す）

-Émile DURAND, *Ma folie ordinaire : allers et retours à l' hôpital Sainte-Anne*, Éd. Les Empêcheurs de Penser en Rond, 2006.

（著者は患者の人生と、自殺の試みとしての拒食症について語る。「私が精神科病院から去るのを彼らが知る時に、人々の行動が変わり、彼らが逃げることを止めることを、私は望んでいる」）

LA RENAISSANCE　ルネサンス

同じく著作が少なく、狂気を魔術に同一化するという解釈の重大な誤謬がある。

-*Folie et déraison à la Renaissance* (colloque international tenu en novembre 1973), Université libre de Bruxelles, 1976.

（古いが今日でも価値がある）

XVIIe ET XVIIIe SIÈCLES　17-18 世紀

（皆無である、ミシェル・フーコーの有名な著作［そしてその第1章だけ］を除いては。フーコーについては我々は本書の中で長々と説明し、そこで我々は「大いなる閉じ込め」と捉えられた時代の辺縁における狂気の主題を再び問題としている）

-Michel FOUCAUT, *Folie et déraison, histoire de la folie à l' âge classique*, 1re édition Plon 1961, nombreuses rééditions.

L' INVENTION DE LA PSYCHIATRIE AU DÉBUT DU XIXe SIÈCLE

19 世紀初頭の精神医学の創出

-Gladys SWAIN, *Le sujet de la folie*, Privat (réédition Calmann-Lévy1997).

（重要な著作だが、臨床精神医学の創始の動きについて難解な読み物である——またミシェル・フーコーの思想の破綻についての研究でもある）

-Marcel GAUCHET et Gladys SWAIN, *La Pratique de l' esprit humain. L' institution asilaire et la révolution démocratique*, Gallimard, 1980 (réédition 2007).

（また重要な著作だが難解であり、グラディ・スウェインによって始められた内省を延長し拡大している——その研究は彼女を完全にミシェル・フーコーの主題から離別する。2007 年の再版の序章は、この点について雄弁である）

2e MOITIÉ DU XIXe SIÈCLE ET 1re DU XXe SIÈCLE

19 世紀後半と 20 世紀前半

-Patrick CLERVOY et Maurice COROS, *Petits moments d' histoire de la psychiatrie en France*, EDK, 2005.

狂気の歴史では、精神医学と華々しい関係にある精神分析学の歴史を無視することは出来ないだろう。以下を参照のこと——

-Élisabeth ROUDINESCO, *Histoire de la psychanalyse en France* (2 volumes), nouvelle édition Fayard, 1994(1re éd Ramsay 1982).

一つの主題あるいは特別な病気だが、しかし長く持続しているものについて——

-Pierre MOREL et Claude QUÉTEL, *Les Médecines de la folie*, Hachette (Pluriel), 1985.
(狂気の多様性と、時には非常に支持されていた体液による時代を横断したひとつの治療法)
-Étienne TRILLAT, *Histoire de l' hystérie*, Seghers, 1986.
-Jean GARRABÉ, *Histoire de la schizophrénie*, Seghers, 1992.
-Pierre FOUQUET et Martine DE BORDE, *Le Roman de l' alcool*, Seghers, 1986.

時代別選集

L' ANTIQUITTÉ　古代

-Jackie PIGENAUD, *La maladie de l' âme–Étude sur la relation de l' âme et du corps dans la tradition médico-philosophique antique*, Paris, Les Belles-Lettres, 1981.
（まばゆいばかりだが難解。いずれにせよ古代における狂気の歴史を理解するためには無視できない。狂気の始まりの豊穣について……）
-*Folie et cures de la folie chez les médecins de l' Antiquité gréc-romaine–la manie*, Les Belles Lettres, 1987.

LE MOYEN ÂGE　中世

原典の少なさと平行して、事象が非常に少ない——古代について以上に。

-Muriel LAHRIE, *La folie au Moyen Âge —— XIe-XIIIe siècles*, Le Léopard d' or, 1991.

（全体的で優れた視点、厳密な時代区分はピネルから現代までである）

-Yves PÉLICIER, *Histoire de la psychiatrie*, PUF (Que sais-je), 1971.

-*Nouvelle Histoire de la psychiatrie* (J.POSTEL, et C. QUÉTEL, dir.), 1re éd. Privat 1983, rééd. Dunod 1994, 2002, 2004.
（本書ではしばしば引用される著作であるが、ピエール・モレルの正確な辞典的伝記は第 1 版 Privat〔私家〕版にしかない。それは別に 1995 年に «Les Empêcheurs de Penser en Rond»〔現代の叢書〕で出版された）

-*La Folie–Histoire et dictionnaire*, (Jean THUILLIER, dir.), Robert Laffont (Bouquins), 2002.
（ムラがあるが得難い）

-*Dictionnaire de la psychiatrie et de la psychopathologie clinique* (Jacques POSTEL, dir.), Larousse, 1993.
（明確で、歴史に注意を払っている）

-*Dictionnaire fondamental de la psychologie* (2 volumes), Larousse-Bordas, 1997.

大きな対立の中で , 精神分析学はその外観を示すために幾つかの辞書を必要としていたことは驚くにあたらない。それについて 3 冊を取り上げよう——
-*Dictionnaire international de la psychanalyse* (Alain DE MIJOLA, dir.), (2volumes), Hachette, 2005.
-Élisabeth ROUDINESCO et Michel PLON, *Dictionnaire de la psychanalyse*, Fayard (3e éd.), 2006.
-Roland CHEMAMA et Bernard VANDERMERSCH, *Dictionnaire de la psychanalyse* (2 volumes), Larousse-Bordas, 1997.

参考文献選集

古代から現代までの狂気の歴史の書籍目録を作成することは、ひとつの無謀な行為である。SUDOC（Système universitaire de documentation）〔大学図書館所蔵文献検索システム〕の目録は、たとえフランスの主要な著作を調査しているとしても、「狂気」に関する主題で 2,888 件を表示する——精神医学については 12,407 件で精神分析については 13,051 件である！　我々の研究はと言えば、深い学識からはほど遠いのだが、それでも、約 500 の著作あるいは科学的論文を参照する。

これらの事情から、この研究が、当然のこととして全てを知悉している専門家に向けたものではないことを思い起こしつつ、熟慮の末に非常に限られた数ではあるが決定的な文献の選択を示すことが我々には賢明であるように思える。我々の集大成的かつ通俗的な（この言葉は明確に侮蔑的なものではない）考えの元に、もっと知りたいと思う読者には約 30 の書名（フランスのものに限り）を挙げることでよしとする。我々は、特に現代の研究に限定しているが、大部分がまだ図書館で利用できる。それ以上のことは、読者は傍注を参照するとよいだろう。さらにそれ以上に、今日利用できるウェブ上のデータベースは広大な森であり、そこではあちらこちらの表題を拾集し自らの興味のままにそこに身をかがめて、熱中するのも楽しいことである。

広い意味での狂気についての著作は非常に少なく，むしろ表題はまやかしで、出版されたものは実用的なものである。ここでは以下のものを取り上げよう——

-*Histoire de la pensée médicale en Occident* (M.D. GRMEK, dir.), 3 volumes :

-*Antiquité et Moyen Âge*, Le Seuil, 1995.

-*De la Renaissance aux Lumières*, Le Seuil, 1997.

-*Du romantisme à la science moderne*, Le Seuil, 1999.

（医学の歴史の全体的概念の枠組みに対して）

-Jacques HOCHMANN, *L' Histoire de la psychiatrie*, PUF (Que sais-je), 2004.

大革命以後：

19世紀以降、印刷された原典は飛躍的に増加する——大量の報告書、研究報告書、規則書、法文書……「精神医学の発明者たち」は精力的に出版される——ピネル、エスキロール、フェリュス、カバニス、ファルレ、パルシャップ、ブリエール・ド・ボアソン、カルメイユ、ルーレ、ジョルジェ、トレラである——ここではフランス人だけに言及する。

19世紀後半および20世紀前半（「アジルの黄金世紀」）は、畏敬すべきものが余りにも多い時代である——

精神科病院の年次報告書、視察長官の報告書（その中で1874年の『視察長官報告』はかけがえのないものである）、年次国家統計……

各アリエニスト、やがて精神科医は自分の大教科書を披露する——ドイツ学派対フランス学派……クレペリンの教科書はドイツだけで1883年から1915年にかけて8版を数え、その経過中に明らかに概念と分類は修正されている。数十の名称が変更されており、主要なものだけに留まらない……数百の名称が、20世紀の最初の数十年に差し掛かる時に、変更される。

歴史家にとって最も重要な他の資料は、十分な時代差を考慮して綿密に調査する場合には、多くの精神医学雑誌によるものである。持続的に出版されているフランスの雑誌に限ると、特に以下のものが引用される——les *Annales médico-psychologiques*『医学 - 心理学年報』(1843年以来)、*L'Évolution psychiatrique*『精神医学の進歩』誌(1925年以来)、*L'Encéphale*『アンセファール〔脳〕』誌、*L'Information psychiatrique, Perspectives psychiatriques*...... イギリスでは *The British journal of Psychiary* が1885年以来、継続して古文書への道を与えている。忘れてはならないのが、*The American Journal of Psychiatry*（1921年以来）で、1844年からは *American Journal of Insanity* である。

狂気はまた大量の文学を生み出したが、そのうちそれが目撃者の著作であるか、あるいはいわば当事者の著作である場合には、積極的に取り上げた。

いずれにせよ、我々にとって、前線は常に印刷物と書物の中にあることは明らかだった。

印刷物の原典

それらは本文中のその場その場で指示されている。

古代に関しては、とりわけ「ヒポクラテス集成」、カッパドキアのアレテウス、カエリウス アウレリアヌス、ケルスス、ガレノス……の著作の重要性が強調されるであろう。

中世については聖トマス・アクィナス（『神学大全』）

ルネサンスと17世紀初めについては、ヨハン・ヴァイヤー、ジャン・ボダン、P. ドゥ・ランクル、F. プラテール（『医学の臨床…』）、ファン・ルイス・ヴィヴェス（『貧困補助金について……』）、P. ピグレ。

17世紀および18世紀について：

まず最初に、物乞いと一般施療院に関して出版された多くの攻撃文書と小論文、法令やその寄せ集めの中でも筆頭として無視できないのはイザンベール（『420年から1789年の革命までのフランス古法典集成』Paris, 1822-1833, 29巻）さらにはギヨの判例集（1784-1785）である。

公的報告書では、非常に不備であるが、精神医学の礎となるものの筆頭は、1785年の『気狂いの監督方法についての指示書』である。

出版された書簡もある（例えば ボアリール［AM de］、『地方長官による財務総監への書簡……』、Paris, 1874-1897, 3 Volumes）.

最後に研究報告書がある。例えばトゥノンのパリの施療院に関するもの（1788）である。フランスの医師（デュフール、ダカン、ルポア）あるいはイギリスの医師（ブルトン、シデナム、バティ、トマス・ウィリス），彼らの仕事の各々が明らかにそれ自体で出典である（ダカンによる『狂気についての哲学』は、その第1版は1791年に出版されたが、精神医学誕生における基本的な原典である）。

ARCHIVES DÉPARTEMENTALES 県文書館

-série C : pour les fonds de l'Intendance (XVIIe-XVIIIe S.)(notamment internements par lettres de cachet).

- série M : santé publique XIXe S.

- série X : adminstration hospitalière assisatance XIXe S.

Fonds consultés : Calvados, Orne, Seine-Maritime, Aisne, Ille-et-Vilaine, Pas-de-Calais, Gironde, Hérault, Puy-de-Dôme, Vaucluse, Pyrénées-Atlantiques.

ARCHIVES MUNICIPALES (Moyen Âge et Ancien Régime) 市文書館

Fonds consultés : Angers, Caen, Le Havre, Rouen.

ARCHIVES PRIVÉES 個人文書

Essentiellement le riche fonds du Bon-Sauveur de Caen (aujourd'hui versé aux Archives départementales du Calvados) (*cf.* Claude QUÉTEL, *Le Bon-Sauveur de Caen- Les cadres de la folie au XIXe siècles*, Thèse doctorat 3e cycle, Paris-Sorbonne, 1976).

手書き文章原典

ARCHIVES NATIONALES 国立文書館 (principales sections)

DV Comité des Lettres de cachet.

AF1 Comité de Mendicité.

Dans F4, F13, F15, F16 : dépôts de mendicité.

F15 : versements des ministères XIXe S. (Asies d'aliénés – Rapports et correspondance-Départements)(une centaine de cotes).

Dans F2, F20, F21, F22, F80 versements ministères XIXe S. (d^{o}).

X^{2b}1335-1336. PV de visites à Charenton, Saint-Lazare et aux prisons de l'Hôtel de Ville.

Dans AJ^{2} :Maison nationale de Charenton(34 cotes).

BIBLIOTHÈQUE NATIONALE 国立図書館 (Département des manuscrits)

Dans fonds Joly de Fleury(Hôpital général, Hôtel-Dieu, Saint-Lazare, Charenton, etc= 31 cotes).

Dans fonds Clairambault 985,986(Charenton, Saint-Lazare).

Dans fonds français 16750, 18605, 18606, 21804, 22743, na21804, na22742(papiers Tenon).

ARCHIVES DE L'ASSISTANCE PUBLIQUE 公的扶助文書館

Fonds de l' Hôpital général (XVIIe-XVIIIe S.).

BIBLIOTHÈQUE HISTORIQUE DE LA VILLE DE PARIS パリ市歴史図書館

Ms 18937.

ARCHIVES DE LA PRÉFECTURE DE POLICE パリ警視庁文書館

AB 380, 381, 382 (lettres de cachet).

ま

な

た

か

主題索引

ロワイエ=コラール、アントワーヌ=アタナス Royer-Collard, Antoine-Athanase (1768-1825)　320, 323, 427
ロワゼル、ドゥニ（狂人、18世紀）Loisel, Denis　161-162
ロンドル、アルベール Londres, Albert (1884-1932)　637
ロンブローゾ、チェーザレ Lombroso, Ceasare（1836-1909）　505

わ

ワーグナー・フォン・ヤウレック、ユリウス Wagner von Jauregg, Julius (1857-1940) 464, 593
ワイズマン、フレデリック Wiseman, Frederick（1930-）　677-678
ワッセルマン、アウグスト・フォン Wassermann, August von（1866-1925） 567
ワトソン、ジョン・ブローダス Watson, John Broadus（1878-1958）　681
C. ジョルジュ（アリエネ、20世紀）C., Georges　555
D. アリス（アリエネ、20世紀）D., Alice 550

ルウィ、エルシリー（女性アリエネ、19 世紀）Rouy, Hersilie（1814-1881） 640-641
ルヴェール、シャルル（デマン〔精神荒廃〕、18 世紀）Levert, Charles 163
ルヴェルディ博士 Reverdy, Dr 337
ルグラン、ポール Legrain, Paul（1860-1939） 573-574
ルクレール・ド・モントリノ Leclerc de Montlinot（1732-1801） 211
ルクレール・フランソワーズ Leclère, Françoise 568
ルクレティウス Lucrèce（前 94 頃 - 前 55 頃） 24, 106
ルケ博士 Requet, Dr 614
ルソー（狂人、18 世紀）（Rousseau） 153, 210
ルソー、ジャン・ジャック Rousseau, Jean-Jacques（1712-1778） 194, 281
ルディネスコ、エリザベート Roudinesco, Élisabeth 621, 700-701, 716, 719-720
ルドゥー、クロード=ニコラ Ledoux, Claude-Niclas（1736-1806） 366
ルナン、エルネスト Renan, Ernest（1823-1892） 390
ルノーダン、エミール（Renaudin, Emile） 535
ルノード、テオフラスト Renaudot, Théophraste（1586-1653） 125
ルバ、ルイ=イポリト Lebas, Louis-Hippolyte（1782-1867） 367
ルフェーブル（怒れる狂人、18 世紀）Lefebvre 154
ルフォー、ロベール Lefort, Robert（1923-2007） 673
ルフレール、マルチュラン（狂人、18 世紀）Lefleur, Mathurin 198
ルポア、シャルル Lepois, Charles（1563-1633） 257
ルボヴィシ、セルジュ Lebovici, Serge（1915-2000） 674
ルマルシャン博士 Lemarchand, Dr 421, 561
ルモワンヌ、パトリック Lemoine, Patrick 619
ルーレ、フランソワ Leuret, François（1797-1851） 321, 333-337
レイモン、フルジャンス Raymond, Fulgence（1844-1910） 516-517, 585, 678
レイン、ロナルド Laing, Ronald（1927-1989） 634, 666-667, 676-678, 680
レヴィ=ストロース、クロード Lévi-Strauss, Claude（1908-2009） 654
レオトー、ポール Léautaud, Paul（1872-1956） 450
レキュイエ、P. Léculier, P. 608
レジ、エマニュエル Régis, Emmanuel（1855-1918） 532
レニエ、J. Raynier, J. 400
レネル、ルネ（女性狂人、18 世紀）Reinel, Renée 222
レリュ、ルイ・フランシスク Lélut, Louis Francisque（1804-1877） 419
レンブラント Rembrandt 18
ローチ、ケン Loach, Ken（1936-?） 680
ロートレアモン、イシドール・デュカス（所謂ロートレアモン伯爵）Lautréamont, Isidore Ducasse, dit comte de（1846-1870） 578
ロジェ、J. Lauzier, J. 400, 670
ロジャー（狂人）Roger le fou 74
ロジャース、カール Rogers, Carl（1902-1987） 681
ロシュフーコー、フランソワ・アレクサンドル・フレデリック（リアンクール公）Rochefoucauld-Liancourt, François AlexandreFrédéric de la（1779-1863） 238
ロバン、シャルル=レオン大修道院長 Robin, abbé Charles-Léon 88, 279
ロビンズ、ロッセル・ホープ Robbins, Rossel Hope（1912-1990） 305
ロベール=フルーリィ、トニ Robert-Fleury, Tony（1837-1911） 305
ロベル、シモン・ド（怒れる狂人、18 世紀）Laubel, Simond de 186

ライル、ヨハン=クリスチャン Reil, Johann-Christian（1759-1813） 272, 311, 463, 478, 480
ラヴェルディ、クレマン・シャルル・フランソワ・ド L'Averdy, Clément Charles François 196
ラヴォアジエ、アントワーヌ Lavoisier, Antoine（1743-1794） 258
ラカン、ジャック Lacan, Jacques（1901-1981） 597-598, 658, 673-674, 688-689, 699, 716, 719
ラクル、ヴィクトール=アレクサンドル Racle, Victor-Alexandre（1819-1867） 535
ラセーグ、エルンスト=シャルル Lasègue, Ernest-Charles（1816-1883） 337
ラッシュ、ベンジャミン Rush, Benjamin（1746-1813） 454, 463
ラテュード Latude（1725-1805） 165, 184-185
聖ラドゴンド（フランク王妃）Radegonde Sainte（519-587） 86
ラビト、グスターヴ Labitte, Gustave 594
ラフォルグ、ルネ Laforgue, René（1894-1962） 594
ラフォン、マクス Lafont, Max 618
ラボリ、アンリ Laborit, Henri（1914-1995） 622, 630
ラマルチーヌ、アルフォンス・ドゥ Lamartine, Alphonse de（1790-1869） 301
ランクル、ピエール・ド Lancre, Pierre de（1553-1631） 254-255
ランゲ、シモン=ニコラ=アンリ Linguet, Simon-Nicolas-Henri（1736-1794） 220
ランソン、ギュスターヴ Lanson, Gustave（1857-1934） 72
ランティヴィ、ミシェル・アンブロワーズ・ド（低能者、18世紀）Lantivy, Michel Ambroise de 187
ランテリ=ロラ、ジョルジュ Lanteri-Laura, Georges（1930-2004） 725, 736
リエボー、オーギュスト Liébeault, Auguste（1823-1904） 515
リシュ・ラキシュ Rish Lackish 17
リシュリュー Richelieu（1585-1642） 117, 119
リティ博士 Ritti Dr. 465
リトヴァク、アナトール Litvak, Anatole（1902-1974） 679
リヒャルト、マール（所謂マール・ステファン）（狂人、19世紀）Richard, Marc, dit Marc Stéphane 482, 533
リペツ Lipetz 457
リュニエ、ルジェ Lunier, Ludger 379
リュファン、ジャン=クリストフ Rufin, Jean-Christophe（1952-?） 627
リンネ、カール・フォン Linné, Carl von（1707-1778） 258, 508
ルートヴィヒ2世（バイエルンの）Louis II de Bavière（1845-1886） 479
ルーファス（エフェソスの）Rufus d' Ephèse（1世紀終わり頃） 36, 49, 257
ル・カミュ、アントワーヌ Le Camus, Antoine（1722-1772） 260
ル・ギィラン、ルイ Le Guillan t , Louis 617, 697
ル・グイ、マリー・アン（低能者、18世紀）Le Gouix, Marie Anne 162
ル・コック・ド・コルボイユ、ポール（狂人、18世紀）Le Cocq de Corbeuille, Paul 187
ル・テリエ（女性狂人、18世紀）Le Tellier 250
ルイ一三世（フランス王）Louis XIII（1610-1643） 117, 121
ルイ一四世（フランス王）Louis XIV（1638-1715） 119, 151, 187, 386
ルイ一五世（フランス王）Louis XV（1715-1774） 103, 150, 186, 194-195, 210, 268, 274
ルイ一六世（フランス王）Louis XVI（1774-1792） 233, 276, 293

聖ムヌー（治療聖人）Menoux, saint　60
ムルナー、トマス Murner, Thomas（1475-1537）　77
聖メアン（治療聖人）Méen, saint　60
メイセル、アルバート・Q. Maisel, Albert Q.　616
メヴェル、ジャン=ピエール（狂人、18 世紀）Mèvel, Jean-Pierre　163
メーウス、アンソニー・ド Meeûs, Anthony de　684
メカニック、デイヴィッド Mechanic, David（1936-?）　496
メスメル、フランツ=アントン Mesmer, Franz-Anton（1734-1815）　275-277, 481
メディナ Médina　113
聖メモワール（治療聖人）Mémoire, saint　60
メルシエ、ルイ・セバスチャン Mercier, Louis Sébastien（1740-1814）　207, 214, 263-274, 276
メレンデス、ルシオ Meléndez, Lucio（1844-1901）　491
モーズレイ、ヘンリー Maudsley, Henry（1835-1918）　495
モーレル、アンリ Maurel, Henri　664
モジエ、ギヨーム（狂人、15 世紀）Maugier, Guillaume　66
モルガーニ、ジョバンニ=バチスタ Morgagni、Giovanni-Battista（1682-1771）　260
モルゲンターラー、ヴァルター Morgenthaler, Walter（1882-1965）　582
モルセッリ Morselli（1852-1929）　487
モレアス、ジャン Moréas, Jean（1856-1910）　540
モレル、ピエール Morel, Pierre（1929-?）　452, 483, 503-504, 523, 526, 530-531, 533-535, 548, 564-565, 588
モレル、ベネディクト=オギュスタン Morel, Bénédict-Augustin（1809-1873）　452, 503, 526
モロー・ドゥ・トゥール、ジャック=ジョセフ Moreau de Tours, Jacques-Joseph（1804-1884）　321, 336, 372, 392, 480, 529, 537, 739
モロー・ドゥ・トゥール、ポール（上者の息子）Moreau de Tours, Paul（1844-1908）　529
モロー・ドゥ・ラ・サルト、ルイ＝ジャック Moreau de la Sarthe, Louis-Jacques（1771-1826）　327
モロー、デルフィーヌ Mereau, Delphine　739
モンテーニュ、ミシェル・ド Montaigne, Michel de（1533-1592）　90, 113
モントラボ（女性狂人、18 世紀）Montrabot, demoiselle de　285
モンロー、ジョン Monro, John（1716-1791）　285
モンロベール、M Monrobert, M.　367

や

ヤスパース、カール Jaspers, Karl（1883-1969）　534, 588
ユイスマン、ジョリ=カルル Huysmans, Joris-Karl（1848-1907）　644
ユング、カール Jung, Carl（1875-1961）　525, 590, 592-593
神の聖ヨハネ、ジョアン・シダーデ Jean de Dieu, Joao Cidade, dit saint（1495-1550）　488

ら

ラ・ジョンキィエール、ド（狂人、18 世紀）La Jonquière, de　191
ラ・フェリエール嬢（女性狂人、18 世紀）La Ferrière, demoiselle de　225
ラーズィー、ラーゼス Rhazès（865-925）　49
ライデスドルフ、マックス〔マクシミリアン〕Leidesdorf, Max（Maximilian）（1818-1889）　482
ライデン、ルーカス・ド Leyden, Lucas de（1494-1533）　18, 260, 275

ポステル、ジャック Postel, Jacques（1927-2022） 312, 314, 321, 336-337, 501, 508-509, 526, 668
ボタール、マルグリト Bottard, Marguerite（1822-1906） 470-471, 514-515
ボダン、ジャン Bodin, Jean（1530-1598） 89, 92, 270
ボッシュ、ヴェンチュラ Bosch, Ventura（1814-1871） 271, 299, 491
ボッシュ、ヒェロニムス Bosch, Jérôme（1450 頃 -1516） 270
ボナパルト、マリー（プリンセスと言われた）Bonaparte, Marie, dite（La Princesse）（1882-1962） 512, 519, 594
ボナフェ、ルシアン Bonnafé, Lucien（1912-2003） 617-618, 646, 670, 677, 686, 697
ボネ、オリヴィエ Bonnet, Olivier 60-61, 619
ポム、ピエール 268
ポメル、ピリップ Paumell, Philippe（1923-1973） 268
ボルデ、ジュール Bordet, Jules（1870-1961） 698
ホルバイン（子）Holein le Jeun（1497/1498-1543） 79

ま

マイソン=コックス、ジョセフ Mason-Cox, Joseph（1762-1822） 453-454
マイネルト、テオドール Meynert, Theodor（1833-1892） 482
マイモニデス、モイーセ Maimonide, Moïse（1135-1204） 69
マイヤー、ルートヴィヒ Meyer, Ludwig（1827-1900） 448, 528, 654
マイルズ、ジョナサン・卿 Miles, sir Jonathan 286
マザラン Mazarin（1602-1661） 119, 123-124, 471
聖マチュラン（治療聖人）Mathurin, saint 59
マニャン、ヴァランタン Magnan, Valentin（1835-1916） 392, 443, 448-449, 502-505, 523, 535, 539-540, 569, 573, 586, 588, 625
マネット、ジャコ（狂人、14 世紀）Manette, Jaquot 64
マノーニ、モード Mannoni, Maud（1923-1998） 670, 673, 675-676
マラマッド、ウィリアム Malamud, William 457
マランドン・ドゥ・モンティエル、エヴァリスト Marandon de Montyel, Evariste 392
マリー、オーギュスト Marie, Auguste（1865-1934） 533
マルクーゼ、ヘルベルト Marcuse, Herbert（1898-1979） 648, 667
マルクス、カール Marx, Karl（1818-1883） 648, 697, 717
マルト・ブロシエ（偽の悪魔憑き、16 世紀）Brossier, Marthe 92
マルロー、アンドレ Malraux, André（1901-1976） 45
マレスコ、ミシェル Marescot, Michel（1539-1605） 92
マンデルソン、ベンジャマン Mendelsohn, Benjamin 733
ミュラー、シャルル Müller, Charles（1815-1892） 305
ミュント、アクセル Munthe, Axel（1857-1949） 514
ミラボー、オノレ・ガブリエル・ド・リケティ（侯爵）Mirabeau, Honoré Gabriel Riqueti, marquis de（1749-1791） 214, 233, 235
ミルボー、オクターヴ Mirbeau, Octave（1848-1917） 644
ミレール、ジャック=アラン Miller, Jacques-Alain（1944-?） 716, 723
ミンコフスキー、ユージェーヌ Minkowski, Eugène（1885-1972） 527-528, 588-589, 594, 668
ムール、M. Mourre, M. 364

聖フロン（治療聖人）Front, saint　60
ブロンデル（狂人、18 世紀）Blondel　155
ブロンデル、シャルル Blondel, Charles（1876-1939）　594
ベイカー・ブラウン、アイザック Baker-Brown, Isaac（1811-1873）　460
ベイトソン、グレゴリー Bateson, Gregory（1904-1980）　666
ベイル、アントワーヌ=ローラン Bayle, Antoine-Laurent（1799-1858）　320, 501
ベイル、ジェラール Bayle, Gérard　643
ヘーゲル、ゲオルグ・ヴィルヘルム・フリードリヒ Hegel, Georg Wilhelm Friedrich（1770-1831）　310-311, 313, 316, 322
ベーハム、ハンス=ゼーバルト Beham, Hans Sebald　78
ベシエール Bessière　606
ペズ、ジャン=ピエール Pezous, Jean-Pierre（1758-1841）　249
ベッテルハイム、ブルーノ Bettelheim, Bruno（1903-1990）　674-675
ベティ・ブラミ Brahmy, Betty　738-739
ベネストー、ジャック Bénesteau, Jacques（1950-?）　718
ベヒテレフ、ウラジミール Bechterev, Vladimir（1857-1927）　484
ヘラー、テオドール Heller, Theodore（1869-1938）　529
ベリー公妃 Berry, duchesse de（1798-1870）　641
ベリエーヴル、ポンポンヌ・ド Bellièvre, Pomponne de（1606-1657）　119
ベルガー、ハンス Hans, Berger（1873-1941）　507
ベルグソン、アンリ Bergson, Henri（1859-1941）　588
ベルシュリ、ポール Bercherie, Paul　596, 598, 707, 716-717
ヘルダーリン、フリードリヒ Hölderlin, Friedrich（1770-1843）　643
ベルタン、アンリ=ジャン=バプティスト=レオナール Bertin, Henri-Jean-Baptiste-Léonard（1719-1792）　154
ベルトラン（狂人、18 世紀）Bertrand　222
ベルナール、アンリ Bernard, Henri　84, 575, 722
聖ベルナール saint Bernard（1090?-1153）　83
ベルネーム、イポリート Bernheim, Hippolyte（1840-1919）　509-510, 515-518
ベルビギエ、アレクシス（所謂ベルビギエ・ド・テル=ヌーヴ・デュ・タン）Berbiguier, Alexis, dit Berbiguier de Terre-Neuve du Thym（1765-1851）　584
ベレー、ジョアシャン・デュ Bellay, Joachim du（1522-1560）　90
ベロッキオ、マルコ Bellocchio, Marco（1939-?）　680
ペロット（阿呆女、15 世紀）Perotte　67
ヘロフィロス Hérophile　38
ベロム、ジャック Belhomme, Jacques（1737-1824）　248
ベロム、ジャック=エティエンヌ（ベロム、ジャックの息子）Belhomme, Jacques-Étienne Belhome,Jacques-Etienne（1800-1880）　248
ベンサム、ジェレミー Bentham, Jeremy（1748-1832）　365
ヘンリー二世（イングランド王）Henri II（1133-1189）　74, 110
ヘンリー八世（イングランド王）Henry VIII（1491-1547）　282
ボアシエ・ド・ソバージュ、フランソワ Boissier de Sauvages, François（1706-1767）　258-259
ポー、エドガー・アラン Poe, Edgar Allan（1809-1849）　444-456, 470
聖ポール Paul, saint　178
ホガース、ウィリアム Hogarth, William（1697-1764）　284

ブュルツヴァングスレウェン、イザベル・ヴォン Bueltzingsloewen, Isabelle von 608-609, 611, 614-615, 620
フュルティエール、アントワーヌ（万有辞典）Furetière, Antoine（1619-1688） 261-262
フラー、サミュエル Fuller, Samuel（1912-1997） 680
ブラヴィエ、アンドレ Blavier, André（1922-2001） 583-585
ブラックモア、リチャード Blackmore, Richard 259
プラトン Platon（前428-前348） 21-25, 33-34, 51, 85, 106, 504
フランクリン、ベンジャミン Franklin, Benjamin（1706-1790） 276, 495
フランシス・ベーコン Bacon, Francis（1909-1992） 659
ブランシュ、エスプリ Blanche, Esprit（1796-1852） 335, 399, 416, 514, 698
フランソワ一世 Françis Iser（1494-1547） 114
聖フランチェスコ（アッシジの）François d'Assise, saint 83, 86
ブラント、セバスチャン Brant, Sébastien（1457-152） 76-77
ブリエール・ドゥ・ボワモン、アレクサンドル Brière de Boismont, Alexandre（1797-1881） 320, 485
ブリエンヌ、ロメニー・ド Brienne, Loménie de（1727-1794） 211, 216
ブリケ、ポール Briquet, Paul（1796-1881） 509-510
プリチャード、ジェームズ Prichard, James（1786-1848） 493
ブリモン・S. Brimon, S. 606
ブリューゲル、ピエテ（所謂大ブリューゲル）Bruegel, Pieter, dit l'Ancien（1525-1569） 270
ブリュネ、グスターヴ Brunet, Gustave（1805-1896） 584
ブリュネ、マリー（女性狂人、18世紀）Brunet, Marie 152
ブリル、アブラハム・アーデン Brill, Abraham Arden（1874-1948） 590
プリンツホルン、ハンス Prinzhorn, Hans（1886-1933） 581-582
ブルイエ、アンドレ Brouillet, André（1857-1914） 514
プルースト、マルセル Proust, Marcel（1871-1922） 663
ブルクハルト、ゴットリープ Burckhardt, Gottlieb（1836-1907） 459
フルシチョフ、ニキータ Khrouchtchev, Nikita（1894-1971） 684
ブルセ、フランソワ Broussais, François（1772-1838） 319, 332
ブルトゥイユ、ルイ＝オーギュスト・ル・トネリエ（男爵）Breteuil, Louis-Auguste le Tonneilier, baron de（1730-1807） 220, 222-223
ブルトン、アンドレ Breton, André（1896-1966） 578, 580
フルニエ、アルフレッド Forunier, Alfred（1832-1914） 502
ブルヌヴィユ、デジレ Bourneville, Désiré（1840-1909） 428, 529
ブレソ（狂人、18世紀）Blaisot 155
フレッチャー、ルイーズ Fletcher, Louise（1934-?） 680
ブロイアー、ヨゼフ Breuer, Josef（1842-1925） 519-520
フロイト、ジグムント Freud, Sigmund（1856-1939） 296, 482, 509-510, 514, 518-521, 533, 539, 578, 580, 590-598, 648, 652-653, 676, 679, 683, 697, 716-720
ブロイラー、オイゲン Bleuler, Eugèn（1857-1939） 483, 527-528, 534, 589-590, 592, 674
ブローデル、フェルナン Braudel, Fernand（1902-1985） 111
フロベール、アシール・クレオファス Flaubert, Achille Cléophas（1784-1846） 331
聖フロランタン（治療聖人）Florentin, saint 60-61

ピネル、フィリップ Pinel, Philippe（1745-1826） 294-297, 301-318, 322, 325, 329-330, 332, 334-335, 354-355, 367, 371-373, 392, 452, 463, 475, 491, 493, 496, 506, 508, 522, 565, 584, 639
ヒポクラテス Hippocrate（前 460 頃 - 前 375 頃） 20-21, 23, 26-37, 39, 42, 50, 85, 92, 256, 265, 267-268, 306, 615, 713
ピュサン、ジャン=バティスト Pussin, Jean-Baptiste（1746-1811） 302-304, 317
ビュフォン、ジョルジュ=ルイ、ルクレール伯爵 Buffon, Georges-Louis Leclerc, comte de（1707-1788） 258, 323
ヒル、ロバート・ガーディナー Hill, Robert Gardiner（1811–1878） 462, 494
ビンスワンガー、ルートヴィッヒ Binswanger, Ludwig（1881-1966） 590, 592, 668
ファヴロール、コラス（怒れる狂人、18 世紀）Faverolle, Colas 68
ファルレ、ジャン=ピエール Falret, Jean-Pierre（1794-1870） 355-357, 377-378, 397, 407, 523-524, 564
ファルレ、ジュール（上者の息子）Falret, Jules（1824-1902） 523
フィリップ（狂人、18 世紀）Philippe 214
フィリポン、ピエール Philippon, Pierre（1784-1866） 366
フィロムヌスト・ジュニオール（ブルネ、ギュスターヴを参照）Phiomneste, Junior 584
フーケ、ニコラ Foucquet, Nicolas（1615-1680） 119
フーコー、ミッシェル Foucault, Michel（1926-1984） 95-107, 119, 124, 146, 183, 238, 253, 291-300, 310, 389, 473, 634, 643, 649, 656-663, 677
ブーシェ、ジャック Bouchet, Jacques 327, 346
ブールハーフェ、ヘルマン Boerhaave, Herman（1668-1738） 260
ブーレー、エティエンヌ=ルイ Boullée, Etienne-Louis（1728-1799） 366
フェヴル、アデオダ Faivre, Adéodat 357
フェラン（狂人、18 世紀）Ferrand 164
フェラン、ジャック Ferrand, Jacques（1575 年頃 -?） 256
フェリュス、ギヨーム Ferrus, Guillaume（1784-1861） 319, 346-348, 354-356, 366, 394, 468, 470, 493
フェルディエル、ガストン Ferdière, Gaston 609-611
フェレ、ルネ Féret, René（1945-2015） 680
フェレンツィ、シャーンドル Ferenczi, Sandor（1873-1933） 591
フォアマン、ミロス Forman, Milos（1932-2018） 680
フォイヒテルスレーベン、エルンスト・フォン Feuchtersleben, Ernst von（1806-1849） 481, 522
フォヴィユ、アシール=ルイ=フランソワ Foville, Achille-Louis-François（1799-1878） 331
フォリーニョ、ピエール・ド（悪魔つき、中世）Foligno, Pierre de 86
フォレル、オーギュスト Forel, Auguste（1848-1931） 483, 572-573
フォンテーヌ、ジャン・ド La Fontaine, Jean de（1621-1695） 92, 107
ブコフスキー、ウラジーミル Boukovsky, Vladimir（1942-?） 686
ブシュロー、グスタフ Bouchereau, Gustave（1835–1900） 569
フス、マグヌス Huss, Magnus（1807-1890） 535
フッサール、エドムント Husserl, Edmund（1859-1938） 588, 592
フッテン、ウルリヒ・フォン Hutten, Ulrich von（1488-1523） 78
ブデ、マリー・ルイーズ（てんかん患者、18-19 世紀）Boudet, Marie-Louise 249

は

ハーヴェイ、ウィリアム Harvey, William（1578-1657） 264
バートン、ロバート Burton, Robert（1577-1640） 256
バーンズ、メアリー Barnes, Mary（1923-2001） 678
ハイデガー、マルチン Heidegger, Martin（1889-1976） 592
バイヤルジェ、ジュール Baillarger, Jules（1809-1890） 523-524, 564
ハインロート、ヨハン=クリスチャン Heinroth, Johann-Christian（1773-1843） 478
ハヴィランド、オリヴィア・デ Havilland, Olivia de（1916-?） 679
パカード、エリザベス（女性狂人、19 世紀） Packard, Elisabeth 639-640
バザーリア、フランコ Basaglia, Franco（1924-1980） 634, 664, 668-670, 679
バザン、エルヴェ Bazin, Hervé（1911-1996） 646
聖バシレイオス、バシリウス Basile, saint（330-379） 53
パスカル、ブレズ Pascal, Blaise（1623-1662） 96, 505
バタイユ、シャルル Bataille, Charles（1828-1868） 642
パッペンハイム、ベルタ Pappenheim, Bertha（1859–1936） 519
バティ、ウィリアム Battie, William（1703-1776） 259
ババンスキー、ジョセフ Babinski, Joseph（1857-1932） 457, 509, 514, 516, 518, 578
パブロフ、イワン Pavlow, Iwan（1849-1936） 484, 681, 683
バリーヴィ、ジョルジオ Baglivi, Georgio（1668-1707） 278
パリセ、エティエンヌ Pariset, Étienne（1770-1847） 332
バリンスキー、イワン Balinski, Ivan（1827-1902） 484
バル、ベンジャマン Ball, Benjamin（1833-1893） 532
パルシャップ、ジャン=バプティスト=マクシミアン Parchappe, Jean-Baptiste-Maximien（1800-1866） 320, 368, 378-379, 384, 564-565, 569
バルテルミ・ラングレ／バルトロメウス・アングリグス Barthélemy l'Anglais（1190 頃 -1250） 54
バルトゥー、ルイ Barthou, Louis（1862-1934） 471
バルベー・ドールヴィイ、ジュール Barbey d'Aurevilly, Jules（1808–1889） 429
バルマン（ヒステリー患者）Balmann（19 世紀） 512
パレ、アンブロワーズ Paré, Ambroise（1510-1590） 89, 266, 271, 275
バレ、ジルベール Ballet, Gilbert（1853-1916） 524, 533, 736
ハワート、ジョン Howard, John（1726-1790） 105
ハンター博士 Hunter, Dr 282
ピエール、ピショー Pichot , Pierre（1918-?） 626
聖ヒエロニムス Jérôme, saint（340 年頃 -420 年） 82, 92
ピコフ、ギヨーム Picophe, Guillaume 74
ピジョー、ジャッキー Pigeaud, Jackie（1937-?） 22, 24, 26, 31, 35
ピション、エデュアール Pichon, Edouard（1890-1940） 594-595, 598
ピタゴラス Pythagore（前 570 頃 - 前 496 頃） 27
ヒトラー、アドルフ Hitler, Adof（1889 -1945） 599, 601-602, 604
ピネル（怒れる狂人、18 世紀）Pinel 163
ピネル、カジミール（フィリップ・ピネルの甥）Pinel, Casimir（1800-1866） 452
ピネル、シピオン（フィリップ・ピネルの息子）Pinel, Scipion（1795-1859） 305, 320, 371-372, 374-375, 408, 453

ドゥヴルー、ジョルジュ Devereux, Georges（1908-1985）　656
トゥールーズ、エドゥアール Toulouse, Édouard（1865-1947）　182, 211, 216, 317, 325, 572
ドゥニ博士 Denis, Dr　264
トゥノン、ジャック＝ルネ Tenon, Jacques-René（1724-1816）　105, 227-228, 326, 363
ドゥパルドン、レイモン Depardon, Raymond（1942-?）　678-679
ドゥブレ博士 Doublet, Dr　216-217, 246
ドゥラシオーヴ、ルイ Delasiauve, Louis（1804-1893）　506
ドゥララク（精神のアリエネ、18 世紀）Delaracque　161
ドゥルーズ、ジル Deleuze, Gilles（1925-1995）　717
トゥレ博士 Thouret, D　216, 302
ドーデ、アルフォンス Daudet, Alphonse（1840-1897）　642
ドーデ、レオン Daudet, Léon（1867–1942）　505, 512, 514, 644
トスケル、フランソワ Tosquelles, François（1912-1994）　654, 670
ドストエフスキー、フョードル Dostoïevski, Fedor（1821-1881）　96, 391
ドニケル、ピエール Deniker, Pierre（1917-1998）　622-624
聖トマス・アクィナス Thomas d'Aquin, saint（1227-1274）　46-48, 52, 69, 85
聖トマス・ド・ヴィルヌーヴ Thomas de Villeneuve, saint（1486-1555）　113
ドムゾン、ジョルジュ Daumezon, Georges（1912-1979）　659, 670, 697
ドュビソン、ニコラ（狂人、18 世紀）Dubuisson, Nicolas　189
ドュボア、ジャン Duboys, Jean（1836-1873）　642
ドュルサン、レミー Doulcin, Rémy　90
ドラクロワ、ユージェーヌ Delacroix, Eugène（1798-1863）　26
トラン（デマン、精神荒廃者、17 世紀）Thorin　103
トリブ Tribou, sieur　247, 350
トリラ、エティエンヌ Trillat, Étienne（1919-1998）　85, 511, 518-521, 587, 590, 594
トルケ、アンドレ Torquet, Antré　644
ドルト、フランソワーズ Dolto, Françoise（1908-1988）　655, 674
ドレー、ジャン Delay, Jean（1907-1987）　622-624

な

ナゴ、ピエール（狂人、14 世紀）Nagot, Pierre　62
ナシオ、ジュアン＝ダヴィド Nasio, Juan-David（1942-?）　720
ナタン、トビ Nathan, Tobie　725
ニーダー、ヨハンネス Nider, Johannes（1380–1438）　88
ニーチェ、フリードリヒ・ヴィルヘルム Nietzsche, Friedrich Wilhelm（1844-1900）　97, 292, 299
ニコルソン、ジャック Nicholson, Jack（1937-?）　680
ニュートン、アイザック Newton, Isaac（1643-1727）　257
ネッケル、ジャック Necker, Jacques（1732-1804）　198, 211
ネブカドネザル、バビロニア王 Nabuchodonosor（前 605 年 - 前 562 年）　17
ネルヴァル、ジェラール・ド Nerval, Gérard de（1808-1855）　643
ノー、ジョン・アントワーヌ（トゥルケ、アンドレを参照）Nau, John Antoine（voir Tourquet, André）（1860-1918）　644
ノディエ、シャルル Nodier, Charles（1780-1844）　584
ノリス、ウィリアム（狂人、19 世紀）Norris, Willi　325, 531

ディアトキヌ、ルネ Diatkine, René（1918-1998） 674
ティエール、アドルフ Thiers, Adolphe（1797-1877） 353
聖ティエリー（治療聖人）Thierry, saint 86
聖ディズィエ（治療聖人）Dizier, saint 60
デジデリウス（所謂ロッテルダムのデジデリウス・エラスムス）Érasme, Desiderius Erasmus Roterodamus, dit（1466頃-1536） 617
ティソ、シモン Tissot, Simon（1728-1797） 261, 279, 447
ディテル、ジョセフ Ditel, Joseph（1804-1878） 482
ディドロ、ドニ Diderot, Denis（1713-1784） 211, 263, 292
ティボー、フランソワ（狂人、18世紀）Tibaut, François 153
聖女ディンフネ（治療聖女）Dymphne, sainte 59
デカルト、ルネ Descartes, René（1596-1650） 95, 99, 253, 257
デシャン、ニコラ（狂人、18世紀）Deschamps, Nicolas 214
デジュベルディエール、マリー（女狂人、18世紀）Deshuberdière, Marie 161
デジュリン、ジュール Dejerine, Jules（1849-1917） 517
デショフール（男色家、18世紀）Deschauffour 103
テスタール、フィリップ（怒れる狂人、13世紀）Testard, Philipe 68
デスノス、ロベール Desnos, Robert（1900-1945） 578
デスパール、ジャック Despars, Jacque（1380-1458） 529
デスペル、ジュリエット=ルイズ Despert, Juliette-Louise（1892-1982） 529
デスロン、シャルル Eslon, Charles d'（1750-1786） 275, 277
デポルト、ベンジャマン Desportes, Benjamin（1765-1840） 105, 351, 369-373
デモクリトス Démocrite, Democritus（前460頃-前370頃） 20, 26-27
デュ・カン、マキシム Du Camp, Maxime（1822-1894） 411-412, 424-425, 435, 437-438, 636
デュ・ブルル、ジャック（神父さん） 131
テューク、ウィリアム Tuke, William（1732-1822） 288, 290
テューク、サミュエル Tuke, Samuel（1784-1857） 288-289
テューク、ヘンリー Tuke, Henry 288
デューラー、アルブレヒト Dürer, Albrecht（1471-1528） 77-79
デュピュイトラン、ギヨーム Dupuytren, Guillaume（1777-1835） 332
デュビュッフェ、ジャン Dubuffet, Jean（1901-1985） 582
デュフール、ジャン=フランソワ Dufour, Jean-François 215, 260, 279
デュプレ、エルンスト Dupré, Ernest（1862-1921） 587
デュボア、ポール（所謂ベルヌの）Dubois, Paul（1799-1873） 517, 642
デュメニル Dumesnil 274, 379
デュラン、ピエール Durand, Pierre 619
テュルク博士 Turck, Dr（1797-1887） 634, 639
デュルケーム、エミール Durkheim, Émile（1858-1917） 588
テュルゴー、アンヌ・ロベール・ジャック Turgot, Anne Robert Jaques（1727-1781） 198, 200, 211
ド・ヴァラブレグ（アリエネ、20世紀）Valabrègue, de 638-639
ド・ブレイ、ジャン=テオドール De Bray, Jean-Théodor（1528-1598） 271
ドイチュ、アルベルト Deutsch, Albert（1905-1965） 616

スービラン、アンドレ Soubiran, André（1910-1999） 412, 417, 435, 451, 645-646
スーポー、フィリップ Soupault, Philippe（1897-1990） 578
スカル、アンドリュー・T. Scull, Andrew T.（1947-?） 497, 499, 662
スキナー、バラス・フレデリック Skinner, Burrhus Frédéric（1904-1990） 681
ストラボン Strabon（前64頃-後28頃） 27
ストロス、シャルル Strauss, Charles（1834-1905） 464
スピノザ、バールーフ Spinoza, Baruch（1632-1677） 253
スブリー、ジェルマン（狂人、18世紀） Soubrie, Germain 166
スムレーニュ、ルネ Semelaigne, René（1855-1934） 459
スレ・ラリヴィエール、ダニエル Soulez Larivière, Daniel 733
セガン、エデュアール Seguin, Edouard（1812-1880） 529
セギュール伯爵夫人 Ségur, comtesse de（1799-1874） 391
セグラ、ジュール Seglas, Jules（1856-1939） 524, 533, 536
セナ、J. マリア・デ Sena, J. Maria de 489
セネカ Sénèque（1世紀） 25-26, 42, 106
セリーヌ、ルイ=フェルディナン・デトゥーシュ Céline, Louis-Ferdinand Destouches, dit（1894-1961） 431, 456
セリュー、ポール Sérieux, Paul（1864-1947） 523, 539
セルブスキー、ウラジミール Serbsky, Vladimir（1855-1917） 484
ソクラテス Socrate（前470,469-前399） 23-24, 28
ソコルニカ、ユージェニー Sokolnicka, Eugénie（1884-1934） 594
ソフォクレス Sophocle（前495頃-前406） 13
ゾラ、エミール Zola, Émile（1840-1902） 505
ソラノス（エフェソスの） Soranos d'Éphèse 32
ソルマン、ギー Sorman, Guy（1944-?） 653

た

ダ・クルス・ジョビン、ホセ・マーティンズ Da Cruz Jobim, José-Martins（1802-1878） 490
ダーウィン、チャールズ Darwin, Charles（1809-1882） 454
タウンゼンド、ピーター・ソロモン Townsend, Peter Solomon 331-332
ダカン、ジョゼフ Daquin, Joseph（1757-1815） 280-282
タクシル、ジャン Taxil, Jean 89
ダゴネ、アンリ Dagonet, Henri（1823-1902） 372-373, 635
ダミアン、ロベール・フランソワ Damiens, Robert François 103
ダルクール、ギィ Darcourt, Duy（1930-?） 720-721
タルシス、ヴァレリー（所謂イヴァン・ヴァレリー） Tarsis, Valeriy, dit Ivan Valeriy（1996–1983） 684-686
タルデュー、アンブロアズ Tardieu, Ambroise（1788-1841） 325, 531
ダレ（ヒステリー患者、19世紀） Daret 511-512
タレラシュ・J. Talairach, J. 606
タンツィ Tanzi 487
タンブリーニ Tamburini（1848–1919） 487
チェイン、ジョージ Cheyne, George（1671-1743） 487
チェーホフ、アントン Tchekhov, Anton（1860-1904） 645, 685
チャールズワース、エドワード Charlesworth, Edward（1783-1853） 494
デ・トゥーシュ（騎士、アリエネ、19世紀） Des Touches, chevalier 429

サルトル、ジャン=ポール Sartre, Jean-Paul（1905-1980） 667, 688
サンクティス、サンテ・デ Sanctics, Sante de（1862-1935） 529
サンドレ、ジャン Sandret, Jehan 397-398
サン=フロランタン、ルイ・フェリポー（伯爵） Saint-Florentin, Louis Phélypeaux, comte（1705-1777） 160
シヴァドン、ポール Sivadon, Paul（1907-1992） 617, 654, 670
ジェゲル、マルセル Jaeger, Marcel 711
ジェリコー、テオドール Géricault, Théodore（1791-1824） 531
ジェルメーヌ・ル・ギラン Le Guillant, Germaine 698
シェレル、ピエール Scherrer, Pierre 609
シオラン、エミール Cioran, Emil（1911-1995） 647
シザレ博士 Sizaret, Dr. 607
ジッド、アンドレ Gide, André（1869-1951） 385, 599
聖ジブリアン（治療聖人） Gibrien, saint（?-509） 86
シモン、ジャン=イヴ Simon, Jean-Yves 575
ジャカール、ロラン Jaccard, Roland（1941-?） 49, 653, 655
ジャクソン、ジョン・ヒューリングス Jackson, John Hughlings（1835-1911） 507, 699
シャテル、ジャン（狂人、18 世紀） Chatel, Jean 161
ジャネ、ピエール Janet, Pierre（1859-1947） 516-518
シャルコー、ジャン=マルタン Charcot, Jean-Martin（1825-1893） 457, 470, 484, 509-518
ジャン 2 世（フランス王、所謂ジャン善良王） Jean II, roi de France, dit Jean le Bon（1319-1364） 110
シャンジュー、ジャン=ピエール Changeux, Jean-Pierre（1936-?） 713
ジャンティ、ロジェ Gentis, Roger（1928-?） 670-673, 677
シャンバール、エルネ Chambard, Ernest（1851-1900） 538
シュヴァンジェ（アリエネ、19 世紀） Chevingé 305
ジュサンド、フランソワーズ（女気狂い、17 世紀） Joussande, Françoise 175
シュプルツハイム、ヨハン・カスパー Spurzheim, Johann Caspar（1776-1832） 319
シュペルヴィエル、ジュール Supervielle, Jules（1884-1960） 577
シュラム、M.J. Schramm, M.J. 460
ジョージ 1 世（イギリス国王） George Ier（1660-1727） 129
ショーニュ、ピエール Chaunu, Pierre（1923-2009） 548
ジョーンズ、マックスウェル Jones, Maxwell（1907-1990） 654-665, 698
ジョフロワ、アリックス Joffroy, Alix（1844–1908） 502
ジョルゲン Goergen B 502
ジョルジェ、エティエンヌ=ジャン Georget, Étienne-Jean Etienne（1795–1828） 320-321, 333, 531, 564
ジョン失地王（イングランド王） Jean sans Terre（1167-1216） 75
ジラール・ド・カイユー、アンリ Girard de Cailleux, Henri（1814-1884） 382, 384
シラク、ピエール Chirac, Pierre（1650-1732） 274
シリュルルニク、ボリ Cyrulnik, Boris（1937-?） 739
ジル、アンドレ Gill, André（1840–1885） 642
ジルベール・ラングレ／ギルベルトゥス・アングリクス Gilbert l'Anglais, Gilbertus Anglicus（11??-1250） 57
スウェイン、グラディス Swain, Gladys（1945-1993） 294, 301, 306, 309, 311, 317, 322-323, 327, 331, 662, 711

クローデル、カミーユ Claudel, Camille（1864-1943） 610-611
クローデル、ポール Claudel, Paul（1868-1955） 610-611
クロード、アンリ Claude, Henri（1869-1945） 699
クロード、ニコラ（ヴォージュ県の） Claude, Nicolas（1821-1888） 570
クロジエ、ミシェル Crozier, Michel 649
クロワゼ、ジャン（狂人、18 世紀）Croizet, Jean 167
ケイド、ジョン Cade, John（1912–1980） 626
ゲヴァール、アンドレ神父 Guevarre, père André（1646-1724） 113
ケルスス（アウルス・コルネリウス・ケルスス）Celse（Aulus Cornelius Celsus）（前 25 年頃 - 後 50 年頃） 28, 33-34, 40, 45, 266, 306
コーシー、ジャン・ド・ラ（狂人、16 世紀） Cauchie, Jehan de la 66
ゴーシェ、マルセル Gauchet, Marcel（1946-?） 317, 322-323, 327, 331, 662, 711
コージェル Kogel 457
ゴードン、ベルナール・ド Gordon, Bernard de（1270?-1330） 84
ゴールドスタイン、ジャン Goldstein, Jan（1946-?） 662
コクトー、ジャン Cocteau, Jean（1889-1963） 582
ゴティエ、テオフィル Gautier, Théophile（1811-1872） 486
コノリー、ジョン Conolly, John（1794-1866） 392, 493-494
ゴフマン、アーヴィング Goffman, Erving（1922-1982） 677
ゴメス、ベルナルディーノ・アントニオ Gomes, Bernardino Antonio（1768-1823） 488
ゴヤ、フランシスコ Goya, Francisco（1746-1828） 299
コラズ、ジャック Corraze, Jacques（1927-?） 718
コラン、フィリップ Collin, Phillippe 317
コルヴィサール、ジャン=ニコラ Corvisart, Jean-Nicolas（1755-1821） 317
ゴルギアス Gorgias（前483 頃 - 前375 頃） 27
コルケ博士 Corket, L 446
コルコス、モリス Corcos, Maurice 579, 707
コルサコフ、セルゲイ Korsakov, Sergei（1854-1900） 484, 536
コルニエ、カトリーヌ（狂人、18 世紀） Crosnier, Catherine 191, 193
コルネイユ、ピエール Corneille, Pierre（1606-1684） 26
コルベール Colbert（1619-1683） 119, 124
聖コロンバン（治療聖人）Colomban, saint（543-615） 60
コロンビエ博士 Colombier, Dr（1736-1789） 216
コンスタンティヌス・アフリカヌス Constantin l'Africain（1020-1087） 49
コンスタン博士 Constans, Dr 379
コント、オーギュスト Comte, Auguste（1798-1857） 297
コンロド、ダニエル Conrod, Daniel 619

さ

ザーケル、マンフレッド Sakel, Manfred（1900–1957） 458, 631, 683
サールズ、ハロルド Searles, Harold（1918-2015） 655
ザグリ、ダニエル Zagury, Daniel 634
サズ、トーマス Szasz, Thomas（1920-2012） 634, 649-650, 652-653, 656, 677, 682, 686
サド侯爵 Sade, marquis de（1740-1814） 299, 426, 539
ザナック、ダリル・F Zanuck, Darryl F（1902-1979） 679
サラザン、フランソワ（狂人、17 世紀） Sarrazin, François 157
ザリフィアン、エデュアルト Zarifian, Édouard（1941-?） 665

キプマン、シモン=ダニエル Kipman, Simon-Daniel　722
ギャルソネ、エティエンヌ（アリエネ、19世紀）Garsonnet, Étienne　638-639
キューブリック、スタンリー Kubrick, Stanley（1928-1999）　680
キューン、ロランド Kühn, Roland（1912-2005）　625
ギュス（アリエネ、20世紀）Gus　554
キュヴィエ、ジョルジュ Cuvier, Georges（1769–1832）　258
キュロー・ドゥ・ラ・シャンブル、マラン Cureau de La Chambre, Marin（1594-1669）　253
ギヨーム・ドゥ・サン・チエリ Guillaume de Saint-Thierry（1085-1148）　51
ギヨタン、ジョセフ・イグナス Guillotin, Joseph Ignace（1738-1814）　276
ギラン、ジョセフ Guislain, Joseph（1797-1860）　367, 376-377
キルヒャー、アタナシウス（神父）Kircher, père Athanasius（1601/1602-1680）　272
ギロー、ポール Guiraud, Paul（1882-1974）　622, 702
グイヨ、ジャン（医学博士 J. G.）Guyot, Jean　273
クーパー、デーヴィッド Cooper, David（1931-1986）　634, 664-667, 677
クールミエ、フランソワ・ド（院長）Coulmiers, abbé François de（1741-1818）　426-427
グェドン、マリー・ジャンヌ（女性狂人、18世紀）Guédon, Marie-Jeanne　213
グッデン、ヨハン・フォン Gudden, Johan von（1824-1886）　479
クノー、レイモン Queneau, Raymond（1903-1976）　585
クライトン、サー・アレクサンダー Crichton, sir Alexander（1763-1856）　310
クライン、ネイサン Kline, Nathan（1916-1983）　625
グラセ、ジョセフ Grasset, Joseph（1849-1918）　452
聖グラ（治療聖人）Grat, saint　60
クラナッハ大クラナッハ（父）Cranach l'Ancien（1472-1553）　79
クラフト=エビング、リヒャルト Krafft-Ebing, Richard（1840-1902）　482, 506, 533
クランツ、ハインリヒ・ヴィルヘルム Kranz, Heinrich Wilhelm（1897–1945）　602
クリーゲル、ブランディンヌ Kriegel, Blandine（1943-?）　658
グリージンガー、ヴィルヘルム Griesinger, Wilhelm（1817-1868）　479, 482, 484, 506, 524, 713
クリュシッポス Chrysippe, Chrysippos（前3世紀）　21
クルシェ、ジャン=ルネ Cruchet, Jean-René（1875–1959）　589
クレー、パウル Klee, Paul（1879-1940）　428, 581
グレゴリウス（ナジアンズの）Grégoire de Nazianze（329-389）　52
グレゴリウス一三世（教皇）Grégoire XIII, pape（1502-1585）　113
クレッチマー、エルンスト Kretchmer, Ernst（1888-1964）　525
クレティアン・ド・トロワ（イヴァンあるいは獅子の騎士）Chrétien de Troyes, Yvain ou le Chevalierau lion（12世紀）　71-72
クレペリン、エミール Kraepelin, Emil（1856-1926）　506, 524-526, 528-529, 533, 539, 586, 590, 593, 654, 707
クレマンソー、ジョルジュ Clemenceau, Georges（1841-1929）　559
クレランボー、ガティアン・ドゥ Clérambault, Gatian de（1872-1934）　524, 597, 637
クロ・デュ・ボサール（怒れる狂人、18世紀）Clos du Bossard　186

エリス、ウィリアム・チャールズ Ellis, William Charles（1780–1839） 613
エリュアール、ポール Eluard, Paul（1895-1952） 578
エルパン、テオドール（所謂ジュネヴの）Herpin, Théodore（1799-1865） 506
エルンスト、マックス Ernst, Max（1891-1976） 581
エレオノール（色情症女性、18 世紀）Eléonore 212
エロアール、ジャン Héroard, Jean（1556-1628） 131
エンペドクレス Empédocle（紀元前 5 世紀頃） 23, 27, 29, 504
オウィディウス Ovide（前43-後17?） 70
オウエン、ロバート Owen, Robert（1771-1858） 327
オクマン、ジャック Hochmann, Jacques（1934-?） 627, 630
オズーィ博士 Auzouy, Dr（1819-1879） 456
オスマン、ジョルジュ・ユージェーヌ（男爵）Haussmann, Georges Eugène, baron（1809-1891） 382, 384
オドゥリーヌ（悪魔つき、中世）Odeline 86
オブン、アルノー Hauben, Arnout 678
オペンアイム、エレーヌ Oppenheim, Hélène 715
オレーム、ニコル Oresme, Nicolas（1325-1382） 110
オレステス（ギリシャ神話）Oreste 13

か

カークブライド、トマス・S. Kirkbride, Thomas S.（1809-1883） 497-498
カールバウム、カール Kahlbaum, Karl（1828-1899） 526
カエリウス・アウレリアヌス Caelius Aurelianus（紀元 5 世紀頃） 24, 45, 306
カステル、ピエール=アンリ Castel, Pierre-Henri（1963-?） 661
カステル、ロベール Castel, Robert（1933-2013） 661
ガタリ、フェリックス Guattari, Félix 717
カナー、レオ Kanner, Leo（1894-1981） 673, 674
カバニス、ピエール・ジャン・ジョルジュ Cabanis, Pierre Jean Georges（1757-1808） 293, 307, 354, 364, 408
ガブリエル、ジョルジュ=フランソワ=マリー Gabriel, Georges-François-Marie（1775-1836） 530
カブレー、ドミンゴ Cabred, Domingo（1859-1929） 492
ガル、フランツ Gall, Franz（1758-1828） 319, 481
カルディナー、アブラム Kardiner Abram（1891-1981）
ガルブレイス、ジョン・ケネス Galbraith, John Kenneth（1908-2006） 648
カルメイユ、ルイ=フロランタン Calmeil, Louis-Florentin（1798–1895） 320, 405, 462
カルメット博士 Calmettes, Dr 607
ガレノス Galien（129-約 210） 21-22, 33 36, 51, 85, 106, 306
カレル、アレクシ Carrel, Alexis（1873-1944） 600, 613
カレン、ウィリアム Cullen, William（1710-1790） 259, 266, 454, 508
カロン・H Caron, H 608
ガンス、アベル Gance, Abel（1889-1981） 679
カント、エマニュエル Kant, Emmanuel（1724-1804） 310
キアルージ、ヴィンチェンツォ Chiarugi, Vincenzo（1759-1820） 260, 310, 486
キケロ Cicéron（前106-前43） 25, 33, 306
衣笠貞之助 Kinugasa, Teinosuke（1896-1982） 679
ギノン、ジョルジュ Guinon, Georges（1859-1932） 516

ヴァレ、イポリト Vallée, Hippolyte（1816-1885） 529
ヴァレス、ジュール Vallès, Jule（1832-1885） 636, 642
ヴァン・リレール、ジャック Van Rillaer, Jaques（1944-?） 719-721
聖ヴァンサン・ドゥ・ポール Vincent de Paul, saint（1581–1660） 178
ヴィール、シャルル・フランソワ Viel, Charles-François（1745-1819） 240
ヴィヴェス、ファン・ルイス 113, 277
ヴィエルジュ、ダニエル Vierge, Daniel（1851-1904） 420
ヴィトマン、ブランシュ（ヒステリー患者、19 世紀）Wittman, Blanche 514
ウィリス、トマス Willis, Thomas（1621-1675） 256-257, 266, 282
聖ウィリブロルド（聖ギュイ）（治療聖人）Willibrord, saint（saint Guy） 272
ウィンスロウ・FB Winslow F.B.（1810-1874） 492
ウード・ドゥ・レトワール（異端者、12 世紀）Eudes de l'Etoile（-1150） 84
ウーリー、フェルナン Oury, Fernand（1920-1998） 654, 670
ウエストファール、カール Westphal, Karl（1833-1890） 539
ヴェリ大修道院長 Véri, abbé de（1724-1799） 211
ヴェルガ、アンドレア Verga, Andrea（1811-1895） 486-487
ヴェルフリ、アドルフ（アリエネ、19 世紀）Wölfli, Adolf（1864-1930） 582
ヴェルレーヌ、ポール Verlaine, Paul（1884-1896） 540
ヴェレス・サルスフィエルド、トマサ Velez Sarsfield, Tomasa（1835-?） 491
ヴォアザン、フェリックス Voisin, Félix（1794-1872） 319
ウォルティス、ジョセフ Wortis, Joseph（1906-1995） 683
ヴォルテールことフランソワ=マリー・アルエ Voltaire, François-Marie Arouet, dit（1694-1778） 257, 263, 268, 274
ヴォルマ、ロベール Volmat, Robert（1920-1998） 583
ウッドベリー、ミッシェル Woodbury, Michael 632
エー、アンリ Ey, Henri（1900-1977） 595, 614-615, 646, 660, 665, 699
エウリピデス Euripide（前 480- 前 406） 14, 25-26
聖エギュルフ（治療聖人）Aigulphe, saint（?-675?） 86
エギヨン公妃 Aiguillon, duchesse d'（1604-1675） 119
エコノモ、コンスタンティン・フォン Economo, Constantin von（1876-1931） 589
エスキロール、ジャン=エティエンヌ Esquirol, Jean-Étienne（1772-1840） 105, 229, 306-307, 310, 317-318, 320-331, 333-335, 346, 348, 350-352, 355-358, 363-365, 367-370, 372, 377, 380, 383, 391, 426-427, 454, 462, 464, 480-481, 491, 522, 530-531, 547, 564, 698
エスコフィエ=ランボワット Escoffier-Lamboitte, Dr（1923-1996） 618
エスターソン、アーロン Esterson, Aaron（1923–1999） 666
エスナール、アンジェロ Hesnard, Angelo（1886-1969） 594
エスマルヒ、フリードリヒ・フォン Esmarch, Friedrich von（1823-1908） 502
エピキュロス Épicure, Epicurus（前 341?-前 270） 20, 32
エーム博士 Ayme, Dr（1924-2011） 617
エリアシェフ、カロリーヌ Eliacheff, Caroline 733
エリオ、エデゥアール Herriot, Édouard（1872-1957） 613
エリス、アルバート Ellis, Albert（1913-2007） 321, 728

人名索引

あ

アーノルド、トマス Arnold, Thomas（1742-1816） 259
アール、プリニー Earle, Pliny（1809-1892） 333
アウィケンナ、アヴィセンナ Avicenne 980-1037） 50, 258
アウルス・ゲッリウス Aulu-Gelle（125年頃-180年頃） 38
アグリッパ、コルネリウス Agrippa, Cornélius（1486-1535） 91
聖アケール（治療聖人）Acaire, saint（?-639） 59-60
アコワイエ、ベルナール Accoyer, Bernard（1945-?） 722, 729
アシャフェンブルク、グスタフ Aschaffenburg, Gustav（1866-1944） 534, 590
アスクレピアデス（ビシニアの）Asclépiade de Bithynie（紀元前2世紀頃） 12, 33
アダム、フランツ Adam, Franz 606
アドラー、アルフレッド Adler, Alfred（1870-1937） 591-592
アブラハム、カール Abraham, Karl（1877-1925） 590
アラゴン、ルイ Aragon, Louis（1897-1982） 578, 580
アリストテレス Aristote（前384-前322） 21-22, 33, 35, 39, 46, 79, 106, 519
アリストファネス Aristophane（前450頃-前388頃） 12, 27
アルコルタ、ディエゴ Alcorta, Diego（1801-1842） 491
アルシャンボー、テオフィル Archambault, Théophile（1806–1863） 321, 327
アルチュセール、ルイ Althusser, Louis（1918-1990） 658
アルトー、アントナン Artaud, Antonin（1896-1948） 292, 299, 580, 643
アルトワ伯爵（シャルル10世）Artois, comte d'（1757-1836） 275
アルノー・ドゥ・ヴィルヌーヴ Arnaud de Villeneuve（1250-1313） 51, 57
アルブリッセル、ロベール・ダ Arbrissel, Robert d'（1045頃-1116） 82
聖アルベルトゥス・マグヌス Albert le Grand, saint（1193-1280） 46
アル=ロマン、ジャン=バティスト Harou-Romain, Jean-Baptiste（1796-1866） 366
アレクサンダー、フランツ Alexander, Franz（1891-1964） 597
アレテウス（カッパドキアの）Arétée de Cappadoce（1世紀頃） 33-34, 36, 257, 306
アンドレ（アリエネ、20世紀）B., André 563
アンリ二世（フランス王）Henri II（1519-1559） 114
イェッセン、ペーター・ヴィラース Jessen, Peter Willers（1793-1875） 502
イタール、ジャン Itard, Jean（1774-1838） 529
イブン・アル=ジャザール Ibn Al-Gazzar（900頃-1000頃） 49
聖イルドヴェール（治療聖人）Hildevert, saint 60
インノケンティウス12世（教皇）Innocent XII（1615-1700） 113
ヴァイクアルト、メルキオール・アダム Weickhard, Mechior Adam（1742-1803） 259
ヴァイヤー、ヨーハン Wier, Jean（1515-1588） 91-92
ヴァステル博士 Vasatel, D 429

ら

その他の国

あ

か

さ

た

な

は

ま

ら

な

は

さ

た

場所索引

フランス

あ

か

エヴリンヌ・ル・ソー＝リプスとラファエル・ヴィドコックに感謝

〈訳者略歴〉

高内　茂（たかうち・しげる）

1950年　大阪府に生まれる
1975年　神戸大学医学部医学科卒業
　　　　同年医籍登録、兵庫医科大学精神科神経科臨床研修医
1977年　兵庫医科大学精神科神経科教室助手
1979年-1980年　フランス政府給付留学生としてパリ、ラ・ピティエ=サルペトリエール病院
　　　　神経病理部（R.Ecourolle 教授）および INSERM unite 153（M.Fardeau 教授）にて研修
1997年　兵庫医科大学精神科神経科教室助教授
2000年　大阪体育大学短期大学部教授等を経て
2016年より医療法人好寿会美原病院常勤医
訳書　エルヴェ・ボーシェーヌ『精神病理学の歴史』（共訳）（星和書店）2014年
著書「臨床精神医学講座　S9巻アルツハイマー病」（分担）（中山書店）2001年

大原 一幸　（おおはら・かずゆき）

1961年　兵庫県に生まれる
1988年　香川医科大卒業
1988年　兵庫医科大学精神科入局
1997年　兵庫医科大学大学院単位取得後退学、医学博士
2001年　兵庫医科大学講師
2010年より精神科クリニック院長
主な訳書　エルヴェ・ボーシェーヌ『精神病理学の歴史』（共訳）（星和書店）2014年

狂気《きょうき》の歴史《れきし》

古代から今日まで

二〇二四年一一月五日　第一刷発行

著　者　クロード・ケテル

訳　者　髙内　茂

　　　　大原一幸

発行者　藤田美砂子

発行所　時空出版株式会社

〒112-0002　東京都文京区小石川四-一八-三

電話　東京〇三（三八一二）五三一三

https://www.jikushuppan.co.jp

印刷・製本　モリモト印刷株式会社

ISBN978-4-88267-074-2